实用胸腔镜外科手术学

主　编　任　华　戈　烽

编　者（以姓氏笔画为序）

于　戈　于　斌　戈　烽　王　伟　王以朋
王秋利　任　华　刘洪生　刘晓峥　江跃全
余国祥　杜振宗　杜贾军　周　力　林　滔
罗晓阳　高慕良　尉继伟　崔　健　崔玉尚
黄宇光　曾　骐　童向东　蒋仲敏　韩志军
薛灏雨　鞠　进

中国协和医科大学出版社

图书在版编目（CIP）数据

实用胸腔镜外科手术学/任华，戈烽主编．—北京：中国协和医科大学出版社，2011.1
ISBN 978-7-81136-431-6

Ⅰ．①实…　Ⅱ．①任…　②戈…　Ⅲ．①胸腔镜检—外科手术　Ⅳ．①R655

中国版本图书馆 CIP 数据核字（2010）第 221030 号

实用胸腔镜外科手术学

主　　编：任　华　戈　烽
责任编辑：吴桂梅　林　娜

出版发行：中国协和医科大学出版社
（北京东单三条九号　邮编 100730　电话 65260378）
网　　址：www.pumcp.com
经　　销：新华书店总店北京发行所
印　　刷：北京丽源印刷厂

开　　本：889×1194 毫米　1/16 开
印　　张：24
字　　数：560 千字
版　　次：2011 年 3 月第一版　　2011 年 3 月第一次印刷
印　　数：1-3000
定　　价：138.00 元

ISBN 978-7-81136-431-6/R·431

序

近代胸外科，胸腔镜作为重新兴起的手术技术逐渐得到广泛认可，应用范围也在逐渐扩大。现在不仅在大城市的重点医院能够开展胸腔镜外科，在一些中小型医院也相继开展；其适应证已经扩展到内镜下的肺叶切除、全内镜下食管癌切除等相对较复杂的手术操作程序。

胸腔镜外科相比传统的开胸手术的优点是显而易见的，创伤小、美容切口、视野放大、操作精准，住院时间短，患者恢复快。虽然胸外科界对胸腔镜的手术范围还有一些争论，如对于肿瘤患者是否能彻底清扫纵隔淋巴结、手术操作时间较长给患者带来的损伤、手术费用较昂贵等，但是，我相信随着胸腔镜临床应用经验的积累，这些争论最终是会有定论的。

胸腔镜外科的发展如日中天，但也应当清醒地认识胸腔镜外科在胸外科领域的地位，目前胸腔镜外科的适应证只局限在胸膜、肺内及纵隔疾病的诊断；早期肺癌肺叶切除淋巴结清扫、早期食管癌切除、孤立性纵隔肿瘤的切除，以及一些良性胸内疾患的治疗，如食管良性病变的治疗、胸导管结扎、手汗症治疗等。也许今后随着胸腔镜外科的应用，其适应证有可能扩大，这需要严格的循证医学的证据和与传统胸外科手术治疗结果对比研究的支持。

胸腔镜外科医师应当是受过良好培训的胸外科医师，对胸部局部解剖和开放性胸外科手术技术熟练掌握，这样才能在胸腔镜手术中遇到任何问题应对自如。

本书以描述性语言较详细地论述了胸腔镜外科的基本手术方式，通俗易懂，是胸腔镜外科医师非常好的参考教材。

李泽坚

2010 年秋

前　言

电视辅助的胸腔镜外科技术从20世纪90年代初就已经在中国开始临床应用了。在那个年代，我们国家的信息渠道还不那么顺畅，影响了临床医师对世界医学界新动态的了解，一些新的观念、新的技术接受起来容易出现阻力。电视辅助的胸腔镜外科作为一种新型的手术技术，开展和推广应用的速度和范围还是有限的，好在有一群思想开放、敢于创新、乐于接受新事物的年轻胸外科医师，在他们坚持不懈地努力之下，胸腔镜外科逐渐渗入到胸外科手术的各个领域。电视辅助的胸腔镜外科也以其微小的创伤、清晰的视野等优点，开始被胸外科界认可，迅速成为热门技术。在重新掀起的胸腔镜临床应用的热潮中，我们也开始了尝试。

1992年初，在我的老师、国内著名胸外科专家徐乐天教授的支持下，我们借用基本外科胆道专业的腹腔镜，在北京协和医院老楼呼吸内科办公室内的走道里，实施临床前期的动物实验，我和李泽坚教授在基本外科胆道专业的郑朝纪医师的指导下，对两只犬进行了胸腔内探查，并切取肺组织活检。1993年6月，对一例青年男性自发性气胸患者实施临床胸腔镜手术治疗，手术由我主刀，郑朝纪医师指导。胸腔镜镜头置入胸腔后，发现肺尖部肺大疱，由于当时国内还没有腔内切割缝合器，在切除肺大疱时，我们采用钛夹夹闭部分肺大疱基底部，用剪刀切开至钛夹顶端，然后再上钛夹，再用剪刀切开至钛夹顶端，逐渐将肺大疱切除。第一例手术非常成功，患者的肺很快复张。随着几例胸腔镜手术经验的积累，我们发现，单纯在肺大疱基底部切除，有时钛夹可能脱落，其原因是肺大疱基底部的肺实质内存在纤维化的瘢痕组织，于是我们开始尝试在切除肺大疱的同时，连同其基底部的瘢痕组织一同切除。由此，胸腔镜临床应用的序幕被逐渐拉开。

现在，电视辅助的胸腔镜外科已经在国内非常普遍地开展，胸腔镜外科也不仅局限于自发性气胸的治疗、肺周边结节的切除、胸膜活检和肺尖组织活检，胸腔镜已经涉及胸外科各个领域，几乎所有的胸外科手术都可以借助胸腔镜来完成。胸腔镜也以各种形式在临床上应用，胸腔镜辅助小切口、手助胸腔镜外科等。电视辅助的胸腔镜外科被认为是21世纪青年胸外科医师必须掌握的技能之一。

本书邀请在各专业领域颇有造诣的专家撰稿，旨在为青年胸外科医师和基层工作的临床医师提供具体操作和掌握胸腔镜技术的参考。在本书的各个章节中，各位参与撰写的专家倾注了自己多年临床工作的经验，具体描述了每一种疾病的胸腔镜治疗的步骤和他们自己的体会。我也希望青年胸外科医师们把这本书作为手头的参考丛书，遇到问题翻翻书，了解一下专家们的经验，少走弯路，或者在专家们经验的基础上有所创新，从而推动临床胸腔镜外科的发展。

任　华

2010年秋

目 录

上篇 总论

下篇 各论

上 篇 总 论

第一章　胸腔镜外科发展史

◆内容提要◆

1. 胸腔镜早期临床应用
2. 胸腔镜临床应用重新兴起
3. 中国胸腔镜外科的发展

一种新型医疗操作技术的诞生，有赖于发明人创造性的思维、借鉴相关学科的技术和规避传统观念的干扰。胸腔镜临床应用的发展过程就是一个范例。

一、胸腔镜外科的起始阶段

胸腔镜的临床应用的起点还应当从治疗结核病说起。1882 年 Koch 发现了结核杆菌，几乎同时，Forlanini 发现患者在出现自发性气胸或有大量胸腔积液时，结核性空洞会萎陷并愈合，因此，他制造了第一例人工气胸“pneumotorace artificiale”，并在意大利《Gazzetta degli Ospitali》杂志发表了非正式的系列文章。Forlanini 的做法是在腋前线斜向胸腔内插入一根针，注入空气或氮气约 200ml，在当时这一技术被广泛采用。但不久就发现，由于胸壁的粘连，在很多患者人工气胸是不完全性的，因而影响了结核病的治疗效果，针对这项技术的局限性，瑞典斯德哥尔摩 Serafimerlasarettet（Serafen）医院的 Hans Christian Jacobaeus 做了第一例手术性胸腔镜来分离粘连（图 1-1，图 1-2）。

Hans Christian Jacobaeus（1879-1937）瑞典 Stockholm 大学内科学教授，1910 年在世界上首次报道了应用膀胱镜插入 2 例患者的胸膜腔对其渗出性胸膜炎进行直视下的观察，他把这种新的操作程序称作“thorakoskopie”。

起初，Jacobaeus 只是对应用内腔镜检查腹腔积液患者的腹膜腔内器官的诊断程序感兴趣。1910 年 Jacobaeus 的第一篇论文发表在德国 Munich 杂志上，详细论证了应用膀胱镜进行浆膜腔检查的可能性，他把应用膀胱镜插入腹膜腔的诊断检查过程称为“laparoskopie”。他描述了双导管技术，首先是描述腹腔镜，仅在文章的末尾提到此技术应用于胸腔，并用线条图画出他的简单的器械（图 1-3，图 1-4）。

在 Jacobaeus 医师内腔镜经验形成的年代，他对胸腔镜在诊断方面的应用很感兴趣。他在 1921 年 10 月美国费城召开的美国外科医生学院临床年会之前发表的文章中说："无疑内腔镜最让人感兴趣的地方就是胸膜腔内的检查，称为胸腔镜"，"在对肿瘤和其他原因引起的胸膜病变的鉴别诊断中，胸腔镜有很高的价值。在经过一些实践后，可以对转移性肿瘤和结核进行鉴别，即使是实性胸内肿瘤，用胸腔镜观察肿瘤与邻近脏器的关系，如肺、胸壁等，比用其他方法要清楚得多"。

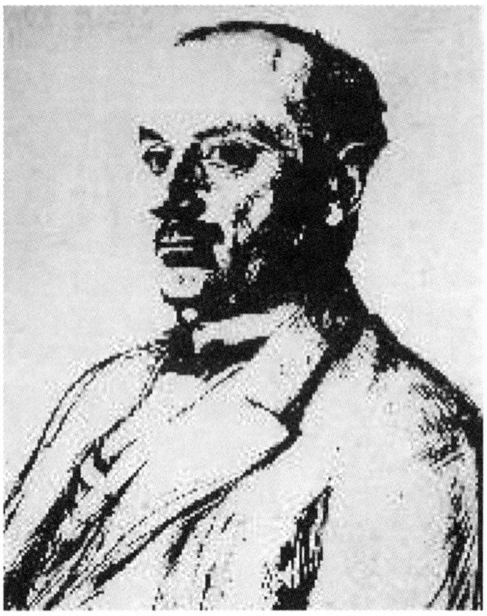

图 1-1 胸腔镜创始人 Hans Christian Jacobaeus 医生

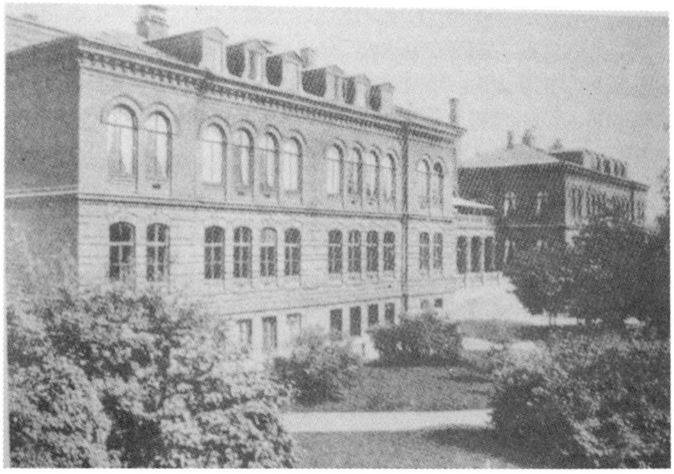

图 1-2 胸腔镜的起源地——瑞典 Stockholm 大学 Serafimerlasarettet 医院

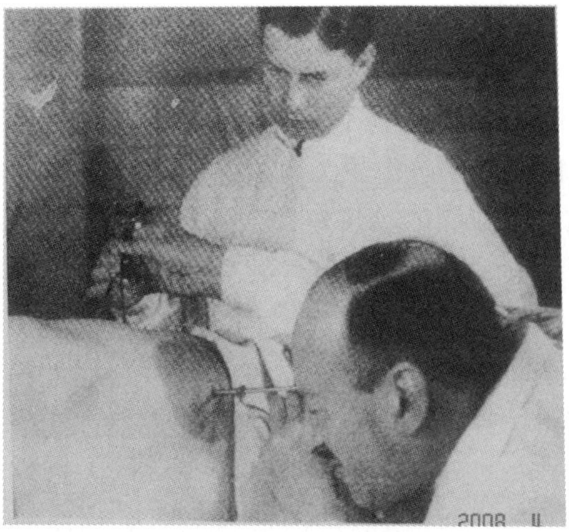

图 1-3 Jacobaeus 和他的助手应用双管胸腔镜技术在给患者作检查

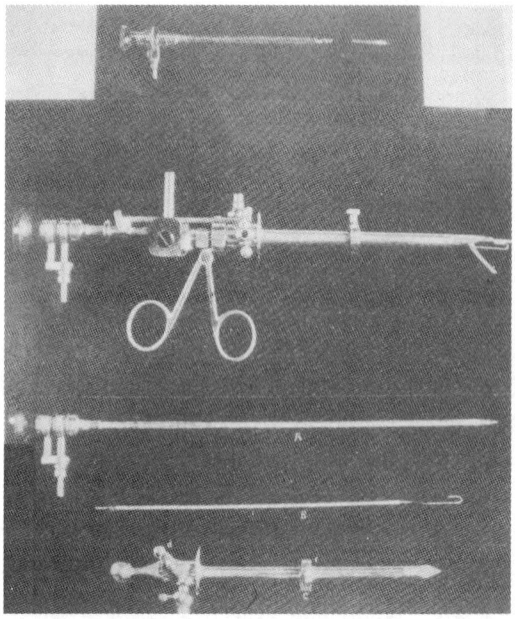

图 1-4 Jacobaeus 胸腔镜手术器械

在涉及开放胸腔引起的生理问题时，Jacobaeus 描述到，先用一个直戳卡（trocar）插入胸腔，通过戳卡刚好可以放入直膀胱镜。假如胸腔内有积液，他相信通过戳卡可以将积液吸净。他观察到随着吸气，气体被吸入胸腔，而随着呼气胸腔内的积液涌出，从而使胸腔内有足够的空间进行内腔镜直视检查。按他的经验，进行胸腔镜检查时只要在胸壁放入戳卡的部位用一些镇痛药，患者就能很好耐受。

通过胸腔镜，Jacobaeus 在用气胸方法来治疗没有胸膜炎的肺结核患者时，他观察到了正常的胸膜。他描述壁层胸膜的形态，透过壁层胸膜，可以看见肋骨、肋间肌的走行方向及其随呼吸动作的运动、肋间血管，在有些病例可以清楚地观察到心脏的搏动，尤其在检查左侧胸腔时更为明显。他对肺的表现尤为关注，他描述到，肺的正常表现随气体的充盈状况而改变，他注意到，在极少量气胸的情况下，肺在充气状态是白色的，可以看到小叶的结构，在小叶交汇处有碳素沉积，肺处于完全游离状态，可以清楚地看到叶间裂并确定肺叶的分布。由于能够通过肉眼观察到正常的组织结构，Jacobaeus 明确地描述了胸膜炎的发展阶段和不同原因的胸膜炎形成。由于当时的主要疾病是结核病，所以他描述的均为肺结核患者的胸腔镜下的改变。他还描述了遭到严重损害的肺表面颜色会很黑，如肺实变和肺不张。

对于通过胸腔镜进行胸腔内诊断性的检查，Jacobaeus 也做了非常清楚地描述，但未被广泛接受，而且很快就被遗忘了。随着呼吸支持的可靠性和麻醉技术的安全性的提高，在支气管镜和胸膜细针穿刺活检无结果的情况下，诊断性开胸又被重新提出，而在直视下取得病理组织是对患者最适宜的处理方式。开胸活检作为标准的术式被广泛采纳，持续了 20 年，直到胸腔镜替代开胸组织活检而被应用于免疫抑制患者应急获取肺组织或胸膜组织。在 Jacobaeus 年代，通过胸腔镜进行胸内疾病的诊断只被很少数胸外科医师看好。

另外，Jacobaeus 也探索了胸腔镜在治疗方面的应用，如肺结核合并空洞的患者选择肺萎陷疗法时可以用胸腔镜分离粘连。气胸通常被用来创建和保持部分肺萎陷，而胸膜粘连使这一治疗不能实施。Jacobaeus 建议用他创建的方法仅通过两个孔洞进行手术而不是开胸来松解粘连。通过一个穿刺点，放入膀胱镜（胸腔镜），通过另一穿刺放入尖端带有铂金线圈的金属棒，当电流通过线圈可以用作照明也可以用作电灼。手术者可以通过胸腔镜定位粘连，并用电灼分离粘连。Jacobaeus 注意到如果操作精确，可以有惊人大的空间来观察到粘连。他还提到在胸腔镜下如何操控电灼需要实践。更有趣的是，他相信胸腔镜操作者一定是对外科非常感兴趣的人。在一篇 1922 年的报道中，Jacobaeus 总结他肺松解术的经验时，也注意到出血、胸腔积液和皮下气肿的并发症。

二、传统胸腔镜的鼎盛时期

Jacobaeus 分别于 1921 和 1922 年在外科和妇产科杂志上两次发表有关应用胸腔镜松解胸膜腔粘连，成功制造人工气胸治疗结核病的论文，完整的论文出现在英国 1922 年、1923 年的《Proceedings of the Royal Society of Medicine》上。英国皇家医学会有很多分会，他的论文不是发表在胸内、外科收录的论文集中，而是在电治疗学分会的文集中，1922 年他发表了所用器械的图片，1923 年在美国《Archives of Radiology and Electrotherapy》上原封不动地发表了该文（图 1-5，图 1-6）。

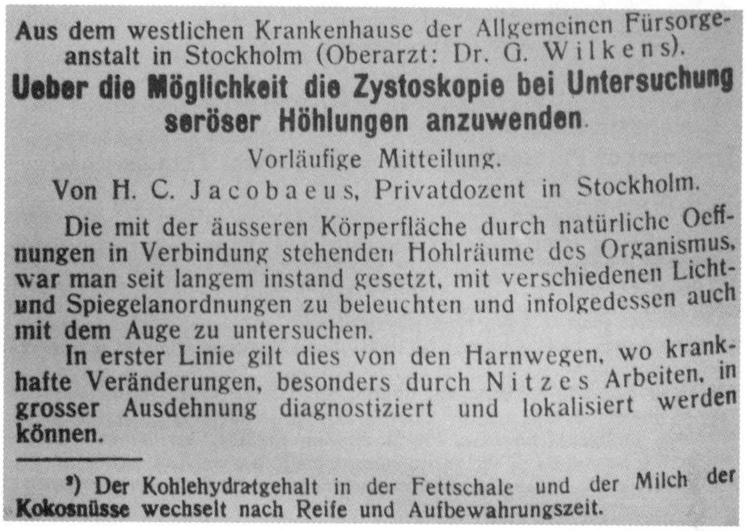

Aus dem westlichen Krankenhause der Allgemeinen Fürsorge-anstalt in Stockholm (Oberarzt: Dr. G. Wilkens).

Ueber die Möglichkeit die Zystoskopie bei Untersuchung seröser Höhlungen anzuwenden.

Vorläufige Mitteilung.

Von H. C. Jacobaeus, Privatdozent in Stockholm.

Die mit der äusseren Körperfläche durch natürliche Oeffnungen in Verbindung stehenden Hohlräume des Organismus, war man seit langem instand gesetzt, mit verschiedenen Licht- und Spiegelanordnungen zu beleuchten und infolgedessen auch mit dem Auge zu untersuchen.

In erster Linie gilt dies von den Harnwegen, wo krankhafte Veränderungen, besonders durch Nitzes Arbeiten, in grosser Ausdehnung diagnostiziert und lokalisiert werden können.

*) Der Kohlehydratgehalt in der Fettschale und der Milch der Kokosnüsse wechselt nach Reife und Aufbewahrungszeit.

图 1-5 Jacobaeus 第一篇文章的标题

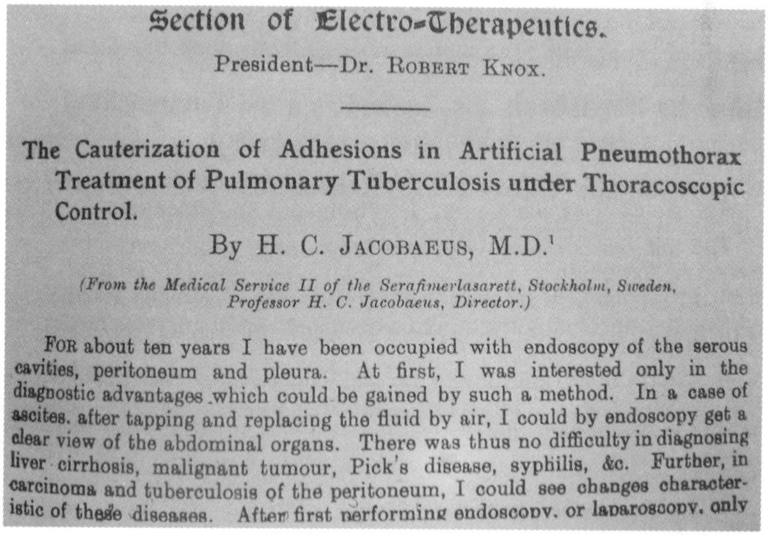

Section of Electro-Therapeutics.

President—Dr. ROBERT KNOX.

The Cauterization of Adhesions in Artificial Pneumothorax Treatment of Pulmonary Tuberculosis under Thoracoscopic Control.

By H. C. JACOBAEUS, M.D.[1]

(From the Medical Service II of the Serafimerlasarett, Stockholm, Sweden, Professor H. C. Jacobaeus, Director.)

FOR about ten years I have been occupied with endoscopy of the serous cavities, peritoneum and pleura. At first, I was interested only in the diagnostic advantages which could be gained by such a method. In a case of ascites, after tapping and replacing the fluid by air, I could by endoscopy get a clear view of the abdominal organs. There was thus no difficulty in diagnosing liver cirrhosis, malignant tumour, Pick's disease, syphilis, &c. Further, in carcinoma and tuberculosis of the peritoneum, I could see changes characteristic of these diseases. After first performing endoscopy, or laparoscopy, only

图 1-6 Jacobaeus1922 年、1923 年间在医学皇家学会电治疗学杂志发表的有关胸腔镜临床应用的论文标题

Jecobeaus 根据胸腔粘连的位置、形状和外科处理的难易程度进行分类，侧方粘连一般是长而薄的；顶部粘连一般短瞬电灼时有痛感；膈肌粘连一般随呼吸运动，分离时需要患者屏住呼吸。他注意到通常电灼分离粘连比在 X 线下判断的情况要困难得多，如果粘连是条索状，直径虽然可以像小指那样粗，也能用电灼处理；而膜状或表面的粘连，虽然短，但为防止肺漏气，也要高度重视。

Jacobaeus 报道了 121 例胸腔镜治疗的临床经验，其中他自己的病例有 75 例，其余 46 例是和 Holmboe，Gravesen，Saugman，Somme 和 Unverricht 共同完成的。其中 83% 的病例是分离简单的侧方粘连，70%～75% 患者的肺可以完全萎陷；62%～67% 患者获得较好的临床效果，有 24%～25% 的病例属于不能完全分离粘连。在 Jacobaeus 的 75 例中，有 73% 无或仅有少量胸膜渗出，15% 有胸膜渗液并发热；9% 发展成为脓胸；后期渗液的有 3%。

鉴于 Jacobaeus 的胸腔镜技术成功应用，20 世纪三、四十年代在欧洲和美国掀起了胸腔

镜的热潮。

1938 年 Drash 报道了 231 例经胸腔镜手术治疗结核病，其中 93% 患者咳痰减少，74.8% 空腔闭合，全组无死亡，但有 6 例出现结核性脓胸。1934 年 Moore 报道了 1850 例，还有很多其他的报道，其中最详细的是在胸腔镜热潮时代的末期 Day、Chapman 和 O'Brien1948 年发表的回顾性文章，他们报道了 1000 例连续的胸腔镜闭式胸腔内肺松解术，在美国和英国称为“thoracoscopy and division of adhensions”，而在德国称为“thorakekaustik”。

由于 Jacobaeus 和他当时的专业合作者的先驱工作，胸腔镜下肺松解术被广泛应用了 30 多年。

胸腔镜应用的另外一个领域是脓胸的治疗，这项技术是在英国的 St. Thomas 医院发展起来的，用来避免脓胸患者在切除肋骨后长期安放胸管和引流。这项技术是从 Rosenfeldt 和同事的方法改良而来，应用与那个时代的胸腔镜不同的 Jacobs-Palmers 腹腔镜。这种镜子比较长，带有目镜侧孔，将镜子插入脓腔，清除纤维素。通过胸腔镜放入合适的 Argyle 引流，一天冲洗两次，一次应用抗感染药物 1% noxythiolin（诺昔硫脲），另一次用盐水。如果三次细菌培养阴性，就可拔除引流管。

三、传统胸腔镜外科发展的低谷时期

1945 年后，由于有效的抗结核药物的发现和选择性肺叶切除技术的成熟取代了人工气胸疗法，几乎没有人再用胸腔镜制造人工气胸，松解胸腔内粘连，因此，对胸腔镜的兴趣就逐渐消退了。1980 年在 Marseilles 召开了一个胸腔镜的专题讨论会，Le Tacon 发表了有关胸腔镜的主要历史回顾论文，会上主要是法文文献，1978 年 Kock，1989 年 Brandt 回顾了德文文献中腹腔镜和胸腔镜的早期的历史。尽管胸腔镜的作用已经减弱，但是 Viskum 和 Enk 还是从他们 1981 年在哥本哈根工作经验中列举出胸腔镜大量的可怕的并发症，包括出血、气栓、外科造成的漏气、伤口感染、恶性细胞播散、脓胸、心律失常、低血压、呼吸功能衰竭和持续性气胸。

1978 年来自 Bronx 的 Bloomberg 很好地总结了胸腔镜的历史，并肯定了胸腔镜在胸部问题处理中所占的地位。他说，当一些老的外科技术仍然在应用时，另一些则被放置一旁或完全被忘掉，胸腔镜就是其中之一。他提出的胸腔镜手术适应证仍然是未诊断明确的、需要进行活检的胸膜、肺和纵隔疾患，自发性气胸术前筛查，恶性肿瘤和外伤，当然也包括胸膜内肺松解。虽然在很多国家只接受用胸腔镜进行人工气胸和胸膜内肺松解，但欧洲的外科医生仍然用胸腔镜进行诊断和治疗。

四、现代胸腔镜的重新兴起

胸腔镜诊断和治疗技术在世界大多数国家一直被视为废用的程序而被摒弃，直到 20 世纪 80 年代末期，有人将微型摄像机与内腔镜进行连接，并成功地应用于腹部外科胆囊切除。这一新兴技术应用于胸部外科，发现胸腔镜可以用来替代开胸获取肺和胸膜的组织标本，这才重新认识胸腔镜的重要性。随着光学、电视辅助装置和器械的改进，极大地刺激了胸部微创外科的爆炸性的发展。

20 世纪 90 年代初期，电视辅助的胸腔镜（video-assisted thoracoscopic surgery，VATS）已经开始在世界范围内广泛应用，手术适应证由传统胸腔镜的观察、活检、分离粘连和胸腔冲洗等，迅速扩展为几乎胸外科所有涉及的领域，并且向心脏外科和骨科渗透。

1993 年 Hazelrigg 等在《Annual Thoracic Surgery》上发表了北美 40 多家医学中心截至 1992 年 12 月底所进行的 1820 例 VATS 的总结报告，归纳了 VATS 的手术适应证、手术方式和并发症，其中最为常见的手术适应证是自发性气胸肺大疱切除、肺周边病变的诊断和治疗、胸内占位性病变的活检；最常见的手术方式是肺楔形切除术，占 Hazelrigg 报道总例数的 49%；最常见的术后并发症是肺切缘或创面漏气。

胸腔镜外科的重新兴起，给微创胸外科的发展带来无限生机。胸腔镜外科操作损伤小，患者术后疼痛感轻，对呼吸功能影响少，术后恢复较快，同时胸部伤口从外观上比常规开胸伤口缩小，顺应了患者对伤口“美容”的愿望。随着胸腔镜外科技术的日臻熟练，胸腔镜外科已经由传统胸腔镜的单纯镜下操作，扩展到胸腔镜辅助小切口胸外科和胸腔镜 + 手辅助胸外科，极大地扩展了胸腔镜的应用范围，一些既往只能在直视下才能进行的手术，在胸腔镜下也能顺利完成，如肺叶切除、全肺切除、食管癌切除、纵隔肿瘤切除等。但是，胸腔镜下的肺癌根治远期效果能否令人满意遭到了质疑，尤其是系统地、彻底地淋巴结清扫在胸腔镜下有一定难度。2006 年第 86 届美国胸外科年会（AATS）就胸腔镜肺切除的合理性进行了讨论，在这次会议上有一项研究概括了 1232 例 VATS 肺叶切除（包括全肺切除），其中肺癌患者占 1033 例，其临床Ⅰ期肺癌患者的术后 5 年生存率达到 76%~94%，这一结果与常规开胸手术的结果相似；术中由于出血转为开胸手术的为 0.9%（10/1033），没有因为出血而死亡的病例；VATS 肺叶切除术后的功能恢复状况明显好于开胸手术，包括肩部的运动、活动能力（6 分钟步行试验）和呼吸功能；肿瘤切口种植发生率为 0.3%（3/1033），远远低于理论上的危险。

通过胸腔镜外科的临床实践，发现 VATS 也有一定的局限性，主要是手术者在术中不能很好触摸、探查胸内深部的病变，因而对病变的大小、形态、质地、界限以及与周围结构的相互关系判断的准确性存在一定偏差，从而限制了胸腔镜在胸外科领域全方位的应用。实际上，胸腔镜与其他的医疗设备一样，可以完善胸外科技术操作，使创伤更小，手术风险更小，患者更容易接受，但不能完全替代常规的胸外科手术。对于肺癌患者来说，彻底地淋巴结清扫对预后影响更为重要，如果胸腔镜能够达到与开胸手术相同的淋巴结清扫效果，同时又有伤口小的优势，那就应当提倡应用胸腔镜，然而，虽然胸腔镜肺癌手术在Ⅰ期患者达到与开胸手术相似的远期结果，但是在Ⅱ期、Ⅲa 期肺癌患者，应用胸腔镜在手术中对纵隔各站淋巴结进行清扫有一定困难，而淋巴结清扫的程度直接与患者的远期预后相关，因此，胸外科医师当然应当选择开放式手术，尽可能地清除所有纵隔淋巴结，而不去片面追求美容切口。换句话说，胸腔镜外科技术和传统胸外科技术有各自的应用范围，二者相互包容、相互补充，但不能完全相互替代，胸腔镜外科的开展需要传统胸外科作为基础，胸腔镜下不能完成的技术操作和发生的纰漏可以由传统胸外科技术来弥补，同时胸腔镜外科可以使创伤更小、患者恢复更快，让传统胸外科技术更加多彩、更加完美。

五、中国胸腔镜外科的发展状况

中国胸腔镜外科发展起步较晚，20 世纪 40 年代后期，传统胸腔镜技术传入我国，主要应用于肺结核的治疗。在 80 年代曾有过应用胸腔镜进行胸内疑难疾病诊断的报道。90 年代初随着欧美国家胸腔镜外科的迅速发展，以及国内腹部外科应用腹腔镜进行胆囊切除的临床成功经验，促使国内胸外科医生们开始尝试将胸腔镜应用于临床。1992 至 1993 年间，当时的北京医科大学第一附属医院胸外科王俊、刘桐林、陈鸿义等将胸腔镜应用于临床。北京协和医院心胸外科任华等在基本外科医师的帮助下，于1992年底用腹腔镜系统进行了两只犬的动物实验和胸腔镜临床前期训练，1993年6月对1例自发性气胸的47岁男性患者实施了胸腔镜手术，肺大疱切除，手术是在基本外科医师的帮助下进行的，由于当时尚没有腔内直线切割缝合器，肺大疱的切除应用钛夹夹闭肺大疱的基底部，用剪刀切开，再用钛夹夹闭，再用剪刀切开，逐渐将肺大疱切除。同月用同样的方法对一例肺周边小结节的34岁女性患者进行了胸腔镜手术。在这些年间，国内各大医院和医学中心的胸腔镜外科蓬勃开展，使胸腔镜外科临床应用的势头猛涨。在胸腔镜临床应用的早期，来自各方面的阻力，尤其是来自胸外科同行们的反对，也消失在胸腔镜临床应用这是不可挡的浪潮中。

1994年北京医科大学第一附属医院胸外科举办了第一届全国胸腔镜学习班和研讨会，1997年国内第一部胸腔镜外科专著《现代胸腔镜外科学》（陈鸿义、王俊主编）出版，同年中华医学会心胸外科分会胸腔镜外科学组成立，标志着胸腔镜外科的学术地位的稳固和提高。从此，中国的胸腔镜外科得到了极大的发展，能够开展胸腔镜外科手术的医院如雨后春笋般涌现出来，同时胸腔镜手术的种类和难度也在发展，先后出现了胸腔镜肺减容术、胸腔镜纵隔肿瘤切除术、胸腔镜食管下段肌层切开术、胸腔镜胸导管结扎、胸腔镜胸交感链切断、胸腔镜漏斗胸矫正、胸腔镜辅助小切口肺叶及全肺切除、手辅助胸腔镜食管癌切除术等高难术式。同时，由于胸腔镜在胸外科领域的成功应用，其应用范围还扩展到心脏外科、骨科等学科，出现了胸腔镜动脉导管夹闭、心包部分切除、胸腔镜游离胸廓内动脉、胸腔镜下椎体和椎间盘手术等。2006年在全国胸外科专科会议上，王俊、陈海泉医师演示了他们完全胸腔镜下肺叶切除的录像。网络信息交流的便利，促使国内胸腔镜外科领域的术式种类和数量基本与欧美先进国家相当。

但是，要使国内胸腔镜外科健康、有序地发展，仍然还有很艰难的路程要走。建立完整的患者资料库，完善可靠的随访系统，规范胸腔镜外科各种术式的操作程序，制定必要的岗前培训计划和胸腔镜操作的准入制度，通过这些方面的努力，我们国内的胸腔镜外科才可以跻身世界先进行列。从1994年起，由中华医学会心胸外科分会主办、王俊等主持的全国胸腔镜学习培训班举办多次，日前，两个卫生部全国腔镜培训基地建立（广州第一人民医院、北京协和医院），为胸腔镜外科的正规化、国际化打下良好的基础。

（任 华）

参 考 文 献

1. Braimbridge MV. The history of thoracoscopc surgery. Ann Thorac Surg, 1993, 56:610-614.
2. Thomas PA. Athracoscopic peek: What did Jacobaeus see? Ann Thorac Surg, 1994, 57:770-771.
3. Litynski GS. Laparoscopy-The early attempts spotlighting Georg Kelling and Hans Christain Jacobaeus. JSLS, 1997, 1:83-85.
4. Thomas PA. Thoracoscopy: an old procedure revisited. In: Kittle CF ed. Current controversies in thoracic surgery. Philadelphia: Saunders, 1986, 101-106.
5. Mack MJ, Aronoff RS, Acuff TE, et al. Present role of thoracoscopy in the diagnosis and treatment of disease of the chest. Ann Thorac Surg, 1992, 54:403.
6. 陈鸿义，王俊. 现代胸腔镜外科学. 北京：人民卫生出版社，1997.
7. 王俊. 胸腔镜外科的发展历史. 中华医史杂志，1999，29:35-38.
8. 任华，苗齐，郑朝纪，等. 电视辅助胸腔镜临床应用32例. 见：赵杰，孙桂兰，高新民主编. 中国医学理论与实践. 北京：科学技术文献出版社，1995，436.

9. Ren H. Thoracoscopic procedure for intrathoracic diseases：Current status in mainland China. Respirology，1999，4∶111－116.

10. 任华. 胸腔镜在临床上的应用。见：蔡柏蔷主编. 21世纪医师丛书. 呼吸内科分册. 中国协和医科大学出版社，2000∶103.

11. 任华. 电视辅助的胸腔镜在肺胸疾病诊断和治疗中的作用. 见：俞森洋主编. 现代呼吸治疗学. 北京：科学技术文献出版社，2003∶859.

第二章　胸腔镜在胸部外科手术中的地位

◆内容提要◆

1. 对胸腔镜外科手术适应证的认识过程
2. 胸腔镜外科属微创胸外科范畴

一、对胸腔镜外科全面认识的发展过程

19 世纪末，人类社会进入工业化进程迅速发展时代，在医学领域，出现了麻醉术、显微镜和新的医学设备等一系列革命性的技术，使现代外科产生了一次巨大的变革。随着 20 世纪的结束，信息正渗透到医学的各个领域，带动了一场更伟大的革命。近年来，计算机、机器人技术、网络、信息等已逐渐应用于外科的各个领域，其中现代化技术在胸部外科中应用的突出典范，就是电视辅助的胸腔镜（video assisted thoracoscopic surgery，VATS）的应用。

自从 1910 年胸腔镜应用于临床以来，已经有近 100 年的历史。最早的胸腔镜主要应用于肺结核的治疗，发展到今天已经成为胸外科医师必须掌握的一项基本技术。1910 年，瑞典斯德哥尔摩 Serafimerlasarettet 医院的内科教授 Jacobaeus 首先利用单筒胸腔镜进行胸腔内的手术操作，他利用这种技术制造人工气胸，使肺萎陷来治疗肺结核，亦用来烙断胸膜和肺脏的粘连，10 年内报道了 121 例，从此，拉开了胸腔镜临床应用的序幕，并使传统胸腔镜外科进入全盛阶段。1928 年，Cova 在《Atlas Thoracoscopicon》一书中就以图表明胸腔镜的手术操作方法。20 世纪 30 年代，有人用带光源的单筒胸腔镜来作为诊断和治疗简单胸膜疾患的方法。而 20 世纪 40 年代后期，随着有效的抗结核药物的出现，肺结核的治疗完全不需要用人工气胸作为主要手段，同时，单筒胸腔镜亦因为视野和操作上的局限性，以及诸多并发症而被放弃使用。

20 世纪 90 年代以来，随着电子工业和高科技的迅猛发展，在既往传统胸腔镜临床应用的基础上，高清晰度电视显像及摄像系统、高技术内镜手术器械和现代麻醉及监护水平等相关学科领域的发展，使现代电视辅助的胸腔镜外科成功地应用于临床，并迅速在世界范围内得到发展和普及。1992 年，Michael 等首先报道了现代电视胸腔镜在胸外科的诊断和治疗作用，标志着胸腔镜由传统的窄范围的临床应用，转变为现代的以诊断、治疗为目的、全方位广泛应用的外科技术，其应用范围几乎涉及胸外科的各个领域。随着技术的日益精湛，操作更加规范，新的内镜器械不断发展，胸腔镜已成为胸部各种疾病的重要诊断和治疗方法之一，并代表着现代胸外科的发展方向。VATS 以其独特的诊断、检查和治疗方法，清晰的电视显示，轻微的创伤，逐渐为广大的胸外科医师所接受。VATS 在中国始于 20 世纪 90 年代

初，中国医师首先报道用纤维支气管镜或膀胱镜、腹腔镜等代替胸腔镜行胸部疾病的诊治，取得良好的手术效果；1992年以来，国内有很多医院引进了电视胸腔镜设备，由于其创伤小、患者恢复快等特点，迅速在国内得到普遍发展。在VATS引入之后，一些原来需要开胸治疗的疾病，如自发性气胸、肺内的小结节和纵隔肿瘤能用胸腔镜技术完成，而其皮肤切口是开胸切口长度的1/10，同时没有胸壁肌肉的损伤，对肺功能的影响小，住院时间短，这使胸外科医师在某种程度上感到一种压力，因此，对VATS采取了抵制的态度。当然，VATS花费较高也是一个重要问题。从另一方面讲，一些掌握VATS技术的外科医师，为了证实VATS的重要性，显示其技术无所不能，亦有使VATS适应证盲目扩大的倾向。经过大约15年的发展，与国外的信息交流，对胸腔镜外科的认识逐渐趋于正常化、合理化，胸腔镜外科作为一种可靠的胸外科技术成功地应用于临床，并且适应证范围在不断扩大，已经得到普遍的认同，胸腔镜外科对于推动微创胸外科的发展起到了主导作用。但胸腔镜外科是胸外科的一个组成部分，无论手术操作方法，还是在胸腔镜外科中转开胸的托承底线，传统胸外科技术都是胸腔镜外科的基础。目前，胸腔镜外科虽然涉及了胸外科手术的诸多领域，但并不能承担所有的胸外科技术，因此，面对胸腔镜外科发展的高潮，正确评价胸腔镜技术、将其放在胸外科技术的恰当位置，对促进胸腔镜外科的发展有至关重要的影响。

二、对胸腔镜外科手术适应证的认识

根据2003年英国与爱尔兰胸心外科学会胸腔镜临床应用的指南，目前胸腔镜手术的应用情况如下：①成熟和公认的胸腔镜临床应用范围：肺楔形切除术、肺活检术、性质不明的肺内结节切除、早期肺癌的切除、气胸的处理（肺大疱切除、胸膜摩擦、胸膜切除或胸膜固定）、胸交感神经切断术、Heller肌层切开术、食管平滑肌瘤切除术、Nissen胃折叠术、心包开窗术、纵隔淋巴结活检术、胸膜手术（肿瘤活检）、早期胸腔积液处理等；②发展和成熟中的胸腔镜技术：肺叶切除或双肺叶切除术、射频消融术、肺癌分期、巨大肺大疱切除术、内脏神经切除术、胸段迷走神经切断术、纵隔囊肿或良性肿瘤切除术、纵隔内器官破裂诊断等；③研究和探索中的胸腔镜技术：肺减容术、神经源性肿瘤切除、食管癌切除术、食管穿孔修补术、动脉导管结扎、冠状动脉旁路移植（冠脉搭桥）、瓣膜置换、胸腺瘤或胸腺切除、胸部创伤的诊断和胸部刺伤的处理等。

目前，在我国由于地域的变迁和病种的差异，VATS的应用范围与西方国家略有不同，主要集中在胸腔镜诊断和治疗胸内疾患方面。

（一）诊断方面

1. 胸膜疾病的诊断性活检　胸腔镜能在直视下观察胸膜上的病变，对于由胸膜病变引起的胸腔积液病因的确诊率可高达90%以上。既往顽固性胸腔积液的诊断主要依靠胸腔积液细胞学检查和盲目胸膜活检，其确诊率较低，而误诊率较高。根据Landreneau（1993年）和Keenan（1993年）应用胸腔镜诊断和治疗胸膜疾病的临床经验，85%的特发性胸膜疾病可以明确诊断。

2. 肺间质性病变的活检　肺间质性病变种类繁多，主要诊断手段是放射学检查（如HRCT）和试验性治疗观察疗效，肺间质病变的共性是在CT上肺间质的渗出、小叶间隔增厚的改变，但能引起同样改变的病因可能有上百种；一部分肺间质病变早期对激素治疗有较好的效果（如闭塞性细支气管炎、肺间质肉芽肿性病变），而另一部分间质病变药物不能改变其发展进程，还有一部分需要特殊治疗（如化疗）。因此，肺活检对于肺间质疾病的诊断和治疗都非常重要，常用的肺活检方法有：经皮肺活检、纤维支气管镜支气管灌洗脱落细胞学检查、经支气管镜肺活检和开胸肺活检等。1981 年 Burt 等对同期患肺间质病变的诊断方法，经皮肺活检、切割针肺活检、经纤维支气管镜肺活检和开胸肺活检进行了前瞻性的研究。结果表明，开胸肺活检的诊断准确率为94%，经纤维支气管镜肺活检的诊断准确率为59%，而经皮肺活检和切割针肺活检的诊断准确率分别为29%和52%。胸腔镜下肺活检可以在诊断准确性与开胸肺活检相同的前提下，创伤更小，手术并发症减少，术后患者恢复更快。

3．肺内周边结节的病因诊断　肺内结节可以是单发亦可为多发，通常可以通过结节的放射学征象做出初步判断，而病理学诊断才是最终诊断。常用的获得病理学诊断的途径有痰肿瘤细胞检查、纤维支气管镜检、CT 引导下经皮结节穿刺活检、胸腔镜肺内结节活检和开胸活检。利用胸腔镜手术切除肺周边结节，避免了其他活检方式带来的并发症，如果术中冰冻病理结果回报为恶性，可以在同一次麻醉下进行开胸或胸腔镜辅助小切口肺癌根治术。胸腔镜对诊断不明的肺内结节活检的指征：①直径小于 3cm、位于肺实质外带 1/3 的无钙化的肺部结节；②采用其他检查手段仍然诊断不明确的肺部结节；③肺部结节位于肺裂脏层胸膜下。肺内结节胸腔镜活检的定位十分重要，一般可以在术中经胸腔镜观察胸膜表面，有些肺内结节可以产生胸膜皱缩，镜下容易辨认、定位；有些肺内结节胸膜没有相应的改变，可以用卵圆钳探查或经手指探查定位；也可以在术前经 CT 引导下在病变局部穿刺导丝或局部注射颜料定位；有人用超声探头进入胸腔定位。

4．纵隔肿块及肿大淋巴结的诊断　在临床怀疑纵隔孤立性淋巴瘤、或肺癌伴纵隔淋巴结肿大需要明确临床分期，就需要进行纵隔肿物的活检。现在常用的纵隔镜对于第 5、6、7、8 组淋巴结（主动脉窗淋巴结、主动脉弓旁淋巴结、隆突下淋巴结、食管旁淋巴结）的活检有局限性，而胸腔镜可以弥补其不足。应用胸腔镜对纵隔肿块或纵隔肿大淋巴结活检有以下优点：①胸腔镜可以弥补纵隔镜检查的不足，可以替代传统的胸骨旁切口进行前纵隔淋巴结活检；②胸腔镜切口较隐蔽、美观；③胸腔镜对纵隔 5、6、7、8 组淋巴结活检的可靠度达100%；④胸腔镜在进行纵隔肿块或淋巴结活检的同时，可以探查胸膜，发现胸膜病变；⑤对于有胸腔积液的患者可以同时进行相应治疗。

（二）治疗方面

1．自发性气胸　对于反复发作的单侧自发性气胸、经胸腔闭式引流后持续漏气（7 天以上）、或肺不能完全复张、双侧自发性气胸无论是否同时发生、巨大肺大疱压迫肺组织等患者，可在胸腔镜下行肺大疱的结扎、切除以及胸膜融合等手术。胸腔镜应用于气胸的治疗，是目前胸腔镜技术最成熟、治疗例数最多的病种。

2．胸腔积液和胸膜疾病　该手术在获得大量标本的同时，可直接观察胸膜病变的性质和范围，并且可以切除部分或全部胸膜病变送病理检查。此外，对于恶性胸腔积液，还可以进行胸膜的固定，故对于胸腔积液和胸膜疾病的患者，既有诊断作用，又有治疗的作用。

3．肺的良性病变　如腺瘤、错构瘤、炎性假瘤、结核瘤、肺动静脉瘘、肺囊肿等，可在胸腔镜下行肺楔形切除或肺叶切除术，胸腔镜手术是很好的选择。

4．原发性肺癌　在周围型肺癌患者，因为心肺功能不全、不能耐受开胸手术者，经胸腔镜行姑息性肿瘤切除，术后再辅助放疗和化疗是一种很好的治疗选择。此外，经胸腔镜手术行纵隔淋巴结清扫和肺叶切除，现在正在逐渐发展成熟，而全肺切除手术，目前尚处于研究和探索之中。

5．肺转移瘤　对于来源不明的肺转移瘤，既可以用于诊断，又可以用于治疗。单发的肺转移瘤，可经胸腔镜进行楔形或肺叶切除；而对于多发的，是否需要胸腔镜手术，则需要慎重选择。

6. 肺减容术 对于终末期的肺气肿，经术前检查准备，可用胸腔镜进行肺减容术，但是需要较多的切割缝合器，故费用较高。术后近期效果较肯定，但是远期效果需要进一步随诊。

7. 心包疾病 对于各种原因所致的心包积液，经内科治疗效果不佳者可以考虑经胸腔镜行排液和心包部分切除、活检。但对于心脏压塞，也可考虑经胸腔镜行心包开窗减压、止血，但手术时机需慎重选择，因为心包穿刺可及时减压，简便、易行，而胸腔镜手术则需准备的时间较长。

8. 纵隔肿瘤 纵隔的所有肿瘤，包括后纵隔的神经源性肿瘤、前上纵隔的胸腺瘤，以及畸胎瘤、肠源性囊肿、支气管源性囊肿、心包囊肿等都有用胸腔镜进行手术的可能。但是因为纵隔位置特殊，术前需要仔细准备，如手术中发现病变已经超出了胸腔镜的治疗范围，应及时转为常规开胸手术。

9. 食管疾病 食管平滑肌瘤多沿食管的一侧壁生长，可以经胸腔镜手术切除；贲门失弛缓症可经胸腔镜行食管下段肌层切开术，但在黏膜粘连严重者，食管黏膜撕裂和穿孔的发生率较高；胸腔镜行食管切除术适应于早期食管癌，可通过胸腔镜经右侧进胸，切断奇静脉，完成胸部食管的游离。

10. 胸部外伤 对于中等量的血胸，出血量在500ml以上者，胸腔引流量每小时大于200ml连续3小时以上，胸腔内有凝血块不易引出或凝固性血胸的患者，可考虑经胸腔镜进行手术；对于胸内孤立的异物，尤其是镶嵌于胸壁的异物，可用胸腔镜取出，但要注意观察异物对心脏和大血管等的损伤，防止出现大出血等并发症。

11. 心脏外科 风湿性心脏瓣膜病，对于年龄在50岁以下，胸腔心包无粘连，单纯二尖瓣病变，左房长径超过45mm，心功能Ⅲ级以下，周围大血管无病变畸形者，可考虑在胸腔镜的辅助下行微创二尖瓣置换术；冠心病外科，可在胸腔镜辅助下，行小切口心脏不停跳冠状动脉旁路移植术，胸腔镜可提供良好的暴露，能将乳内动脉安全地游离，也可联合经皮冠状动脉腔内成形术（PTCA）和支架置入术（Hybrid技术）；此外，也可应用胸腔镜结扎动脉导管。当然，胸腔镜在心脏外科的应用仍然处于研究和探索之中。

12. 胸部的其他疾病 如交感神经干切断治疗原发性手汗症，交感神经营养不良，雷诺病，胸导管结扎治疗乳糜胸，膈疝修补术和椎旁脓肿切开引流术等，胸腔镜可以完成基本的操作，而且这些技术大多已很成熟。

三、胸腔镜外科属于微创胸外科范畴

现代科学技术的高速发展体现在多门学科的交叉和渗透，21世纪医学科学将发生革命性变化，信息技术、基因技术、芯片技术及航天航海技术等更广泛地应用到生命科学，更具特性而又前途无量的交叉学科如医用机器人、计算机辅助外科、组织工程学、纳米技术以及转基因技术等，将以崭新的姿态展现在我们面前。同其他学科一样，胸外科的发展和成熟也是伴随着人类医学发展的脚步前进的，特别是近20多年来，新的诊疗方法和手段不断出现，使以往认为是高难度手术成为普遍常规手术，很多禁区已经打破。21世纪高新技术的迅猛发展，无疑将对胸外科的发展产生不可估量的影响，我们面临着历史赋予的机遇和挑战，如计算机辅助外科和虚拟手术等正逐渐应用于临床工作。从另一方面讲，高新技术的引入必然会使胸外科手术的创伤轻微、对机体各脏器功能的影响较小、患者恢复更快，从真正意义上达到微创。

微创胸外科的概念，是指应用传统的手术器械或新的手术设备在胸内切除或处置病灶时，在能够达到与传统开胸同样效果的情况下，依靠现代的科技手段最大限度地减少在胸壁入路所发生的创伤，使患者的机体和各系统的功能承受的创伤和损害相对轻微。因此，微创胸外科的手术切口相对传统胸外科切口小，但并非形态上的绝对小，而是强调对心、肺、肝、肾、神经、运动等功能所造成的损害相对较小。

传统开胸手术对手术野提供了三维的空间感，外科医师的视觉和触觉对所要操作的对象构建了全方位的概念，利用外科医师的手和眼的本能感觉去感受术野的变化，允许外科医师多角度地看事物。当然，外科医师的手术操作经验，使他们在把握操作力度上得心应手，甚至在许多相当的精细操作如肺门血管的游离等几乎全凭感觉。而以胸腔镜为代表的微创胸外科需要掌握全新的技能，所有的手术信息基本全靠视觉，利用影像技术进行手和眼的协调操作必须要经过训练，使手术者在某些时候脱离屏幕也能够知道内镜手术器械的空间位置。手术者将术野的二维影像转化为大脑中的三维解剖认知，在整个术中二维和三维的解剖认识反复转化和融合，升华到无需思考、自由转换的反射行为。

微创胸外科的术者对胸部术野的正常解剖学和变异的认识相对于传统开胸手术需要更充分的理解和熟悉。此外，一部分病例不适合单纯内镜下操作，需要小切口开胸辅助内镜操作；或者在小开胸切口直视下进行操作，胸腔镜作为辅助；甚至在传统胸外科手术方法和胸腔镜器械两种技能混合使用。传统胸外科学的技术结合现代的科技手段，如光源、影像、计算机、器械、材料等，构成了微创胸外科学，微创胸外科和传统胸外科的互补、融合最终形成了现代胸外科学。

以 VATS 为代表的微创胸外科学和传统胸外科学相比，其优点是很明确的：①极大地减轻手术患者的创伤和痛苦，有利于术后迅速恢复；②比传统手术更安全、快捷；③扩大了无需输血手术的应用对象，减少了输血感染事故；④使一些既往不能治疗或治疗困难的疾病得以治愈；⑤缩短患者的住院时间，避免了高龄患者长期卧床，缩短了术后的康复时间，在少用或不用一次性进口器械消耗品的情况下，并不增加患者的医疗费用；⑥降低了肝炎、艾滋病等对医护人员的暴露机会；⑦减轻了医护人员负担，缩短了护理的时间；⑧提高了生存质量；⑨尤其在老年体弱或心肺功能欠佳或处于心肺功能临界状态的患者，不能耐受常规开胸手术的患者，在严格选择和积极术前准备后，经胸腔镜手术应不失为良好的治疗选择。所以，该项技术越来越受到患者的欢迎和接受，同时也激发了越来越多的胸外科医师特别是年轻的胸外科医师的极大兴趣并广泛应用于临床。该技术在 21 世纪将会得到更为普遍应用和发展，将会在胸外科领域占重要地位。而对将要从事该技术的胸外科医师而言，必须先具备扎实的常规开胸手术的技术基础和应变能力，然后经过系统的培训：先在模拟仿真训练器上练习，通过观察二维的屏幕图像，建立胸腔镜器械操作的空间概念，改变直视下操控器械的习惯，使自己在胸腔解剖和空间构象的方位感上能够自由转换，使胸腔镜操作达到比较熟练的程度，然后再应用该技术进行手术。

随着电视胸腔镜技术和手术器械的不断完善以及上述优点，胸腔镜手术的临床应用越来越广泛，将会取代更多的标准开胸手术。和其他手术一样，胸腔镜手术也是手术的一种，同样会给患者带来一定的打击，影响其生理、心理健康，故术前必须对患者进行严格的、客观的检查，全面分析患者的状况，掌握其实用范围。应该看到，胸腔镜手术还有一定的局限性，目前尚不能完全替代开胸手术，一些胸内特殊的手术操作还不能经胸腔镜完成，如同任何新技术一样，在临床应用的过程中，逐步积累经验，去粗取精，使这一新技术得到健康的发展。并不是所有的胸部疾病的手术都可以通过该技术来完成，也不能认为该技术可以完全替代常规标准的开胸手术。该技术也有其特殊的手术并发症发病率和术中转开胸手术的发生率。技术水平和相应的手术器械也并非十全十美，仍有待于不断改进、完善和提高。对该技术的地位应有客观、科学的认识和估价。VATS 虽然有很多优点，但也有使手术者不能直接触摸肺、费用高、需要有开胸设备等不足之处，目前也缺少有力的证据来证实 VATS 优于普通的开胸手术，因此，还需待进一步的、前瞻性的、随机的临床研究对 VATS 进行客观的评价。目前胸部的恶性肿瘤如纵隔的恶性肿瘤、肺癌、食管癌等，采用胸腔镜技术切除病变至进行区域淋巴结清扫的做法和结果仍存有争议和不同的看法，理由是该技术是否符合外科肿瘤手术的无瘤原则？是否能同样达到常规开胸规范手术所能达到的根治目的和手术效果？显然这些问题还有待于在临床实践和长期疗效追踪总结中进一步深入对比观察，才能做出客观的评价和结论。单纯就技术上而言，对有胸腔镜手术经验的胸外科医师来讲，采用胸腔镜手术技术或附加辅助小切口实施和完成这样的手术操作，在技术上是可行的。但应该强调的是，在目前的情况下，是否采用胸腔镜手术的技术，术者应首先从患者的利益和远期疗效生存率为出发点，根据患者的具体情况，严格掌握手术的适应证，严格、客观、全面地检查、分析患者的状况，掌握其适应范围，才能最终获得手术的成功，达到最佳的治疗效果，这才是符合我们的科学的工作态度和真正的医疗道德，也是我们每个医务工作者应具备的医德和素质。当然，所谓的适用范围是相对的，随着医学的进步、经验的积累、技术的改进，其适用范围也会改变。

（杜振宗　任　华）

参 考 文 献

1. Sihoe AD, Manlulu AV, Lee TW, et al. Pre-emptive local anesthesia for needlescopic video-assisted thoracic surgery: A randomized controlled trial. Eur J Cardiothorac Surg, 2007, 31:103-108.
2. Shigemura N, Hsin MK, Yim AP. Segmental rib resection for difficult cases of video-assisted thoracic surgery. J Thorac Cardiovasc Surg, 2006, 132:701-702.
3. D'Amico TA. Thoracoscopic lobectomy: evolving and improving. J Thorac Cardiovasc Surg, 2006, 132:464-465.
4. Yamada Y, Ajiro Y, Shoda M, et al. Video-assisted thoracoscopy to treat atrial tachycardia arising from left atrial appendage. J Cardiovasc Electrophysiol, 2006, 17:895-898.
5. Tutic M, Lardinois D, Imfeld S, et al. Lung-volume reduction surgery as an alternative or bridging procedure to lung transplantation. Ann Thorac Surg, 2006, 82:208-213.
6. Nwogu CE, Glinianski M, Demmy TL. Minimally invasive pneumonectomy. Ann Thorac Surg, 2006, 82:e3-e4.
7. Davini F, Gonfiotti A, Vaggelli L, et al. Thoracoscopic localization techniques for patients with solitary pulmonary nodule: radioguided surgery versus hookwire localization. J Cardiovasc Surg (Torino), 2006, 47:355-359.
8. Arapis K, Caliandro R, Stern JB, et al. Thoracoscopic palliative treatment of malignant pleural effusions: results in 273 patients. Surg Endosc, 2006, 20:919-923.
9. Kent MS, Schuchert M, Fernando H, et al. Minimally invasive esophagectomy: State of the art. Dis Esophagus, 2006, 19:137-145.
10. Shiraishi T, Shirakusa T, Miyoshi T, et al. A completely thoracoscopic lobectomy/segmentectomy for primary lung cancer-technique, feasibility, and advantages. Thorac Cardiovasc Surg, 2006, 54:202-207.

11. Morse CR, Ishitani MB, Cassivi SD. Video-assisted resection of bilateral intralobar pulmonary sequestrations. J Thorac Cardiovasc Surg, 2006, 131:917-918.
12. Mack MJ. Minimally invasive cardiac surgery. Surg Endosc, 2006, 20 S488-S492.
13. Garzon JC, Ng CS, Lee TW, et al. Video-assisted thoracic surgery lung resection after endobronchial valve placement. J Thorac Cardiovasc Surg, 2006, 131:499-500.
14. Cardillo G, Carleo F, Giunti R, et al. Videothoracoscopic talc poudrage in primary spontaneous pneumothorax: a single-institution experience in 861 cases. J Thorac Cardiovasc Surg, 2006, 131:322-328.
15. McKenna RJ Jr, Houck W, Fuller CB. Video-assisted thoracic surgery lobectomy: experience with 1, 100 cases. Ann Thorac Surg, 2006, 81:421-425.
16. Folliguet T, Vanhuyse F, Constantino X, et al. Mitral valve repair robotic versus sternotomy. Eur J Cardiothorac Surg, 2006, 29:362-366.
17. Chang YT, Dai ZK, Kao EL, et al. Early video-assisted thoracic surgery for primary spontaneous hemopneumothorax. World J Surg, 2007, 31:19-25.
18. Morikawa T Md. Thoracoscopic surgery for lung cancer. Ann Thorac Cardiovasc Surg, 2006, 12:383-387.
19. Munia MA, Wolosker N, Kauffman P, et al. A randomized trial of T3-T4 versus T4 sympathectomy for isolated axillary hyperhidrosis. J Vasc Surg, 2007, 45:130-133.
20. 何建行. 微创胸外科手术与图谱. 广州：广东科技出版社，2005.
21. 任华. 胸腔镜的临床应用等. 见：戈烽，李琦主编. 基础胸外科学. 北京：中国协和医科大学出版社，2004.
22. Paci M, Ferrari G, Annessi V, et al. The role of diagnostic VATS in penetrating thoracic injuries. World J Emerg Surg, 2006, 1:30.
23. Solaini L, Prusciano F, Bagioni P. Video-assisted thoracic surgery in the treatment of pleural empyema. Surg Endosc, 2007, 21:280-284.
24. Luh SP, Liu HP. Video-assisted thoracic surgery-the past, present status and the future. J Zhejiang Univ Sci B, 2006, 7:118-128.

第三章 胸腔镜外科医师的训练和教育

◆内容提要◆

1. 胸腔镜外科医师的基本条件
2. 技术训练，建立胸腔镜特有的空间构象和感觉
3. 临床训练，积累经验，由简入繁

一、胸腔镜外科医师的基本条件

要成为独立操作电视辅助胸腔镜进行胸外科手术的医师，必须具备以下的基本条件：

1. 经过系统胸外科训练的胸外科专业医师，能够独立进行常规开胸手术，并主刀完成200例以上胸外科手术。

2. 经过胸腔镜技术训练，能够较熟练地在实验动物体内进行胸腔镜操作。

3. 经过上级医师带教进行50例以上人体胸腔镜基本技术操作。

4. 能够认识胸腔镜操作过程中出现的各种并发症，并进行恰当的处置。

这些基本条件是对胸腔镜手术操作安全性的基本保障，也是对接受胸腔镜手术的患者负责任。胸腔镜手术操作的难易程度可以有很大差别，手术医师应当根据具体操作情况，及时进行操作技术上的调整，以选择恰当的技术完成手术。对于胸腔镜下有困难和有较大风险的操作，不要一味追求在胸腔镜下完成操作，可以通过增加操作孔、扩大切口、辅助小切口、转开胸等方式来克服困难，减少风险。

二、电视胸腔镜手术的技术培训

1. 建立微创胸外科手术的理念　电视胸腔镜手术的技术培训，首先要建立微创胸外科手术的理念。所谓微创胸外科手术应当是在胸外科手术过程中，应用现代化的技术手段，使患者的创伤相对于常规开胸手术明显减小，包括切口创伤小和对生理功能的影响小。

切口创伤小在胸腔镜手术是显而易见的，皮肤切口2～3个，长度1～1.5cm；通过胸壁肌肉间隙，而不切断肌肉；不进行肋骨牵开，对肋间神经的损伤小。电视胸腔镜手术由于切口小、不破坏损伤胸壁肌肉和肋间神经，术后的疼痛减轻，所以对术后患者呼吸运动的影响小于开胸手术。

但是，电视胸腔镜手术胸内的操作所造成的创伤基本上与开胸手术是等同的；另外，由于胸腔镜手术胸内操作一般耗时比开胸手术长，因此，操作侧肺萎陷时间延长，麻醉时间延长，对患者的呼吸、循环功能影响相对增大。

电视胸腔镜手术属于微创胸外科手术的范畴，但是如果手术时间明显延长，即便是手术切口创伤小，对患者影响也很大。因此，电视胸腔镜手术医师不要以明显延长手术时间为代价来片面追求全腔镜下手术操作，这不是微创胸外科的理念。应当强调切口小、手术时间短、对患者生理功能影响少，又能达到与开胸手术相类似的效果。电视胸腔镜手术要使患者真正从手术中获益。

2. 建立电视胸腔镜手术特有的空间构象和感觉 电视胸腔镜手术与常规开胸手术的不同之处是，术者不是在直视下进行操作，而需要借助电视荧屏上的影像，操控手术器械，完成手术。这样，眼、手的配合的感觉需要训练、磨合，从而建立空间构象，通过电视荧屏视觉平台，转换手术者大脑运动指令，使器械能够精准达到预定位置并进行操作。

空间构象的训练过程应当遵循循序渐进、由简入繁的原则，首先在体外通过各种类型的训练器中进行，目的是要通过眼睛观察摄像头转换的图像，双手操作胸腔镜器械，达到心想、手应、器械到的训练目的。然后，最好能进行动物体内的操作训练。现在强生公司和Covidien公司分别在北京、上海设立了内镜培训基地，为临床医师提供了内镜操作训练条件，并可进行动物模拟操作。通过这样的训练过程，准备进入临床胸腔镜手术操作的医师初步建立了胸腔镜手术的空间构象和感觉，并体验了活体操作，有条件进入临床训练程序。

进入临床前期操作训练阶段，首先要“看”，看有经验的胸腔镜手术医师如何显露术野，如何确定靶组织，如何探查表面无征象的肺内结节，如何操控各种手术器械，如何转换应用胸腔镜器械和常规手术器械；其次要“练”，作为胸腔镜手术的助手进行操作训练，第一步要掌握如何操控摄像镜头，聚焦、白平衡、防雾措施，理解手术者的意图，随时调整视野范围、镜头远近，将靶组织放在视野中央，或追随进入胸腔的器械，直到放置到满意的方位。第二步要学会显露，应用扇形肺挡板将萎陷的肺组织挡开，显露近肺门处的纵隔胸膜；应用抓钳或无齿卵圆钳牵开肺组织，显露靶点。第三步要熟悉协助技巧，当术者准备用电钩分离粘连时，要轻牵电烧点远端组织，使粘连带有一些张力；当术者准备进行肺组织局部切除时，要牵起靶肺组织，使预切割线与内镜切割缝合器轴线平行；当术者游离较粗大的肺血管，要牵起血管对侧的结缔组织，使术者看清血管的对侧缘；当术者准备从胸腔内取出已经切除的标本时，要协助将标本放入取物袋中，并协助将标本取出；还有很多辅助技术环节，需要在实践中逐渐体会、熟悉。

经过一段时间的临床训练，掌握了胸腔镜操作的基本显露、基本操作方法，能够准确地通过观察荧屏，操纵手中的器械到达预期靶组织，并且了解如何调动其他助手的注意和协助，一般认为就达到独立进行胸腔镜操作的能力。根据个人的理解、掌握能力的不同，这一过程一般为30~50台胸腔镜手术不等。

3. 临床训练，积累经验，由简入繁 任何临床技能的掌握过程都必须经历学习曲线。当身份从胸腔镜手术辅助操作者转变为主要操作者时，应当在上级医师或有经验的医师指导下进行，安排好站位、荧屏显示器的位置；根据影像学资料和预操作的靶组织的对应关系确定胸壁切口的布局和位置；学习指挥和调动辅助操作者的配合，使胸腔镜手术过程和谐、顺利；学会全局思维，进入胸腔内先行全胸腔探查，不急于对靶点进行操作，探明靶组织与周围组织器官的毗邻关系，以及靶组织在整个疾病中的地位和重要性，从而确定胸腔镜手术的方式和范围；尝试准确定位，先对比较容易的靶组织进行操作，如肺大疱、胸壁结节、弥漫性肺间质病变肺活检等，然后尝试定位肺内结节，通过观察肺表面的异常凸起或凹陷，用卵圆钳或分离钳触、捏、捋等动作感觉结节所在部位，以及将手指经胸壁切口探入胸腔内触摸确定靶组织的确切位置。

建议胸腔镜手术操作由简入繁，先进行肺表面、壁层胸膜表面靶点的切取，无需确切选择病变部位的活检等操作，到熟练掌握、操控胸腔镜操作器械、恰当选择靶组织的切取方法、正确处理切缘、及时调整助手持镜、显露方位后，再进行肺内结节定位切除、纵隔肿物切除等操作，到能够准确定位肺内结节并完整切除，显露纵隔内肿物游离切除肿物，并不损伤纵隔内血管及其他结构，然后再尝试肺叶切除、食管肿瘤切除等较复杂操作，同样在尝试较复杂胸腔镜手术时，也应当先采用胸腔镜辅助小切口的操作方式，当操作比较娴熟后，再进行全腔镜下的操作。胸腔镜手术由简入繁的过程是医生逐渐成熟的过程，是胸腔镜手术学习曲线所需要的必经之路，一般来说，这一过程至少经历 80 ~ 100 例临床实践。

（任　华）

参 考 文 献

1. 陈鸿义. 现代胸腔镜外科学. 北京：人民卫生出版社，2001.
2. 王俊. 胸腔镜和纵隔镜手术图谱. 北京：人民卫生出版社，2003.
3. 周乃康，崔忠厚，梁朝阳. 胸部微创外科手术学. 北京：人民军医出版社，2005.
4. 任华，徐乐天. 胸外科学发展和医师培养. 见：张志庸主编. 协和胸外科学. 北京：科学出版社，2010.
5. 任华. 电视辅助的胸腔镜在肺胸疾病诊断和治疗中的作用. 见：俞森洋主编. 现代呼吸治疗学. 北京：科学技术文献出版社，2003 : 859.
6. 任华. 胸腔镜在临床上的应用. 见：蔡柏蔷主编. 21 世纪医师丛书. 呼吸内科分册. 北京：中国协和医科大学出版社，2000 : 103.
7. 任华. 胸腔镜的临床应用等. 见：戈烽，李琦主编. 普通胸外科学. 北京：中国协和医科大学出版社，2004.
8. 任华. 胸腔镜在临床上的应用. 见：蔡柏蔷，李龙芸主编. 协和呼吸病学. 北京：中国协和医科大学出版社，2004.

第四章　电视胸腔镜手术的基本原则

◆内容提要◆

1. 病例的选择和手术禁忌证
2. 胸腔镜在诊断和治疗胸部疾患中的适应证

在胸外科领域，胸腔镜是微创外科的突出代表，具有创伤小、创伤轻、恢复快、符合美容要求等特点；尤其是对心、肺生理功能干扰小，特别适用于年老体弱、心肺功能不全的患者，这些优点使得胸腔镜手术更易为广大胸外科医师和患者所接受，并受到广大患者的欢迎。同时，由于胸腔镜手术对呼吸功能影响较小，以往因肺功能不良而不适合行胸部手术的患者获得了手术治疗的机会，从而扩大了胸部手术适应证的范围。然而，任何一项技术无论多么先进，都有其局限性，如应用不当，同样达不到预期的目的，胸腔镜手术并非适用于所有患者，其手术过程中，对呼吸和循环系统的干扰仍然值得重视。只要严格、客观、全面地检查，分析患者状况，掌握其适应范围，才能最终获得手术的成功，达到最佳的治疗效果。当然，所谓的手术适应证和禁忌证都是相对于所处年代的医疗技术水平而言的，今天的手术禁忌可能会随着医学的进步、经验的积累、技术的改进而不再是治疗的障碍。同样，今天的手术适应证也会因同样的原因而被新技术所取代或被新理论所禁止。因此，术前对患者进行全面的检查和客观的分析，严格掌握手术适应证是胸腔镜手术成败的关键。

第一节　病例的选择和禁忌证

与开胸手术相比，胸腔镜手术对患者的生理干扰较小，但是由于胸腔镜手术操作的特殊性以及对麻醉方式的特殊要求，胸腔镜手术的病例选择应持慎重态度。为了减少术中、术后并发症的发生，术前应对患者的情况进行综合评估。

一、患者的一般情况分析

主要包括患者精神状态、体力、日常生活能力的了解，伴随疾病以及与手术的相互影响，如肝、肾功能不良，糖尿病，凝血功能障碍等，以判断患者对胸部手术的耐受性。

二、循环系统

全身麻醉对循环系统影响较大，对有严重心脏疾患的病例，选择胸腔镜手术应慎重。如有以下情况，应推迟手术或经内科治疗病情控制后再酌情考虑手术。

1. 近3个月内发生急性心肌梗死者。

2. 近期内有严重的心绞痛发作者。

3. 心力衰竭伴心脏明显扩大，心功能Ⅲ级者。

4. 有严重的室性心律失常者。

三、呼吸系统

胸腔镜手术对胸壁肌肉和肋骨的损伤很小，对生理干扰小，术后胸部疼痛并发症很少，因而在肺功能不良的患者也有较好的耐受性。但是，胸腔镜手术中需要使患侧肺组织萎陷，进行健侧单肺通气，所以患者呼吸功能能否耐受术中单肺通气仍是选择病例时需要认真考虑的问题。按照 Moutain 的报道，将肺功能分为三级：

第一级：第1秒用力呼气容积（FEV_1）>2.5L或≥85%预计值。

第二级：介于一、三级之间。

第三级：第1秒用力呼气容积（FEV_1）<1L。

肺功能三级的患者，胸腔镜手术需要慎重考虑。

四、小儿病例

年龄小于6个月，体重小于8kg的婴幼儿，胸腔狭小，呼吸频率过快，手术侧肺常不能完全萎陷而使手术操作发生困难。故不宜行胸腔镜手术。

五、其他病变情况

1. 合并严重传染性疾病　如病毒性肝炎、艾滋病病毒携带者。因为多数内镜摄像系统不能高温消毒杀灭病毒，目前尚无可靠的消毒方法。在不具备对这些患者提供专用设备的医院，应暂列为手术禁忌。

2. 其他　如既往有手术侧感染性胸膜疾病，考虑有严重的胸膜粘连；各种原因所致的气管、支气管严重畸形，无法行双腔管气管插管或单侧支气管插管者，均应视为胸腔镜手术禁忌证。

第二节　电视胸腔镜手术的适应证

近几年来，电视摄像技术的引入和内镜手术器械的发展，大大地推动了胸腔镜外科更广泛的临床应用。胸腔镜手术适应证不断扩大，从开始较为简单的肺大疱切除术到几年后的肺叶及全肺切除术，发展非常迅速。现在，已有人使用胸腔镜在进行冠状动脉搭桥术等。但是，应该指出的是现代胸腔镜外科发展历史很短，手术操作技术和术式尚不成熟。目前根据手术的目的不同，电视胸腔镜的手术适应证有诊断性和治疗性之分，但两者之间有明显的联系，对某些疾病而言，在完成诊断的同时也完成了治疗，如肺内孤立结节的楔形切除、局限性胸膜间皮瘤切除等。

一、诊断性电视胸腔镜手术适应证（表4-1）

（一）胸膜疾病的诊断 胸膜疾病的诊断性胸腔镜手术包括：

1. 不明原因的胸腔积液 在临床上，胸腔积液的诊断常有困难，往往经过多次胸膜穿刺活检和胸腔积液细菌学及细胞学检查不能获得明确的诊断。胸腔镜可以直接观察病变的胸膜，了解胸腔积液来源，并可以在胸膜不同部位切取活组织送病理检查。有条件可于术中送快速冰冻病理检查，若病理报告不确切，可重复切取送检，以提高诊断率。

2. 性质不明的胸膜占位性病变 在胸膜占位性病变，尤其是疑为胸膜间皮瘤的患者，胸膜穿刺活检常因标本太小难以获得明确的病理结果。胸腔镜除可以直接观察病变外，还可以切取较大标本送检，并结合肉眼和镜下观察得出明确诊断。同时，可以根据胸膜占位性病变的性质、范围选择治疗方法。

（二）肺部疾病的诊断 肺疾病的胸腔镜诊断包括：

1. 弥漫性间质性肺疾病 弥漫性间质性肺疾病的诊断主要依靠病理学检查，以往常需开胸行肺活检术。但此类患者因双肺弥漫性病变、肺功能及全身情况均很差，术后易发生呼吸衰竭等合并症、手术死亡率较高。胸腔镜手术时间短，创伤轻微，大大降低了手术并发症和死亡率。同时，胸腔镜可以根据胸部X线片和胸部CT所显示的病变区域有选择性切除肺标本送检而获得明确诊断。

2. 肺周边结节 在肺周边结节患者，往往因结节较小，病变性质不明，医生和患者难以下决心开胸探查，仅进行试验性抗炎或抗结核治疗。因而有可能贻误早期肺癌的诊断和治疗。胸腔镜手术易于被患者所接受，一旦肺癌诊断确立，术中即可中转进行根治性手术。另外，肺周边结节患者的诊断性胸腔镜手术适应证，肿瘤直径应以1～3cm为宜。肿瘤过小，胸腔镜不易定位；肿瘤过大，难以完整切除，并易损伤肺较大的血管和支气管。

（三）胸内恶性肿瘤的分期和开胸手术可行性探查 胸内恶性肿瘤，如肺癌、食管癌、纵隔恶性肿瘤，术前的胸部X线和CT检查常不能准确预测肿瘤的分期和手术切除的可能性。此类患者可以先行胸腔镜手术探查，直接观察肿瘤与周围组织的关系和淋巴结转移的范围，以判断手术切除的可行性及预后，从而避免了盲目开胸探查的弊端。

（四）心包疾病的诊断 心包疾病主要表现为心包增厚性改变或心包积液，常有明确的病因，但少数患者病因不明，需行心包活检术。胸腔镜提供极好的手术野进行心包活检，而避免损伤周围的组织和器官。尤其在局限性心包积液患者，常因积液部位不靠近前胸壁而无法进行心包穿刺。胸腔镜可以显露大部分心包，切取心包组织、收集心包积液送检，获得明确诊断。

（五）严重胸外伤的判断性探查 在严重胸外伤合并有血、气胸的患者，判断有无进行性胸内出血或者气管、大支气管壁损伤，常较困难，往往需要放置胸腔闭式引流后观察数小时，甚至数天后方能确定。胸腔镜手术可以及时探明出血的部位和严重程度，以及漏气的原因。胸壁和肺组织的裂伤出血可以经胸腔镜进行止血或修复。大血管出血或气管、支气管裂伤可及时中转开胸处理，使患者得到及时的救治。

表 4-1　诊断性电视胸腔镜手术适应证

胸膜疾病	**心包疾病**
胸腔积液	心包活检
胸膜结核	心包积液
胸膜间皮瘤	**胸部外伤**
肺部疾病	血胸
弥漫性肺病变	气管、支气管断裂
孤立性肺结节	膈疝
纵隔肿瘤	**肿瘤分期**
恶性淋巴瘤	肺癌
纵隔肿瘤活检	食管癌

二、治疗性电视胸腔镜手术适应证（表 4-2）

（一）胸膜病变

1. 恶性胸腔积液　恶性胸腔积液是晚期肿瘤胸膜转移的临床表现。增长迅速的胸腔积液常导致患者严重的呼吸困难。以往用胸腔内注入化疗药物等消退胸腔积液或促使胸膜粘连闭锁的方法常难以奏效。胸腔镜手术可以将胸腔积液抽吸干净，并充分分离粘连，使肺复张。然后喷撒无菌滑石粉，进行胸膜融合，控制胸腔积液的产生，缓解晚期肿瘤患者的临床症状。

2. 急性脓胸　Braimbrtdg 等报道使用胸腔镜进行清创和灌洗来治疗急性脓胸。同时，也可以通过胸腔镜进行肺表面纤维膜剥脱术，使肺完全膨胀，消除残腔，加速脓胸的痊愈。

3. 胸膜肿瘤　包括转移性胸膜肿瘤、胸膜间皮瘤等。如病变较为局限，可以经胸腔镜完整切除而达到治疗目的；若病变较弥漫者，或肿瘤呈浸润性生长，胸腔镜不能完整切除，而应转为开胸手术。

（二）肺部疾病

1. 自发性气胸　自发性气胸多由肺大疱破裂引起。开胸手术复发率低于 5%，但是因为开胸手术创伤大，患者常不愿接受，胸腔镜手术可以获得与开胸手术同样的治疗效果，所以，是胸腔镜手术开展最普遍的病种之一。我们认为如下情况应考虑胸腔镜手术治疗：①反复发作的单侧自发性气胸；②经胸腔闭式引流后持续漏气者（7 天以上）或双侧自发性气胸，不论是否同时发生；③巨大的肺大疱，压迫肺组织，影响患者呼吸功能者；④特殊人员：飞行员、潜水员、长期远离医疗单位的旅行者和从业人员，即使是第一次发生自发性气胸，也应行手术治疗；⑤COPD 患者肺功能不全，储备功能处于边缘状态或伴有其他严重疾病，不能耐受开胸手术者。

2. 肺良性病变　指肺部常见的良性肿瘤或病灶，如腺瘤、错构瘤、炎性假瘤、硬化性血管瘤、结核瘤、支气管扩张等。常规的治疗是开胸行肺楔形切除术或肺叶切除术。胸腔镜手术是较好的选择。由于手术前病变常不能确诊，可以先行肺肿瘤切除，送快速冰冻病理检查。如为恶性肿瘤，立即术中转开胸术并行标准的根治性手术，或在胸腔镜下、胸腔镜辅助小切口下行肺叶切除及纵隔淋巴结清扫。

3. 肺转移性肿瘤　根据患者病史和症状，肺转移性肿瘤的诊断并无困难。单发的肺转移瘤，可以经胸腔镜行肺楔形切除或肺叶切除术。多发性转移瘤应考虑非手术治疗。所以术前应常规行胸部 CT 检查，确定肿瘤的部位及数量。

4. 原发性肺癌　胸腔镜手术治疗原发性肺癌有较大的争议。我们认为，在周围型肺癌患者，因心、肺功能不良，不能耐受开胸手术，经胸腔镜行姑息性肿瘤切除，术后再辅以放疗和/或化疗，不失为此类患者较好的治疗选择。若患者情况允许，仍应开胸行标准的根治性手术以期获得较好的远期效果。McKenna 等（1994 年）报道经胸腔镜手术进行包括纵隔淋巴结清扫在内的肺叶或全肺切除术治疗早期的原发性肺癌，提示胸腔镜肺癌根治手术的可行性，其临床治疗效果尚待进一步观察。目前仅开展 $T_1N_1M_0$ 的患者胸腔镜下肺叶切除及纵隔淋巴结清扫，或无法接受开胸切除术患者的原发性肺癌病灶的楔形切除。

5. 肺减容术　对于终末期肺气肿，经术前准备，可用胸腔镜行肺减容。一般需要切除 20%～30% 的病变肺组织，可以进行单侧肺减容，也可以同时进行双侧肺减容，手术中常需要应用较多的内镜直线切割缝合器，为了防止术后切缘漏气，可以用涤纶片或牛心包片垫衬直线切割缝合器。国内外文献均有报道，术后短期效果比较肯定。

具备以下条件肺气肿患者可进行胸腔镜减容术：

（1）对使用平喘药等内科治疗无效。

（2）FEV_1 <35% 预计值；肺总量 >120% 预计值；残气量 >250% 预计值。

（3）CT 扫描发现双肺典型肺气肿表现，无直径超过 3cm 以上的明显肺大疱，胸片提示双侧膈肌变平，胸廓过度膨胀，膈肌功能重度下降者。

（4）放射性核素 CT 扫描提示部分肺组织血流灌注，病变分布不均，存在可切除的靶区。

表 4-2　治疗性胸腔镜手术适应证

胸膜疾病	**食管疾病**
恶性胸腔积液	食管良性肿瘤
急性脓胸	贲门失弛缓症
胸膜肿瘤	食管憩室
肺部疾病	食管气管瘘
复发性自发性气胸	食管裂孔疝
肺良性肿瘤	食管癌
肺转移瘤	**其他**
早期肺癌（$T_{1\sim2}N_0$）	乳糜胸
纵隔肿瘤	**原发性**
纵隔良性肿瘤	手汗症
纵隔囊肿	雷诺征
心包疾病	**椎旁脓肿**
心脏压塞	膈疝
心包积液	漏斗胸

（三）纵隔肿瘤　纵隔良性肿瘤，如胸腺瘤、畸胎瘤、心包囊肿及神经源性肿瘤，均可以经胸腔镜切除。但是，如果肿瘤体积过大，则肿瘤基底部因显露不良而不易剥离。过大的肿瘤切除后需破碎后方能从胸腔取出，易污染胸腔。所以手术选择直径小于6cm 的肿瘤为宜，或辅以小开胸切口，切除及取出肿瘤。

（四）食管肿瘤

1. 食管良性肿瘤　食管平滑肌瘤，可以行胸腔镜食管肿瘤剥除术。

2. 贲门失弛缓症　贲门失弛缓症可经胸腔镜行食管下段肌层切开术，伴有反流者，还可同时行抗反流手术。

3. 食管憩室　可以通过胸腔镜游离憩室，并用腔内直线切割缝合器切除食管憩室。

4. 其他食管良性病变　如气管食管瘘、食管裂孔疝均有尝试应用胸腔镜治疗的报道。

5. 食管癌　食管癌三切口切除术，胸段食管可经胸腔镜游离。此方法适用于肿瘤与周围组织无粘连浸润，无淋巴结转移的早期食管癌。

（五）漏斗胸　应用胸腔镜可以对漏斗胸进行 Nuss 微创矫形，通过胸腔镜引导安放矫形支具，一般应用于儿童，对成人亦有效。

（六）心脏大血管疾病

1. 心包积液　心包炎、恶性肿瘤侵及心包所致的心包积液，可以经胸腔镜行心包开窗，将心包积液引流至胸腔，以缓解心脏压塞症状。

2. 动脉导管未闭　动脉导管未闭可以经胸腔镜施以钛钉夹闭治疗。有人认为此手术适宜于7 岁以下小儿，年龄较大者或成人动脉导管管壁弹性较差甚至硬化，用钛钉夹闭时，易切割血管壁，造成术中大出血。

3. 长 QT 综合征　通过胸腔镜切除左侧颈胸神经节中下 1/3 至 T_5 神经节以及其间的神经链，治疗长 QT 综合征。

4. 冠心病　近来有人应用胸腔镜获取乳内动脉，为冠状动脉旁路移植（搭桥）准备桥血管。也有人报道在胸腔镜辅助下，小切口行冠状动脉旁路移植，此手术适用于左冠状动脉单支病变，用左乳内动脉旁路移植。因操作技术目前尚未完善，有待于临床进一步研究探讨。

（尉继伟　戈　烽）

参 考 文 献

1. 刘桐林，丁伟. 胸部疾病电视胸腔镜诊断治疗学. 见：天津：天津科技翻译出版社，2001.
2. 罗斌，长财宝，台煜然，等. 电视胸腔镜手术的临床应用及展望. 中国实用医药，2008，3∶195－197.
3. 曲家骐，侯淮平，史宁江，等. 胸腔镜外科临床应用体会. 中华胸心血管外科杂志，1998，14∶193.
4. 杜贾军，孟龙，陈景寒，等. 电视胸腔镜辅助治疗胸部疾病. 中国内镜杂志，2003，8∶484.
5. 任华. 电视辅助的胸腔镜在肺胸疾病诊断和治疗中的作用. 见：俞森洋主编. 现代呼吸治疗学. 北京：科学技术文献出版社，2003∶859.
6. 任华. 胸腔镜在临床上的应用. 见：蔡柏蔷主编. 21 世纪医师丛书——呼吸内科分册. 北京：中国协和医科大学出版社，2000∶103.
7. 任华. 胸腔镜的临床应用等. 见：戈烽，李琦主编. 普通胸外科学. 北京：中国协和医科大学出版社，2004.
8. 任华. 胸腔镜在临床上的应用. 见：蔡柏蔷，李龙芸主编. 协和呼吸病学. 北京：中国协和医科大学出版社，2004.

第五章　电视胸腔镜手术设备

◆内容提要◆

1. 胸腔镜外科手术室的建立和设备的安排
2. 胸腔镜设备的自动系统
3. 胸腔镜外科常用的器械
4. 仪器及手术器械的选配原则

近年来，随着高新技术的发展，以高精密度胸腔镜、高分辨率数字化图像摄像系统、高辉度光源及新型手术器械为代表的微创外科的发展，实现了从传统到现代的转变，改变了几十年来一成不变的手术室格局，这一改变仍在随着腔镜配套设备的不断更新而延续。

电视胸腔镜（VATS）所需的专用器械、设备种类繁多，大致可分为两大类，即自动仪器系统和器械操作系统。前者多无需消毒，放置在手术无菌区外，包括监视器、光源、录像设备、内镜、数字影像采集系统等，必要时还需二氧化碳气腹机。后者为手操作器械，均须进行无菌消毒，在手术台上使用，包括戳卡（trocar）、剪刀、牵开器、抓钳、冲洗吸引器、打结器、推结器、冲洗器、多发或单发钛夹钳和直线切割闭合器等。止血分离器械，如超声刀、电烧、激光器等；其他的特殊胸科器械，如肺钳、长直角钳（肾蒂钳）、卵圆钳、长剪刀、小号加长肋骨牵开器等；还需准备中转开胸的常规手术器械。

第一节　手术室的建立和设备安排

开展电视辅助的胸腔镜外科的手术室条件是：标准手术间，齐全的监护设备，较先进的全麻机器。用于常规开胸手术的全套器械以及与胸腔镜特殊设备配套的必要设施，后者包括必要的空间、仪器架、供电和稳压装置等。

手术室和仪器设备的布置：术者和器械护士一般位于手术台左侧，第一、二助手站手术台右侧，亦可根据习惯或术中需要交换位置。

胸腔镜摄像和光源系统必须使用单独插座，并保证畅通，避免手术操作中电源突然中断而发生手术意外。

术前一日应检查仪器设备是否完好，并根据不同手术挑选手术器械消毒备用。不锈钢手术器械可以用高温高压消毒，塑料器械可以选择福尔马林（10%甲醛）熏蒸消毒或消毒液浸泡消毒。

器械护士和巡回护士应熟悉仪器设备的调试方法和手术器械的使用方法，以配合手术顺利完成。

除准备胸腔镜手术的器械和设备外，需准备常规开胸手术器械包，以备中转开胸之用。

胸腔镜手术患者麻醉后通常采用侧卧位。一般胸腔镜手术的手术人员站位和设备安放：将2台监视器分别放在患者头端两侧，以便术者和助手操作。当进行食管下段和膈肌手术时，将监视器放在患者脚侧，使术者的目光能和器械的指向一致，这种放置方法不仅方便术者观察，而且可以防止“镜面操作”的现象发生。

胸腔镜手术成员包括术者、助手、摄影师、器械护士和1～2名巡回护士。由于胸腔镜手术仪器需要有人负责调试和管理，术中还要多次使用一次性手术消耗品，巡回护士的工作很重要，常需2人负责。尤其是使用激光器时，至少需2名巡回护士服务。

第二节 胸腔镜机械自动系统

一、胸腔镜的分类及特点

在胸腔镜发展演变的100年历史中，胸腔镜的形式发生了很大的变化，从硬式管状胸腔镜、软式纤维胸腔镜、电视胸腔镜，到电子软式可旋转胸腔镜。现代胸腔镜是由透镜系统和与其相连的纤维光源电缆构成，其光学系统具有望远镜、显微镜和物镜透镜的一些特性，摄像装置可以将胸内情景转换为电视屏幕上的实时图像。

（一）硬性光学胸腔镜　最传统的光学系统硬镜，称为光学视管，由不锈钢管鞘、透镜组、光束、目镜等组成。光学视管按镜头斜面方向及视野方向可分为0°镜、30°镜和45°镜（图5-1）；按外径分可分为2～2.7mm针装胸腔镜、5mm细镜胸腔镜、10mm标准胸腔镜；按用法分可分为普通手术用光学视管和带操作孔道的手术镜。

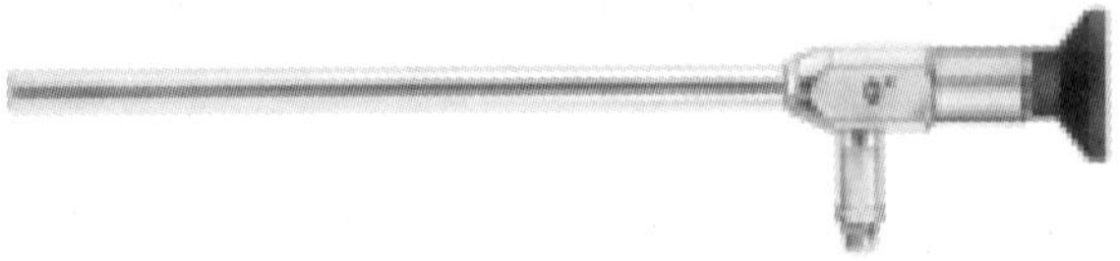

图5-1　硬性光学胸腔镜

硬性光学视管的突出特点是：光学性能好、图像清晰、耐用性好、消毒性能好、与电子胸腔镜相比相对经济。

缺点是：怕磕碰、不可弯曲，个别时候视野受局限，大部分光学视管不能高温高压消毒。但目前已有一些专业内镜生产厂商推出了可以承受高温高压消毒的新型光学视管，如OLYMPUS公司的A5295A型。

总体来讲，硬性光学胸腔镜目前应用最多。

（二）软性纤维胸腔镜　与硬性镜不同，软性纤维胸腔镜采用光导纤维传递图像，因此其前端部可360°旋转弯曲，可观察到胸腔内各个部位，一般外径10mm。

优点：操作、观察方便，经济性好，适于内科医师掌握。

缺点：相对硬性镜而言，其分辨率较低，由于采用高分子复合材料，其寿命和消毒性能也受限制。因此，此种胸腔镜多用于检查，很少用于外科手术。

（三）硬性电子胸腔镜　由日本 OLYMPUS 公司首先推出。该镜体与普通的硬件光学视管完全不同。它取消了透镜组和目镜，直接将超高分辨率 CCD 摄像头安装在光学视管的先端部。由导线将已经转变成电信号的图像信号传送给图像处理中心。该镜结合了硬件光学镜与电子镜的优点，图像清晰度及色彩还原极好，且耐高温高压灭菌。

（四）360°可弯曲电子胸腔镜　是软性内镜技术、电子内镜技术和硬性胸腔镜技术三者有机的结合。将 CCD 安装在光学视管的先端部，在先端部后方是弯曲部，在手柄上有两个控制机构，可控制先端部向任意方向弯曲，方便观察。

（五）一次性胸腔镜　胸腔镜手术中，常因气雾在镜面产生冷凝，或血液和组织液污染镜面，而需反复清洗镜头，影响手术进度，甚至延误术中严重并发症的处理。美国外科公司生产的一次性胸腔镜，带有镜面冲洗系统，不需术中取出胸腔镜清洗镜头，可明显缩短手术时间。这种胸腔镜经济、实用，尤其适用于有传染性疾病的患者。

二、光源系统

光源是胸腔镜仪器的一个重要部分。光源系统是决定图像质量、安全性及经济性的重要因素。目前，胸腔镜用的光源系统主要有三大系列：卤素灯冷光源、氙灯冷光源和弧光灯。

光源性能取决于所用的灯泡质量。常用的高强度灯有金属卤素灯和氙灯。正常工作时它们可达 5600～6000 绝对温标（开氏温标）。金属卤素灯便宜，易更换而且安全。氙灯虽需要复杂功率和冷却系统，但光线亮度大，目前较常用。纤维光缆是光源的另一重要部分，它连接光源和胸腔镜，是冷光线的传送线，使用时要注意保护。光缆的光纤折断时，光缆末端就会出现相应的黑点，若 20% 以上的纤维被折断，就无法继续使用。

近两年，弧光灯在欧美使用较多，灯泡功率仅 20W，发热量极低，不需单独的冷却系统，与摄像系统一体式设计，亮度接近氙灯，是一种很有前途的光源。

三、摄像机

胸腔镜的电视摄像系统在整套设备中是极其关键的设备，摄像系统显著增加了胸腔镜医师的“视力”和“视域”，扩大了胸腔镜的应用范围。近几年，由于 CCD（光电耦合器）技术、数字电路和计算机图像处理技术的突飞猛进，电视胸腔镜摄像系统也有了长足的发展。从较早出现的模拟系统到数字摄像系统，CCD 摄像头、图像像素（清晰度）、色彩还原能力、图像处理能力、图像的记录功能等都有了很大的提高。胸腔镜摄像机的质量取决其 CCD 的数量和位置。一个黑白 CCD 摄像机的分辨率可达 450 线，一个黑白 CCD 可达 700 线以上。

为便于使用携带，有的厂家将光源、图像处理器制成一体，简化了仪器的结构，方便了临床应用，降低了生产成本，是一种便携式的实用胸腔镜系统。

以上述及的胸腔镜系统均属二维胸腔镜。这类胸腔镜的最大缺陷是图像呈二维显示，没有深度感。这会使手术操作的精确性降低，在进行精细操作时的危险性较高；同时由于监视器的图像与开胸直视的结果相差较大，初学者也不易掌握。当前在世界范围内有数家公司可以生产三维立体胸腔镜摄像系统，一般的立体胸腔镜是利用一个高精度 3 晶片二维摄像机加上立体眼镜组成，虽然能够产生立体感和深度感，但长时间使用操作者易疲劳，图像常产生闪烁，不利眼睛健康，而且有时会产生定位不准的现象。由美国 VISTA 公司生产的最新型的

3-D 胸腔镜系统，利用了军事航天领域的先进技术，操作者使用一个带有两个发光二极管（LED）的头盔，能够产生极为自然、精细、符合人体工程学的三维立体图像。此系统还将发展成为带有能将诸如血管造影图像、超声心动图像等直接传输到术者的目镜中的完备的内镜外科平台。立体胸腔镜弥补了二维胸腔镜的不足，术者可从监视器内清晰地看到胸内器官的立体形态，极大方便了手术操作。虽然立体胸腔镜费用昂贵，但它代表着现代胸腔镜发展的新趋势。

四、监视器和录像机

高清晰度监视器是现代胸腔镜必不可少的组成部分。一个标准的医用监视器与只有一个黑白 CCD 的摄像机相连，可得到 400 线分辨率的清晰图像；一个高清晰度的监视器与具有 3 个黑白 CCD 的摄像机相连，其图像的分辨率可达 700 线以上。术中为方便操作，需用 2 个监视器观察。常用监视器的规格为 37 ~ 54cm。较大的监视器能得到更大的图像，但分辨力和清晰度会差一点。

普通全制式家用录像机即可满足手术资料的保存。高清晰度的录像机（S-VHS），虽可得到较好的图像资料，但目前尚不能广泛用于学术交流，临床使用较少。目前许多胸腔镜电视系统包括有彩色打印设备，医生可及时得到病灶和手术操作的彩色图片资料。

五、CO_2 气腹机

CO_2 气腹机是腹腔镜手术设备的标准部件，由于胸腔充气会导致许多严重并发症，胸腔镜手术一般不用气腹机。气腹机在胸腔镜手术中，只是偶尔用作促使患肺尽可能的萎陷，以方便手术操作。使用气腹机时，要特别注意充入胸腔的 CO_2 压力不要超过 0.981kPa（10cmH_2O）。

六、电刀

电刀是胸腔镜手术必不可少的器械，它是运用微波能量进行组织分离和凝固，是外科医师比较熟悉的手术器械。目前使用的电刀有单极和双极之分。单极电刀十分常用，使用时要严格遵守规则，以免发生意外；双极电刀安全可靠，尤其适用于靠近脊椎、心脏等重要脏器组织的分离或凝固止血。电刀的输出功率根据器官种类和手术需要而定。虽然可单用电切或电凝输出进行操作，但目前多采用电切和电凝混合的输出方式。术中可根据需要将电刀与内镜分离钳、抓钳、剪刀、吸引器头、电铲、分离钩等连接使用。

七、氩气刀

氩气刀是通过氩气来传递单极电能进行止血的装置。它的突出优点是操作时氩气流及时吹去出血点处积血，强化了凝血作用。目前已有专为内镜手术设计的操作把手。

八、激光

激光已广泛用于胸腔镜手术中。比较常用的是 NA：YAG 激光器，其域值低，效率高，晶体导热性能好，易于连续运转或高重复频率脉冲方式运转，是目前中、小功率激光器中性能最好的一种。

根据激光器探头与组织器官的接触方式，激光的使用模式可分为接触式和非接触式两种。接触式是以探头与组织接触来达到切割或凝固的目的；功率一般选择 15 ~ 20W，这种模式可加快激光的切割速度，但凝血效果差，胸腔镜手术应用较少。非接触式是指激光器探头与组织保持 1cm 距离进行操作；功率选在 35 ~ 40W，适用于切割肺组织和止血，胸腔镜手术较常用。激光器是胸腔镜手术的一种十分有用的工具。它可单独、也可辅助缝合切开器（Endo-GIA）进行楔形切除术，它还是治疗多发肺大疱的有效方法之一。使用激光的主要并发症是肺创面出血和漏气，但因此而中转开胸的机会是很少的。

九、超声刀

超声刀也称超声止血刀，近几年来用于临床，并很快被内镜外科医师所推崇，广泛应用于各种内镜手术。其利用刀头振动切割、烧凝软组织，刀头的振动幅度 50 ~ 110μm，工作频率为 55.5kHz，功率输出设定为 5 ~ 10 档。

有下列优点：①切割的同时止血；②低温切开/凝固，切开温度低于 170℃，凝固温度低于 100℃，故侧向热损伤小于电刀，故适合于神经、血管周边的游离；③干燥脱水效应小于电刀，故切割时几乎没有烟雾，不影响视野；④无电流通过人体，安全性好；⑤刀头、创面几乎不粘焦痂。故在胸腔镜手术操作中，超声刀的作用基本上是替代高频电刀。

超声刀工作原理：一般配备有 5mm、10mm 剪刀型刀头（laparosonic coagulating shears，LCS），5mm 钩型、圆柱型或球型刀头。10mm LCS 有平面、钝面及锐面三种功能，以适合不同情况的组织的切割。超声刀实质是一种电能 - 机械能的转换组件，其系统包括：一台电机、与导线相连的手柄、终端效应器（刀片或剪刀）、一个脚踏板和一个位于手柄上的手动开关，主机是一个 DSP 控制的高频开关。

主机将 50Hz 或 60Hz 的交流电转换成 23.5kHz 或 47kHz 的高频交流电，通过连接导线传送给换能器（转换器）。换能器内有几组压电晶体，压电晶体在高频电的作用下产生同频振荡，也就是说将高频电能转换成高频机械能。然后通过机械装置将其传导至刀头，即可切割和凝固软组织，理论上，刀头的纵向移位在 50 ~ 100μm，这与设备种类有关，反映了动力水平的功能。当然，主机内还有相应的微机控制系统及反馈系统等电路，以完成自检测、安全保证和功率控制等功能。

超声刀切割、凝固机制：大功率的超声波能够使与探头接触的组织细胞在瞬间发生水分汽化、蛋白质氢键断裂、细胞崩解，从而切开组织，由振动引起的摩擦热能在切开组织的时进行凝固。

十、冲洗吸引器

冲洗吸引器是胸腔镜必要的配套设备，用于胸腔冲洗和吸净胸内积血或积液。

十一、胸腔镜仪器的连接方法

胸腔镜仪器的正确安装是开展胸腔镜手术的基本条件。胸腔镜医师最好熟悉或掌握胸腔镜仪器的性能和连接方法。各厂家胸腔镜仪器连接的方法大致相同。

第三节 手术器械

胸腔镜外科“钥匙孔”操作的特殊性，使其对手术器械的依赖性较强，胸腔镜手术器械种类繁多，并在不断更新，每年世界各大厂商而均能推出一些新的更简便、更易用、更安全的手术器械，而且有许多新型器械按照人体工程学设计，使操作者使用起来更加得心应手。但是，这些器械，尤其是一些一次性使用的器械的价格均较昂贵，许多胸外科医师在临床实践中也在不断摸索，发明、设计了一些经济实用的自制器械，或使一些传统手术所使用的器械能够应用在胸腔镜手术中，如钳夹、切剪的同时进行电灼，而不烫伤皮肤。直线切割闭合器在进行切割的同时封闭残面，防止肺脏残面出血、漏气，这是 VATS 技术的一大优势。

一、胸壁套管

胸腔镜手术一般使用开放性套管，有 5mm、12mm 等不同规格。术者应根据手术所用的器械外径选择、成人多采用 12mm 加套管、小儿可选用 5mm 套管，原则上尽量选择较细的套管，以减少肋间组织的损伤。另有一种椭圆形软套管，其形状是根据肋间隙的解剖特点而设计，在不增加肋间组织损伤的同时扩大了手术入路，方便了手术器械的置入和操作。由于胸腔镜手术一般不用气腹机，胸壁套管通常是开放式的，术中若要用气腹机充气协助显露、则需先将开放式套管换成密闭式套管（图 5-2）。

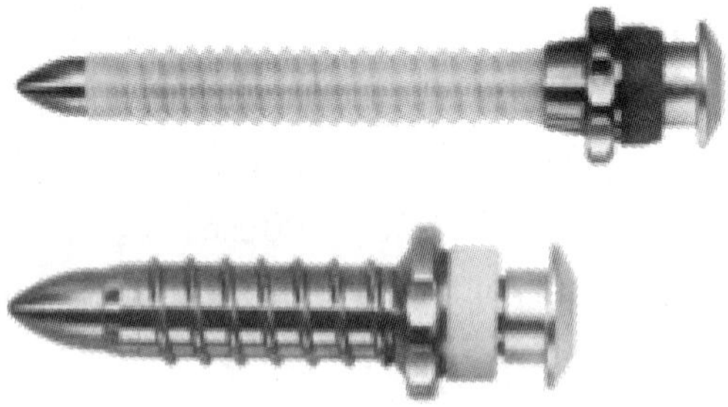

图 5-2 常用的不同口径的胸壁套管（trocar）

二、抓钳

抓钳是用作抓提、固定、牵拉和分离组织的常用内镜器械，抓钳种类较多，大体可分为一次性使用和重复性使用两大类。抓钳虽然存在直径和长短的区别，但变化较大的部位在抓钳头部。根据不同的组织类型和不同的使用要求，抓钳头部大小、形状和钳齿的疏密有很大差异，按其头部形状可分为：肺叶钳、活检钳、锯齿形咬口抓钳、匙形咬口抓钳、组织抓钳等。其他，如专为提拉肺组织而设计的肺钳、用作牵拉致密软组织而设计的 Allis 钳等。为适应胸廓的曲线、方便手术操作，美国外科公司提供有头部可 360°旋转和 80°纵向弯曲的一次性抓钳（图 5-3）。

三、分离钳

分离钳是内镜手术的一种重要器械，用于各种类型的组织分离。常用分离钳的头部细长且弯曲，如同弯血管钳。前端尖细的直钳，用于分离和钳夹细小组织及出血点；左弯分离钳，用于分离较粗的粘连带和血管。一次性分离钳的头部可纵向弯曲 80°，并且可与电刀相连，十分有利于胸腔镜操作。“L”型钩状分离器亦属一种分离钳，它与电刀连接处理胸内粘连十分方便快捷（图 5-4）。

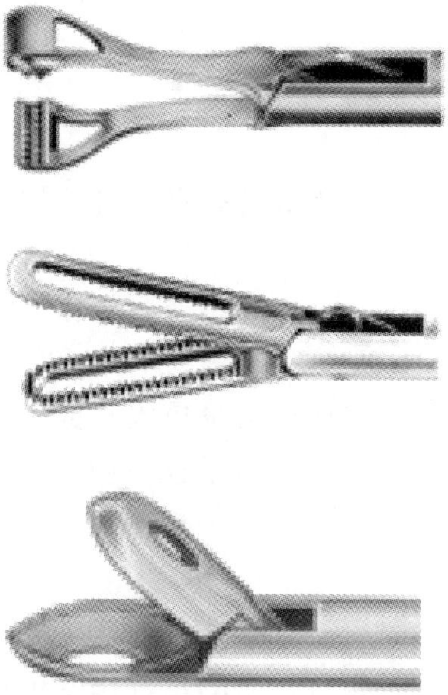

图 5-3 常用的抓钳

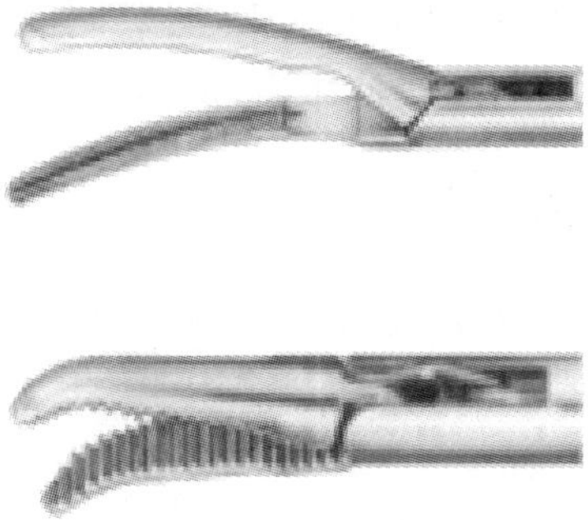

图 5-4 常用的分离钳

四、剪刀

内镜剪刀分为一次性和可重复性两类。可重复性剪刀使用较经济，但长期使用刀刃会变钝，影响操作（图 5-5）。目前多使用一次性剪刀，因为其刀刃始终锋利。

五、电钩、电铲

用于解剖、分离、电切、电凝等操作，使用频繁。电钩可用于电灼束状粘连，电铲可分离较致密的粘连，也可以直接电切肺和胸腔组织（图 5-6）。

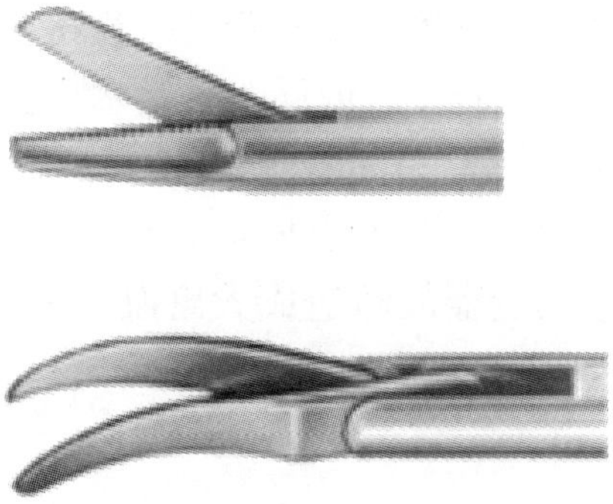

图 5-5 常用的内镜剪刀

图 5-6 常用的电钩、电铲

六、钉夹与施夹器

用于血管的结扎和肺大疱的夹闭术等。钉夹一般用钛合金制成，也有不锈钢钉夹和多聚恶烷制成的可吸收夹。施夹器有反复使用的金属施夹器和一次件使用的可连发施夹器。

七、圈套器

圈套器为一次性使用的血管结扎器，其前端为一预制好的套环，尾端牵拉时，利用中空推杆推动套结将其扎紧，适用于较细小的血管和肺大疱结扎。但基底较大肺大疱结扎时，在术毕膨肺时有可能结扎线滑脱。

八、爪形拉钩

爪形拉钩用于手术中牵拉肺和暴露手术区域。它分为三片和五片拉钩两种。后者头部还可纵行弯曲45°，使用更加方便、可靠。

九、持针器

内镜持针器是供术中缝合组织使用。结构与抓钳相似，但抓持力量更大。据头部形状可分直持针器和弯持针器。由于胸腔镜组织缝合较困难，目前持针器质量也不理想，临床应用较少。

十、标本袋

手术切除标本取出是胸腔镜手术后期要解决的问题之一。直径小的良性病变可直接从胸壁套管或切口中取出；污染标本或恶性肿瘤标本需先放在标本袋中再取出；较大标本也需在标本袋中粉碎后取出。美国外科公司生产的标本袋，设计合理，使用方便，其张开的袋口很容易采集到标本，但价格较贵。临床常用医用手套或男性避孕套消毒后作标本袋，也有人用特制塑料袋作标本袋，这些自制标本袋虽然经济实用，但缺乏特制标本袋支架，放置标本时有一定困难。

十一、内镜自动切割缝合切开器

该器械最初为腹腔镜下切吻胃肠道而设计，故也称为 GIA（gastrointestinal anastomosis），后引用到胸腔镜手术中，用来切割肺组织、肺门大血管和支气管。钉仓长度在 30 ~ 60mm，深度为 2.0、2.5、3.5 和 4.8mm，缝钉有 4 ~ 6 排等不同规格，不同深度规格的钉仓分别以蓝色、绿色和白色区分。器械头部可旋转，也有杆部可弯折以调整切割角度，当击发时，排钉夹闭组织的同时刀片沿排钉将组织切开，故为一次性手术器械，但同一台手术可更换钉仓并击发 8 ~ 10 次。也有不带刀片、只缝合不切割的腔镜缝合器（transverse anastomosis，TA）。蓝色和绿色钉仓适用于缝合切割较厚的组织，如肺、支气管、胃和食管等；白色钉仓（2 ~ 2.5mm）适用于缝切肺血管及较薄的组织。有人为防止切缝器故障造成大出血，采用 TA 缝合后再用 GIA 切断大血管，使血管近端有 9 排缝钉。

第四节　仪器及器械的选配原则

目前，胸腔镜的生产厂家很多，产品的种类也很多，在选择厂家时应该考虑以下五个方面。

一、品牌

最好选择世界知名品牌，尤其在内镜领域的知名大公司。这是质量、性能和服务的基本保证。

二、质量

了解该公司的胸腔镜产品是否具有产品质量论证证书，例如 ISO-9001、美国 FDA、UL 论证，德国 GS 等。也可以考察正在使用该家产品的用户，了解质量情况。

三、性能

不同厂家有各自的特点，要看该厂家的技术重点在哪里。不能只看某一个技术指标，要看主机部分的整体性能。特别是图像系统的清晰度、色彩还原能力及操作的方便性。

四、服务

须了解该公司是否有永久的维修站，在哪里，有几个，是否方便，是否有供周转的备品，以供设备故障时使用。是否有专职的服务人员等。

五、价格

在配套方面笔者认为应把握以下原则：在资金允许的情况下，主机（电视系统、光源、电刀、光学视管）尽量高配置，器械部分属消耗品能够开展基本工作即可，可逐步添加。

（戈　烽　尉继伟）

参考文献

1. 陈鸿义. 现代胸腔镜外科学. 北京：人民卫生出版社，2001.
2. 王俊. 胸腔镜和纵隔镜手术图谱. 北京：人民卫生出版社，2003.
3. 周乃康，崔忠厚，梁朝阳. 胸部微创外科手术学. 北京：人民军医出版社，2005.
4. 刘桐林. 胸部疾病电视胸腔镜诊断治疗学. 天津：天津科技翻译出版社，2001.

第六章 电视胸腔镜手术基本技术

◆内容提要◆

1. 手术体位和切口选择
2. 介绍胸腔镜具体操作技术及常用胸腔镜器械的使用方法

电视胸腔镜外科的临床操作技术是由具体的各个操作环节组合而成的，熟练的临床操作和顺畅的手术过程有赖于操作者对胸腔镜基本技术掌握的熟练程度，以及各个操作环节的衔接，因此，电视胸腔镜外科手术基本技术是基础，对这些基本技术的应用还与操作者个人对技术的领悟、手术团队的配合、适当的手术器械，以及对靶病变的状况有关。

电视胸腔镜外科手术的操作与传统的直视手术操作形式有所不同，胸腔镜手术是通过观察电视屏幕的图像构建脏器、组织的立体空间概念，因此，必须首先建立和适应新的空间距离感。这一过程需要经过前期训练，通过多参加胸腔镜手术，观察有经验的医生的操作过程，习惯在电视屏幕上胸内器官的空间构象、操作器械到达靶病变的感觉，以及如何选用适当的手术器械。然后，有机会的话，进行动物实体操作。现在美国外科医疗器械 Covidien 公司和强生医疗器械公司分别在上海和北京建有设施齐备的电视胸腔镜外科动物实验基地，可以完全模拟实际手术操作过程，对于胸腔镜临床前期的操作训练有积极的意义。

第一节 手术体位和切口选择

一、手术体位

电视胸腔镜外科手术多为单侧胸腔内操作，所以常采用侧卧位，根据靶器官、组织所在的位置和手术操作的需要，在侧卧位的基础上进行调整，一般又可将体位变换为正侧卧位、侧仰卧位和侧俯卧位。手术的体位不是一成不变的，可以根据手术的需要和手术者的个人习惯进行调节，灵活掌握。

1. 侧卧位 侧卧位是将患侧或手术操作侧摆在上方、人体侧向冠状面与手术床垂直的体位（图 6-1）。侧卧位时，一般身体接触手术床一侧的手臂伸直，与身体的长轴成 90°，摆放在托手板上，另一侧手臂可以用绷带悬吊在头架上、脸部前方或身体前方的上层托手板上。为了增大肋间隙，便于胸壁导管（Trocar）经肋间置入胸内，可以把患者的胸腰部向上弯曲或分别将手术床的上、下部向下，摆成“折刀状”体位（图 6-2）。侧卧位适合胸内多种器官的操作，如肺、胸膜、心包、膈肌以及中纵隔。

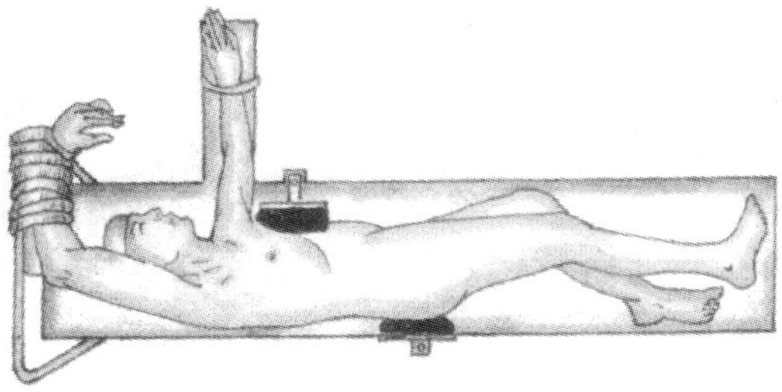

侧卧位

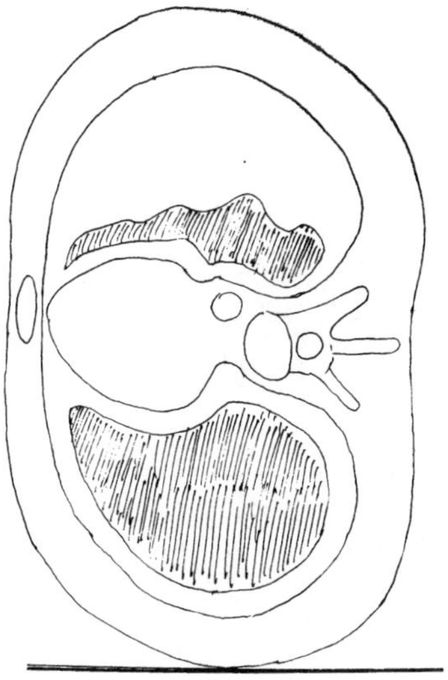

图 6-1　胸腔镜手术体位，侧卧位

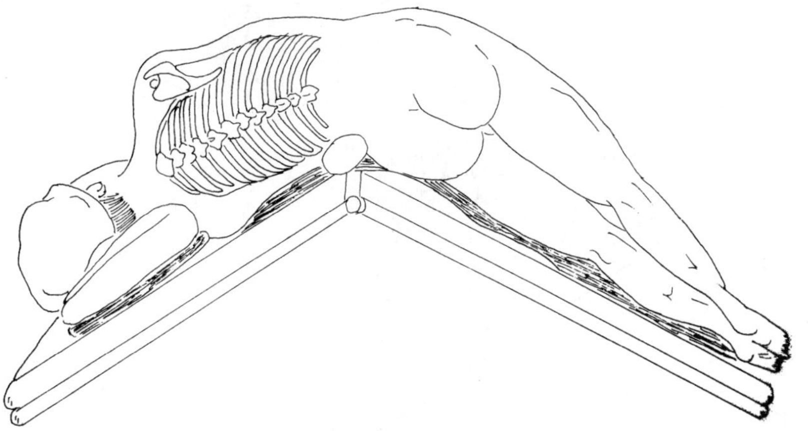

图 6-2　“折刀状”体位，增大肋间隙

2. 侧仰卧位　是在侧卧位的基础上，将身体沿冠状面向背侧倾斜30°左右（图6-3），这种体位也可以通过正侧卧位将手术床向背侧倾斜30°来实现（图6-4）。侧仰卧位纵隔和肺靠重力作用向背侧移位，使前纵隔间隙增大，适合前纵隔的操作，如胸腺、心包手术，以及肺前面、右中叶和左舌段定位明确的肺内病变的切除。

3. 侧俯卧位　侧俯卧位是将身体沿冠状面向腹侧倾斜30°左右，这种体位也可以通过正

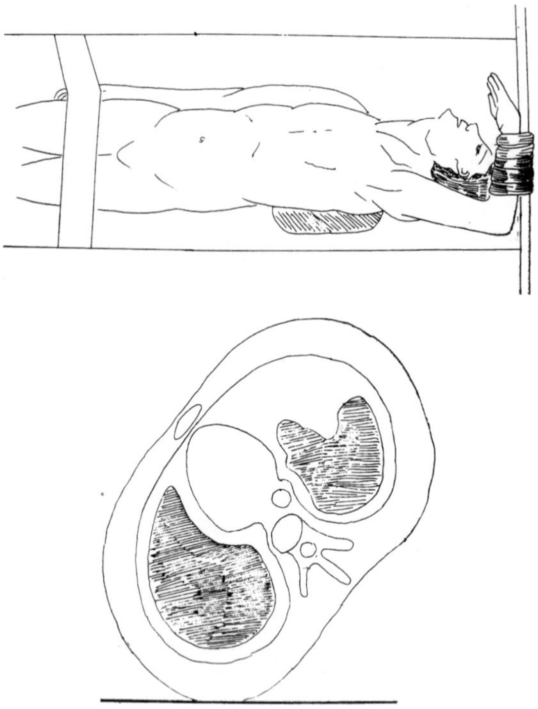

图 6-3　侧仰卧位，将身体沿纵轴向背侧倾斜 30°

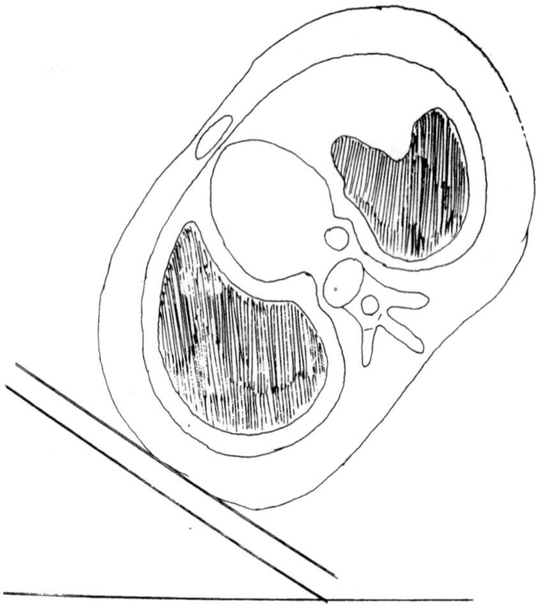

图 6-4　侧仰卧位也可以通过将手术床向背侧倾斜 30°来实现

侧卧位将手术床向腹侧倾斜30°而实现（图6-5）。侧俯卧位纵隔和肺靠重力作用向前侧移位，使后纵隔间隙增大，增加后纵隔的显露，适合纵隔肿瘤切除、各类食管手术和胸交感神经链切除等。

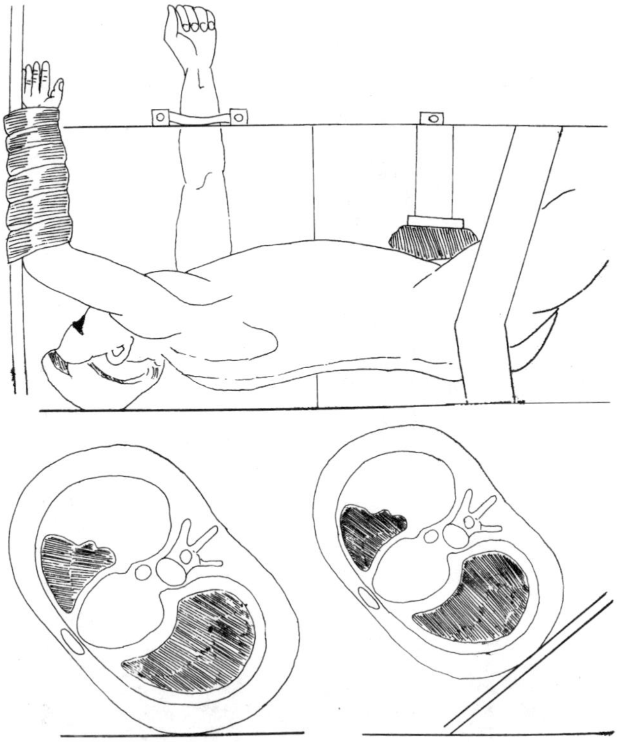

图 6-5　侧俯卧位可以通过将手术床向腹侧倾斜 30°来实现

二、切口的选择

电视胸腔镜手术切口数量和位置一般需要根据术式和操作的难易程度而定，一般胸腔镜手术需要 2 ~ 4 个胸壁切口，分别作为观察孔、操作孔、牵引孔等；切口一般长度为 1.5 ~ 2.5cm，根据手术操作的靶器官部位来选择切口的位置。一般选择腋中线第 6、7 肋间作为观察孔，安放 Trocar 后，根据胸内探查情况，确定靶病变位置后，再选择其余切口的位置和数量。常规手术在观察孔的基础上，再作 2 个操作孔，就能满足手术需求。2 个操作孔的位置分别位于腋前线第 3、4 肋间和腋后线第 4、5 肋间（图 6-6）。

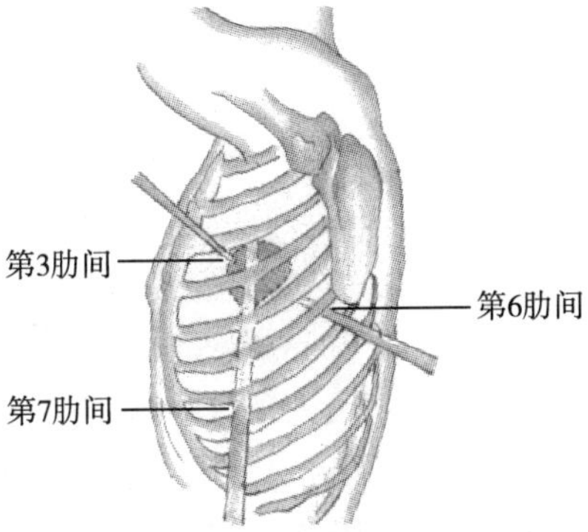

图 6-6　手术切口的选择

切口部位的选定原则是镜头和器械通过切口在胸内指向靶病变，在体表形成以观察孔为尖端的“倒三角形”（图 6-7），在胸内则形成以镜头为顶点，以两把操作器械为边，病变为端点的“垒球场”布局（图 6-8）。在作切口时要考虑到术中有可能转为开胸直视手术，故 2 个操作孔的皮肤切口要尽量使其相对应，如果需要，这 2 个切口可以作为开胸切口上的一部分（图 6-9）。切口之间要有一定的距离，避免在通过各切口进入胸内的器械没有足够的空间而互相碰撞、干扰。切口也应当与靶病变有适当的距离，以胸腔镜器械从胸壁切口到病变部位进入 1/2 ~ 2/3 长度为宜，距病变部位太近，由于 Trocar 在胸内有一定长度，可能会使器械尖端刚刚伸出 Trocar，影响操作视野和灵活性。

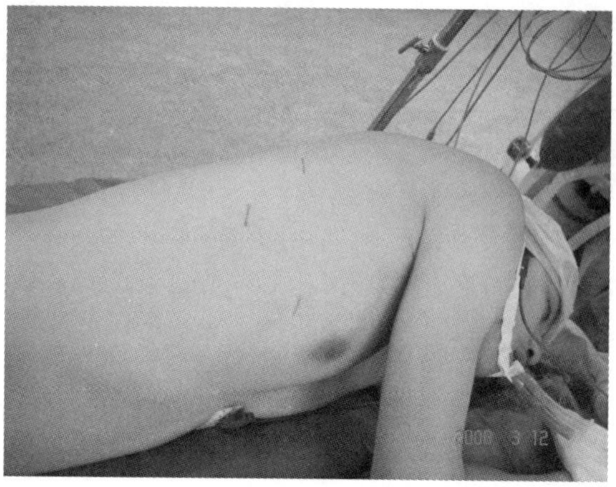

图6-7 手术切口在体表形成以观察孔为尖端的“倒三角形”

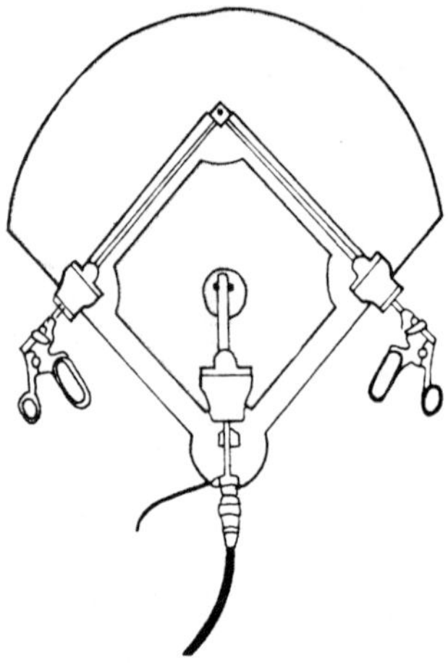

图6-8 胸内镜头、操作器械和病变形成“垒球场”布局

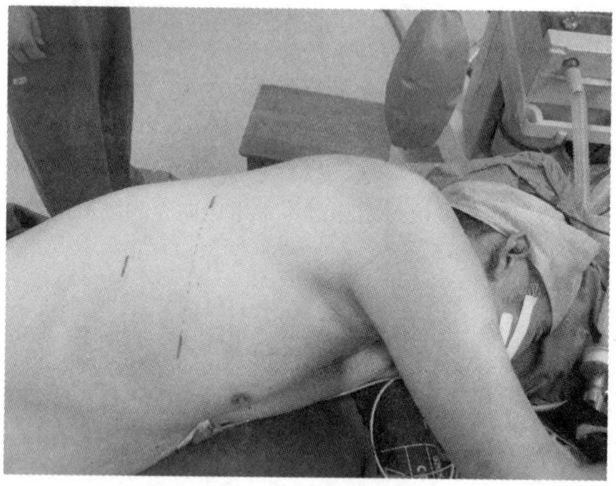

图6-9 两个操作孔要尽量相对应，以便转开胸时作为开胸切口的一部分

另外，可以根据手术情况，确定主操作孔和次操作孔或牵拉孔。主操作孔可以稍大，除了放置孔径较大的Trocar外，还可以用于通过手指进行胸内触摸探查、放入较粗大的器械，如腔内切割缝合器等。次操作孔可以较小，仅用于放置较细的Trocar，放入抓钳、剪刀等器械。主、次操作孔的选择，取决于胸内病变的位置、操作者的站位、患者的体位、电视屏幕的位置等因素。

三、手术医师的站位

手术医师的站位要满足便于操作、便于观察的原则，手术医师要面向电视屏幕，站在主操作孔侧，这样能够方便从主操作孔置入器械进行操作；站在胸内病变的对侧，胸内病变在前方，如后纵隔，手术医师则站在患者的腹侧，这样器械与Trocar方向以及病变方向一致，便于操作（图6-10）。当然，手术医师在手术中可以根据操作的需要，进行站位调换。助手一般站在手术医师的对侧或次操作孔侧，其主要任务是把持、调节摄像镜头的方向和远近，帮助牵拉、显露。

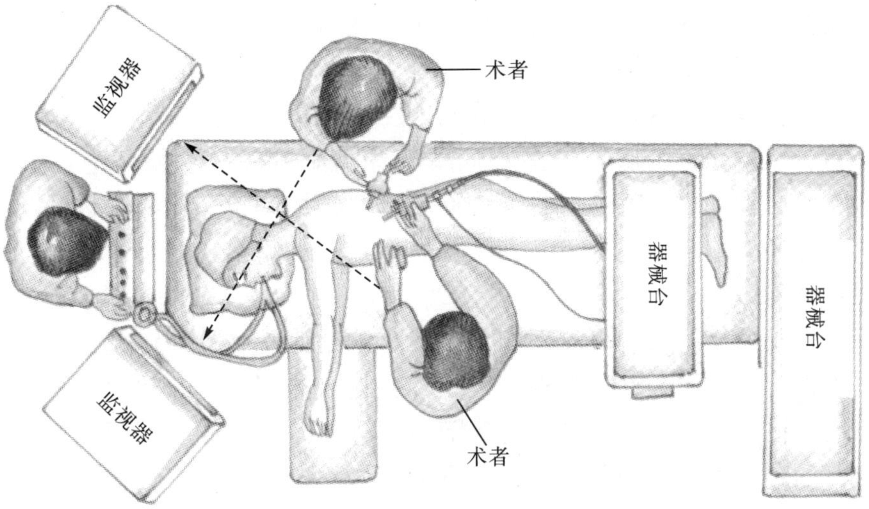

图 6-10　手术医师的站位

第二节　胸腔镜手术基本操作技术

一、切口的制作

1. 沿肋骨走行方向在肋间隙做1.0~1.5cm的皮肤切口，切口直达真皮深层，必要时可以用电灼止血，用普通弯血管钳钝性分离皮下组织和胸壁肌肉。请麻醉师施行单肺通气后，从肋骨上缘突破胸膜，进入胸腔，适当扩大胸膜破口和胸壁肌肉间隙，将带管芯的胸壁套管，沿套管外壁的螺旋方向，旋转进入胸腔。

在完成第一个胸壁切口后，经套管放入镜头，在进行胸内探查后，将镜头指向并接近其余两个胸壁切口的部位，术者可以通过胸内透出的光亮，确定切口的位置、肋间以及进入的方向。当血管钳突破胸膜和胸壁套管进入胸腔时，通过镜头可以在屏幕上进行观察，判断正确的位置和是否有胸膜血管或肋间血管出血。

在血管钳捅破胸膜进入胸腔时，一般会有突破感，有时会听到气体进入胸腔的声音，如果突破感和进气声都不明显，要警惕可能胸腔内有粘连。此时需要用手指经过切口进行胸腔内探查，如果确定胸膜腔有粘连，则根据情况选择下一步操作进程。少量或膜性粘连，可以用手指在切口周围进行分离，进入胸壁套管、镜头观察后，决定是否继续胸腔镜手术；如果粘连紧密，则需考虑放弃胸腔镜手术，改为开胸直视手术。

2. 胸壁切口出血较为常见，出血来源可以是胸壁切口所经过的各层面，皮肤和真皮层的出血比较浅表，可以直接用电灼止血。皮下组织很少有较大的出血。胸壁肌肉的出血可以沿胸壁套管流入胸腔内，影响手术视野，肌肉出血一般可以通过套管或手指压迫止血，也可以稍微扩大切口，用止血钳撑开肌肉间隙，找到出血点，用电灼止血。胸膜和肋间血管的出血，从胸壁外施行止血措施很难达到预期目的，此时需要先用手指通过切口压迫止血，通过镜头看清出血的方位，从另外的操作孔放入抓钳，夹住出血点，用电灼或钛夹止血。

二、胸腔内探查

无论靶病变在什么位置，无论是否容易发现病变所在，电视胸腔镜手术强调全方位、全胸膜腔探查。首先应当观察壁层胸膜，包括胸膜的色泽、厚度，有无异常的结节和新生物，有无胸腔内积液、积液的性状，脏壁层胸膜间的粘连带等，顺便看一下膈肌、胸腔内正常血管、神经的分布，然后探查肺脏，先探查病变非相关肺叶，注意肺大疱、新生物等异常情况，后探查病变所在肺叶，注意脏层胸膜表面的胸膜皱缩征象、肺内肿物凸起现象、肺大疱的范围和大小、肺大疱基底部病变、叶间裂分裂情况、叶间裂胸膜表面是否有新生物以及肺门和纵隔淋巴结情况。

胸内探查一般借助经胸壁切口放入卵圆钳或经胸壁套管放入抓钳完成，用卵圆钳或抓钳牵拉肺叶，显露被肺挡住的胸壁、纵隔，以及肺尖近纵隔部位、叶间裂、肺底膈肌面。探查过程中，需要助手根据探查的部位，将镜头随时跟进，时刻对准所需探查的部位。通过仔细的胸腔内探查，确定手术方式和范围、附加手术等。

三、胸腔内粘连的处理

胸腔内粘连影响胸腔镜手术视野、妨碍操作，还有可能术后引流不畅，造成包裹性胸腔积液。有些粘连与病变有关，不分离这些粘连，就不能充分显露靶病变；有些粘连影响胸壁套管和器械的进入，不分离这些粘连，就使操作不能顺畅进行；有些粘连阻隔镜头和操作器械、器械和器械之间的空间，影响手术操作的眼手配合，以及手术医生与助手的配合，这些粘连原则上需要在进行主要操作之前进行彻底处理。

胸腔内粘连根据粘连的性质、有无体循环血管、粘连的致密程度，分为膜性粘连、索条状粘连、胼胝状粘连。膜性粘连的脏壁层胸膜间粘连较为疏松，呈透明膜状，较少有血管成分，可以钝性分离、锐性分离，也可以用电灼分离，对于分离后细微的渗血，可以不处理，多数可自行止血，也可以用电刀点灼。有些较广泛的膜性粘连可能会在进入胸腔镜时完全罩住镜头，此时可以先拿出胸腔镜和胸壁导管（Trocar)，将手指经胸壁切口伸入胸腔，进行钝性分离，在胸腔内分离出环绕胸壁切口的空间，以便放入胸腔镜镜头和器械再进行粘连分离。索条状粘连一般均有从胸壁滋生的体循环血管，强行撕断可以引起出血，一般建议电灼烧断，可以用剪刀轻含粘连索条，接通电灼，待粘连条索变色或有烟雾形成，再剪断粘连条索；也可以先用抓钳夹住粘连条索两端并施以电灼，再在两电灼点之间剪开。胼胝状粘连的脏壁层胸膜粘连较为紧密，有坚韧的纤维组织甚至钙化，多见于陈旧性结核病变，粘连内血运较为丰富，常与胸壁血管和肋间血管有交通，操作很困难，如果胸腔内存在大面积的胼胝状粘连，分离费时，出血较多，需根据情况考虑是否转为开胸直视手术。在临床实际操作中，胸腔内的粘连，往往是混合存在的，因此，需要根据粘连的情况，采取相应的操作方法。

四、镜下分离、电灼技术

外科手术由各项基本技术组合而成，这些技术包括分离、切开、结扎、缝合，胸腔镜外科与直视胸外科手术类似，也由这几项基本技术构成，所不同的是，胸腔镜手术中操作者不能用手直接接触胸腔内脏器，只能在胸壁外，通过器械进行各种操作，因此，结扎和缝合技术就相对不那么便利，而电灼、器械切割缝合技术应用更多一些。

狭义的分离技术指应用各种腔内器械将较厚的组织钝性分开，使其变薄，便于切割的技术，器械可以用弯抓钳、电钩、电铲等。一般分离过程中，需要使被分离的组织有一定张力，可以通过次操作孔放入抓钳轻牵被分离组织的一侧，操作者可以双手分别控制次操作孔的抓钳和主操作孔的分离器械（抓钳、电钩或电铲），双手配合，掌握分离组织所需的适宜张力。准备被切割的组织一般要薄一些，最好能看清其中有无血管走行，以便在切割时进行相应的处理。广义的分离技术是指将靶病变与周围相对正常的组织分开所应用的技术，包括钝性剥离、锐性切开、以及应用切割缝合器等。

胸腔镜下的电灼是进行组织分离的重要手段，也可以进行止血、烧闭较小的肺大疱等治疗。电灼可以通过连接电钩或电铲实现，也可以连接抓钳、剪刀，这些器械一般用于抓持、分离、剪开，操作过程中如果需要，可以通过脚控开关启动电灼。电钩可以边电灼边钩拉较薄的组织（如胸内膜性粘连），达到分离的目的；电铲可以用于分离，电铲电灼在止点状、片状出血上，效果较好；抓钳可以夹住明确可见的血管出血点，施以电灼，也可以在分离胸内索条状粘连时，夹住其内的血管，在两点电灼，然后在中间剪开；剪刀可以在分离粘连时边电灼边剪开，也可以在处理切割缝合器切开肺组织后残余的连接组织时应用。电灼后，组织碳化、汽化，可以产生一定的烟雾，可能会影响视野，可以稍等，烟雾消散，或放入吸引器吸走烟雾。

五、镜下缝合、结扎技术

胸腔镜下的缝合、结扎技术较直视手术应用相对较少，主要原因是缝合后打结需要借助推结器完成。镜下缝合一般用腔内持针器，也可以通过主操作孔放入普通持针器，用能够进入胸壁套管的小圆针，多进行“8”字缝合和褥式缝合。可以通过次操作孔放入抓钳帮助拔针，将线尾和回头线从胸壁套管拉出胸壁外，用手打结后再用推结器经胸壁套管，将线结在胸内打紧或者用抓钳牵住距线结 2～3cm 处将线结拉紧。在进行缝合时，要注意不要使小圆针遗落，掉在胸腔内某个角落、肋膈角、叶间裂，尤其是有一些粘连或有一些积液、积血的胸腔，如果遗落寻找很困难。

镜下结扎可以是独立的，也可以是缝合技术的一部分。结扎时，用抓钳夹住组织的基部（如肺大疱根部），用另一把抓钳持线，绕过夹住组织的抓钳下方，线尾保留在胸壁外，将线另一端带出胸壁外，用手打结，再用推结器将结推入胸内拉紧，推结时，结扎线的两端均保持在胸壁外，并给予一定的拉力。打结也可以用腔内抓钳或普通长血管钳通过主操作孔进入胸腔内完成，将线尾留在胸壁外，拉住线尾，用血管钳绕牵拉的丝线一、两圈，夹住丝线另一端，将血管钳从线圈中抽出，反向牵拉丝线的另一端，打紧线结。

六、肺内结节的定位

周边型肺内结节是电视胸腔镜手术的适应证，无论是单发的或多发的结节，局部切除进行病理学检查，确定结节的性质，对指导制定下一步的治疗方案有重要意义。有些肺内结节距脏层胸膜较近，并有胸膜皱缩、局部瘢痕形成，在胸腔镜下定位无困难；但有些结节在肺实质内，脏层胸膜无相应的征象，给镜下定位、切除带来一定困难。有作者介绍在术前在 CT 引导下在结节部位注射美蓝，或在结节内穿入带钩的丝线，并把丝线尾端留在脏层胸膜表面，以这些标记作为肺内结节的定位依据；也有作者建议在术中应用小型超声探头进行结节定位，这些方法可以在实际工作中，根据情况参考应用。这里提及的是在术中简便、可靠的定位方法。

在脏层胸膜下的结节，当患者肺实质无肺气肿、肺大疱等基础病变，操作侧肺脏萎陷满意时，结节可能会突出于脏层胸膜表面，这样就有视觉定位，然后用卵圆钳或抓钳轻轻含住凸起的肺组织，不断捏拿，感受被钳夹组织的韧度，一般肺组织比较松软，卵圆钳对合不会遇到阻力，而肺内结节质地与肺组织不同，卵圆钳对合时会有阻力，有时可感到“滑动感”。用卵圆钳探查的同时，在屏幕上可以观察到胸膜下结节被挤碰移动的征象。最简便、可靠的结节定位方法，我们认为是用手指经胸壁切口进入胸腔，直接触摸感受结节所在的位置，由于手指进入的长度有限，通常需要从次操作孔放入卵圆钳或抓钳将肺提起，使其靠近手指，增加手指与肺的接触。

明确肺内结节的位置后，应当及时用卵圆钳或抓钳固定结节，较小的结节可以用卵圆钳夹住，而体积较大的结节应当用器械在其一侧或近肺门侧夹住肺组织，防止结节在进行肺楔形切除时移位。

七、腔内直线切割缝合器的应用

腔内直线切割缝合器是电视胸腔镜手术较为常用的器械，它能够在切开的同时进行两侧切缘的闭合，有较好的止血、封闭效果，使手术简化。腔内直线切割缝合器的钉仓长度在30～60mm之间，深度为1.0mm、1.5mm和2.0mm，用来钉缝不同厚度的组织，不同深度规格的钉仓分别以蓝色、绿色和白色区分。缝钉在切开两侧各有三排，其闭合长度大于切割长度，从而保证切割后尖端不会漏气。器械头部可旋转，也有杆部可弯折以调整切割角度，当击发时，缝钉夹闭组织的同时刀片沿缝钉将组织切开（图6-11、图6-12、图6-13）。

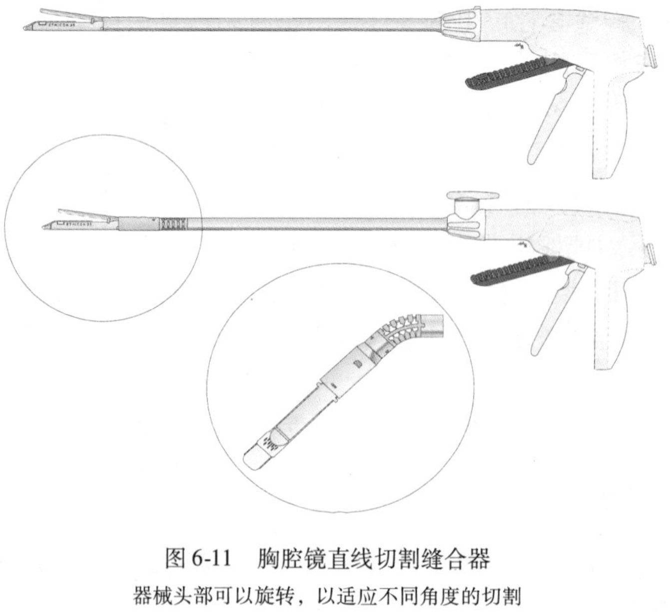

图6-11　胸腔镜直线切割缝合器

器械头部可以旋转，以适应不同角度的切割

腔内直线切割缝合器应用前，要进行充分探查、明确定位、设计好切割方向，在切断血管或支气管时，要完全游离，使切割缝合器的下腭能够无阻挡通过其下方，选择适当厚度的切割缝合器，一般切割肺组织选用蓝色钉仓，切割血管选用白色钉仓，切割较厚的肺组织或支气管选用绿色钉仓。将器械的两钳爪闭合，通过胸壁操作孔进入胸内，当关节进入胸腔后，控制开关，使其张开钳爪，在电视屏幕影像指导下，安放好器械，闭合两钳爪，轻轻左右转动器械，观察是否安放合适，确定要切除的靶病变在被切除的组织中，击发，张开钳爪，取出切割缝合器。用水冲洗切割缘，观察出血和闭合情况，必要时进行修补、电灼。

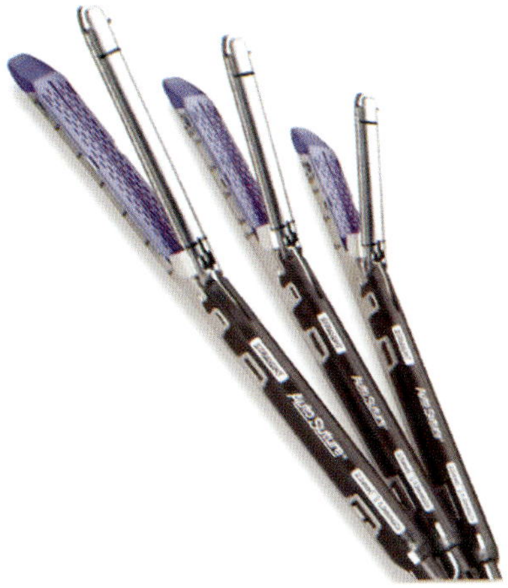

图 6-12 腔内直线切割缝合器切缘两侧各有三排封钉，其切割长度小于闭合长度

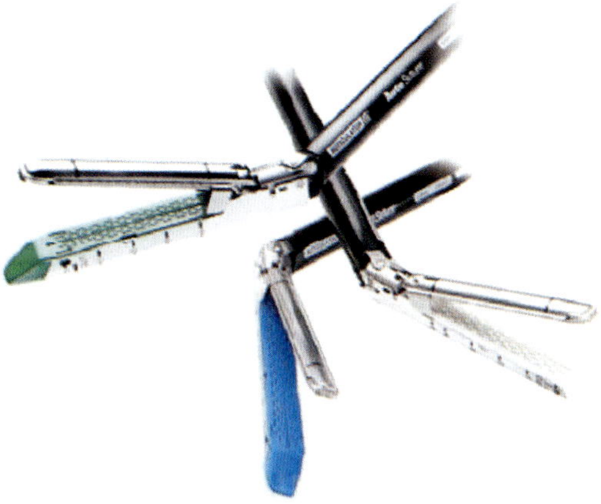

图 6-13 常用的直线切割缝合器
根据其钉仓深度分为白色（缝钉闭合高度1.0mm）、蓝色（1.5mm）、绿色（2.0mm）

以切除肺内结节为例，定好位后，经次操作孔进入卵圆钳或抓钳固定并提起结节，设计切割路线，尽量把预切割线的长轴朝向主操作孔，使其与直线切割缝合器长轴一致，预切割线的肺组织不要太厚，一般应用蓝色钉仓的切割缝合器。将上、下腭安放在预切割肺组织的两侧，此时可以通过旋转切割头，调整两钳爪到达满意位置，闭嘴，轻摇切割头，观察两腭钳爪是否安放满意，如果不满意，可以松开直线切割缝合器，重新安放。在击发前，最好确定准备切除的结节是否在预切除范围内，可以通过经次操作孔进入的卵圆钳、抓钳触摸，也可以用手指感觉，准确无误后，击发。

要完整切除肺内结节，一击往往不够，多数需要 2、3 次切割，有时甚至更多，取决于结节的大小、所选切割缝合器的长度、正确的切割线以及操作者的经验等。在完成第一次切割后，第二枪需要选择同方向连续切割，还是楔形对头切割。同方向连续切割时，先用次操作孔进入的卵圆钳或抓钳提起被切开的肺组织末端（图 6-14），用带电灼的剪刀边电灼边剪开切缘顶端被闭合但未被切开的肺组织，以免在第二次击发时刀片碰触缝钉造成切割困难或刀片损伤。沿切割线方向安放第二把切割缝合器，击发。楔形对头切割时，用卵圆钳牵拉被切开肺组织的末端，安放切割缝合器，使被切除的肺组织外缘呈扇状，切割器的尖端与第一切割缝合缘的顶端相对（图 6-15），击发，取出器械后，可能尚有少许肺组织相连，用带电灼的剪刀处理即可。

八、超声刀的应用

超声刀利用刀头振动切割、烧凝软组织，在切割的同时止血，切开温度低，热损伤小，适合神经、血管周边的游离。超声刀切割时几乎没有烟雾，不影响视野，刀头、创面几乎不形成焦痂。另外，超声刀没有电流通过刀头，安全性好（图 6-16）。

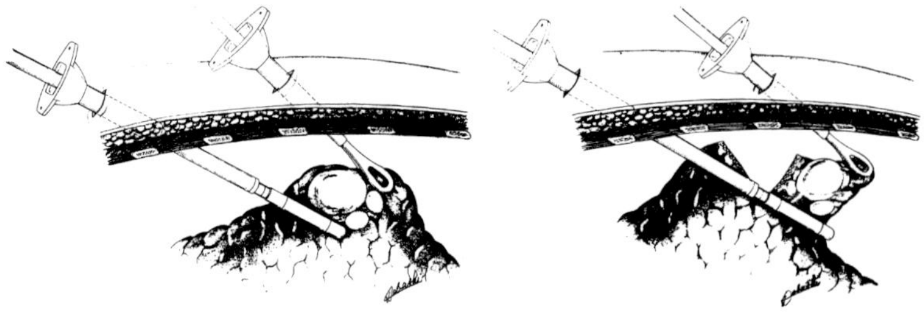

图 6-14 应用腔内切割缝合器同方向连续切割

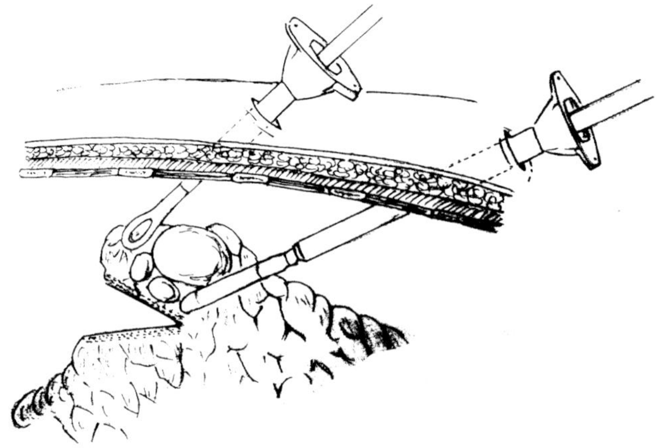

图 6-15 应用腔内切割缝合器楔形对头切割

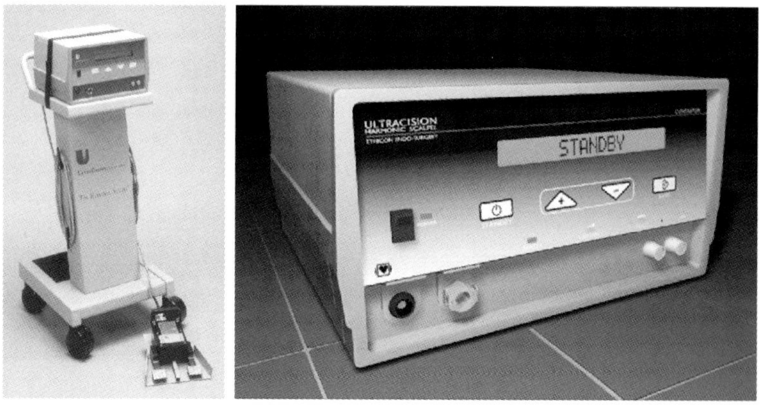

图 6-16 超声刀主机及操作面板

超声刀一般配备有 5mm、10mm 剪刀型刀头（LCS），5mm 钩形、圆柱形或球形刀头。10mm LCS 有平面、钝面及锐面三种功能，以适应不同情况的组织的切割（图 6-17）。

超声刀在胸内应用主要是分离各种类型的粘连，即使索条状粘连的分离，超声刀能够满意进行切割并止血。超声刀更多应用于食管癌切除时腹腔内胃体的游离，尤其是位置较深的脾胃韧带的分离，其中的胃短血管无需结扎，仅用超声刀处理、切割，就能达到满意的止血目的（图 6-18）。

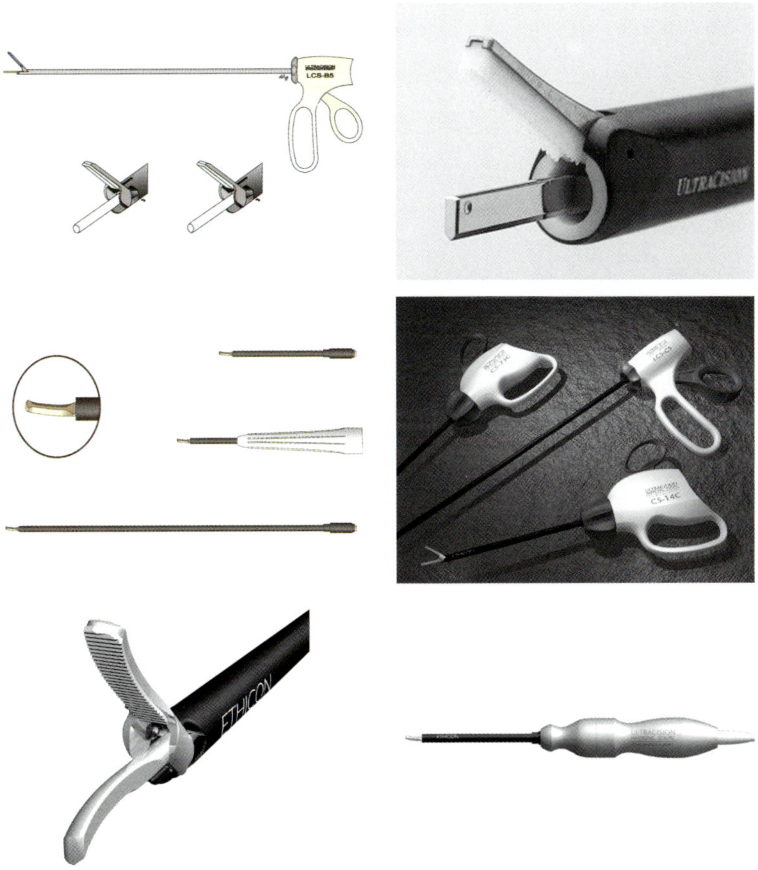

图 6-17　各种类型的超声刀具

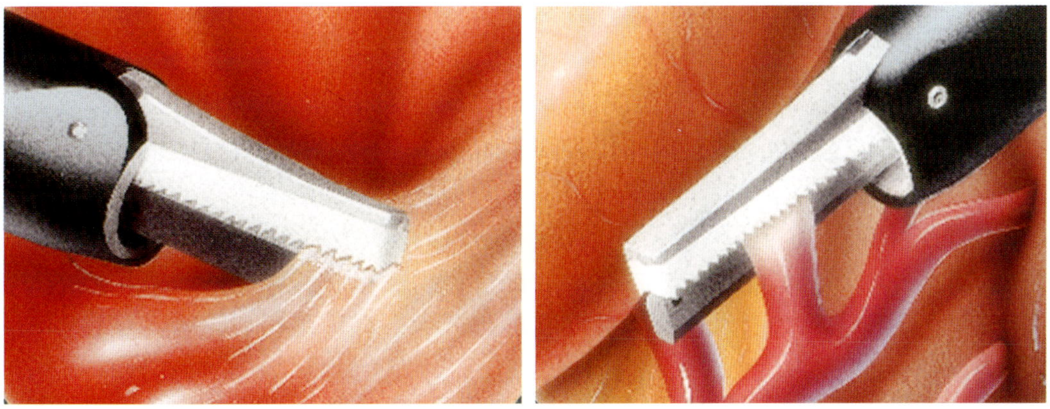

图 6-18　应用超声刀进行切割、分离

（任　华）

参 考 文 献

1. 陈鸿义. 现代胸腔镜外科学. 北京：人民卫生出版社，2001.
2. 王俊. 胸腔镜和纵隔镜手术图谱. 北京：人民卫生出版社，2003.
3. 周乃康，崔忠厚，梁朝阳. 胸部微创外科手术学. 北京：人民军医出版社，2005.
4. 刘桐林，丁伟. 胸部疾病电视胸腔镜诊断治疗学. 天津：天津科技翻译出版社，2001.

第七章 电视胸腔镜手术的麻醉

◆内容提要◆

1. 胸腔镜手术对机体的影响
2. 麻醉前评估及准备
3. 麻醉方法和药物的选择
4. 麻醉期间的监测
5. 胸腔镜手术的麻醉管理
6. 单肺通气技术
7. 特殊患者的管理
8. 术后镇痛问题

第一节 胸腔镜手术对机体的影响

一、手术本身的影响

电视胸腔镜手术是胸部微创外科的代表性手术，也是现代胸外科发展的方向。目前，许多胸部手术可经电视胸腔镜完成，其中应用最多的是自发性气胸的治疗、肺大疱切除术、肺楔形切除术以及胸腔积液的清除和粘连治疗。此外，在一些大医院开展的胸腔镜手术还包括，肺叶切除术、肺部分切除术、肺减容术、食管癌切除术、胸腺瘤及胸腺切除术、纵隔肿瘤切除术、食管平滑肌瘤切除术、食管贲门肌层切开术、胸膜肿瘤切除术、胸膜纤维板剥脱术、胸交感神经切断术等。

对于患者来说，传统的开胸手术仍然会给他们带来许多痛苦，例如，恢复的时间长、术后疼痛明显、对呼吸功能影响较大等。大部分传统的开胸手术都需要在胸部作很长的切口，然后切开胸部的各层肌肉，撑开肋骨或者切断一根肋骨，以达到暴露手术野的目的。创伤性大，给患者术后的恢复带来困难。电视胸腔镜手术的出现和应用，让胸心外科医生可以在非常小的创伤下完成常见的胸部手术，大大加快了患者术后的康复。与传统开胸手术相比，电视胸腔镜手术具有创伤小、痛苦轻、恢复快和对美容影响小、住院时间短等优点。胸腔镜手术创伤虽小，但手术时间较长，术中随时有可能转为开胸手术。

二、体位改变、开胸和反射性缺氧性肺血管收缩对呼吸功能的影响

电视胸腔镜手术需要采用单肺通气使手术肺萎陷，不仅利于明确病变范围，创造开阔的

手术视野，还利于减轻非切除部分肺的创伤。电视胸腔镜手术需侧卧位手术。但单肺通气和侧卧位对呼吸功能有一定影响，易因氧合不良造成低氧血症，并且还对循环功能有一定的影响。

（一）体位改变对呼吸功能的影响　当患者处于直立位静息状态时，肺内血流受重力影响，分布至肺底部的较肺尖的多，而胸膜腔的压力决定了肺泡的大小，胸膜腔内的压力自肺尖至肺底部逐渐增加（即负压逐渐减小），因此，肺尖部位的肺泡体积大于肺底部位的肺泡。在清醒平卧位的条件下，由于腹内压增大，腹腔脏器可压迫膈肌使之向头移位 4cm，引起肺功能残气量（FRC）下降 8L 左右。

侧卧位，患者自主呼吸，由于呼吸运动时下部膈肌的收缩幅度较上部大，所以下侧肺的通气量稍大于上侧肺。相对而言下侧肺的血流量由于重力作用也相对大，因此上下肺通气量和肺血流量的相对变化基本一致，从而使通气血流比变化不大。

麻醉后侧卧位双肺通气时，下侧的膈肌不再能因顶部较高而增强收缩并加强下肺的通气，下侧膈肌活动较上侧更为受限，纵隔也压迫下肺减少其通气。肺通气的模式与清醒时相反，上肺通气比下肺通气好。但肺血分布的模式依然是下肺占优势。所以，麻醉后侧卧位上侧肺通气好但血流不足，无效腔增大；下侧肺通气不良但血流灌注良好，肺内分流增加。肺通气血流比失调，出现肺内分流，使动脉血氧分压下降出现低氧血症。

（二）开胸对呼吸功能的影响

1. 自主呼吸　开胸后，开胸侧胸腔内负压不复存在，等于大气压，而非开胸侧胸腔仍为负压，此种压力阶梯将使纵隔向非开胸侧移位。如患者自主呼吸仍存在，则随自主呼吸的节律运动，胸膜腔内压力呈现周期性变化，使纵隔出现左右（或侧卧位时，上下）移动，临床上称为纵隔摆动。纵隔摆动不仅大大减少通气量，并可严重影响静脉血液回流，减少心排出量，加之所诱发的心脏神经反射，对血流动力学的干扰十分严重。与此同时，胸膜腔内的密闭性被打破，胸膜腔负压消失。由于肺的弹性回缩力的影响，开胸侧萎缩，吸气时开胸侧肺内压等于大气压，而非开胸侧肺内压为负压，肺内气体向非开胸侧移动；同时，呼气时非开胸侧肺内压又转成为正压，开胸侧肺内压仍等于大气压，气体由向开胸侧肺转移。这样，就造成了气体在两肺之间往复运动的无效呼吸，临床上称之为矛盾呼吸。由此可见，要消除开胸后的这些病理生理改变，必须作气管内插管行控制呼吸。

2. 控制呼吸，双肺通气　开胸后做控制呼吸亦有其缺陷，主要为双肺通气不均。侧卧位时，由于上侧的开胸侧肺开放于空气中，胸壁对肺的限制消失，肺不再受胸壁的束缚而活动度增加，顺应性也增加。机械通气时肺很容易膨胀，在相同的呼吸道压力下，上肺的通气量较下侧肺明显增加；与此相反，由于受重力的影响，血液向下肺分布较多，上侧肺灌流量相对不足，因此上肺出现过度通气，而下肺通气较少而血液灌流较多，出现低通气过度灌注。因此常需术者协助将开胸侧肺（上肺）适当压迫，使其通气血流比减小，而使两肺的总通气血流比趋于正常。

3. 控制呼吸，单肺通气　胸腔镜与腹腔镜不同，在术侧胸腔内不能压力注入气体，否则可导致纵隔移位和严重的心血管虚脱，因此胸腔镜手术需要单肺通气。阻断上侧肺通气后，完全靠肺本身的弹性回缩使该侧肺萎陷，或术者帮助挤压肺组织，以获得良好的术野。单肺通气时，上侧肺不再通气，这样单侧肺通气较双侧肺通气量减少 22% 左右，血氧饱和度下降 1.2%～3.6%。

（1）开胸侧肺内分流增加：开胸侧肺肺泡萎陷，肺泡通气严重不足，而肺血流未能相应减少，血流灌注仍继续进行，肺内分流大幅度增加，总的肺内分流量可达24%~40%，结果这部分未经氧合的血流经肺静脉汇入左心房后，造成静脉血掺杂量增加，必将降低总的动脉血氧分压和氧饱和度。因此做肺叶或全肺切除时，结扎肺动脉后能改善上肺的通气血流比，并提高血氧含量。对于行肺手术患者，由于病变的肺本身肺血管床及间质严重受损，开胸侧肺血管阻力增加，血流减少，故单肺通气时不易发生低氧血症，而非肺手术患者，如食道癌手术，由于双肺本身功能较健全，手术中开胸侧肺血液灌流较多，行单肺通气时易发生较大的肺内分流而致低氧血症。

（2）通气侧肺通气不足：由于重力的作用，侧卧位时下侧肺内血流分布较上侧肺多，但通气量受纵隔和心脏重力压迫、膈肌升高等影响，并不能相应增加，因此形成通气不足而血流增多。通气不足可发生非小叶不张，残气量减少，导致动脉血氧分压下降。因此，必须有足够的通气量以消除这种不良影响。呼气末正压通气（positive end expiratory pressure，PEEP）的应用在防止非通气肺的肺不张发生、改善通气的同时也增加了通气侧肺的血管阻力，增加分流量。

（三）反射性缺氧性肺血管收缩　单肺通气10分钟肺内分流量增加，30分钟时达高峰。分流量最大可达心排出量的20%，远小于该侧肺正常的血液灌流量。除上述通气血流比失调外，还有反射性缺氧性肺血管收缩有关（hypoxic pulmonary vasoconstriction，HPV）。HPV使肺血管在肺区域性低氧血症时的一种自动收缩反应，是机体一种极为有效的代偿机制，可减少缺氧部位的肺血流量，从而减少肺内分流。当对机体行低氧混合气体通气时，可反射性地减少肺血流量的30%~40%，当一侧肺萎陷时，由于局部肺泡低氧血症可致主动性的肺血管收缩，使萎陷肺的肺血管阻力增加，则原应灌注该部位的血流减少50%~60%，转而灌注非缺氧区肺组织。因此可明显降低肺内分流量。

HPV受生理因素、疾病状态与药物的影响。影响肺血管的因素同样影响肺血管收缩。充血性心力衰竭、二尖瓣疾患、急慢性肺损伤等均可影响HPV。钙离子通道阻断剂、硝酸盐类、硝普钠、β_2受体激动支气管扩张剂、一氧化氮与吸入麻醉药均可抑制HPV。HPV抑制后低氧血症表现明显。

三、开胸和手术对循环功能的影响

开胸后纵隔摆动造成大血管扭曲。腔静脉扭曲造成回心血量减少，心排出量降低。动脉扭曲造成血压下降，所以开胸后易出现低血压。此外开胸侧胸膜腔内负压消失，为胸腔镜时的气胸所取代，在一定程度上减少了腔静脉的回心血量。开胸侧肺的萎陷使该侧肺血管阻力增加，可减少流向左心房的肺静脉血量。这些因素共同促进心排出量降低和血压下降的发生。

血压下降造成心肌灌注减少，加上开胸后对呼吸的不良影响可能出现缺氧或二氧化碳蓄积，因而易引起心律失常。手术对纵隔结构的刺激也是心律失常的常见原因。纵隔摆动时对纵隔部位神经的刺激也易引起反射性血流动力学改变，严重时可致心脏骤停。

开胸后，体热散失远较腹腔手术为著，伴随体热的散失必有相应的体液散失，对此也须加以注意。

第二节　麻醉前评估及准备

一、麻醉前评估

（一）病史复习　麻醉前要对病历资料采取系统性复习方法，尽可能做到全面详细的了解，包括个人史、过去史、过敏史、治疗用药史、外科疾病史、以往麻醉手术史等。

（二）体格检查　麻醉前要针对与麻醉实施有密切关系的全身情况和器官部位进行重点复查。

1. 全身情况评估　通过快速视诊患者观察全身情况，包括有无发育不全、畸形、营养障碍、贫血、脱水、水肿、发绀、发热、消瘦或过度肥胖等，常能提供重要的评估资料。

美国麻醉医师协会（ASA）颁布的患者全身体格健康状况分级标准见表 7-1。第 1、2 级患者的麻醉耐受力一般良好，麻醉经过平稳；第 3 级患者对接受麻醉存在一定的危险，麻醉前需尽可能做好充分准备，对麻醉中和麻醉后可能发生的并发症要采取有效措施积极预防。第 4、5 级患者的麻醉危险性极大，充分、细致地麻醉前准备尤为重要。

表 7-1　ASA 病情评估分级

	分级标准	围术期死亡率（%）
第 1 级	正常健康	0.06～0.08
第 2 级	有轻度系统性疾病，无功能受限	0.27～0.4
第 3 级	有中度至严重的系统性疾病，日常活动受限，但未丧失工作能力	1.8～4.3
第 4 级	有严重系统性疾病，已丧失工作能力，且经常面临生命威胁	7.8～23
第 5 级	不论手术与否，生命难以维持 24 小时的濒死患者	9.4～51
第 6 级	脑死亡患者，其器官供移植用	

注：如系急症，在每级数字后标注“急”或“E”字

2. 生命体征　术前应常规测定生命体征，包括血压、脉搏、呼吸、体温和体重，并作记录。

3. 呼吸道、牙　对拟经口腔插管患者，对呼吸道应做精确的重点检查，包括颈椎活动度、颞颌关节功能和牙齿情况。如果张口度小于 4cm，甲状软骨结节至颏之间的距离小于三指宽，颈椎活动度降低等异常情况，可能属于困难插管病例。此时，可做一项预测插管困难的 Mallampati 分级评定：能看到咽腭弓、软腭和腭垂者，为Ⅰ级；仅能看到咽腭弓和软腭，而腭垂因有舌根阻挡者，为Ⅱ级；只能看到软腭者，为Ⅲ级。应仔细检查病损牙和镶牙的情况，有无脱落被误吸危险，作好记录。对松动牙或义齿在麻醉前应摘下。

4. 肺　麻醉前对急慢性呼吸系疾病或呼吸功能减退患者，施行一定的估计和治疗准备，可显著降低围术期呼吸系统并发症及其死亡率。

（1）常见呼吸系疾病患者的麻醉耐受力估计：手术患者并存急性呼吸系统感染（如上呼吸道感染、咽炎、扁桃体炎、气管支气管炎、肺炎）者，术后极易并发肺不张和肺炎，择期

手术必须推迟到完全治愈后1～2周再手术。如系急症手术，应避免应用吸入全麻，需用抗生素控制，在获得咽分泌物或痰细菌培养结果之前，可先用广谱抗生素。

手术患者并存呼吸系统慢性感染和肺通气功能不全者并不罕见，其中尤以哮喘和慢性支气管炎合并肺气肿常见，麻醉前要重点掌握有关病史和体格检查，以判断感染程度和肺功能减退程度，并据此进行细致的术前准备工作。下面列举常见的病史和体格检查项目，对这类患者的术前估计和准备具有实用价值。

1）呼吸困难：活动后呼吸困难（气短）是衡量肺功能不全的主要临床指标，据此可作出估计，详见表7-2。

表7-2　呼吸困难评级*

级别	症　状
0级	无呼吸困难症状
Ⅰ级	能较长距离缓慢平道走动，但赖于步行
Ⅱ级	步行距离有限制，走一或两条街后需要停步休息
Ⅲ级	短距离走动即出现呼吸困难
Ⅳ级	静息时也出现呼吸困难

注：*指呼吸系统疾病引起的呼吸困难。根据正常步速、平道步行结束后观察

2）慢性咳嗽、多痰：患者在1年中有持续3个月时间慢性咳嗽、多痰，并已持续2年以上者，即可诊断为慢性支气管炎，是一种慢性阻塞性肺疾病（COPD）。手术后极易并发弥散性肺泡通气不足或肺泡不张，术前应做痰细菌培养，并应用相应的抗生素控制感染。

3）感冒：为病毒性呼吸道感染，可显著削弱呼吸功能，呼吸道阻力增高可持续达5周，同时对细菌感染的抵抗力显著减弱，从而容易使呼吸道继发急性化脓性感染，或使原有呼吸系统疾病加重。

4）哮喘：提示呼吸道已明显阻塞，肺通气功能严重减退，但一般均可用支气管扩张药和肾上腺皮质激素治疗而获得缓解。哮喘患者围术期的呼吸系统并发症可比呼吸系统正常患者高4倍。

5）咯血：急性大量咯血可能导致急性呼吸道阻塞和低血容量，甚至出现休克，有时需施行紧急手术，麻醉处理的关键在控制呼吸道，必须施行双腔支气管插管。

6）吸烟：只要每日吸烟10～20支，即使年轻人，肺功能也开始出现变化；凡每日吸烟20支以上，并有10年以上历史者，可认为已经并存慢性支气管炎，平时容易继发细菌感染而经常咳嗽、咳痰，麻醉后则容易出现呼吸系统严重并发症，发生率远比不吸烟者高。

7）长期接触化学性挥发气体：为引起慢性支气管炎的主要诱因之一，同时伴有全身毒性反应。

8）高龄：老年人易并发慢性肺疾病，尤以阻塞性肺疾病和肺实质性疾病为多见，并由此继发肺动脉高压和肺心病，这是高龄老人麻醉危险的主要原因之一，麻醉前必须对这类并存症加以明确诊断，并做好细致的术前准备工作。

9）肺部视诊：观察呼吸频率、呼吸类型和呼吸时比；有无唇紫、发绀；有无膈肌和辅助呼吸肌异常活动（三凹征）；有无胸壁异常活动（反常呼吸）、胸壁塌陷等；胸廓呈桶状

者，提示阻塞性肺疾病已达晚期；脊柱呈后侧凸变形者，提示存在限制性肺疾病。

10）肺听诊：有无啰音、支气管哮鸣音、呼吸音减弱或消失。

11）气管移位或受压：要寻找原因，估计是否会妨碍使用麻醉面罩，是否存在气管插管困难。

12）过度肥胖：体重超过标准体重30%以上者，易并存慢性肺功能减退，术后呼吸系统并发症可增高两倍。

（2）麻醉前肺功能的估计

1）简单易行的肺功能估计方法有：①测胸腔周径法：测量深吸气与深呼气时，胸腔周径的差别，超过4cm以上者，提示无严重肺部疾病和肺功能不全；②测火柴火试验：患者安静后，嘱深吸气，然后张口快速呼气，能将置于15cm远的火柴火焰吹熄者，提示肺储备功能好，否则示储备低下。

2）凡呼吸困难程度已超过Ⅱ级，或具备前述12个病史和体格检查项目明显异常者，尤其对活动后明显气短、慢性咳嗽痰多、肺听诊有干湿啰音或哮鸣音、长期大量吸烟、老年性慢性支气管炎及阻塞性、限制性肺功能障碍等患者，术前还需做详细的胸部X线检查和专门的肺功能测验。胸腔或腹腔大手术后，几乎无一例外地有暂时性肺功能减退，术前也有必要做呼吸功能测验。预测术后肺部并发症的临床资料见表7-3。必须强调这些数据需结合临床表现综合判断，才有实际意义。近年来，对于慢性肺功能不全，除非需要切除较多的肺组织或已有广泛的肺纤维性实变，一般均可通过术前细致的治疗而获明显改善，故已很少被列为手术禁忌证。

表7-3　预测术后肺部并发症的临床资料

ASA大于2级者
上腹部手术
腹腔内感染
年龄>59岁
肥胖
结肠、直肠和胃、十二指肠手术
心脏手术胸膜腔切开者
术前 $PaCO_2$ 高于45mmHg

3）肺部听诊：可发现有关疾病，也可发现某些无症状的疾病，以指导进一步检查。哮喘患者术前仍伴有支气管痉挛性哮鸣音者，提示术前对患者尚未能做到最佳状态的准备。充血性心力衰竭患者如果还能听到啰音或哮鸣音，提示患者还可能存在亚临床性充血性心力衰竭。如果患者计划施行肌间沟臂丛神经阻滞，应检查膈肌动度，此类阻滞常会引起同侧膈神经阻滞。

5．心脏大血管　对心脏检查应包括心率、心律、是否存在心脏杂音、颈外静脉充盈情况。除检查血压、脉搏、皮肤黏膜颜色和温度等周围循环外，还要注意心脏听诊和叩诊、周围浅动脉、眼底动脉和主动脉情况。心脏功能的临床估计方法有以下几种：

（1）体力活动试验：根据患者在日常活动后的表现，估计心脏功能，详见表7-4。

表 7-4 心脏功能分级及其意义

心功能	屏气试验	临床表现	心功能与耐受力
Ⅰ级	30s 以上	普通体力劳动、负重、快速步行、上下坡，不感到心悸气短	心功能正常
Ⅱ级	20～30s	能胜任正常活动，但不能跑步或较用力的工作，否则心慌气短	心功能较差。麻醉处理恰当，麻醉耐受力仍好
Ⅲ级	10～20s	必须静坐或卧床休息，轻度体力活动后即出现心悸气短	心功能不全。麻醉前准备充分，麻醉中避免任何心脏负担增加
Ⅳ级	10s 以内	不能平卧，端坐呼吸，肺底啰音，任何轻微活动即出现心悸气短	心功能衰竭。麻醉耐受力极差，手术必须推迟

（2）屏气试验：患者安静 5～10 分钟后，嘱深吸气后屏气，计算其最长的屏气时间。超过 30 秒者表示心脏功能正常；20 秒以下者表示心脏代偿功能低下，对麻醉耐受力差。

（3）起立试验：患者卧床 10 分钟后，测量血压、脉搏，然后嘱患者骤然从床上起立，立即测血压、脉搏，2 分钟后再测一次。血压改变在 20mmHg 以上，脉率增快超过 20 次/分者，表示心脏功能低下，对麻醉耐受力差。本法不适用于心功能Ⅳ级的患者。

6. 肾脏　麻醉药的抑制、手术创伤和失血、低血压、输血反应和脱水等因素都可导致肾血流减少，并产生某些肾毒性物质，由此可引起暂时性肾功能减退。如果原先已存在肾病，则损害将更显著，甚至出现少尿、无尿和尿毒症。因此，术前必须通过各项检查判断肾功能，衡量患者对麻醉和手术的耐受力，采取各种透析治疗。

肾功能损害的临床估计：以 24 小时内生肌酐清除率和尿素氮为指标，可将肾功能损害分为轻、中和重度三类，详见表 7-5。

表 7-5 肾功能损害程度分类

项　目	损害程度			
	正常值	轻度	中度	重度
24h 内生肌酐清除率（ml/min）	80～100	51～80	21～50	<20
血尿素氮（mmol/L）*	1.79～7.14	7.5～14.28	14.64～25	25.35～35.7

注：* 血尿素氮 1mg/dl = 0.357mmol/L

7. 肝脏　绝大多数麻醉药（包括全麻药和局麻药）对肝功能都有暂时性影响；手术创伤和失血、低血压和低氧血症，或长时间使用缩血管药等，均足以导致肝血流减少和供氧不足，严重时可引起肝细胞功能损害。这些因素对原先已有肝病的患者，其影响显然更为显著。有关肝功能损害程度，可采用 Pugh 推荐的肝功能不全评估分级加以评定，见表 7-6。按该表计算累计分：1～3 分者为轻度肝功能不全；4～8 分为中度肝功能不全；9～12 分为重度肝功能不全。

8. 神经系统功能　术前合并神经系统疾患的手术患者并不少见，对围术期处理存在一定的复杂性，麻醉并发症较多，对其处理的重点在于积极预防。

（三）实验室检查

1. 血常规 慢性呼吸系统疾病的患者血红蛋白 > 160g/L，血细胞比容 > 60%，往往提示有慢性缺氧，白细胞计数及分类可反映出有无感染。

表 7-6 Pugh 肝功能不全评估分级

肝功能不全	轻度	中度	重度
血清胆红素（μmol/L）	<25	25～40	>40
血清清蛋白（g/L）	35	28～35	<28
凝血酶原时间（s）	1～4	4～6	>6
脑病分级	无	1～2	3～4
每项异常积分	1 分	2 分	3 分
手术危险性估计	小	中	大

2. 心电图

（1）常规心电图（ECG）：心脏病患者术前常规 ECG 检查可正常，如冠心病患者休息时常规 ECG 至少有 15% 在正常范围。但多数患者存在不同程度的异常，如节律改变、传导异常和心肌缺血等，不仅可作为术前准备与治疗的依据，而且有助于术中和术后处理，以及由于代谢、电解质紊乱和其他系统病变的鉴别诊断。

（2）ECG 运动试验：ECG 运动试验可用作判断冠状动脉病变，部分冠心病患者常规 ECG 虽可以正常，但通过 ECG 运动试验就会显示异常。在 ECG 平板运动试验，若患者不能达到最大预计心率的 85%，即出现明显 ST 段压低，围术期心脏并发症发生率高达 24.3%。而患者运动试验可达预计心率，且无 ST 段改变者，心脏并发症发生几率仅 6.6%。若患者存在左心室肥厚、二尖瓣脱垂、预激综合征以及服用洋地黄类药等常会出现假阳性。若患者无法达到预计心率，运动耐受差，血压下降，以及服用 β 受体阻滞剂会引起判断困难和假阴性。

（3）动态 ECG、连续 ECG 监测：24 小时动态 ECG 检查不仅用于术前以判断是否存在潜在的心肌缺血和心律失常，而且可应用于术中和术后连续监测。一般认为此项检查心肌缺血敏感性可达 92%，特异性 88%。

3. 超声心动图 合并肺源性心脏病和肺动脉高压的患者心电图可发生改变，如心电轴右偏、肺性 P 波、右心室肥厚及右束支传导阻滞，应行超声心动图进一步了解心脏功能。了解室壁运动情况、心肌收缩和室壁厚度、有无室壁瘤和收缩时共济失调、瓣膜功能、跨瓣压差大小，以及左心室射血分数等。左心室射血分数小于 35% 常提示心功能差，围术期心肌梗死发生率增高，充血性心力衰竭机会也增多。围术期采用经食管超声多普勒，可动态连续监测上述指标，及早发现心肌缺血、心功能不全，且可评估外科手术效果。

4. 冠状动脉造影 冠状动脉造影是判断冠状动脉病变的金标准，可观察到冠状动脉精确的解剖结构，冠状动脉粥样硬化的部位与程度。同样可进行左心室造影，了解左心室收缩功能、射血分数和左心室舒张末压。通过冠状动脉造影可判断患者是否需作冠状动脉旁路移植手术。

5. 胸部 X 线检查 患者术前都应常规行胸部正侧位 X 线检查。

6. 动脉血气分析 动脉血气分析是评价肺功能有价值的指标，能够反映机体的通气情况、酸碱平衡、氧合状况以及血红蛋白含量，从而反映患者肺部疾患的严重程度，病情急缓。如果病情较重、持续时间长就会存在慢性高碳酸血症和低氧血症，但是 pH 值仍在正常范围内。在严重肺疾患时，进行动脉血气分析是十分必要的。动脉血二氧化碳含量（$PaCO_2$）>45mmHg 时，术后呼吸系统并发症明显增加。

7. 肺功能检查 肺功能测定有助于诊断肺疾病类型，确定病变的范围和严重程度，判断治疗效果，监测疾病进展情况，并可区别限制性或阻塞性肺功能障碍。阻塞性肺功能障碍时第 1 秒时用力呼气容积（FEV_1）、FEV_1/肺活量（FVC）和最大呼气中期流速（MMFR）下降，而肺总容量（TLC）增加。限制性肺功能障碍患者 FVC 和 FEV_1 降低，FEV_1/FVC 接近正常，肺总容量降低。

一般认为大手术患者术前 FVC 小于预计值的 50%，FEV_1 <2L 或 FEV_1/FVC<50%，最大分钟通气量（MMV）<50L/min 或预计值的 50%，残气量（RV）/TLC>50% 为高危者。估计手术后并发肺功能不全的高危性指标见表 7-7。

表 7-7 估计手术后并发肺功能不全的高危性指标

肺功能测验项目	正常值	高危性值
肺活量（VC）（L）	2.44~3.47	<1.0
第 1 秒用力呼气容积（FEV_1）（L）	2.83	<0.5
最大呼气流率（MEFR）（L/min）	336~288	<100
最大通气量（MVV）（L/min）	82.5~104	<50
动脉血氧分压（$PaCO_2$）（kPa）	10~13.3	<7.3
动脉血 CO_2 分压（$PaCO_2$）（kPa）	4.7~6.0	<6.0

肺功能结合血气分析和循环功能等指标共同评价高危患者的肺功能状态（表 7-8），术后可能需长时间呼吸支持或难以脱离呼吸机。

表 7-8 高危患者的肺功能状态

功能	项目	高危水平
通气	呼吸频率	>25 次/分
	FEV_1	<2.0/L
	MMV	<55%
	V_Q/V_T	0.4~0.6
气体交换	PaO_2	<60mmHg
	$PaCO_2$	>45mmHg
	(A-a) DO_2	>200mmHg
	分流	>10%
循环功能	ECG	心肌缺血征
	Hb	>170g/L
心肺储备	登楼试验	一次 <3 层
	负荷后血气	CO_2 潴留或 PO_2 下降

进行肺部手术的患者须仔细评估肺手术后患者肺功能的代偿能力（表7-9）。

表7-9 各种肺切除术的肺功能检测最低标准

检测指标	正常	一侧全肺切除	肺叶切除	活检或肺段切除
MMV（L/min）	>100	>70	40～70	>40
MMV 预计值/实测值（%）	100	>55	>40	>35
FEV_1（L）	>2	>2	>1	>0.6
FEV_1 预计值/实测值（%）	>100	>55	40～50	>40
$FEV_{25\%\sim75\%}$（L）	2	>1.6	0.6～1.6	>0.6

二、麻醉前准备

对于胸科手术的患者，除一般麻醉前准备外，重点应放在改善肺功能或心功能方面。

（一）常规准备　劝告患者尽可能戒烟，术前停止吸烟4周以上可以减少呼吸道刺激、呼吸道分泌物和改善支气管上皮纤毛的运动；术前停止吸烟24～48小时达不到以上效果，但可以降低血中碳氧血红蛋白的浓度，提高血红蛋白的携氧能力。术前至少应停止吸烟24～48小时。

其他常规准备包括指导患者呼吸锻炼，练习深而慢的腹式呼吸；纠正营养不良；吸入低浓度氧，应用利尿药、洋地黄类药物等治疗肺心病。如果胸腔积液已经影响肺功能，需进行胸腔抽液。

（二）控制呼吸道感染，尽量减少排痰量　对呼吸道细菌感染的患者应选用敏感的抗生素以控制炎症。近期呼吸道感染，包括病毒性感染的患者易诱发支气管痉挛，尤其是有哮喘史者，应经治疗待症状消失后2～3周方可进行择期手术。

术前尽量减少排痰量是一项非常重要的措施。因为痰液可增加感染、刺激呼吸，甚至造成呼吸道阻塞或肺不张等，最重要的是鼓励患者自己咳痰，还可以通过体位引流、胸背部拍击、定期雾化吸入、胸部物理治疗等措施促进呼吸道分泌物的排出。同时可应用祛痰药。

（三）防止和解除支气管痉挛　对有哮喘征象或正处于哮喘发作期的患者应控制其发作。对有呼吸道反应性增高的患者，如有哮喘史、慢性支气管炎或呼吸道仍有某种程度感染的患者，应警惕在围术期各种对呼吸道的刺激均可诱发严重的支气管痉挛。常用的解痉或支气管扩张药有：①解除支气管痉挛首选 β_2 受体激动剂，如沙丁胺醇，可采用静脉，口服或局部给药；②糖皮质激素：糖皮质激素可以减轻呼吸道黏膜水肿，抑制或减少支气管收缩介质的释放，亦被认为是围术期支气管痉挛治疗的一线药物，尤其是呼吸道炎症明显者，可用于严重的COPD或哮喘患者。术前24～48小时可给予糖皮质激素，如每日1次口服泼尼松40～60mg；不能口服者可每8h静脉应用1次氢化可的松100mg，一直应用至术后1～2天。激素的雾化吸入可减少激素全身治疗的不良反应。但是围术期支气管痉挛应选用静脉给药为主，尤其是急性发作者。短期全身应用糖皮质激素与术后感染或伤口愈合差无关。许多症状严重的哮喘患者主要靠吸入或口服激素来治疗，此类患者围术期激素不可停药；③抗胆碱能药物也是首选药物，如溴化异丙托品吸入剂。有过敏体质的年轻人可用色甘酸钠预防哮喘的发作，如果可能此药术前也不停，但是对急性发作无效；④治疗支气管痉挛的二线药物是茶碱类，如氨茶碱。如果此类患者已用过茶碱类药物，且无副作用，则应该于围术期继续应用并监测血药浓度。术前口服的拟交感神经药物应停止使用，但必须应用吸入剂替代治疗。应用 $β_2$ 受体激动剂、抗胆碱能药物和茶碱类药物，特别是联合用药时，应密切观察这些药物对心血管系统的影响。

（四）麻醉前用药

1. 镇静催眠药　包括地西泮、劳拉西泮、咪达唑仑、氟哌利多、异丙嗪、羟嗪、巴比妥类，均有镇静、催眠、抗惊厥作用，对局麻药的毒性有一定的预防作用。巴比妥类药物没有遗忘作用。

2. 麻醉性镇痛药　吗啡是常用镇痛药，通常术前 60 ~ 90 分钟肌注 5 ~ 10mg。哌替啶 50mg 肌注也常用。

3. 抗胆碱药　可松弛多种平滑肌，抑制多种腺体分泌。常用的有阿托品（0.4 ~ 0.8mg，肌注，或半量静注）和东莨菪碱（0.3 ~ 0.4mg，肌注或静注）。

4. H_2 受体阻断剂　可用于易发生反流误吸的患者，如产妇、食管裂孔疝、肥胖，可减少胃酸，防止误吸。常用药物有西咪替丁（200 ~ 400mg，口服，肌注或静注），雷尼替丁（150 ~ 300mg，口服，或 50 ~ 100mg，肌注或静注）。

术前肺功能较好的患者，麻醉前用药可选用麻醉性镇痛药与苯二氮䓬类药物。但是这两类药物对严重呼吸功能不全的患者可能导致过度镇静和呼吸抑制，应用时必须谨慎，以小剂量为原则。呼吸代偿功能不全、肺活量显著降低等应禁用镇静催眠药和麻醉性镇痛药；对呼吸道受压而已出现强迫性体位的患者，应绝对禁用中枢抑制性药物。为减少呼吸道分泌物，抑制迷走神经反射，常应用抗胆碱能药物，如阿托品、东莨菪碱。但是要防止剂量过大引起心动过速、呼吸道分泌物黏稠不易吸出和咳出而导致术后肺部感染及肺不张等并发症，呼吸道炎症、痰多、大量咯血患者，禁用抗胆碱药，否则易致痰液黏稠、不易排出。吸入麻醉药可减弱缺氧性肺血管收缩。

第三节　麻醉的选择

一、麻醉方法的选择

胸腔镜手术的麻醉对呼吸管理要较高的要求：必须维持呼吸道的通畅，尽可能避免低氧合高二氧化碳血症，有适宜的麻醉深度，避免肺内物质的扩散，并且要保持良好的术野以满足手术需要。因此最常采用全身麻醉和单肺通气技术。此外根据手术种类和范围、患者病情和精神状态不同，胸腔镜手术还可以硬膜外阻滞复合全麻。

大多数胸腔镜检查以全麻更为合适，间歇正压通气可减轻纵隔移位与防止反常呼吸，应选用单肺隔离技术以便术野清晰，也可在直视下扩张肺，以及便于观察有无漏气及胸膜粘连。可以硫喷妥钠、依托咪酯或异丙酚诱导，肌松药可根据手术时间长短给予。可以吸入麻醉或持续静滴异丙酚维持麻醉。阿片类用以镇痛或辅以麻醉，区域阻滞合用全麻则可允许较浅麻醉和提供术后镇痛。术中要采用单肺通气以减少对术野的干扰。

二、麻醉药物的选择

氟烷麻醉效能强、诱导及苏醒迅速，对呼吸道无刺激，可直接松弛支气管平滑肌，但是使心肌对儿茶酚胺的敏感性增加，有诱发心律失常的顾虑。安氟醚、异氟醚对呼吸道无刺激，不增加呼吸道分泌物，有扩张支气管平滑肌的作用，可降低肺顺应性和功能残气量，而有研究显示，七氟醚（1.1MAC）支气管扩张作用最强。氧化亚氮对呼吸道没有刺激性，不引起呼吸抑制，麻醉效能较低，需和其他吸入药物联合应用。

异丙酚对呼吸轻度抑制，对喉反射有一定的抑制，喉痉挛很少见，可用于哮喘患者。硫喷妥钠麻醉时对交感神经的抑制明显，副交感神经占优势，可诱发喉痉挛和支气管痉挛，支气管哮喘患者不宜采用。氯胺酮增加内源性儿茶酚胺，可使支气管扩张，适用于支气管哮喘患者。但氯胺酮增加肺血管阻力，使肺动脉压升高，禁用于肺动脉高压者。

对于有慢性喘息性支气管炎或哮喘的患者，肌松药选择应避免组胺释放较强的药物。琥珀酰胆碱、筒箭毒碱、阿曲库铵、美维松都有组胺释放作用，避免使用。维库溴铵无组胺释放作用，泮库溴铵和哌库溴铵及顺式阿曲库铵等均可应用。

麻醉性镇痛药中吗啡由于释放组胺和对平滑肌的直接作用而引起支气管收缩，哮喘患者可诱发发作，而且吗啡有抑制小支气管的纤毛运动，应避免用于支气管痉挛的患者。芬太尼有抗组胺的作用，可以缓解支气管痉挛，可在术中应用。

第四节　麻醉期监测

麻醉期间除常规监测血压、脉搏、ECG外，必要时还需要监测直接动脉压、中心静脉压（CVP）及肺动脉楔压（PAWP），以随时了解手术、麻醉及体位对循环功能的影响。应加强对呼吸的监测，以判断全麻后能否拔除气管导管及是否需要继续进行呼吸支持治疗。

呼吸功能的常规监测包括呼吸频率、幅度和节律，呼吸音的强度、音质及时相的变化，指甲、口唇黏膜、眼睑有无发绀。还需要监测下列项目：①脉搏血氧饱和度（SpO_2）：连续性无创监测，与血氧分压有很好的相关性，可及时反映机体的血氧变化，以指导呼吸管理，术中供氧，拔管及呼吸机治疗指标；②呼吸容量：设置于麻醉机的呼吸回路中，显示潮气量、分钟通气量及呼吸频率。机械通气时不能以呼吸容量表显示的数字作为通气量是否正常的唯一指标，应结合其他临床观察如胸廓的运动、呼吸音大小进行综合判断；③呼吸力学监测：包括呼吸道压力、阻力及肺顺应性。机械通气时，呼吸道压力的高低是反映通气阻力的重要指标，压力过高一般由呼吸道阻力增高或肺顺应性降低引起，呼吸道阻力升高的常见原因有呼吸道梗阻、痰或血块阻塞及各种原因所致的支气管痉挛，肺顺应性下降常由于肺充血水肿、麻醉过浅肌松不够，肥胖、俯卧位也使胸廓顺应性下降；④血气分析监测：通过血气分析可了解pH、PaO_2、$PaCO_2$、碱剩余（BE）及血红蛋白含量等重要指标，反映了呼吸、循环功能的变化和酸碱平衡，对呼吸循环的管理有很大的指导意义；⑤呼气末二氧化碳分压（$P_{ET}CO_2$）：正常值为35～45mmHg，影响$P_{ET}CO_2$的因素包括CO_2产量、肺换气量、肺血流灌注及机械故障，CO_2波形图监测可用来评价整个呼吸道及呼吸回路的通畅情况，通气功能、循环功能、肺血流状态，还可指导麻醉机呼吸通气量的调节，为许多肺部严重病理改变提供早期依据；⑥呼吸力学连续监测（CAM）：能在最接近患者的气管导管口或面罩外口处连续无创监测通气压力、容量、流率、顺应性和阻力等14项通气指标，且以肺顺应性环（PV环和FV环）为主进行综合分析，该监测可指导术中管理，有助于早期发现呼吸异常并分析其原因作出及时处理。

第五节 胸腔镜手术的麻醉管理

1. 一部分肺部手术可经胸腔镜进行。剖胸手术现均用全麻，多采用静脉快速诱导的方式进行气管内或支气管内插管，根据情况用静吸复合麻醉或全静脉麻醉维持。

2. 由于这类患者有可能出现大量的输液、输血情况，故必须保证有安全、通畅、能进行快速输注的静脉通路。在监测方面，ECG、心率、动脉压、SpO_2是基本的。手术多采用侧卧位，如间断测压的袖套置于卧床侧上肢，则由于受压的因素，其数据不一定可信。对患者情况差、有大失血可能或预计术中可能牵拉纵隔者，作动脉直接测压为宜。血气分析可根据情况进行。对大的手术应监测中心静脉压和尿量，对小儿或手术时间长的患者宜监测体温。

3. 在改变体位时应注意避免因体位不当致上肢神经受损和下肢受压损伤。在改变体位前应检查麻醉深度是否合适，如偏浅则应适当加深。在改变体位后应检查气管导管，获知气管导管是否仍处于正确位置，如有问题应及时调整。

4. 保证呼吸道通畅　这是胸部手术麻醉重要方面，以达到足够的氧供及良好的CO_2排出。麻醉诱导后，随着麻醉加深，舌根下坠，用面罩供氧时，将头稍后仰，并作适度的辅助或控制呼吸，以防止胃扩张。术前有大量脓痰者，宜作充分的体位引流，并有效排痰。气管插管之前，可静脉注射利多卡因1～2mg/kg，可预防反射性支气管痉挛。切肺断离气管前，应充分吸痰，以免在气管切开后，痰液进入手术野，吸痰时间不超过20秒，并观察SpO_2改变。当气管支气管吻合后，要充分清除流入气管、支气管内的血液。有大咯血者应在诱导前尽量使咯血终止，并抓紧在短暂的呼吸道通畅期间进行插管，以防诱导时呼吸道出血，发生窒息。

5. 解除循环障碍　剖胸后，由于影响静脉回流，血压下降10～20mmHg，但能自行代偿。肺门周围操作、受冷盐水刺激等均可能引起心律失常。电灼使用不当，可导致心脏骤停。术中牵拉、压迫或纱布填塞过紧都可机械地影响心肌收缩，导致低血压。在纵隔附近操作时，可造成上腔静脉回流变化，表现面色暗红、眼压过高、颈部粗大等上腔静脉综合征体征；也有可能影响腔静脉回流，而引起低血压。因此，加强术中循环监测非常重要，同时密切注意上述导致循环障碍的原因并加防范。

6. 术中失血量补充　术中失血量评估很重要，一般采用计重法，及时补充失血量是稳定循环的关键。中心静脉压监测是重要的输血、输液的依据，中心静脉输液途径，对术中大出血及时补充容量提供了方便。在大量输血时应做到：温血、补钙、纠正酸中毒并适当输注晶体液。

7. 有关单肺通气　可参见本章第六节。

8. 关胸　在关胸前应注意以20～40cmH_2O呼吸道压在直视下将萎缩肺重新膨胀，在膨肺前尽可能将非内分泌物和血液等充分吸净。在关胸接上水封瓶后，应继续通过间歇正压通气将残留在胸腔的气体、液体等排出，让肺更好地膨胀。

对所有术后患者均需给予一段时间的氧吸入，应注意呼吸道的湿化、胸部物理治疗和鼓励咳嗽等以减少肺部并发症。术后镇痛（包括患者自控镇痛，PCA）也有助于减少肺部并发症。关胸前应将健侧萎陷的肺完全膨胀，在缝合胸壁时，肺的膨胀要小，以免缝针刺破肺。关胸完毕，应再次张肺，直至水封瓶压力呈负压。

9. 苏醒和拔管　必须在达到拔管标准和术后已无机械通气支持的必要时，才能拔除气管内导管，拔管前将呼吸道内分泌物尽可能吸干净。待患者神志清醒、表现安静、血压平稳、潮气量适宜、血气正常才允许拔除双腔管，送回病房。

有一部分患者术后需要一定时间的通气支持。下列患者应考虑更换双腔管为普通导管或延迟拔管：①术前肺功能减退者；②并发冠心病；③重症肌无力；④年龄 >70 岁，在吸入氧浓度(FiO_2) >1.0 时，PaO_2 <60mmHg，或 SpO_2 <90%～92%；⑤术中大出血、休克；⑥肥胖患者。留置气管导管者，可带管供氧自主呼吸或选择同步间歇指令通气，通常在术后 12～24 小时，根据血气分析决定拔管与否。术后发生呼吸衰竭者，应继续给予呼吸支持，其预后与原发病变。

第六节　单肺通气技术

胸科麻醉要求麻醉医师熟练掌握单肺通气的操作和管理，尤其是对于伴有肺功能损害或呼吸储备下降的患者。现有大量单肺隔离器械包括双腔支气管导管（double lumen endobronchial tube，DLT)、单腔支气管导管及支气管填塞管。这里主要讨论单肺通气的适应证及单肺通气操作与管理。

胸内手术麻醉的进展是现代麻醉学技术发展的重要组成部分。胸外科手术的进展要求与之相适应的麻醉技术的提高，胸内手术麻醉的进展不断为胸外科手术的进步创造条件。胸内手术的麻醉多采用全身麻醉。由于开胸对机体影响显著，胸内手术麻醉除遵照全身麻醉的一般原则外，另有一些特殊之处。肺隔离技术是胸内手术麻醉常用的技术。

一、呼吸道解剖

气管的上端从环状软骨下缘（相当于第 6 颈椎平面）开始，下行进入胸腔，抵达第 4 胸椎下缘（相当于胸骨角）水平时分叉为左、右主支气管。在直立位时，气管下端达第 5 胸椎，深吸气时可达第 6 胸椎。成人气管的长度为 10～14cm，平均 10.5cm，内腔横径约 1.6cm。小儿气管短细，新生儿声门至气管隆嵴的长度仅 4cm。气管分叉位置相当于胸骨角水平，或第 2 肋软骨平面，在其末端的内面呈向上隆起，称气管隆嵴。自上门齿至隆突的距离，中等体型成人男性为 26～28cm、女性为 24～26cm、婴儿约为 10cm。隆嵴的黏膜下有丰富的迷走神经末梢支配，极为敏感，遇吸痰管或支气管导管刺激易导致剧咳、支气管痉挛，或迷走心脏反射引起血压下降、心动过缓，甚至心脏骤停。

气管下端自隆嵴起，分为右主支气管及左主支气管。右主气管短而粗，走向陡直，成人长 2～3cm，内腔横径约为 1.5cm，它与气管中轴延长线的夹角为 25°～30°，较为陡直，因此，气管导管插入过深（或异物）较容易进入右主支气管。右肺上叶的支气管开口距气管隆嵴很近，仅 1～1.5cm，因此，如果气管导管插入稍深，就可能进入右主支气管而将右肺上叶支气管开口堵塞，其结果是肺上叶萎陷。左主气管较细长而走向稍斜，左主支气管的长度为右主支气管的 2 倍，内腔横径约为 1.1cm，它与气管中轴延长线的夹角为 40°～50°。左肺上叶支气管的开口距气管隆嵴较远，故异物或气管导管较不易进入。

二、单肺通气的器械要求

实现单肺通气，需要选用 DLT、支气管填塞管（与普通气管导管并用）、单腔支气管导管或 Univent 管。

（一）DLT

1. 基本结构 支气管内插管最初仅为单肺通气而设计，因存在不符合生理之处，以后逐渐发展构成 DLT，系由两根一左一右的导管并列为一体构成，施行双侧支气管内插管以进行双侧肺分别通气。DLT 的一侧为长管，前端弯向一侧；另一侧管为短管，其前端无弯曲，为插于总气管内的导管。不论右侧管或左侧管，共同特点是都设有两个套囊。一个套囊设在弯曲长管的上方，为总气管的套囊；另一个套囊设在弯曲管上，为主支气管的套囊。两个套囊各自分别与其远端的测试小气囊相连接，并标以“T”（气管内导管）和“B”（支气管内导管）字样。

2. 种类与选择

（1）卡伦双腔导管（Carlen 双腔支气管导管）：为最早应用于临床麻醉的双腔导管，用软橡胶或塑料制成，为右侧长管插入右主支气管型的导管，右侧长管套囊的中间带有裂隙，以避免充气后堵塞右肺上叶支气管开口；在左侧管口的远侧设有隆突钩（图 7-1），藉以限制导管向远侧推进。有四种型号：F35、F36、F39 和 F41 号，其内径分别相当于 5. 0mm、5. 5mm、6. 0mm 和 6. 5mm。缺点：偶尔可能发生隆突钩折裂甚或断离意外；偶尔右长管套囊容易堵塞右肺上叶支气管开口；隆突钩有可能引起插管麻烦和困难、可能损伤喉头、隆突钩与右侧管可能一并进入右主支气管腔，可能干扰全肺切除术和隆突部位手术的操作等。

（2）怀特双腔导管（White 双腔支气管导管）：与右侧长管型的 Carlen 双腔支气管导管基本相同，但长管设在左侧是两者的不同点（图 7-1）。该管的优点是不存在右肺上叶支气管开口被堵塞的问题。

（3）布赖斯 - 斯密司双腔导管（Bryce-Smith 双腔支气管导管）：双腔导管的前端同时设有右侧长管和左侧长管，分别插入右侧和左侧主支气管；在右侧管套囊中带有裂隙，以保证右肺上叶通气。

（4）罗伯修双腔导管（Robertshaw 双腔支气管导管）：最早采用红橡胶制造，可消毒后重复使用，今已改用无毒塑料制造为一次性使用导管，有右侧型管和左侧型管两种（图 7-2）。尺寸有 F28、F35、F36、F39 和 F41 号，其相应内径分别为 4. 5mm、5. 0mm、5. 5mm、6. 0mm 和 6. 5mm，其中 F28 管只有左侧型管。该导管的特点是不设置隆突钩，有利于导管插入；管腔比较大，可降低气流阻力和方便于支气管内吸引；利于全肺切除术或靠近隆突部位的手术操作。右侧型管前端的套囊中间也带有裂隙，以保证右肺上叶通气；左侧型管前端的套囊具有限制充气套囊过大而迷入隆嵴部位的设计，由此可保证右肺通气。套囊都呈明亮的蓝色，利于纤维光束支气管镜检查时的识别。左、右侧导管的前端都带有黑色标记，可在 X 线下显影。

（二）支气管填塞管 支气管填塞管是一条空心管，通过该空心管可进行高频喷射通气、吹入氧气或进行吸引。支气管填塞导管有别于 Univent 支气管填塞系统，它可以和多种单腔气管导管（包括各型号的普通气管导管和金属支架导管）配合使用，但吸引效果相当差。使用支气管填塞导管的一个不利之处是气囊不易长久固定，机械通气期间易滑出到气管内。另外，肺手术术中易形成填塞气囊下血块，堵塞下一级支气管，而填塞气囊上方容易积聚分泌物。因此，应用支气管填塞导管应注意：①术前使用足量的阿托品；②填塞气囊不能涂石蜡油；③放气囊时用纤支镜吸痰；④气管导管斜面不要正对填塞气囊，否则通气气压易导致气囊移位。该方法适用于12岁以下儿童，但由于其上述缺点，现已较少使用。

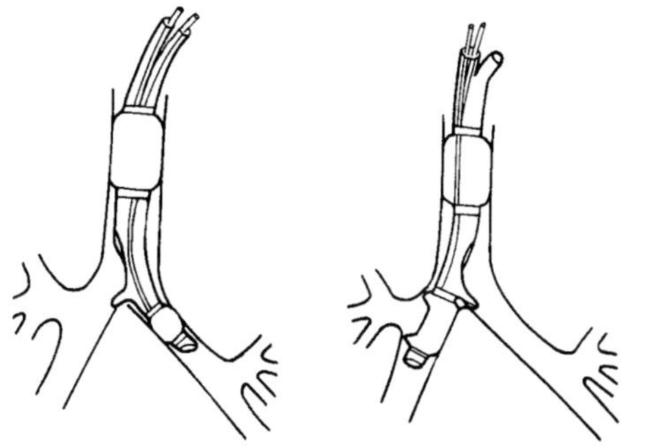

图7-1　左右双腔导管示意图

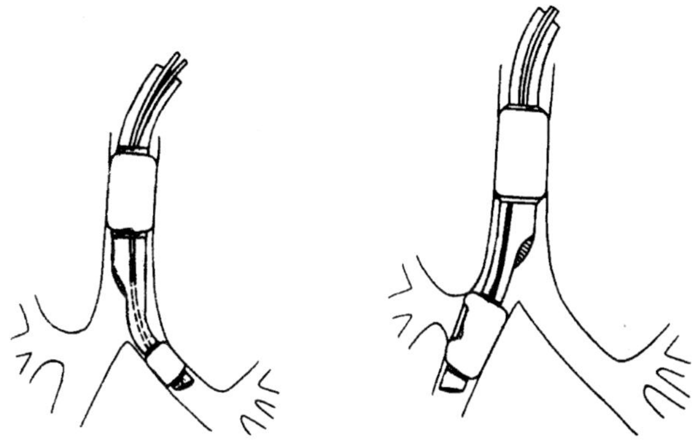

图7-2　罗伯修双腔导管示意图

（三）单腔支气管导管　左单腔支气管导管实用性较强，导管的弧度与咽喉和左主支气管的弧度较为一致，插管容易成功。右单腔支气管导管比左单腔支气管导管多了一个上叶通气小孔。单腔支气管导管的大小是以内径（mm）来计算，其外径比与其相当的气管导管略大一点。

单腔支气管导管进入支气管恰当位置后，立即对气管套囊充气，而支气管套囊暂时不用充气，支气管与导管套囊之间存在的空隙使双肺均可得到通气。当需要单肺通气时，对支气管套囊充气及对气管套囊放气，使无通气侧肺发生萎陷。也有人建议2个套囊都充气，无通气侧肺残留的空气吸收后肺发生萎陷，这样可以减少胃内容物误吸的危险。使用单腔支气管导管的缺点如下：①非插管侧肺的通气量太小；②非插管侧肺萎陷和重新膨胀速度较慢；③吸引管不能进入无通气侧肺。目前DLT的改进及广泛应用，单腔支气管导管使用明显减少。

（四）Univent支气管堵塞导管　Univent支气管堵塞导管（图7-3）是另一种用于单肺通气的导管，它由一根气管导管和附于其上的支气管堵塞管组成。这是一种带有一条小腔道的硅胶气管导管，通过导管上的小腔道可以灵活地控制支气管堵塞管的进出及定位于左或右主支气管，如结合使用纤维支气管镜，对堵塞管的定位就变得十分简单，使用这种联合导管单肺通气时，呼吸道阻力也会较低。

三、单肺通气的目的、适应证与并发症

（一）单肺通气的目的　主要有：

1. 双肺隔离作用（绝对适应证）　双肺隔离可以防止一侧肺的分泌物、感染源、血液或肿物进入另一侧肺内，达到保护健肺的目的。这种情况多见于患有肺脓肿（经常是结核性的），或者患有支气管扩张等的“湿肺”患者。支气管内出血的患者行支气管插管单肺通气可控制支气管内出血的扩散。

2. 双肺独立通气（绝对适应证）　对于肺通气分布不正常的患者，如存在明显的支气管胸膜瘘、支气管破裂、单侧肺大疱或双肺顺应性不同等，单肺通气可控制通气分布。对伴

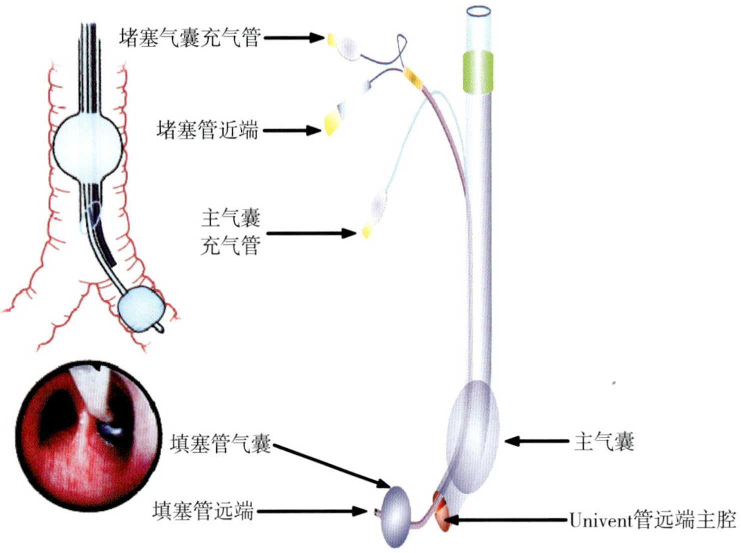

图 7-3 Univent 支气管填塞导管纤支镜定位图和示意图

有支气管破裂、支气管胸膜腔瘘的患者，假如病变肺没有被隔离，自主呼吸往往无效，从而导致低通气量。肺大疱患者或未引流气胸患者，由于存在空腔，致使患侧胸腔内压力增高和纵隔摆动，这种情况持续存在将会减少回心血量，最终循环衰竭。应该注意，伴有巨大支气管胸膜腔瘘或伴有肺支气管瘘的患者，在术后（通常肺切除术）早期处于分泌物从胸膜瘘管处流入健侧肺的危险中，这些患者是支气管内插管单肺麻醉的绝对适应证。

3. 支气管肺泡灌洗 肺泡蛋白沉积症可通过支气管肺泡灌洗来治疗。每次肺泡灌洗，都需要保护另一侧肺。

4. 使术侧肺萎陷 肺手术、胸腔镜手术、食管手术需要术侧肺萎陷，便于外科手术操作。胸腔镜手术特别需要单肺麻醉。它能提供了一个清晰的术野，缩短手术时间，减少不必要的组织损伤，但对于大量胸腔积液的患者和行胸腔镜手术只是为了诊断或治疗胸膜疾病的患者，不一定需要单肺麻醉。

单肺麻醉适应证分为绝对适应证和相对适应证。对每一个患者来讲，在决定是否行单肺通气前必须考虑患者因素和麻醉医生的技术因素，表 7-10 描述了单肺通气的适应证和禁忌证。

（二）禁忌证 对呼吸道内存在沿双腔导管通路上有任何病变（如呼吸道狭窄、肿瘤、气管支气管断裂等），或呼吸道外存在压迫（如纵隔肿瘤、主动脉弓动脉瘤）时，均禁用 DLT。相对禁忌证有：①饱胃者；②疑有误吸高度危险者；③正在施行机械通气的危重患者（这类患者不能耐受因换管操作需要短暂停止机械通气的情况）；④估计不能在直视下完成气管插管的插管困难病例；⑤证明左主支气管呈帐篷式抬高、且与总气管呈 90°以上角度者（这种情况不仅左主支气管插管特别困难，且容易发生左主支气管损伤）。

表 7-10　单肺通气的适应证和禁忌证

适应证	禁忌证
主动脉弓和降主动脉手术	大呼吸道阻塞
支气管胸膜瘘	困难插管
肺脓肿	低年资麻醉医师
支气管内出血	颈椎不稳定或限制活动
支气管扩张	儿童
支气管断裂	饱胃患者
肺泡蛋白沉积症	
肺大疱	
未引流的脓胸	
肺叶切除术（上叶）	
全肺切除术	
心包和左心房手术	
肺叶切除术（中下肺叶）	
胸腔镜手术	
食管手术	

（三）并发症

1. 气管支气管破裂　是一件危险的并发症，与操作者缺乏经验；探条的应用不恰当；反复粗暴试插；存在气管支气管异常；气管导管或支气管导管套囊过度膨胀；手术缝合致拔管困难；手术切断导管前端以及老龄组织脆变等因素有关。对气管支气管破裂的确诊可能存在一定的困难，临床征象多数仅为缓慢进行的出血、发绀、皮下气肿、气胸或肺顺应性改变，可能难以据此做出明确的诊断。对此项并发症应从预防着手：讲究探条的质量；支气管导管套囊充气不超过 2～3ml；移动患者体位或头位时，应先放出套囊气体；在处理和切断支气管前，应先放出套囊气体，仔细稍退出导管的位置；手术结束拔管应十分容易，拔管无须用暴力，拔管后应检查支气管导管的完整性等。

2. 其他并发症　包括损伤性喉炎、肺动脉流出道阻塞所致的心脏骤停、肺动脉缝线误缝于 DLT 壁等。拔管期可发生轻微出血、黏膜淤斑、勺状软骨脱臼、喉头和声带损伤，偶尔可发生断牙等。

3. 肺隔离的主要并发症是呼吸道创伤　防止呼吸道创伤的主要措施为插管前详细的呼吸道评估、选择适宜规格的导管、减小肺隔离时套囊内注气容量、仅在需要隔离时才对套囊充气、避免使用氧化亚氮以及插管时轻柔操作。

四、插管操作

操作支气管内插管必须注意以下的前提事项：①右肺主支气管的直径比左肺主支气管者大，且与总气管的夹角比左侧者小。因此，不仅异物容易进入右主支气管，同样支气管导管也容易因插入过深而误入右主支气管；但在小儿两侧的主支气管差异性较小，异物进入右侧或左侧主支气管的机会相等；②右肺上叶支气管的开口与气管分叉部十分接近，仅 1.5 ~ 2cm；而左肺上叶支气管的开口与气管分叉部的距离较远，约为 5cm。因此，当气管导管插入过深而误入右主支气管，或双腔导管（右侧管）插管，在套囊正常充气后，极容易将右肺上叶支气管开口堵塞而引起右上肺叶不张。据此，每当完成气管或支气管插管以及套囊充气后，必须立即听诊两肺呼吸音，以鉴别气管导管是否误插过深、误插入食管，或充气套囊堵塞右肺上叶支气管开口。

（一）左、右侧 DLT 的选择　一般来说，根据健侧肺选择支气管导管能使单肺麻醉更安全，因为这样能更好地防止误吸和分泌物的污染。通常右侧胸内手术选用左侧双腔管，左侧胸内手术选用右侧双腔管。虽然下肺叶切除手术可以行同侧（患侧）肺插管，但是在开胸之前不能确定患者是否需要扩大切除范围甚至全肺切除，这样会使患侧的支气管插管情况变得被动。肿瘤、感染、炎症引起支气管狭窄或扭曲等病理情况均会影响左、右导管及其大小的选择；偶尔解剖变异如先天性支气管狭窄，支气管成角过大，左右侧支气管、上叶支气管开口过短也会影响导管的选择。我们经常发现有些患者右上叶支气管开口太靠近隆嵴，甚至有个别开口于隆嵴以上，这些解剖变异可在 X 线胸片、CT 片或在术前纤维支气管镜检查时发现。如果麻醉医生不根据 X 线胸片等检查而随意选择任一侧支气管导管，那将带来更多的盲目性。

许多麻醉医生表示更喜欢使用左侧支气管导管，因为左侧支气管导管比右侧更容易固定，且不易阻塞上叶支气管开口，亦可以避开右上叶支气管开口变异多的情况。

（二）导管型号和置管深度的选择　由于双腔管横截面呈卵圆形，不宜以直径反映其规格。F39 管的内径相当于 F30 单腔导管，F36 管的内径相当于 F28 单腔导管。目前以双腔管周长与相同周长单腔管的尺寸表示双腔管的规格。

1. 导管型号的选择　美国学者 Brodsky 等测定 70 例年龄 13 ~ 82 岁患者的气管内径值（男 20.9 ± 0.3mm，女 16.9 ± 0.3mm），按气管内径测量值选择 Mallinckrodt 左 DLT 时，认为测量值≥18mm 时可选择 41F，≥16mm 可选择 39F，≥15mm 可选择 37F，≥14mm 可选择 35F。而新加坡学者 Chow 等按 Brodsky 的方法选择 Mallinckrodt 左 DLT 时，发现选择合适的仅占 66.7%，导管过粗占 28.8%，因此认为 Brodsky 设定的标准不适用于亚洲人，尤其是亚洲女性。

国内有研究表明以麻醉前测量胸部 X 线后前位平片锁骨胸骨端水平气管内径值，为选择 DLT 型号的依据时，成年组插管成功的导管型号与气管内径测量值呈高度直线相关。回归方程为：导管法制号（F）= 27 + 0.7 × 气管内径测量值（mm）。当气管内径测量值≥19mm 时选择 41F 或 45F DLT、≥17mm 时选择 39F、≥15mm 时选择 37F、≥13mm 时选择 35F、≥11mm 时选择 32F 或 30F、9 ~ 11mm 时选择 28F 较为合适。

除上述判定标准外，一般来讲，尽可能选用较大的导管，这样可减小呼吸道压力，减轻导管扭曲及提高隔离肺成功率。成年男性一般使用中大号（37F 或 39F）的双腔导管，身材矮小的男性和一般身高女性需要中号（37F）双腔导管或小号（35F）双腔导管。临床上女性身高 160cm 以下者选择 35F 双腔管，身高 160cm 以上者选择 37F 双腔管。男性身高 170cm 以下者选择 39F 双腔管，身高 170cm 以上者选择 41F 双腔管。除身高外，选择双腔管还应考虑患者体型。

双腔管型号选用合适的指征（需同时具备下列三项）：①导管插入顺利，管端能正确到达或经调整后能到达预定支气管；②管套囊注气 2 ~ 6ml 后套囊内压 < 25cmH_2O，正压通气呼

吸道峰压达 30cmH_2O 时无漏气现象；③气管套囊注气 1～3ml 后套囊内压 <20cmH_2O，正压通气呼吸道峰压达 30cmH_2O 时两肺隔离良好。

双腔管选用偏粗的指征（具有下列一项即可确认）：①导管插入时感觉有阻力；②经纤维支气管镜（FOB）引导管端亦无法进入支气管；③气管套囊注气 <2ml 即封闭良好；④支气管套囊注气 <1ml 甚至不注气就能达到两侧肺隔离良好。

双腔管选用偏细的指征（具有下列一项即可确认）：①气管套囊注气超过 6ml 正压通气时才不漏气；②气管套囊注气超过 3ml，两侧肺始能隔离。

2. 置管深度的选择 Brodsky 等分析 101 例成年患者用 FOB 证实左 Mallinchrodt DLT 管端正确到位时的置管深度与身高明显相关，男性置管深度（cm）＝0.11×身高（cm）＋10.53，女性置管深度（cm）＝0.11×身高（cm）＋10.94。鉴于上述回归方程是通过欧美人群的测试获得的，不一定符合国人解剖特征的要求。国内研究所得回归方程分别为：男性左 DLT 插管深度（cm）＝0.15×身高（cm）＋4.87；男性右 DLT 插管深度（cm）＝0.20×身高（cm）－2.61；女性左 DLT 插管深度（cm）＝0.13×身高（cm）＋7.93；女性右 DLT 插管深度（cm）＝0.18×身高（cm）－0.12。对于 170～180cm 身高的成年人，平均置管深度为 29cm，身高每变化 10cm，双腔管深度随之变化 1.0cm。亚洲人群身高每变化 10cm，双腔管深度变化大约 1.5cm。

（三）插管的基本方法与步骤 双腔支气管内插管的方法和步骤，与气管内插管或单腔支气管内插管者基本相同。

1. 清醒插管法 采用左侧双腔支气管插管者，在气管内注入 1% 丁卡因之前，应将手术床头端升高 15°，并向左侧偏斜 20°（即右侧在上方），其目的在使丁卡因较多地进入左总支气管。若采用右侧双腔支气管插管者，注药前的体位相反。

2. 快速诱导插管法 琥珀胆碱的用量宜稍加大（成人 80～100mg），以使插管操作有较好的肌松条件。

3. 插管前准备 DLT 插管一般都在普通喉镜显露声门后在盲探下完成，但最好在纤维光束喉镜直视下进行。①采用普通喉镜盲探插管时，应选用弯形窥视片，因其弯度与导管的弯度相匹配；②一般均需用充分润滑的可塑性探条插入长管腔内，使长管构成到达声门所需的弯度；③双腔导管的前端外壁需涂以 1% 丁卡因或 4% 利多卡因油膏润滑。

4. 插管步骤 ①插管头部应尽量取后仰位；②术者左手持喉镜显露声门，右手持导管插入口腔，即支管开口指向天花板，在明视下进行导管插过声门的管操作；③当导管前端刚进入声门后，随即拔除探条，然后继续慢慢推进导管，在推进过程中将导管旋转，使支气管开口对象同侧主支气管，使导管前端分叉部的水平面与支气管的解剖水平面相一致、且导管外端的双管平面与门齿的平面相一致；④在保持水平位下继续推进导管，直至遇到阻力而不能再推进导管，提示双腔导管的支气管段已进入支气管腔，插管即告初步成功。

5. 导管前端位置的鉴定 通过下列征象可做出初步确定：①置管过程顺利，推进导管中最后的隆嵴阻挡感明显；②在测试性几次正压通气下，双侧听诊呼吸音正常，胸廓抬动一致，最为重要的是右肺上叶呼吸音正常；③初步确认导管位置正确后，临时阻断一侧通气以作鉴别：阻断侧应该听不到任何呼吸音和无胸廓抬起动作；而通气侧的胸廓抬起十分明显，且其呼吸音正常；如果阻断侧仍有呼吸音，或通气侧的通气不够顺畅、呼吸音异常，提示导管前端可能发生折屈，应试稍退出导管以作调整；④听诊呼吸音的部位为双侧肺底部、肺中部和肺尖部，两侧相应部位的呼吸音应基本一致。如果右侧肺尖部听不到呼吸音，表示右肺上叶无通气，首先应放出套囊内气体、并慢慢稍稍退出导管少许，每次约1cm，然后再充气套囊，并逐次听诊，直至能够明确听到呼吸音为止；⑤仅施行支气管插管侧肺通气，同时将总气管侧导管口开放，应无任何气体漏出，表示进入主支气管导管的套囊密封良好；⑥如果上述试验仍不能确定导管的正确位置，则必须通过X线检查和纤维光束支气管镜检查求确证；⑦摆好手术体位后，同样还需要用听诊器测听两侧肺的呼吸音，以再次证实导管位置的正确性。因体位改变或头位有变动，提示双腔导管前端的位置已发生变动，必须重新鉴别、确定和调整导管的位置。头屈位可使支气管导管前端继续深入，有可能堵塞肺上叶通气；相反，头伸位可引起支气管前端移出主支气管；⑧确认导管位置正确后，方可分别注气膨胀总气管套囊和主支气管套囊，后者的充气量不应超过3ml。

五、双腔管定位

常用快速确定双腔管位置的方法包括听诊与支气管镜检查。

（一）听诊法　听诊分三阶段进行。第一步确定气管导管的位置。即双肺通气时将主气管内套囊适当充气，听诊双肺均有呼吸音。若双肺呼吸音不一致，气道阻力大，表明双腔管插入过深，应后退2～3cm。第二步确定支气管导管的位置。夹闭气管腔接口并使气管腔通大气，将支气管套囊充气，听诊确认单肺通气。开放气管腔接口行双肺通气，听诊双肺呼吸音清。第三步确定隔离效果。分别钳夹气管腔与支气管腔接口，听诊单肺呼吸音确定隔离效果。听诊法可快速诊断双腔管位置不良，但不能发现肺叶支气管堵塞的情况。患者体位改变后应重复上述步骤重新核对双腔管位置。

（二）纤维支气管镜　Smith等认为尽管通过仔细听诊确认DLT管端已“正确”到位时，用纤维支气管镜（纤支镜）检查仍可发现48%的导管端是错位的。Alliaume等经听诊认为管端已在最佳位置后，再以纤支镜检查，发现78%左DLT管端和83%右DLT管端的位置需要重新调整。侧卧位后术中需再次用纤支镜调整管端位置者占30%。已正确到位的DLT，因改变体位或手术牵拉肺脏时可引起管端错位。已固定妥善的DLT可因患者头低位使管端向前推进2.7cm，亦可因头部后仰使管端退出2.8cm，从而造成管端过深或脱位。因此条件允许时，用纤支镜确认DLT位置是必要的。

镜体外径为5.6mm的纤支镜不能通过任何型号双腔管的管腔。外径为4.9mm的纤支镜可轻易通过41F双腔管，涂抹润滑剂后较易通过39F双腔管，涂抹大量润滑剂并用力推进可勉强通过37F双腔管，但不能通过35F双腔管。外径为3.6和4.2mm的纤支镜可通过35Fr及以上所有厂牌的DLT管腔，而且镜头的活动空间较大，易于观察和调整。

1. 左双腔管　首先从气管腔（右侧腔）进行检查：将纤支镜送入气管腔（图7-4），通过气管侧开口直视导管情况，理想的位置应该是导管的气管开口端在隆嵴上1～2cm，支气管气囊（蓝色）上端埋在隆突水平稍下方（图7-5）。

如果从气管开口端未窥见隆突嵴，有3种可能性：

（1）导管的气管腔部分或完全进入左主支气管（插管过深）。

（2）支气管腔远端未进入左主支气管或部分进入左主支气管而蓝色气囊跨骑于隆突嵴上（插管过浅）。

（3）第三种情况是左双腔管的左侧腔完全或部分进入右主支气管。

从左双腔管的左侧腔（支气管侧）进行检查：纤支镜越出左侧管腔开口，应该看到第二隆嵴，从左侧腔开口到左上肺叶开口的距离约2cm。如果大于2cm，支气管套囊上缘有可能高出隆嵴，从而影响右主支气管的通气。另外，左侧腔过浅有可能使支气管导管滑出主支气管，此时纤支镜将出现隆嵴视野。而左侧管腔开口在左主支气管最大的深度以不超越左上肺叶开口为界，否则会影响左上肺叶的通气，而且有可能使右侧腔（气管侧）开口部分或全部进入左主支气管。如果以左侧腔开口到左上肺叶开口的距离作为判断导管深度的标准，那么，这段距离必须落在 0～2cm 范围，右侧气管腔开口的位置允许在该范围内调整。

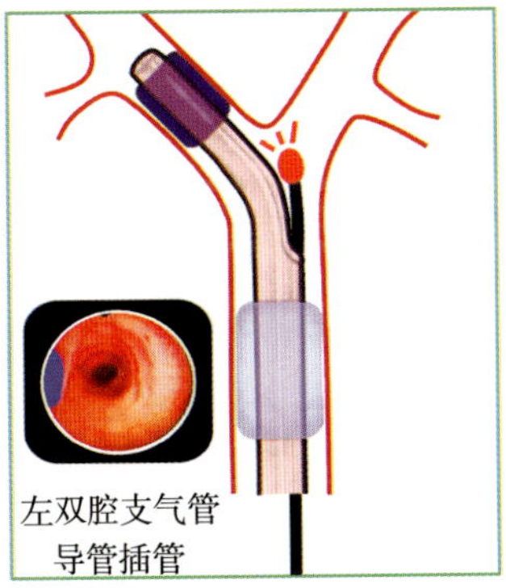

图 7-4 纤支镜在左双腔管的右侧腔（气管侧）进行检查时的视野（正确位置）

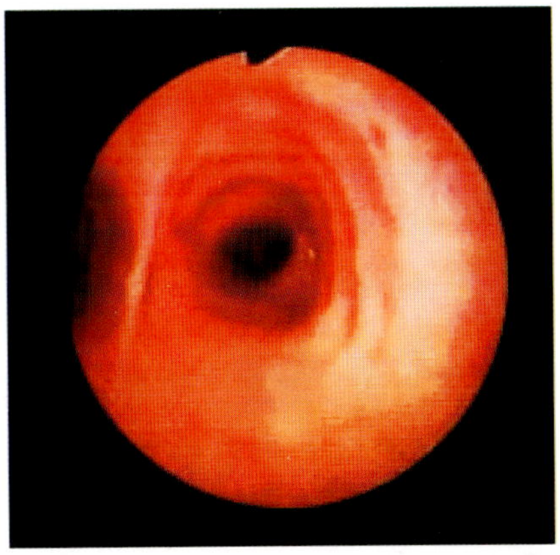

图 7-5 纤维支气管镜示气管隆嵴，纤支镜穿出右侧腔远端开口，即可看到隆嵴

2. 右双腔管 从左侧腔（气管侧）进行检查：将纤支镜送入左侧腔，通过左侧管腔开口观看导管位置，如果导管到位，应看到隆嵴及左主支气管开口，右侧管远端进入右主支气管，支气管套囊位于隆嵴下方。如果导管过深，纤支镜可见到左侧腔开口紧贴隆嵴或部分伸入右主支气管，此时纤支镜无法推进。如果导管过浅，在左侧腔开口处只见到气管侧壁，继续送入纤支镜可以看到隆嵴及导管的右侧腔套囊（蓝色），此时的套囊可能部分伸入右主支管或根本没有进入右主支气管，根据导管错位情况，在镜下作适当调整。

从右侧腔（支气管侧）进行检查：可选取导管的右上叶通气孔或右侧腔远端开口进行检查。右双腔管的错位情况，通过上述对左侧腔检查和调整，应该得到基本的纠正，这时应重点调整导管上的右上叶通气孔与右上叶开口的位置，如果导管位置正确，通气孔和右上肺叶开口正好重叠，没有支气管黏膜覆盖通气孔。如果通气孔被部分支气管黏膜覆盖，应调整双腔管（稍作前移或退后），使通气孔与右上肺开口重叠。

双腔支气管插管后，即使临床体征提示导管位置正确，作者仍然主张作一次例行内镜检查，这样做有两个好处：第一，及时纠正可能潜在错位的现象，如导管偏浅使右上肺叶开口与导管的上叶通气孔存在部分对位情况，临床体征依然正常，但体位改变易使支气管侧套囊滑出到气管内。Szegedi 等报道 51 例双腔支气管插管患者（临床征评估位置正确），纤支镜发现错位的占 29.5%，其他学者的相关研究中，错位发生率在 20%～40%；第二，位置正确情况下，纤支镜可了解患者的气管、支气管解剖情况，以便术中出现导管移位时，能迅速给予纠正。

纤支镜定位后，采用某些方法可以减少双腔管再移位的机会：①记录上切齿水平的导管刻度，并用胶布固定好导管，避免手术期间该数值的改变；②头部保持略为前倾位置，任何时候头部过伸将增加导管移位的机会；③改变体位时，用手保护好导管，并使头颈保持正常生理位置。

（三）气泡溢出法 Hannallah 等置入左 DLT 后，将一条细管的一端经右侧管腔置入到隆突部位，细管的另一端浸入盛水的烧杯中。当左侧单肺通气呼吸道峰压达到 $30cmH_2O$ 时，未见烧杯中有气泡溢出为两肺隔离完善。用此法判断支气管套囊的密闭程度既简单又敏感，但不能判断置管过深。

（四）$P_{ET}CO_2$ 监测法 Shafieha 等认为当两侧肺的通气－灌流比率基本相同时，两侧肺所测定的 $P_{ET}CO_2$ 波型、高度和节律是相同的。用两台 $P_{ET}CO_2$ 监测仪分别与 DLT 的气管导管和支气管导管连接，双肺通气时同步监测两侧肺的 $P_{ET}CO_2$ 波型，如一侧波型变小，高度变低，提示该侧管端对位不良。

（五）吸气峰压和肺顺应性监测法 Simon 等在监测肺顺应性时发现，DLT 置入过深或管端贴住呼吸道壁时，尽管双肺通气下压力－容量（P-V）环可无明显改变，但该侧行单肺通气时吸气压力明显增高，使 P-V 环增大，上升支右移，由此提示管端可能错位。我们的观测发现，当 65 岁以下患者单肺通气的吸气峰压超过双肺通气时的 1.6 倍，吸气峰压超过 $27cmH_2O$，65 岁以上患者单肺通气吸气峰压超过双肺通气时的 1.5 倍，吸气峰压超过 $22cmH_2O$，且肺顺应性值小于双肺通气时的 1/2，应高度怀疑右 DLT 管端发生过深移位。

（六）X 线定位法 只有左右管腔末端带有不透 X 线标志的 DLT 才能用 X 线胸片定位。辨别 DLT 位置的方法是在胸片上观察气管腔的标志与气管隆嵴的关系，以及支气管腔是否位于正确的支气管内。气管腔末端标志应在气管隆嵴之上，但这并不能保证导管位置完全正确，因在胸片中很难发现轻微的右上肺叶支气管阻塞。前后位 X 线胸片上如看不到气管隆嵴，就无法用于 DLT 定位。将 1ml 泛影葡胺注入支气管套囊内，可加强胸部 X 线对 DLT 管端的定位效果，但如果这种水溶性造影剂漏出套囊，会损伤支气管黏膜。拍摄胸片操作麻烦、冲洗显影耗时且较昂贵，并常在搬动患者放置胶片匣时发生导管移位，因此这种方法欠实用。亦有用胸部 CT 行 DLT 管端定位和分析套囊注气量与隔离效果的关系。这种方法可以作为一种研究手段，用于临床麻醉的常规定位方法则过于繁琐，尤其当患者体位改变后，难以追踪观测。

六、DLT 管端错位的常见原因和对肺隔离效果的影响

1. 置管过深 选用偏细的 DLT 容易置管过深。左侧双腔管置管过深时管端可处在左下肺叶支气管开口处，甚至管端已置入左下肺叶支气管内，充气的支气管套囊将堵塞左上肺叶支气管开口，气管套囊则堵塞部分右支气管开口。右侧 DLT 置管过深时管端可进入右下肺叶支气管内，支气管套囊堵塞右上肺叶支气管开口，气管套囊堵塞部分左支气管开口。造成单侧肺通气时肺泡通气面积减少，容易发生缺氧。

2. 置管过浅 选用过粗的 DLT 往往在管端未进入（或刚进入）支气管时已无法继续向前推进，使导管不能正确到位。尽管选用导管适宜，管端进入支气管不够深，充气的支气管套囊可将管端“挤出”支气管或部分堵塞对侧支气管开口。置管过浅时管端容易发生脱位，失去肺隔离的作用。

3. 管端发生旋转 置入右 DLT 尽管深度合适，但因导管的支气管端发生旋转，使其侧孔无法与右上肺叶支气管开口对准而造成管端错位，多因管端相对偏粗所致。Sheridan 右 DLT 的支气管套囊是双囊式，如置管深度合适，仅管端发生旋转不会引起右上肺叶通气障

碍。其他类型导管管端旋转达90°时，侧孔两侧的支气管套囊正好阻塞右上肺叶支气管开口，而阻断右上肺叶通气。

4. 左DLT管端误入右支气管　右侧双腔管插管易成功，左侧双腔管插管中易出现进入右支气管的情况。并且因解剖变异或右肺病变使纵隔发生移位、或左上肺病变牵拉左支气管时，左支气管与气管的夹角可加大到55°以上，左DLT管端容易滑入右支气管。左聚氯乙烯DLT管端误入右支气管的发生率比橡胶类DLT明显高。遇到这种情况后先将套囊放气，导管后退至距门齿20cm处，将患者头右转90°同时将双腔管逆时针旋转90°再向下推进导管，导管易进入左侧支气管。左侧双腔管进入右侧支气管后的另一种处理方法是夹闭主气管通气，控制呼吸并后退导管，见到双侧胸廓起伏后将患者头向右侧旋转，导管同时逆时针旋转推进易使左侧双腔管进入左支气管。在上述方法不能奏效的情况下应使用支气管镜引导插管。

5. 已正确到位的DLT，因改变体位或手术牵拉肺时可引起管端错位，从而造成管端过深或脱位。

6. 右上肺叶支气管开口位置异常　正常右上肺叶支气管开口位于距隆突2cm的右主支气管壁上，先天异常时此开口距隆突可不足2cm，或直接开口在气管壁上。置入右DLT尽管“深度合适”，但导管支气管端的侧孔无法与右上肺叶支气管开口对准，使右侧单肺通气时缺少右上肺叶的气体交换。

对于上述情况，除应选择适宜型号的DLT外，通过纤支镜检查多数能够将DLT管端调整到正确位置。

七、麻醉期间单肺通气的管理

单肺通气的管理最根本的一个要求是优先考虑单肺期间肺的气体血流分布，而单肺期间的危害则是全身性低氧血症，针对这种情况，我们可以采用合适的吸氧浓度、通气量、通气模式等技术来避免或减少单肺通气对机体带来的危害。

（一）吸氧浓度　单肺通气期间，吸氧浓度降低，易出现PaO_2下降，而全身低氧血症的发展将刺激动脉化学感受器而间接抑制局部HPV。但吸入纯氧100%超过68h将会使全肺HPV反应迟钝。

尽管理论上高浓度氧吸入会导致氧中毒以及吸收性肺不张，但单肺期间给予100% FiO_2，其产生的益处远大于其带来的不良效果。下垂肺给予高浓度氧至少可以使较低的氧分压提升到安全水平，高浓度氧使下垂肺的肺血管扩张，无疑增加了下垂肺肺血管接受血流的容量，改善通气侧肺的血流分布。而在一般的胸科手术时间范围，吸入100%氧气不会造成氧中毒，结合合适的潮气量及IPPV或低水平PEEP，也可以防止通气侧肺出现吸收性肺不张的情况。

（二）潮气量　单肺通气的潮气量为10ml/kg，如果长时间低于10ml/kg，则为下侧肺（通气侧）发生肺不张提供了条件。高于10ml/kg，会增加呼吸道压力和血管阻力，使非通气侧肺血流量增加，削弱HPV效应。实际上，8～15ml/kg范围的改变，对动脉氧浓度影响不大。单肺通气期间，V_T从15ml/kg调至8ml/kg，PaO_2下降，但通常程度上并不大。但15ml/kg会使通气肺的肺泡无效腔增加。如果单肺通气与双肺通气分钟通气量相等，通气侧肺能消除绝大部分的CO_2，故$PaCO_2$通常升高不快，使$PaCO_2$、$PaCO_2$与呼吸末CO_2浓度相差较小。

（三）通气方式

1. 间歇正压通气（intermittant positive pressure ventilation，IPPV）　一般情况下采用IPPV通气可以满足大部分胸科手术的需要。

有文献推荐单肺通气的参数值范围：潮气量为 8 ~ 10ml/kg；呼吸频率为 12 ~ 15 次/分；吸入氧浓度 90%。

2. 对通气侧肺应用 PEEP　选择通气肺应用 PEEP 是纠正低氧血症方法之一，通气侧肺通气血流不匹配很可能是由于低潮气量引起肺不张所致。单肺麻醉对通气侧肺应用 PEEP 有利于改善低氧血症。其主要机制是恢复功能残气量（FRC），改善肺顺应性和减少肺内分流。一般情况下并不需要通气肺应用 PEEP。但在 $FiO_2 = 50\%$ 时，$PaO_2 < 80mmHg$ 或术前存在功能残气量降低或通气肺存在区域性肺不张时通气肺可采用 PEEP。PEEP 的值从 $5cmH_2O$ 到 $10cmH_2O$ 范围选择，通过血气等参数选择最佳 PEEP 值。

3. 对无通气侧肺应用持续气道正压通气（continuous positive airway pressure，CPAP）　对无通气侧肺应用 CPAP 可达到两个目的：①提高动脉血氧分压；②减少无通气肺分流量。对无通气侧肺应用 2 ~ 5cm H_2O 的 CPAP 能有效地纠正低氧血症。对无通气侧肺应用 5 ~ 10cm H_2O 的 CPAP 有助于改善氧合。CPAP 可使无通气侧肺部分分流量得到氧合。但由于会使无通气侧肺膨胀影响手术操作，故胸腔镜手术不宜使用。

4. 高频通气（high frequency ventilation，HFV）　高频通气可改善低氧血症且对手术操作影响不大，故许多麻醉医生在单肺麻醉时常规使用高频通气。对无通气侧肺应用 HFV 可达到两个目的：①提高动脉血氧分压；②利于无通气肺 CO_2 的排出。HFV 与 CPAP 的比较见表 7-11。

表 7-11　HFV 与 CPAP 通气的比较

	HFV	CPAP
支气管漏气	有效提高 PaO_2	提高 PaO_2 不明显
主支气管手术	可从术野置管通气	不能应用
非通气肺 CO_2	利于排出	排 CO_2 作用不明显
改善低氧血症	有效	有效

5. 间歇双肺通气　假如其他措施均不能改善低氧血症，那么就要间歇应用双肺通气以提高动脉氧合，这个过程需要外科医师的配合，因为当麻醉医师难以保持正常动脉氧合时，外科医师手术操作也十分困难。尽可能地进行双肺通气，将单肺通气的时间缩短。一般 1 小时单肺通气后进行 5 分钟双肺通气，即可使 PaO_2 和 $PaCO_2$ 维持在正常范围内。

（四）单肺通气时常见问题的识别和处理

1. 手术侧肺仍有通气　这个情形最常见于夹错 Y 形气管道管端，假如导管连接正确但非通气侧肺仍有通气，此时应考虑支气管套囊充盈不足或破裂。若不存在以上两个原因，则应检查导管的位置，因为其支气管端可能还在气管内或进入另一侧支气管内。必要时可借助于纤维支气管镜检查导管位置。

2. 非通气侧肺没有通气也没有萎陷　这种情况有患者方面的原因，也有导管方面的原因，不论是哪种原因，非通气侧肺呼吸道肯定存在不同程度闭塞。

（1）患者因素：伴有哮喘或肺气肿的患者，其肺萎陷需要 5 ~ 15 分钟。另外，也有可能是支气管内有阻塞性病变阻碍了肺快速萎陷，因此只有当肺泡内气体吸收后该肺才可萎陷。若肺发生炎症或感染，肺组织与胸壁粘连，导致肺部分萎陷或完全不能萎陷。

（2）导管因素：如果导管插入过浅，支气管套囊横跨于隆嵴上而阻塞了非通气侧肺支气管导管开口，结果影响肺萎陷；假如到位导管的支气管套囊过度充气，也可阻塞非通气侧肺支气管导管开口。唯一方法是借用纤维支气管镜在直视下确定套囊位置和充盈程度。

3．$P_{ET}CO_2$ 低而血气分析示高碳酸血症　当通气侧肺通气良好，非通气侧肺完全萎陷时，出现这种情况可能是由于呼气潮气量不足或呼吸道高阻力引起。$P_{ET}CO_2$ 显著降低可能是因为呼气时间过短，CO_2 不能完全排出，最简单方法是延长呼气时间和降低呼吸频率，这样难免会降低分钟通气量。由于通气侧肺顺应性低，故为了保证分钟通气量而增大潮气量，会导致已经升高的呼吸道阻力进一步上升。另外也有可能是支气管套囊漏气造成 $P_{ET}CO_2$ 降低，因此通过气囊充气或调整导管位置可排除这方面原因。$P_{ET}CO_2$ 显著降低有时要考虑结果的准确性及影响因素，不一定真正反映肺泡 CO_2 浓度。避免高碳酸血症固然最好，但是 $PaCO_2$ 中度升高并不是可怕的事。事实上在处理严重通气困难患者时，可以允许中度高碳酸血症存在。

4．氧合不良和低氧血症　低氧血症是单肺麻醉的一个常见并发症，出现低氧血症应及时处理。有时 SpO_2 监测不够准确，则应行血气分析检查。在某些情况下较容易预料到低氧血症的发生，比如术前或双肺通气时 SpO_2 低，术前 FEV_1 低于正常。另外，右侧开胸比左侧开胸更容易发生低氧血症。

（1）单肺通气时氧合不良的主要原因：①隔离技术机械性因素包括双腔管或支气管插管位置不良影响通气，通气道被血液、分泌物或组织碎屑堵塞影响通气，通过调整插管位置与清理通呼吸道可很快纠正这种通气不良；②慢性肺疾患在单肺通气时呼吸道内气体分布不均衡增加，小呼吸道过早闭合易导致通气不良；③单肺通气引起低氧血症的最主要原因是双肺的通气血流比失衡。影响因素包括体位、全身麻醉、开胸以及低氧性肺血管收缩。原先双肺通气量进入单侧肺，易致通气过多而相对灌流不足，因而肺分流增加。解决的方法是增加 FiO_2 达 1.0，同时降低潮气量和增加通气频率（借以保持相同的每分通气量）；也可能与应用挥发性麻醉药有关，后者可引起肺血管扩张，同样引起肺分流量增加。解决的方法是停用挥发性麻醉药，改用静脉麻醉药。

（2）单肺麻醉时低氧血症的处理步骤

1）通气侧肺吸入 100% 氧。通气侧肺潮气量设在 10ml/kg 左右。调节呼吸频率使 $PaCO_2$ 维持在 40mmHg 左右，由于潮气量较少，为了维持正常的每分通气量，就必须适当调节呼吸频率，一般较双肺通气时增加 20%。检查吸入气是否为纯氧及麻醉机或呼吸机运作是否正常。

2）检查呼吸回路和双腔管连接口，以明确导管是否脱出或漏气，连接是否松脱；检查预设的分钟通气量是否不足。

3）听诊检查通气侧肺以确保通气量是否足够；检查导管位置；用吸痰管吸引痰液和手术污物。

4）根据血压、脉搏来估计心输出量和循环血容量情况。必须记住在肺门附近手术操作会影响静脉回流或直接压迫心脏。若发现心输出量减少，应适当增加循环血容量，以保持左心室充盈情况或适当应用强心药物。若难以估计心输出量情况，可借助经食管超声心动图来评价左心室充盈情况和心肌收缩力。胸科手术的体位很难进行肺动脉导管插管。

5）若排除单肺麻醉持续低氧血症与低心输出量、机械故障及管理技术相关，则应考虑可能是由于无通气侧肺分流量大或通气侧肺通气血流明显不匹配所造成。可以采取以下措施：①上侧肺持续吹入纯氧，流量为 1L/min；②上侧肺持续正压通气（CPAP），目的使上肺血流有一定氧合，同时血管阻力增加，使血流转向下肺；③通气侧肺使用 PEEP，改善 V/Q 比值，但 PEEP 过高也可增加下肺的血管阻力，使无通气侧肺分流增加，影响 PaO_2 增加；④双肺分别通气：上肺 CPAP 或 HPV，下肺 PEEP；⑤间断双肺通气：一般 1 小时单肺通气后进行 5 分钟双肺通气，即可使 PaO_2 和 $PaCO_2$ 持在正常范围内，而无需用 CPAP 和 PEEP；⑥肺切除时。尽快钳闭肺动脉，以杜绝分流。

单肺麻醉时低氧血症的处理策略总结如表 7-12。

表 7-12 单肺麻醉时低氧血症的处理策略

处理策略	具体方法
检查监测指标	提高吸氧浓度至 100% 呼气末二氧化碳分压波形 呼气潮气量或分钟通气量
检查麻醉机及其回路	呼吸回路是否密封 双腔管连接口导管是否脱漏或漏气
检查肺膨胀情况	听诊非手术侧肺呼吸音及吸痰
检查导管位置	纤维支气管镜检查导管位置
评价心输出量	保持或恢复循环血容量 考虑使用强心药物 考虑经食管超声检查
考虑肺分流的情况	对手术侧肺吹入氧气 对非手术侧肺使用 PEEP 对非手术侧肺使用 CPAP 间歇双肺通气 肺动脉结扎术

单肺麻醉出现低氧血症的机制是多方面的，但不论是哪种原因，麻醉医生应尽早让外科医生知道具体情况，并且尽早进行双肺通气或肺动脉阻断，以免使患者发生永久性脑和心脏的伤害。

第七节 特殊患者的麻醉管理

一、肺切除术

肺切除术的对象主要为肺恶性肿瘤或肺严重感染患者，其病理生理改变及手术创伤程度均较肺叶切除者为大。一侧肺组织被全部切除后，只余下健侧肺进行通气和气体交换，如病肺原来已几无功能则手术引起生理改变较小。这类患者可能病情较重，对于术和休克的耐受能力较差，胸腔也可能粘连较多，手术出血多，应予重视。在麻醉处理上要注意：

1. 选用 DLT 插管。
2. 在术者切除全肺组织前应将支气管导管退回到气管内，避免被切断。

3. 如已在术侧肺动脉内置测压管或漂浮导管，也应在全肺切除前及时退出。

4. 一侧肺切除后，周身血液均流经仅存的肺循环，输液、输血量均应适当控制，以防出现肺水肿。

二、肺大疱

肺大疱系由肺组织结构不良造成，其空腔壁由脏层胸膜、结缔组织或肺组织构成。考虑外科手术患者，往往因气急而丧失劳动力，呼吸储备功能低下，麻醉注意：

1. 吸入高浓度氧。

2. 由于氧化亚氮可引起体内任何气体容积的扩张，一般不主张使用。

3. 可在清醒或全身麻醉下插入双腔管，肺大疱破裂者应先下胸腔壁式引流。诱导前应充分吸氧，诱导时应谨慎或避免面罩加压给氧，严防呛咳引起胸膜腔内压升高。由于正压通气可能引起肺大疱进一步扩张，甚至破裂，引起张力性气胸，一般主张保留自主呼吸，但必须进行严密监测。如果不能确保氧合及 CO_2 排出，则可在健肺（如果没有肺大疱），适当机械通气，采用频率略快，呼吸道压力不应过高。

4. 如在开胸已施行正压通气，必须警惕张力性气胸发生的可能性。

5. 高频通气技术可用于肺大疱患者，有一定的优点。

6. 肺大疱结扎切除后，虽然可使既往不被利用的肺组织得到利用，改善呼吸功能，但术后有些患者仍需更换双腔导管进行呼吸支持，所用 PEEP 必须降至最低限度。

第八节 术后镇痛

胸部手后疼痛除与其他手术一样，可因应激反应而导致机体产生一系列的病理生理变化外，还易引起心血管和肺功能障碍。胸壁呼吸运动可引起创口疼痛，导致患者保护性地减小呼吸动作，必然限制肺膨胀，使潮气量减小，为保证每分通气量，呼吸频率代偿性增加，而呈现浅而快的呼吸，其结果使肺泡内压下降，氧弥散能力减低，CO_2 排出增快，造成血中 $PaCO_2$ 降低，血 pH 偏碱性，从而又使呼吸进一步加快变浅，加重呼吸性碱血症。另外，胸部创口疼痛，也限制了咳嗽反射与排痰，黏稠的痰液可堵塞一级或二级支气管，造成肺叶或肺段不张，除使肺有效通气量减少外，还可造成不张部分肺动静脉短路，右向左分流增多，加重低氧血症，增加心脏负荷。因此，胸部创口疼痛应及时控制。

一、测定疼痛的方法

临床疼痛的测定可从主观、客观和行为学三个方面进行。

（一）主观测痛方法

1. 口述描绘评分法（verbal rating scales，VRS） 这种方法是采用形容词将疼痛的程度加以描述。它将疼痛的程度分为无痛、轻微、中等和剧烈疼痛。

2. 视觉模拟评分法（visual analogue scales，VAS） VAS 就是在患者面前呈现一条长 10cm 的直线，两端分别标上 0 和 10 字样。0 端表示无痛，10 端表示最剧烈的疼痛。让患者在线上标出自己疼痛的相应位置，然后用尺子量出疼痛数字称为疼痛强度。以上两种简单的方法行之有效，常被临床所采用。

（二）客观生理指标的测定 为了提出一个间接但比较客观的测痛方法，人们做了许多尝试。疼痛可以带来自主神经能的改变，如心率、血压和呼吸等，故可用于间接评估疼痛的程度。但对慢性疼痛，因自主神经功能改变往往不甚明显，而且这些改变并不单纯由于疼痛所致，故对慢性疼痛来说作为监测疼痛指标可靠性不够强。

（三）疼痛行为学测定 由于疼痛，患者表现出一系列的行为改变，如防御动作以及肌肉紧张度、各种疼痛表情，患者表现出呻吟和叹息等。

总之，在胸部镇痛中疼痛测量的方法中，以 VAS 评分法应用较广。

二、胸部手术后镇痛方法

过去我们常采用肌肉或静脉给予阿片类镇痛药以减轻疼痛，但一次性给药的剂量，临床上常感用量不足，不能达到充分镇痛。为此，近年来常采用以下的方法进行胸部术后镇痛。

（一）硬膜外镇痛 胸部手术后硬膜外镇痛是比较常用的方法，不仅可使手术创口部位不痛，内脏的疼痛也可消除。可用微泵持续注射，避免多次用药的麻烦。另外，只要保持无菌，硬膜外导管可安全地留置 1～7 天。硬膜外置管的禁忌证有出血素质、败血症和穿刺部位局部感染，另外还有脊髓或脊神经根病变等。硬膜外镇痛的并发症发生率很低，但后果十分严重。主要的并发症有硬膜穿破后头痛、硬膜外腔感染、血肿压迫性瘫痪、穿刺损伤周围组织（如损伤脊髓、脊神经根等）、误注药物或药物过量。常用的药物有：

1. 局麻药类 局麻药类以罗哌卡因最为常用。其镇痛效果确切，对肺功能有一定改善作用，对心脏毒性作用较低，在不同用药浓度下还有运动感觉分离的特点。0.2% 浓度的罗哌卡因不阻滞运动神经，只对感觉神经产生阻滞，因此不影响患者术后呼吸和咳痰，还能达到充分的镇痛。罗哌卡因与阿片类联合应用，效果更佳，可以使罗哌卡因的用量减少，避免一些并发症如血压下降等的发生。

2. 阿片类 吗啡、芬太尼、舒芬太尼、阿芬太尼等。

硬膜外腔应用吗啡或芬太尼，不仅有镇痛作用，而且还可以改善呼吸功能。有文献报道，疼痛发作时呼吸频率增加 55%，潮气量（V_T）减少 40%，肺活量（VC）减少 74%。硬膜外腔用药后呼吸频率减慢，V_T 和 VC 均基本恢复正常。

硬膜外注射吗啡类药物的起效时间，与药物通过硬脊膜的能力有关，脂溶性高者易通过硬脊膜，反之则不易通过硬脊膜。另一方面，药物进入脑脊液后，低脂溶性药物难以弥散出脑脊液，因而维持时间长。吗啡脂溶性低，从硬膜外腔向蛛网膜下隙的弥散速率慢，约 1 小时才达到脑脊液峰值，故潜伏期长，相反，吗啡在脑脊液中消除半衰期约 3 小时，但降至最低有效脑脊液浓度需 12～48 小时。吗啡的副作用有呼吸抑制、恶心、呕吐、瘙痒、尿潴留、昏睡等。在应用吗啡镇痛时，应严密监测呼吸情况。其他脂溶性高的阿片类药物如芬太尼等硬膜外注射后，起效快，维持时间短，副作用亦少见，安全度较高。

另外可乐定和曲马朵也可用于手术后镇痛。现在临床常用低浓度局麻药与小剂量阿片类镇痛药联合应用，效果确切，副作用少。

（二）静脉镇痛 传统上，术后患者镇痛主要采取肌内注射给药的方法。因为静脉给药易发生呼吸抑制，不安全；皮下给药疗效不稳定；直肠给药不易被患者接受；口服给药无法用于术后早期患者；暂缺舌下含服制剂，所以无法舌下给药。但肌内注射比较痛苦，因此，现在多在监测疼痛程度、呼吸幅度及意识状态的情况下，采用小剂量单次静脉注射给药，既安全，又易于被患者接受。

1. 静脉应用阿片类药物 静脉应用阿片类药物是治疗中度至重度疼痛的主要方法，也是衡量其他镇痛方法疗效的标准。静脉应用阿片类药物的目的是维持血药浓度稳定于治疗范围内。治疗范围的血药浓度指从药物发挥有效镇痛作用至出现药物毒性作用之间的浓度。静脉应用阿片类药物的原则是先给予足够的药物，以达到有效镇痛的血药浓度，然后间断规律小剂量给药维持稳定的血药浓度。阿片类药物通过对中枢神经系统阿片受体的激动机制，从而产生镇痛作用。与阿片类药物相关的其他副作用包括恶心、瘙痒及便秘等，可以分别使用镇吐剂、抗组胺药及缓泻剂对症治疗。减小阿片类药物剂量、改变阿片类药物种类或停止使用阿片类药物都可以减少副作用。

患者自控镇痛法（patient controlled analgesia，PCA）是目前普遍应用的镇痛方法。它需要特殊的设备，先由医师设置给药剂量和用药的间隔时间，而后让患者自己按需要调控药物注射的镇痛法。它具有以下优点：①镇痛药的使用能真正做到及时、迅速；②基本解决了患者对镇痛药需求的个体差异，获得最佳效果；③减少不必要的用药量，降低并发症发生率，有利于维持生理功能稳定。由于胸科手术损伤胸膜，术后疼痛明显，常规剂量的静脉阿片类常不能达到完全镇痛，加大静脉阿片类则产生呼吸抑制和昏睡等严重的副作用，即使采用静脉患者自控镇痛法（PCIA）也不能达到满意的效果。硬膜外患者自控镇痛法（PCEA）镇痛效果常优于 PCI A。

2. 非甾体类抗炎药（NSAIDs） NSAIDs 可用于轻度至中度疼痛的治疗，还可以辅助阿片类药物的镇痛。NSAIDs 与其他镇痛药相比具有特殊的作用机制，它主要作用于外周，而不是中枢神经系统，所以可以作为其他镇痛药的辅助用药。NSAIDs 的镇痛作用仅次于它的抗炎作用，后者导致前列腺素抑制，引起 NSAIDs 的主要副作用——胃炎、血小板功能异常及肾损伤。NSAIDs 中仅有酮洛酸可以静脉给药，无需口服。它的药效很强（与吗啡相同），已成为术后患者吗啡镇痛的替代品。但它也有一些缺点，如价格昂贵（是吗啡的 20 倍），由药效强带来的副作用也比较明显，使用时不能超过 5 天。

（三）肋间神经阻滞 关胸前或手术后，于切口上、下各两肋间神经血管束部位和引流管周围注射局麻药，对创口镇痛有较好效果，但不能阻断内脏疼痛。局麻药中加入肾上腺素可延长镇痛时间。也可采用导管行肋间神经连续阻滞，这样可以重复多次给药。对大多数患者，即使肺功能很差的患者，术后也无严重肺部并发症，并有利于患者术后咳嗽，排痰，减少肺气张的发生率。

（四）肋间神经冷冻术 术中暴露肋间神经，用 -15 ~ -20℃的探针冷冻神经 45 秒，使神经细胞破坏，而保持神经细胞周围的胶原，这种方法可达到胸壁镇痛。术后辅助少量哌替啶，效果良好。但是此法需要昂贵的设备。

总之，胸部术后镇痛方法很多，可根据当地的条件和患者的具体情况，选择合适的镇痛方式，减轻术后的疼痛和一些并发症，有利于患者早日康复。

（黄宇光 高慕良）

参 考 文 献

1. Campos JH. Current Techniques for Perioperative Lung Isolation in Adults. Anesthesiology, 2002, 97 : 1295 - 1301.

2. Cohen E. Methods of lung separation. Current Opinion in Anaesthesiology, 2002, 15 : 69 - 78.

3. Brodsky JB, Cohen E. Video-assisted thoracoscopic surgery. Current Opinion in Anaesthesiology, 2000, 13 : 41 - 45.

4. Azad SC. Perioperative pain management in patients undergoing thoracic surgery. Current Opinion in Anaesthesiology, 2001, 14:87-91.

5. Brodsky JB. Approaches to hypoxemia during single-lung ventilation. Current Opinion in Anaesthesiology, 2001, 14:71-76.

6. Tamul PC, Peruzzi WT. Assessment and management of patients with pulmonary disease. Crit Care Med, 2004, 32:s137-145.

7. 欧阳葆怡. DLT的型号选择和管端定位. 2006年中华医学会全国学术年会, 知识更新: 53.

8. 郭曲练, 徐启明. 胸科手术的麻醉. 见: 徐启明, 郭曲练主编. 临床麻醉学. 北京: 人民卫生出版社, 2000.

9. 赵俊. 新编麻醉学. 北京: 人民军医出版社, 2000.

10. 张亚军, 贾乃光. 胸内手术麻醉. 见: 庄辛良主编. 现代麻醉学. 第3版, 北京: 人民卫生出版社, 2003.

第八章 电视胸腔镜外科的护理

◆内容提要◆

1. 胸腔镜手术前准备和护理
2. 胸腔镜手术后观察和护理
3. 胸腔镜手术设备及器械的消毒，器械护士的手术配合

第一节 手术前准备与护理

一、手术前护理

（一）护理评估

1. 评估患者的一般情况，测量体重、血压、体温、脉搏，并记录。

2. 了解患者的饮食、营养状况，生活习惯、自我照顾能力、睡眠习惯、二便情况、皮肤的完整性、精神意识状态、语言表达能力，满足患者的需求。

3. 了解患者有无药物过敏史及合并症，如高血压、冠心病、糖尿病或其他慢性疾病，劝导患者戒烟戒酒。

4. 了解患者的呼吸功能情况，为手术后的个性化护理提供依据。

（二）卫生宣教

1. 原则上要根据患者性格特点和焦虑程度，适当简单的介绍手术方法和手术过程及手术后可能出现的并发症，使患者和家属对手术有初步的了解，以缓解心理压力及恐惧感，同时对于比较敏感，过于焦虑的患者也可以防止增加焦虑感。很多患者和家属由于专业知识的缺乏，对手术普遍存在着恐惧的心理，希望了解更多的相关知识，此时做卫生宣教，可以达到事半功倍的效果。

2. 告知患者手术后可能出现的问题及解决的方法，特别要阐明手术后会通过各种方法给予患者充分的镇痛，以减轻患者对疼痛的惧怕。

3. 阐明手术后进行呼吸功能恢复锻炼的重要性，让患者掌握有效的咳嗽技巧、深呼吸运动、呼吸功能恢复训练仪的使用、如何吹气球及手术后肢体和体位的变换，增强患者主动参与的意识，而不仅仅是被动地接受。取得患者和家属的配合，对手术后的护理至关重要。

4. 向家属强调患者在监护过程中，限制探视人员对预防交叉感染有积极作用。监护室

内勿摆放鲜花，相关人员勿使用浓烈的香水，以免刺激的气味给患者带来不适，在日常工作中已发现多例患者在手术后，由于花粉的刺激而引发过敏性哮喘。

（三）控制感染

1. 对呼吸道感染的患者，手术前应使用抗生素及解痉祛痰药。做雾化吸入，每日 2 次，每次 20 分钟。痰多者给予体位排痰，并记录痰液量。

2. 指导患者每日进行呼吸功能的训练，如做深呼吸运动、爬楼梯、吹气球或使用呼吸功能恢复训练仪，以提高肺的功能，减少手术后肺部并发症的发生。

（四）营养支持　营养不良直接影响到患者对手术的耐受性、切口的愈合和恢复。术前鼓励患者进食高蛋白、高热量、易消化、富含维生素的食物，必要时静脉给予白蛋白或输血治疗。

二、手术前准备

（一）手术前一日准备

1. 常规备皮，刮去明显的汗毛和腋毛即可。让患者淋浴或清洁手术区域的皮肤，清洁皮肤对预防切口感染尤为重要。清洗过程中注意保暖，预防感冒。

2. 无特殊的肠道准备，可根据患者的粪便情况给予口服泻药或使用甘油灌肠剂。若患者每日有规律地排便，可不用肠道准备。

（二）手术当日准备

1. 监护室的准备　有条件的准备监护室，无条件的可将监护单位设在护士站周围，将手术后患者集中管理，以提高护理的安全性。

2. 床单位的准备　患者被送入手术室后，准备好全麻床、监护仪器及抢救物品，并检查各种物品的使用完好性。

（王秋利）

第二节　手术后观察与护理

一、手术后观察

（一）护理评估

1. 评估患者清醒程度、生命体征的稳定性、制定护理级别。

2. 评估病人氧合情况，观察病人的口唇、皮肤、甲床的颜色及四肢皮肤的温度，评估有无缺氧的表现。

3. 评估有无胸内出血，观察胸腔闭式引流管的情况。

4. 评估呼吸治疗的效果，制定个性化的康复计划。

5. 评估伤口疼痛的程度，最大限度地减轻患者痛苦，以利于呼吸治疗的实施，加快康复的进程。

6. 评估患者耐受程度，制定个性化的活动计划。

（二）手术后并发症的观察　胸外科手术后常见的并发症：

1. 胸腔内活动性出血。

2. 心律失常。
3. 肺部并发症。
4. 感染。
5. 支气管胸膜瘘。

二、手术后护理

（一）一般护理

1. 患者麻醉清醒后方可返回病房，给予半卧位，固定好各种管道，加好床挡，保证护理安全。

2. 监测血压、脉搏、心率、心律、血氧饱和度，每 30 分钟一次至平稳后改为每 2 小时一次，每日测量体温 4 ~ 6 次，并做好记录。观察心率的变化尤为重要，特别是有胸内出血时，首先表现为心率加快，当出现血压下降时，胸腔内已有大量积血，此时有可能已经延误了抢救时机。同时注意检查伤口附近皮肤情况，看有无皮下气肿。

3. 根据病情选择鼻导管或面罩吸氧，根据血氧饱和度调节合适的氧气流量，保持氧气的湿化，湿化液须每日更换，若需持续吸氧时，湿化瓶须每周消毒一次。

4. 观察患者四肢有无运动障碍，让患者做握拳、抬腿运动。根据患者自身情况，在合适的时候拔除尿管，让患者尽早下地如厕，促进患者的活动。

5. 如无特别要求，麻醉清醒后 6 小时即可让患者饮水，初次饮水时注意避免使患者呛咳。手术后第一天即可正常进食，以清淡易消化食物为主，排气前避免进食牛奶、甜食，以避免胀气。同时鼓励患者进食蔬菜、水果等粗纤维食物，以避免由于活动少、进食少等原因造成便秘。

6. 肺栓塞是胸外科手术后最严重的并发症之一，超过 60 岁的老年人、肥胖者是手术后肺栓塞的高发人群，肺动脉血栓主要来源于下肢深静脉，所以预防下肢深静脉血栓的形成非常重要。去手术室前可让患者穿预防血栓形成的弹力袜，返回监护室后，按摩患者双下肢每 2 小时一次。让患者做双下肢的屈膝、伸展、抬臀运动，每日 3 次，每次 2 分钟。鼓励患者尽早下床活动，若生命体征平稳，手术后第一天即可在护士的指导下在床边适量活动。开始可以在床旁站起，原地踏步，再次可以在床旁活动，近而再增加活动范围和活动量。当患者躺在床上时可以多做腓肠肌收缩的运动。半卧位有利于改善呼吸及伤口引流，同时也加重了骶尾部皮肤的压力，容易引起皮肤的压疮，须经常变换体位，保持患者的卧位舒适。

7. 每日晨晚间护理时将胸带松开，查看伤口处皮肤，避免胸带包扎过紧，使皮肤受压而引发水泡。

8. 指导患者加强上肢锻炼。患者常因疼痛不敢活动术侧手臂，以致肩关节活动范围受限，造成肩下垂。术后要指导患者循序渐进地进行肩关节功能锻炼，主要是上举和外展，逐渐练习术侧手臂的爬墙运动和越过头部触摸对侧耳朵。鼓励患者平时活动时多用术侧手臂，如拿东西、端杯子、梳头等。

（二）呼吸道管理　呼吸道管理是手术后护理的重点，是预防手术后肺部并发症的主要措施之一，康复得快慢取决于呼吸治疗的效果。手术后第一天起每日进行呼吸治疗 2 ~ 3 次，直到患者拔除胸管，下床自由活动，胸片提示肺复张为止。

呼吸治疗步骤简介：

1. 超声波雾化吸入 20 分钟，雾化液中可根据需要加入化痰平喘药、抗生素、激素等。

2. 扶患者坐起，护士站在患者侧方，一手轻压伤口，一手握成杯状，避开伤口，由外向内、由下向上，力量适度，叩击患者背部，然后鼓励患者咳嗽直至痰液咳出。注意叩击背部和患者咳嗽不要同时进行，否则会减轻患者咳嗽的力度。

3. 当患者出现无效咳嗽时，护士可用手指按压患者的胸骨上窝或环状软骨刺激患者咳嗽。由于此时患者的咳嗽是被动的，所以一定要注意伤口保护。

4. 当患者用力咳嗽时，护士双手稍用力护压住伤口，以减轻由于胸廓的震动而引起的伤口疼痛。

5. 指导患者做深呼吸运动 嘱患者闭唇，用鼻用力吸气后屏气2秒，然后噘唇缓慢吐气至气吐净为止。上述动作反复10次，每日做2~3回即可，连续做的过量会引起过度通气而使患者晕厥。

6. 吹气球 选择质地好、大小适中的气球，用塑料管做嘴，嘱患者用力不间断吹气直至将气球吹起。此运动也不可过量，否则也会引起过度通气。注意气球放气时不要冲着患者面部，以免气体呛着患者。

7. 呼吸功能恢复锻炼仪的使用 患者取坐位或半坐位，一手拿仪器，一手握仪器的口含嘴于口内，用力吸气直至浮漂最大限度抬起并停留两秒钟。根据患者体力增减次数，同样此运动过量，也会引起过度通气。注意口含嘴放于口腔内位置要合适，太深患者不易用力，太浅会漏气。

（三）胸腔闭式引流管的护理

1. 胸管是以重力引流为原理，达到排出胸腔内的气体和液体，重建胸膜腔内负压的目的。

2. 引流装置是无菌密闭的。长管在液面下2~3cm，短管与大气相通。胸腔至水封瓶的高度以60~100cm为宜。正常的水柱波动为4~8cm。

3. 常见的异常水柱波动分析

（1）水柱与水平面静止不动：提示水柱以上的管腔有漏气，使之与大气相通，或管道打折、受压。

（2）水柱在水平面以上静止不动：提示肺已复张，胸膜腔内负压建立。

（3）水柱在水平面以下静止不动：提示胸膜腔内正压，有气胸。

（4）水柱波动过大，超过6~10cm H_2O：提示肺不张或残腔大。

（5）深呼吸或咳嗽时水封瓶内有气泡逸出：提示有气胸或残腔内积气多。

4. 若引流效果不佳，可挤压管腔，扶患者坐起咳嗽，或通知医师调整胸管。

5. 引流液颜色为鲜红色逐渐变成淡红。手术后前5小时引流量应少于100ml/h，24小时少于500ml。

6. 拔管后用无菌油纱堵塞伤口，用胸带包紧，防止漏气，同时观察患者有无呼吸困难或皮下气肿的表现。引流口渗液时应及时更换敷料。

（四）疼痛控制

1. 由于伤口和胸腔引流管的刺激，患者疼痛明显，不仅影响患者的舒适度、影响休息，更重要的是影响呼吸的深度和咳嗽。因此术后评估患者的疼痛程度，给予相应的镇痛处理就显得尤为重要。

2. 有效的镇痛是进行呼吸治疗的关键，对患者的早日康复有积极的作用。现介绍几种常用的镇痛方法。

（1）患者自控镇痛泵：该装置连接于静脉输液管，镇痛药为哌替啶或吗啡的稀释液。患者根据需要可随时推注。由于控制剂量小，在做呼吸治疗时有镇痛不足感。

（2）留置硬膜外管推注镇痛药：要严格遵守麻醉师的医嘱，不可随意。外延的针管要放置安全，活动时勿将硬膜外管脱落。

（3）肌注或口服镇痛药：根据病情选择合适的药品，根据患者的体重注射足够的剂量，以达到满意的镇痛效果。

（4）镇痛贴：临床上常用经皮肤渗透的芬太尼镇痛贴剂。应用时注意一般贴在患者前胸平坦的部位，贴前清水擦净皮肤，贴后72小时有效，期间禁用热敷。

3. 要教会患者和家属如何正确合理的应用镇痛装置。为了更好地起到止痛效果可以在呼吸治疗之前和之后应用镇痛药。原则上既要给予患者充分的镇痛，又不能影响患者康复活动。

4. 注意应用镇痛药后的不良反应。患者用药后常见恶心、呕吐、眩晕等症状，一般不用做特殊处理，可给予必要的解释并嘱患者先不进食，等待药物自行代谢。若患者呕吐厉害，可给予止吐药。

5. 由于胸外科患者术后疼痛是长期性的，但疼痛程度是不一样的，所以一定要随时应用NRS评估法评估患者的疼痛程度，根据三阶梯镇痛法给予相应的处理，不可滥用镇痛药物。

（五）健康指导

1. 进食有营养、易消化食物，多食蔬菜、水果，保持排便通畅。

2. 加强身体锻炼，逐渐增加室外活动。保持室内空气清新，湿度适宜。远离流感人群，防止呼吸道感染。

3. 老年患者家中应备有氧气袋或氧气瓶。活动后若感觉憋气、呼吸频率加快，不必惊慌，要安静卧床，平稳呼吸，给予吸氧。吸氧时注意湿化，湿化液用白开水，且每日更换。

4. 手术后伤口不适、疼痛可持续数月，可口服合适的镇痛药。同时注意保持皮肤清洁，可擦浴或淋浴，短时期内不能泡澡或蒸桑拿浴。

5. 保持情绪稳定，心情愉快。戒烟酒。

6. 手术后两周到门诊复查，根据情况可定期随诊，以便及时了解病情变化。

（王秋利）

第三节　胸腔镜手术设备及器械的消毒与维护、术中配合

电视胸腔镜手术（VATS）是近10年来在胸心外科疾病诊断和治疗中的一种新型微创手术，由于具有创伤小、出血少、痛苦轻、恢复快、手术切口符合美学要求、手术时间短、对患者心肺功能影响小等优点，已快速发展成为胸外科领域的一种比较成熟的治疗手段。

一、胸腔镜手术器械消毒、灭菌的基本原则

（一）根据内镜在人体内使用部位的不同，要求对其进行消毒或灭菌处理。.

1. 凡进入人体无菌组织、器官或经外科切口进入无菌腔室的内镜及其附件如腹腔镜、关节镜、脑室镜、膀胱镜、宫腔镜等，用前应达到灭菌水平。

2. 凡进入破损黏膜的内镜附件也应达到灭菌水平，如活检钳、高频电刀等。

3. 凡进入人体自然通道与管腔黏膜接触的内镜及其附件，如喉镜、气管镜、支气管镜、胃镜、肠镜、结肠镜、直肠镜等，用前应达到高水平消毒。

（二）选择内镜消毒、灭菌方法的原则 内镜的消毒、灭菌应首选物理方法，对不耐湿热的内镜可选用化学方法消毒、灭菌。

1. 压力蒸汽灭菌 主要适于能耐湿热内镜的灭菌，如金属直肠镜、直接喉镜金属部分的灭菌，以及能耐湿热的腹腔镜、关节镜、脑室镜等的灭菌。

2. 环氧乙烷灭菌 适于各类内镜的消毒、灭菌。

3. 2%戊二醛浸泡消毒、灭菌 消毒需浸泡 20 分钟，灭菌需浸泡 10 小时。

4. 酸性氧化电位水消毒 适用于胃肠内镜的消毒。氧化还原电位（ORP）≥1100mV，pH 在 2.7 以下，有效氯含量一般为 50mg/L。在清洗干净的条件下，流动浸泡消毒作用 15 分钟，或按照卫生行政部门批准的方法进行。

5. 煮沸消毒 煮沸 20 分钟，可用于内镜金属部分和某些附件的消毒。

6. 其他消毒、灭菌方法 经卫生部门批准的内镜消毒剂和消毒器，具体使用方法按产品使用说明。

二、胸腔镜设备及器械的基本组成

（一）胸腔镜设备

1. 摄像系统 包括胸腔镜目镜、摄像头（与胸腔镜目镜连接）、信号转换器（将摄像头传入电讯号转为彩色视频信号）、耦合器（胸腔镜和摄像头间的连接装置）、监视器和录像机。

2. 光源系统 包括冷光源主机和冷光源导线。清晰、明亮的照明是进行内镜下手术的先决条件。

3. 单、多极多功能高频电刀 基本与常规手术的设备相同。电刀是由主机、电刀头、分散电极（即负极板）、脚踏开关组成。电流在电刀头部形成高温，与机体接触时对组织加热，使组织快速脱水、分解、蒸发，实现分解组织和凝血作用，达到切割、止血的目的。

4. 超声刀 超声刀是由主机、车架、脚控开关、工作手柄、刀鞘及刀头、转换器及锁扣扳头组成。是由高频振荡器产生的能量经换能器转换后将超声振动传导至刀头，在强大的振动加速作用下，接触刀头的组织迅速与周围组织分离，而不会损伤其他组织。其特点是不产生热量，使胶原细胞变性凝固，闭合小血管。

（二）胸腔镜基本器械

1. 10mm 穿刺套管针两个。

2. 无损伤分离钳两个。

3. 腔镜用弯剪刀一个。

4. 腔镜用肺钳。

5. 腔镜用粗吸引器头。

三、胸腔镜设备及器械的操作流程

（一）胸腔镜设备的操作流程

1. 将所有胸腔镜仪器设备放于胸腔镜手术架（图 8-1）上，连接所有主机的电源。

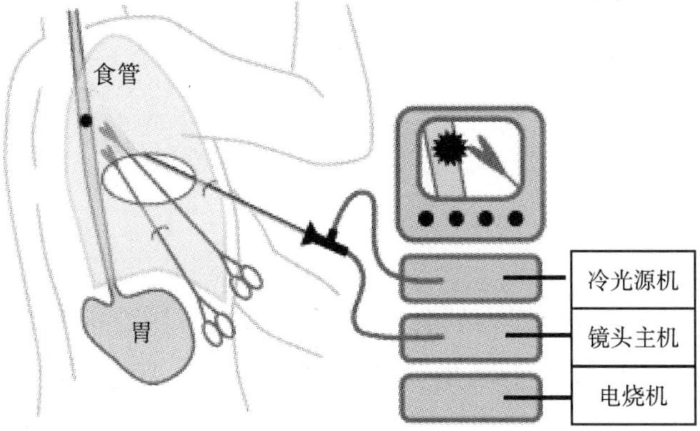

图 8-1　胸腔镜手术架示意图

2. 打开监视器开关及摄像镜头主机的开关，检查摄像系统是否可用。

3. 打开电烧机连接负极板，根据手术调整输出频率至适当大小。

4. 打开冷光源主机，检查光源强度，如果光源强度不够需立即更换。检查完毕后，将光源强度调至最小。

5. 手术开台后，连接冷光源线、镜头线、电极线、超声刀连接线至各主机。

6. 使用完毕后，将所有主机全部归零，关闭电源，机器归位以备使用。

（二）胸腔镜器械安装的操作流程

1. 检查胸腔镜器械各部件是否齐全，各螺丝及螺帽是否完好，检查各小橡胶帽是否有裂痕是否漏气。

2. 安装各穿刺套管针，并将排气口关闭，备用。

3. 旋紧腔镜用钳及剪刀的头端，并检查其闭合度。

4. 开台后协助连接冷光源线、镜头线、电极线、超声刀连接线至各主机，注意勿打折。

5. 安装超声刀

（1）巡回护士接通主机电源，开机后发出“嘀嘀”两声，说明主机完成自检工作，可正常使用。

（2）选择输出功率，通常为 Level 3。

（3）洗手护士将刀头轻轻转上手柄，用锁扣扳头协助拧紧，闻及“嗒嗒”两声即可。

（4）轻抬刀鞘锁扣，插入刀头，使刀刃或刀背与刀砧对合完全，扣下锁扣。

（5）将工作手柄和主机相连。

（6）在水中张开钳端试用一下，正常（水波前后微荡）即可使用。

四、胸腔镜手术床与设备的摆放

1. 手术室设置分布图（图 8-2 为左侧入路手术，如为右侧则按相反方向）。

2. 合理摆放各种上设备可减少不必要劳动。

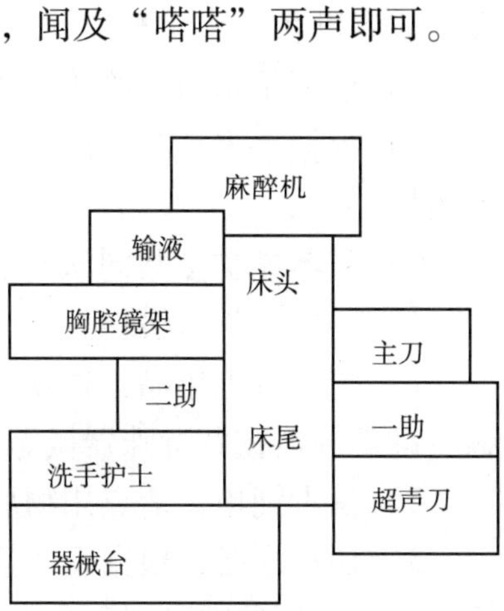

图 8-2　手术室设置分布图

五、胸腔镜手术配合及护理要点

（一）胸腔镜手术的适应证

1．肺大疱、自发性气胸。

2．胸腔积液。

3．纵隔囊肿。

4．肺楔形切除术。

5．恶性肿瘤　目前肺癌或食管癌的胸腔镜手术多在小切口辅助下完成。

（二）胸腔镜手术的禁忌证　不能耐受单肺通气麻醉，曾有胸腔疾病使胸膜腔闭塞以及严重心肺功能不全者。

（三）麻醉方式　吸入静脉复合全身麻醉，双腔气管插管或单腔健侧支气管插管，术中单肺通气并监测血压、脉搏及血氧饱和度，必要时行血气分析。

（四）手术配合

1．术前准备

（1）术前访视：手术前一天做好术前访视，了解患者心理状态、身体状态、疾病程度以及特殊情况，如畏寒、过敏等，讲述术前注意事项，简单介绍手术室以及手术方法。对患者提出的各种问题给予认真解答，以解除患者的顾虑，让患者以良好的精神状态接受胸腔镜手术治疗。针对患者的焦虑恐惧心理给予安慰支持，使其主动配合手术。

（2）器械准备：除腔镜器械外，还要准备灯把、电烧、吸引器、护皮纸、手套、皮针、胸腔引流管等。

（3）体位：根据手术需要取健侧卧位，侧卧位时注意勿损伤臂丛神经；摇起腰桥使肋间隙增宽；将一次性负极板贴在大腿后面肌肉丰满处，注意患者身体各部位不与手术床金属部件接触，防止电灼伤患者。

2．术中配合

（1）巡回护士的配合

1）配合医生正确摆放体位及监督消毒情况。

2）配合器械护士铺无菌手术台并将摄像导线、冷光源线、电凝线安装固定好。

3）准备热的生理盐水以便加温胸腔镜镜头，以防止胸腔内热气在冷镜头表面产生冷凝雾，或者准备镜头防雾油。

4）根据手术情况给予全程或间断录像并注意保存资料。

5）根据手术情况及医生需要选择结扎器材，并打开外包装递与器械护士。术中供应台上用物。

6）与器械护士共同认真清点用物（开台前、关胸前、关胸后）。

（2）器械护士的配合

1）清点台上用品：按规定刷手上台后，与巡回护士共同认真清点台上所需物品，包括胸腔镜常规器械及特殊器械等。

2）消毒铺巾：清点用物后，配合医师消毒铺巾，并监督其消毒质量。

3）切口准备：根据患者情况及医生习惯给予护皮纸保护切口，递4号刀柄、20号刀片切皮，切口部位常采用3个胸腔镜标准切口（图8-3），呈三角形，其中一个切口位于腋中线第6或7肋间，置入10mm穿刺套管（置入时一定要按住套管芯），并放入胸腔镜。在内镜监视下于腋前线第3肋或第4肋间做一切口，置入10mm穿刺套管放入胸腔镜用器械，如肺钳。另一个操作切口于肩胛线第6或第7肋间做一切口，置入10.5mm套管，并放入胸腔镜操作器械。应根据胸腔镜探查情况选择，以操作方便为原则，而肺叶切除、肺减容、食管切除、较大纵隔肿瘤及动脉导管结扎等较复杂手术则在腋前、后线间辅以3~8cm胸壁小切口，以方便解剖肺门血管、支气管、清扫肺门及纵隔淋巴结和肿物标本的取出。

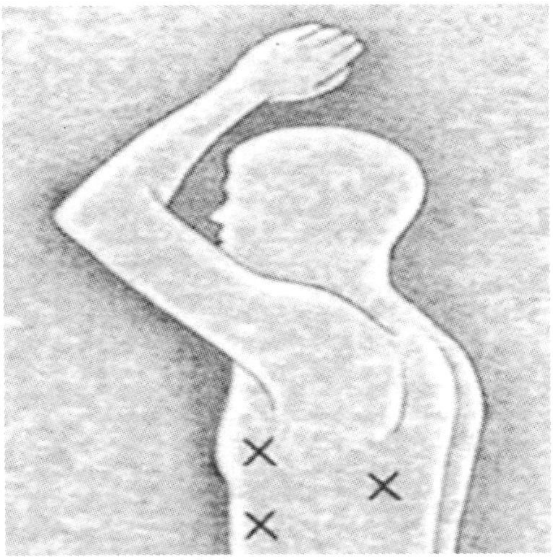

图8-3 胸腔镜切口示意图

4）术中探查病变范围及分离：递电刀、电钩及分离钳分离粘连，并探查病变范围。递合适型号的钛钉夹闭血管或递针、线、针持缝扎，并在胸壁外打结。对于肺组织及较大组织块均采用内镜切割缝合器完成，对于处理肺血管和动脉导管等部位时，在胸腔镜辅助小切口双重视野下进行解剖肺门和游离动脉导管等手术。术中切除的病变组织，用手套或取物袋移出体外，防止切口种植转移。

5）止血：递电凝器械进行止血。必要时给予止血纱布或其他止血材料进行止血。

6）对于自发性气胸的患者应行胸膜粘连术以防止复发：胸膜表面用干纱布团从胸顶形如摩擦壁层胸膜，直至渗血，促进术后粘连，防止复发；或向胸腔内喷洒滑石粉以促进粘连。

7）冲洗：关胸前备好1000ml生理盐水通过冲洗吸引器头注入胸腔，膨肺试漏气、是否有出血存在，无异常后再注入适量生理盐水冲洗胸腔。

8）协助术者放置胸腔引流管：根据患者情况选择合适的胸腔引流管，放置后用皮针7号线固定。

9）关胸：与巡回护士认真清点所有用物后常规关胸。

（3）术后正确处理病理标本：用10%甲醛完全浸泡病理标本后及时送检。

六、胸腔镜器械清洁流程

（一）手术过程中台上护士及时清洁擦拭器械上血迹及污渍。

（二）手术结束后即刻将手术器械送入器械房进行清洁与清洗。

（三）消毒前的清洁与清洗（图8-4）

1．检查及清洁

（1）检查镜头是否模糊损坏，活检钳等精细器械是否完整。

（2）含酶液布巾抹擦镜头外表。

（3）将所有可拆卸设备拆至最小化。

2．彻底清洗器械

（1）用流动清水清洗：应先用毛刷刷洗钳夹部位的血迹，再用针头挑去夹缝中的血迹、血痂等。用注射器吸水，加压冲洗细长的管道（长钳柄）；也可用高压水枪加压冲洗管道及管腔。清洗尖头穿刺锥时，锥鞘外面用刷子刷洗干净血迹，里面用毛刷反复刷洗，穿刺锥的侧孔要用针头将里面的血痂挑出，保证侧孔的通畅。在清洗阀门时，应将活瓣打开，用小毛

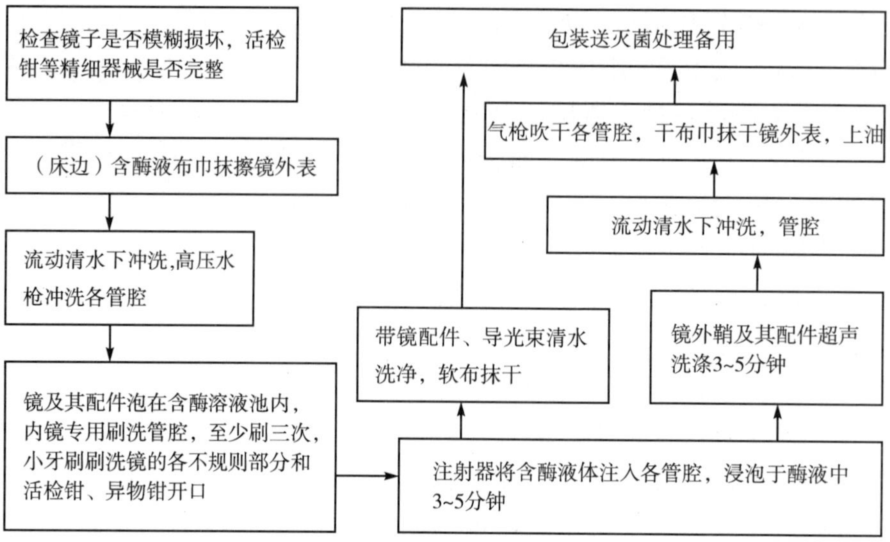

图 8-4 清洁与清洗的流程图

刷洗干净里面的血迹。在清洗时，一定要打开各关节和螺丝，并选择不同型号的针反复冲洗，将管腔内的血痂洗干净。

（2）泡在含酶溶液池内，内镜专用刷刷洗管腔，至少刷 3 次，小牙刷刷洗镜头的各不规则部分和活检钳、异物钳的开口。

（3）用注射器将含 2%~2.5% 溶酶液体注入各管腔，完全浸泡于酶液中 5~10 分钟。

（4）镜外鞘及其配件超声洗涤 3~5 分钟。但镜头及光缆不可用超声清洗，用不含绒的软布，蘸取温和中性洗涤溶液，手工清洗。

（5）超声洗涤后用流动清水冲洗。

3. 擦干及上油　所有器械洗干净后，软布擦干，再用气枪或电吹风将各部位零件、管腔彻底风干，然后涂上石蜡油，最后将钳子还原成功能位，以备包装送灭菌处理。

4. 包装　将胸腔镜物品放入专用器械盒中，放入消毒指示卡后，双层敷料包裹外贴化学指示胶带，写明包的名称、有效期，并签名。

5. 灭菌后放于无菌敷料间备用。

（四）合理选用器械消毒灭菌的方法　各医院对腔镜手术器械消毒方法并不统一，但作为直接进入人体组织的器械应选用灭菌。

1. 高压蒸气法　是目前最安全、可靠的灭菌法。可用于金属等物品的消毒。但镜头及光缆有可高温及不可高温之分，在镜头上有注明，若有“AUTOCLAVE”或“AUTOCLAVABLE”即可高温消毒（图 8-5）。

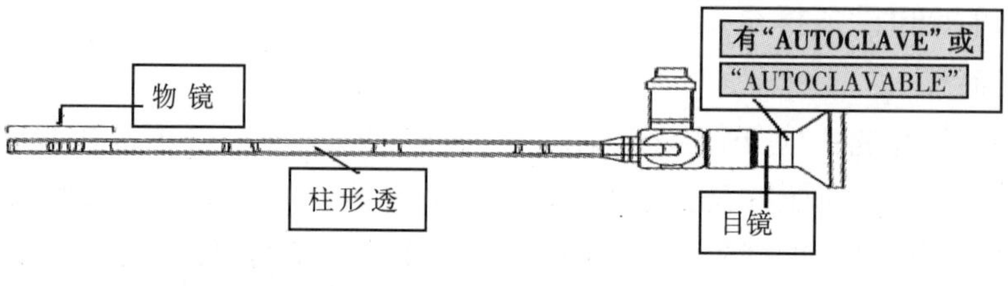

图 8-5 镜头的高温标志

2. 环氧乙烷法 能在常温下杀灭包括芽胞在内的一切微生物，不损害胸腔镜中的精密仪器。尤其适用于胸腔镜中狭长管的消毒灭菌。

3. 甲醛熏蒸法 也是腹腔镜器械的“冷灭菌”法，能在常温下杀灭一切微生物。但甲醛缺点较多，如灭菌作用迟缓、强烈的刺激气味、对人体有害、穿透力差等，现已不再使用。

4. 戊二醛浸泡法 戊二醛既不腐蚀金属、镜面，又不破坏透镜与镜筒间的黏合剂，而且杀菌能力强，是所有腹腔镜器械都适用的消毒、灭菌剂。戊二醛可在 14 日内反复使用，但其消毒水平随浓度稀释而下降。

5. 过氧化氢等离子低温灭菌法 其优点相对于其他灭菌方法来说，其突出特点是低温、快速、无毒残留，对耐湿热和不耐湿热的医疗器械很适合。该方法灭菌只需 45 ~ 55 分钟，消毒后可立即使用，与环氧乙烷（灭菌时间为 10 小时）、甲醛熏蒸（需 12 ~ 24 小时）相比，消毒时间显著减少，同时避免了甲醛、环氧乙烷对人体的刺激或损害，提供了无毒、舒适的工作环境。由于其消毒时间短，故对于接台手术器械可在 1 小时内恢复使用，大大提高器械的利用率和手术室的工作效率，方便急诊内镜手术的使用。器械的维护与管理将影响手术是否顺利、成功。用无纺布打包的器械灭菌后有效期可长达 3 个月，方便手术室把所有的内镜器械按手术种类备份打包，灭菌存放。其优越性是减少器械准备的忙乱，设专门的器械柜摆放灭菌后的器械，分科放置，管理方便。其缺点为该法灭菌的不足之处是器械有水分将使其灭菌程序无法进行，灭菌前必须严格干燥器械，因而对于接台手术器械的处理，往往时间较紧张，要严格把好干燥关。另外，由于其消毒器械量的有限和每炉的消毒费较高，在消毒灭菌时每次都做到尽最大限度消毒物品，尽量减少浪费。

6. 各种消毒方式的比较 见表 8-1。

表 8-1 各种消毒方式比较

消毒方式	特点
戊二醛浸泡 10 小时（灭菌）	便宜，影响因素多（浓度、时间）
环氧乙烷（EO）	使用较便宜、时间长
过氧化氢等离子低温灭菌器	使用较贵，时间短，环保
过氧乙酸灭菌仪	使用贵，时间短
低温甲醛灭菌仪	使用较便宜，时间长，目前国内无相应包装产品
快速蒸气压力灭菌仪（谨慎使用）	便宜、最快速，导光束及不耐热镜禁止使用

（五）加强胸腔镜器械消毒效果的监测 专人负责监测每一次消毒的效果及质量，有问题立即上报并禁止使用，待问题解决后重新消毒灭菌后使用。

（六）运送和保管 精密贵重的器械比较容易损坏，因此在运送和摆放胸腔镜器械时要格外小心。术后最好采用专用容器在避免器械与器械相互碰撞和摩擦的前提下摆放和运送，尖锐的器械如穿刺针等要及时套上保护帽，以免器械受到损伤。

（七）乙型肝炎表面抗原抗阳性及血源性污染手术器械的处理流程

1. 设专用胸腔镜手术器械。

2. 使用后立即在手术间内浸泡于 2% 含氯消毒液中，30 分钟。

3. 浸泡完毕后，按普通胸腔镜手术器械的流程进行处理。

七、胸腔镜手术器械与仪器的组织管理与维护

（一）建立胸腔镜设备档案　在领取前由手术室护士长、器械科、使用科室主任共同清点，将设备的名称、购入时间、产地、型号、数量予以登记、保存。随设备而来的原始材料亦妥善保管。

（二）设立基本运行管理系统　手术室按护理专业组配备相对固定专科护士、专业组长负责制，专业护士由1～2名基本素质好、责任心强、经过腔镜专业培训的护师担任；专业组长由分管副护士长兼任。

（三）设专职维修技术人员　一方面定时巡视腔镜设备及使用情况，指导专业护士的仪器操作，发现错误操作及故障及时纠正和处理。另一方面术中发现问题随叫随到，保证了手术的顺利进行。设置设备专用储存间，储存间要保证通风、干燥、清洁、温度湿度适宜，避免阳光直射。

（四）建立胸腔镜操作规程并严格执行　将操作规程书写后悬挂在胸腔镜仪器旁。使用时以备提醒操作人员，避免发生错误操作而引发仪器故障。

（五）建立使用登记制度　详细记录每次使用情况，包括设备的使用日期、运行时间、运转状况。

（六）与生产厂家保持联系定期维修与保养　维修与保养是保证仪器完好率的关键，建立定期保养维修制度，减轻故障运行建立巡回检查制度，杜绝仪器“带病”运行；建立维修配件库，保证常用维修配件的供给；加强仪器使用环境的检查，保证其正常使用。

八、安全防护

（一）胸腔镜器械清洗人员的管理与安全防护

1. 专人清洗　胸腔镜器械属贵重精密仪器，应设专人清洗。

2. 岗前培训　清洗人员应由护士长选择对工作认真细心的人员进行培训，培训考核合格后方可上岗。

3. 镜头或精细器械使用不含绒的软织布、纸织布、塑料刷、牙刷或水枪进行清洗（不建议用超声）。

4. 清洗带管腔器械必须使用内镜刷、水枪、气枪。

5. 安全防护

（1）穿隔离衣或围裙，戴厚无孔橡胶手套。

（2）戴防护眼镜或面罩给予防护。

（3）上岗前应检查乙肝病毒学检测，如表面抗体为阴性应接种乙肝疫苗。

（4）清洗时小心避免尖锐器械刺破手套。

（二）护士的管理与安全防护

1. 护士的管理

（1）专人负责，统一管理，定点放置，定期检查：显示器、摄像机、录像机、气腹机、冷光源、电烧机应集中放置，分别平放在胸腔镜专用柜内或多层胸腔镜车架上，并且要有足够的散热空间，保证仪器不因碰撞而损坏。将各仪器的电源插头固定于柜或车架上的多孔插座上，使用时只需将接线板的电源线接通电源，再打开各仪器开关即可。各仪器平时要保持

表面清洁，如有油污、尘土、血迹等要及时擦拭干净。

（2）摄像镜头的处理：用完后应用镜头专用纸进行擦拭，镜头线用生理盐水及乙醇擦拭，擦拭完毕后将其盘绕好放入铺有海绵的盒内，切忌挤压、硬拉或锐角折叠，注意保护好镜片，盖好镜头盖。

（3）手术开始前测试各仪器并将其调至功能位：要将各机器电源接通并开启，以测试各机器主机的性能，如发现异常立即通知主管人员进行调试，必要时给予更换，以保证手术的正常进行。

（4）建立操作规程卡：由机器生产厂家的技术主管对机器负责人进行一对一的培训，并建立操作规程卡。并定期给每一位护士进行培训和指导，使其充分掌握仪器的性能、操作规程、保养方法，经考核合格后，允许使用。

（5）因为胸腔镜手术器械非常精细，要求小心使用，轻拿轻放，避免重压、摔或互相碰撞，以免损坏变形。在消毒灭菌时更应注意，切勿挤压。

（6）有绝缘层的器械避免被利刃刮伤，如绝缘层已有破损，应进行维修或更换，以防出现漏电，灼伤患者。

（7）管理胸腔镜器械的护士必须熟悉掌握每个器械的构造、原理、性能和用途，这样才能正确的拆卸、清洗、安装，以及可以更好地根据不同的胸腔镜手术准确地提供胸腔镜器械，避免因为胸腔镜器械准备不充分或不会使用等原因影响手术的顺利进行。

（8）每周随机抽取不同的灭菌器械进行细菌培养，以保证手术器械的无菌和使用安全。

2. 护士的防护

（1）定期进行健康检查及相关疫苗的接种，如乙肝疫苗。通常对乙肝表面抗体阴性者进行接种，是目前预防乙肝最有效的措施，且对丙肝也有定的预防作用。

（2）术前自我检查，如手部皮肤有破损原则上暂不参加手术的洗手工作，尤其是血源性感染的手术。

（3）在术中作好防护工作，如在术中穿手术衣，戴手套、面罩、护目镜等。

（4）在工作中集中精力，严谨操作，正确传递锐器，及时收回，以免损伤自身和他人。

（5）小心处理标本，以免浸泡液体的溅出。

（6）术后及时、正确处理缝针、刀片、针头等尖锐物品，各类敷料以及患者的引流物、冲洗液等，减少危险物的暴露时间。

3. 患者的安全防护

（1）术前完善各项检查与体格检查，如为特殊感染要在手术单上注明。

（2）正确摆放患者体位，注意保护眼睛、腋窝以及各个骨隆突处。

（3）摆体位时动作要轻柔，不可用力过猛损伤患者。

（4）电刀不用时及时收回，以防止误踩脚踏而烧伤患者。

（5）冷光源不可放在患者身上，以免烫伤患者。

（6）积极配合麻醉，以免发生意外。

（7）患者进入手术间后，护士不可离开，以免发生坠床等意外。

（周　力）

参 考 文 献

1. 张燕，陆云. 胸腔镜肺大疱手术的配合体会. 华北煤炭医学院学报，2006，8：692.
2. 张晓容，申婷婷. 内窥镜的消毒管理. 现代医药卫生，2005，21：3495.
3. 苏清彩. 腹腔镜器械维护方法与管理体会. 广西医科大学学报，2006，23：107.
4. 程勤，李永红. 腹腔镜手术器械的维护与管理. 现代医药卫生，2003，19：1472.
5. 张晓，彭红. 腹腔镜手术器械清洗消毒方法的探讨. 检验医学与临床，2006，3：389.
6. 张双林，韦海涛，王作培，等. 电视胸腔镜手术在胸心外科疾病中的应用. 中国内镜杂志，2005，11：644－6.
7. 马宗叶. 腹腔镜手术器械的洗消管理体会. 当代护士，2005，10：91－92.
8. 林志彦，徐燕娇，邹岚，等. 手术室腔镜器械应用过氧化氢等离子低温灭菌法的体会. 护理学报，2006，13：34－35.
9. 曲丽琴，杨凤逸，孙雪艳. 洁净手术室腔镜器械的管理. 中国实用护理杂志，2006，22：62.
10. 李红霞，王敏. 手术室精密贵重仪器与器械的管理和保养. 实用医技杂志，2003，10：36.
11. 张丕宁，杨红. 手术室腔镜设备及器械的使用与管理. 华北煤炭医学院学报，2005，7：141.
12. 仲崇文，彭笑怒，于晓锋，等. 电视胸腔镜临床应用体会. 中国内镜杂，2005，11：58－60.
13. 王玉霞，刘秀英. 电视胸腔镜治疗自发性气胸患者的手术配合. 中国内镜杂志，2006，12：1091－1092.
14. 钱蒨健，周嫣. 实用手术室护理. 上海：上海科学技术出版社，2005.
15. 消毒技术规范（2002年版）. 中华人民共和国卫生部. 卫生部卫生法制与监督司，2002.
16. 林岩. 实用手术护理学. 广州：中山大学出版社，2006.
17. 王方. 现代化洁净手术部护理工作指南. 北京：北京大学医学出版社，2004.

第九章　电视胸腔镜手术的并发症与处理

◆内容提要◆

1. 胸腔镜手术并发症的分类及发生率
2. 中转开胸手术的选择和实施
3. 胸腔镜手术常见并发症及处理原则

第一节　并发症的分类及发生率

电视胸腔镜手术是近十几年来，随着电子工业和高科技的医疗器械迅猛发展，在既往单筒胸腔镜临床应用的基础上，发展起来的电视辅助的胸腔镜外科（video assisted thoracoscopic surgery，VATS）。VATS具有创伤小、出血少、恢复快、术后对胸壁功能影响小兼有美容的优点。只要严格选择适应证，几乎所有常规开胸手术能完成的手术，电视胸腔镜手术也能完成。电视胸腔镜手术只是一种先进的手术技术，不是一种新型手术，它与常规开胸手术的最大的区别是，以微小的创伤解决了进胸的入路和开阔了术野，但胸内操作与常规开胸手术是基本一样的。因此，常规开胸手术的并发症在电视胸腔镜手术中也能发生，并且由于电视胸腔镜手术的一些特殊要求，还有其本身相关的并发症。电视胸腔镜手术作为目前公认一种先进的手术技术，如果掌握了手术操作技巧，其发生并发症的概率肯定应该比同类疾病常规开胸手术要少，也应该比常规开胸手术并发症的程度要轻。当然，任何手术的并发症的出现都和术者对手术技术掌握的熟练程度及患者对手术过程的耐受性密切相关的。电视胸腔镜手术是一种新技术，有些手术如自发性气胸、肺大疱切除、胸膜活检术、肺结节局部切除术等，手术操作步骤简单，容易掌握且创伤又小，其并发症就少。有些手术如肺叶切除术、食管癌切除术、肺减容术等，手术操作繁琐，不易掌握，其并发症就相对要多。另外，对于初学电视胸腔镜手术的胸外科医师，需尽快将电视荧光屏上的二维图像与平时熟悉的胸内立体三维结构准确转换，熟练掌握电视胸腔镜专用手术器械，也是减少术中、术后并发症必备条件。

已知的电视胸腔镜手术的并发症包括出血、持续漏气、复张性肺水肿、肺不张、中转开胸、脓胸、伤口感染、肿瘤种植、急性呼吸衰竭、急性左心衰竭和死亡等。当然有些手术还有其特有的并发症，例如食管癌手术就有可能出现吻合口瘘或乳糜胸等。目前国内外关于电视胸腔镜手术的适应证及禁忌证尚无明确的规定和指引，随着这些年手术种类的增多和难度的加大，手术并发症也将会增多。所以，很难总结电视胸腔镜手术并发症总的发生率，因为这与适应证的选择、麻醉方式、手术器械、患者的类别和手术者的经验有关。

Ayed 认为出血、复张性肺水肿、肺漏气是目前常见的并发症。Page 回顾性地总结了 121 例在全麻下电视胸腔镜诊治病例，总的并发症发生率 9.1%，主要是呼吸系统并发症。Krasan 等报道 340 例电视胸腔镜手术后并发症为 4%，但手术方式以肺活检、肺局部切除、肺癌和食管癌分期、胸膜疾病等简单手术为主，未将中转开胸计算在内，其主要并发症有持续性肺漏气、低通气综合征、感染、Horner 综合征，远期并发症有恶性疾病的医源性播散和慢性疼痛。Cardillo 等报道 432 例自发性气胸行电视胸腔镜手术，术后并发症为 4.16%，但对中转开胸及术后气胸复发未计算在内。Yam 和 Liu 报道了 1337 例电视胸腔镜手术，也未将中转开胸、术后气胸复发和胸水复发计算在内，其并发症为 4.26%。Jakiltsch 报道 307 例老年人电视胸腔镜手术后并发症发生率为 16%，同样未将中转开胸计算在内。Lewis 报道 250 例不撑开肋骨的电视胸腔镜肺叶切除术，其术后并发症 11.2%。Jancocivi 等总结法国 4 所医院 937 例电视胸腔镜手术总的并发症发生率为 10.9%。

方丹青等总结了一组 1995 年～2005 年 324 例电视胸腔镜手术，手术种类包括胸外伤 205 例，自发性气胸 43 例，肺肿瘤 32 例，纵隔肿瘤或囊肿 22 例，以及巨大肺大疱、恶性胸腔积液、心包积液、脓胸等 22 例，全组非致命手术并发症 32 例（9.9%），中转开胸 25 例（7.7%），无术中死亡，术后死亡 5 例（1.5%）。术后并发症主要是肺漏气、呼吸道感染、肺不张、复张性肺水肿、出血等。

张治国等报道的一组 1996～2001 年 123 例电视胸腔镜手术，术式包括肺大疱切除 82 例，止血术 20 例，肺切除术 4 例，肺楔形切除术 6 例，心包开窗引流术 1 例，胸膜剥脱术 1 例。全组并发症 4.06%，肺漏气≥7 天 3 例，出血 1 例，缝针断损 1 例。

杨如林等总结了一组 1997～2001 年 278 例电视胸腔镜手术，术式包括肺大疱切除术 159 例，胸膜活检固定术 11 例，纵隔肿瘤活检、切除术 13 例，肺局部切除术 21 例，肺叶切除术 33 例，其他手术 41 例，其术后并发症 24 例（8.63%）。

曲家骐等总结了一组 1993～2003 年 912（954 次）例电视胸腔镜手术，手术病种包括肺、食管、纵隔、胸膜、心包等 10 余种胸部疾病和外伤。术式包括肺大疱切除术 462 例，纵隔肿瘤和囊肿 86 例，食管疾病手术 94 例，肺良、恶性疾病肺叶切除或肺楔形切除术 140 例，胸外伤 22 例，胸膜活检术 54 例，其他胸部疾病手术 52 例。本组术中并发症 36 例（3.95%），其中食管黏膜损伤 3 例，肺漏气≥7 天 23 例，术出血 4 例，术后积气或积液再次置管 3 例，食管损伤 4 例，Horner 综合征 1 例，呼吸衰竭死亡 1 例。这组中，前 5 年手术 312 例，术后并发症 15 例，占 4.6%；后 5 年手术 584 例，并发症 21 例，占 3.6%，后 5 年除手术量较前五年增多外，还开展了肺叶切除术、食管疾病及肺减容术等难度较大的手术。该作者认为并发症的下降是得益于对手术人员的培训和操作熟练程度增加所致。

从以上比较大组的国内外文献统计资料来看，电视胸腔镜手术的并发症在 4%～16%。电视胸腔镜手术是微创手术，其并发症的严重程度一般较轻。Yim 和 Liu 根据 Clavien 分级法将并发症的程度分为 4 级（表 9-1）。

目前电视胸腔镜手术种类，几乎涉及胸外科领域里的大部分疾病，但各种手术的比例相差悬殊，以肺大疱切除为主，占手术量的 50% 以上，而对于胸外科中最主要的疾病肺癌、食管癌的手术量至今仍相对较少。因此，很难对电视胸腔镜手术并发症发生率做准确的评价。电视胸腔镜手术的并发症虽然与多种原因有关，但术者的经验和适应证的选择是最重要的因素。因此，在开展电视胸腔镜手术时一定要循序渐进，并严格掌握手术的适应证，这样才能避免手术并发症的发生。

表 9-1　内腔镜手术并发症分级

分级	概　念
Ⅰ	没有生命危险，不需药物治疗，住院时间不超过该类手术平均住院的两倍，只需密切观察病情
Ⅱa	有潜在生命危险，需药物治疗或全胃肠外营养或输血
Ⅱb	有潜在危险，需治疗性内镜操作或再手术
Ⅲ	有后遗症或持久性失去劳动能力，或存在致命性疾病的客观指标
Ⅳ	死亡

第二节　中转开胸手术的选择和实施

有些作者认为中转开胸是电视胸腔镜手术的一部分或补充，因此，未将其算作电视胸腔镜的并发症。我们认为这是不妥当的，因为中转开胸是由于术者术前判断和术中操作不当造成，从而给患者带来了更多的经济损失和身体伤害，因此，它应该算作电视胸腔镜手术的并发症，而且应该尽量避免。但也应该认识到中转开胸不代表手术失败，而是防止更严重并发症发生的最有效的方法。

国外报道电视胸腔镜手术开胸率为6%～20%。张瑛总结1992年～2000年文献报道的1648例电视胸腔镜手术，其中男761例，女887例，年龄9天～85岁，中转开胸86例，开胸率5.2%（86/1648）。开胸原因包括胸膜粘连占22%（19/86），肺裂发育不全占14%（12/86），血管损伤出血占11.6%（10/86），肺癌占30.2%（26/86），食管癌占8.1%（7/86），食管良性病变占5.8%（5/86），肺良性病变占7.0%（6/86），胸部结核占4.7%（4/86）。曲家琪报道912例电视胸腔镜手术26例中转传统开胸，开胸率2.85%。王俊等总结322例电视胸腔镜手术，中转开胸率2.8%。所以，总体上电视胸腔镜手术中转开胸率不高。

在电视胸腔镜手术中应该如何正确的选择中转开胸，这与患者胸内疾病的情况和术者电视胸腔镜手术的能力密切相关。一般来讲，任何使电视胸腔镜操作不能进行或胸腔镜的操作不能控制的术中意外情况，都需及时中转开胸。前者多见于胸膜广泛粘连、不能维持单肺通气；后者多见于肿瘤侵犯范围大难以彻底切除、镜下难以确定病灶部位、术中急性大出血或气管、食管损伤。

一、胸膜粘连与中转开胸

电视胸腔镜手术必须使患侧的肺萎陷，这样才能使胸腔镜及器械有操作空间。胸膜粘连是电视胸腔镜手术中经常遇到的问题，它妨碍了肺的萎陷，影响到电视胸腔镜手术的显露，但绝大多数胸膜粘连都能在镜下松解，只有广泛致密的胸膜粘连，使胸膜腔完全闭锁，使电视胸腔镜手术不能进行，才需中转开胸。因此，胸膜粘连是电视胸腔镜手术的相对禁忌证。熟练处理常见的胸膜粘连，是缩短手术时间，减少术中、术后并发症的基本技能。

为了防止因胸膜粘连导致的中转开胸，应在术前对胸膜粘连进行评估、术中对胸膜粘连进行正确的处理。

（一）胸膜粘连的术前评估　术前评估包括认真询问既往有无胸膜炎病史、开胸手术史、胸膜腔引流史。应特别仔细阅读胸片及CT，明确有无胸膜粘连或胸膜粘连的程度和范围。如若能够明确患者胸膜粘连广泛已形成胸膜腔闭锁，就应该放弃电视胸腔镜手术；若胸膜粘连不严重，而手术只是拟作胸膜活检、肺活检、肺周边小结节切除等无需进行大范围游离的简单手术，仍可采用电视胸腔镜手术。值得注意的是对于术前已经判断出有严重胸膜粘连而放弃电视胸腔镜手术拟行常规开胸手术的病例，最好在手术时预备电视胸腔镜手术设备。因为即使是常规开胸，对于处理胸膜顶、肋膈角、心膈角、膈面的粘连，也不易在术野显露良好的情况下进行，而完全凭手指进行分离，常常会造成肺的撕裂和出血。如果这时台上备有电视胸腔镜，一方面能获得极好的照明显示，另一方面能借助屏幕清楚准确地处理粘连。所以，在行电视胸腔镜手术必须准备常规开胸器械，以便遇到意外迅速中转开胸。但是，在做复杂的常规开胸手术时，最好也预备电视胸腔镜。甚至有人断言，未来胸外科手中电视胸腔镜是如同拉钩一样的常规器械，绝大多数手术都可先行电视胸腔镜的探查后，再决定手术的方式及切口。

（二）术中面对胸膜粘连的应对措施　应对措施包括正确的放置套管及选用适宜方法处理粘连。

1．正确放置套管　放置第一个套管的切口至关重要，一定要根据术前胸片和CT确定位置。一方面不能因位置低损伤膈肌、肝脏或脾脏，另一方面要尽量避开胸膜粘连以防损伤肺。在套管插入前一定要和麻醉师确认单肺通气满意，并先用手指探查胸腔。若切口处有粘连应该用手指钝性分离，首先要找到胸膜腔的正确解剖平面间隙，动作一定要轻柔，切忌插入肺内，确认有一定空间后再钻入套管和胸腔镜，其他套管的切口应在胸腔镜监视下完成。

2．对于术中粘连的处理　①条索状粘连：可以从另一套管处放入肺钳或卵圆钳向下按压肺，使粘连带产生一定张力，用腔镜剪刀将粘连带两端电凝后，从中间切断。如怀疑粘连带中有较大的血管，可用内镜施夹器将粘连带两端夹闭后，再从中间切开。对于宽大且包含血管的粘连，可直接用内镜切开缝合器切断；②纤维膜状粘连：如在套管附近可直接用手指钝性分离；如离套管切口较远，可轻轻压住肺后用吸引器头钝性分离，也可用电剪刀或电钩边电凝边分离。

二、麻醉与中转开胸

电视胸腔镜手术能否顺利进行与麻醉的满意程度密切相关。良好的单肺通气，能获得开阔的术野显露及足够的操作空间，使手术时间大大缩短。遗憾的是在电视胸腔镜手术中有时也会出现气管插管位置经反复调试不到位或病人在术中出血严重低氧血症，这样单肺通气就不能维持，被迫中转开胸。

单肺通气是在麻醉时通过调节气管插管的位置，使患者的两肺通气通道分隔开，根据手术的需要可使一侧肺通气，另一侧肺萎陷。单肺通气方法有3种：双腔管、支气管堵塞、单腔支气管插管。

（一）双腔管法　常用的有Carlen管和White管、Robertshow管。双腔管的优点是有两个腔，不仅可行单肺通气，还可行双肺通气，是目前单肺通气首选方法。双腔管的缺点是总管外径大，最小为35F，仅适宜于成年人，管腔内径小，插管较单腔管困难。

（二）支气管堵塞　最初用纱布条填塞患侧主支气管，继而采用 Thompson 设计的支气管堵塞导管来解决肺萎陷和分泌物能通过导管吸引问题。其优点是管腔内径大、规格齐全，比双腔管容易插管，可用于患儿或胸内非肺部手术的单肺通气。缺点是肺不能完全萎陷和因导管太小易被黏稠分泌物所堵塞，故吸引不畅。同时纱布条或堵塞导管术中容易移位，分泌物突然大量涌出时可致呼吸道梗阻，因而临床应用有所受限。近年应用的单腔双囊（umivent）气管导管，则使支气管堵塞法技术上更进一步，它具有如下特点：插管容易、年龄适用范围大、双肺隔离完全、选择性阻塞一侧肺或一侧肺内某一叶；开放性套囊可作术中吸引、吸氧、高频通气；术后可长期通气。其缺点是术中需对手术侧肺行间断吸痰并间断机械通气、价格昂贵。

（三）单腔导管插入健侧总支气管法　将导管插入健侧主支气管，患侧与大气相通，开胸后患肺萎陷，而分泌物则通过体位引流进入气管及口咽部。本法可选用单腔支气管导管和普通气管导管。优点：可用于双腔导管插管困难或危险患者，无型号限制，导管腔较大，通气阻力低。缺点：术侧肺无法吸引和通气，术侧分泌物引流不畅，使手术结束时气管内积物有致呼吸道梗阻及健肺污染的危险，需在气管内另插一塑料套管来吸出分泌物。由于普通气管导管插入右侧支气管时充气套囊极易堵塞右肺上叶开口，故普通气管导管仅适用于左侧支气管插管。

造成麻醉气管插管位置不正确的原因主要是过分相信用听诊来调节插管的位置。文献有报道用听诊确认双腔气管插管位置正确，而经纤维支气管镜证实位置不合适者，左侧大于50%，右侧大于80%。有研究表明30%的双腔插管需术中重新定位。因此，有人建议在使用双腔气管插管和气管堵塞器时，应常规使用纤维支气管镜定位。特别是在因体位变化或手术操作，使气管插管的位置发生移动或扭曲时，应及时用纤维支气管镜指引下进行调整。如果经调试仍不能获得良好的单肺通气，就应放弃电视胸腔镜手术，改常规开胸。切忌反复插管造成气管或支气管损伤。当然要获得最佳肺隔离，取决于多种因素。这包括麻醉的适应证、患者的情况、设备及麻醉医师的经验。

单肺通气对生理最大影响是导致血氧分压（PaO_2）下降，低氧血症发生率约为10%。胸部手术患者，单肺通气可导致通气/血流比值异常、肺内分流量增加及低氧血症，从而激发急性缺氧性肺血管收缩反应（HPV），使肺血流重新分布，以缓解缺氧，其结果是肺循环阻力明显升高，可对心血管带来严重的后果。由于有些手术患者术前已患有不同程度的慢性肺疾病，特别是老年人多伴有心血管病变，对缺氧的耐受性差，更易发生术中心血管意外。

在行电视胸腔镜手术时若出现严重低氧血症，使单肺通气不能维持时，如果手术只是简单的胸膜或肺活检的话，可以在双肺通气而潮气量较小或间断双肺-单肺通气下，尽快完成手术。如果手术比较复杂需要较长时间，那就应该果断中转开胸。

三、术中大出血与中转开胸

电视胸腔镜手术能顺利进行除了需要一定的操作空间，还需要手术操作的部位的组织表面显示清晰。由于电视胸腔镜手术失去了常规开胸手术时用手进行的触觉指引，因此，电视屏幕中组织的显示，就变成唯一指导手术操作的线索。而出血是影响手术显示最常见的原因，减少出血及准确的止血是缩短手术时间的重要因素。

绝大多数出血都能在镜下通过电凝、结扎或缝合止血。但有时在手术中会意外地损伤胸内大血管，造成术中急性大出血，此时电视屏幕对出血部位的组织及出血的血管往往显示不清，因此，很难通过镜下止血。这时必须果断开胸止血。急性大出血是电视胸腔镜手术中最严重的并发症。

大出血最常见的部位：①在分离胸膜顶粘连时损伤锁骨下血管；②在行肺叶切除术解剖肺血管时损伤了肺的动脉或静脉；③在行食管癌手术游离食管时损伤了食管动脉；④在行胸腺手术时损伤了胸腺静脉或无名静脉。

大出血的常见原因：①病例选择不当，如患者血管周围粘连较重、炎症控制较差使血管变脆、肺裂不全、肺门周围有致密淋巴结等；②操作不当，如术中未及时发现变异的血管而进行相应处理、解剖肺血管时动作粗暴、在没有良好的显示下盲目操作等；③在行食管癌手术分离食管时，未将来自主动脉的食管动脉妥善地用金属夹夹闭切断，导致大出血；④在胸腺手术时没有辨别清楚解剖标志，特别是胸腺静脉和左无名静脉的解剖关系；⑤分离血管周围的粘连时，电刀功率过大，切割、电凝组织不够稳健准确。

大出血的处理：一旦出现大出血，术者要冷静，一定要保持吸引器通畅，切忌盲目钳夹止血，以免造成更大的血管损伤。若经吸引能明确损伤的血管，可经胸壁小切口以血管钳或无创血管钳钳夹止血；若出血部位的血管看不清且出血又凶猛，应立即用卵圆钳夹住纱布由胸腔镜切口中伸入压迫出血部位，同时快速开胸止血。根据损伤血管的部位和性质决定做血管结扎或修补。

四、术中肿瘤难以切除与中转开胸

目前电视胸腔镜手术可以对肺、食管、纵隔的良、恶性肿瘤进行切除，但必须严格选择适应证，如果术中发现病灶情况比术前判断复杂或严重，而镜下又难以处理应及时中转开胸。

（一）原发性肺癌　电视胸腔镜手术用于切除肺部良性病变或恶性病变姑息性治疗，目前已经达到共识，而对治疗肺癌尚有争议，主要集中在适应证的选择和淋巴结清扫的范围。目前多数人认为按国际 TNM 分期标准 $T_1N_0M_0$ 的Ⅰ期非小细胞肺癌才是电视胸腔镜肺叶切除术的适应证。也有人认为只要肿瘤直径 <6cm 且是周围性病变，与大血管无侵犯，并可排除纵隔淋巴结转移及支气管腔内肿瘤即可手术。但在行电视胸腔镜肿瘤切除手术时，也会遇到术中情况与术前判断不符，如术中发现术前检查未发现的血管和支气管旁肿大的淋巴结，若淋巴结直径 >2cm 且与血管粘连紧密，镜下可视空间就变得很小，如果此时仍强行分离极易损伤血管引起大出血，应果断中转开胸。开胸方式首选胸壁小切口，使手术操作既可在电视屏幕引导下进行，也可在直视下完成，将电视胸腔镜手术器械和常规器械结合使用，可大大减低术中并发症的发生。

（二）纵隔肿瘤　电视胸腔镜手术可对前、中、后各个区域纵隔肿瘤活检或切除，且特别适合中、后纵隔肿瘤的切除，因为该部位的肿瘤以囊肿和良性肿瘤多见。若行活检术中冰冻病理证实为恶性病变，估计彻底切除困难，则应中转开胸。胸腺瘤经电视胸腔镜手术证实为Ⅱ期以上病变应中转开胸。对于肿瘤偏向一侧且直径小于 5cm 的后纵隔良性肿瘤，很适合行电视胸腔镜手术，但若肿瘤呈哑铃型向椎管内生长应中转开胸。纵隔囊肿都可行电视胸腔镜手术，如果囊肿过大，可穿刺减压后切除。如果肿瘤较大呈浸润性生长且位于前纵隔，应慎重选择手术，一般只做诊断性活检，而且术前应行胸 CT、MRI 和血管造影检查明确肿瘤和大血管的关系，术中出现解剖游离困难或大出血应中转开胸。

（三）食管肿瘤　由于食管隐藏在后纵隔内，镜下显露有一定困难。所以，电视胸腔镜手术切除食管肿瘤是难度比较大的手术，应严格掌握适应证。多数人认为只有直径在2～4cm的胸段单发或多方食管平滑肌瘤及没有明显外侵的早期食管癌适合行电视胸腔镜手术。在行食管平滑肌瘤切除时，由于肿瘤与周围粘连紧密或电刀方法使用不当，有可能在剥离肿瘤时造成食管黏膜破损或气管膜部破损。如果备有纤维胃镜，当术中出现分离困难时，可以经口插入纤维胃镜，支撑和控制食管方向，胃镜光点又助于判断食管的位置和食管黏膜的完整性，对预防食管黏膜损伤有一定帮助。在发现食管癌侵犯主动脉、左主支气管膜部、肺动脉和静脉时，应及时中转开胸。

五、术中难以确定病灶与中转开胸

电视胸腔镜手术最大的缺陷就是不能用手对胸内组织进行全面探查，而手指的触摸探查是手术的重要步骤。一个优秀的外科医生完全能凭手的感觉准确地判断出正常组织及异常组织的性质（大小、硬度、表面的光滑度、与周围组织的关系），从而决定切除的方式。而电视胸腔镜手术把这种手感降低到最低，仅能把一个手指通过套管切口对很小范围的胸内组织进行简单地探查。因此，术中难免出现病灶难以确定的情况，使手术时间延长甚至中转开胸。为了避免此类情况的发生可采取如下措施：①在行电视胸腔镜手术之前应该通过各种检查手段尽可能对胸内病灶的具体位置及和周围组织器官的关系提供准确的线索。甚至可以在CT引导下对病灶部位注射亚甲蓝或用探针对病灶进行经皮穿刺定位；②术中套管切口的选择应该要考虑到病灶的位置。原则上三个套管的位置是以胸腔镜套管为顶点的倒三角形。胸腔镜的位置应该在腋中线第6或第7肋间，这样能方便地对整个胸腔进行探视。操作套管的位置应尽可能接近病灶胸壁的正上方，这样一方面便于操作，另一方面可以从切口伸入手指对病灶进行探查。牵引套管的切口应选择和病灶在一条直线上，且离病灶要远一些，这样便于牵引也不影响操作；③术中要对病灶部位进行认真识别。有的肿物表面的肺组织伴有慢性炎症表现，呈灰白色有纤维粘连。结核结节表面肺组织多有黄色斑块且周围常有条索状粘连。周围型肺癌侵及脏胸膜可看到胸膜皱缩。肿物较大且位于肺实质时，让肺充分萎陷后可看到其隆起的轮廓；④术中经全面镜下探视，仍难以确定病灶的位置，特别是肺内小结节，此时术者应再次对照术前CT片对病灶有可能出现的区域进行探查，包括用手指对可及的肺组织进行直接触摸或用器械对肺表面进行擀压。如果认为可疑病灶就在套管下方的话，可伸入食指进行探查，如果可疑病灶离手指伸入的套管较远，可从另一套管切口伸入卵圆钳夹住可疑部位的肺组织推向探查手指。如果手指不能接近可疑病灶，可从切口伸入卵圆钳对肺表面进行擀压，方向从肺门向肺周边，力量要适中动作要缓慢，仔细体会卵圆钳压过肺表面的感觉。一般经过肿物的部位会有不平坦感觉；也可用卵圆钳对可疑肺组织进行捏夹，病灶部位会有阻力感觉。如果经过以上这些方法仍不能确定病灶的位置，应中转开胸。

第三节　常见并发症及处理原则

电视胸腔镜手术的并发症除了术中各种原因导致中转开胸外，还有如下一些常见的并发症。

一、持续性肺漏气

一般认为术后肺漏气≥7 天以上为持续肺漏气，为电视胸腔镜术后最常见并发症，主要发生于慢性阻塞性肺气肿的患者行肺减容或肺大疱切除术。主要原因是患者周边肺组织质地差、无弹性、易破碎，造成针眼或钉眼漏气，另外手术时肺大疱遗留或切除不彻底及分离粘连使肺破损也可造成术后肺漏气。防治方法：①对于巨大的肺大疱应将其打开，充分显露出其基底部，然后在其底部以下将其切除；②手术时按肺叶、段反复检查，特别是肺尖部、下叶背段及肺裂边缘是肺大疱易出现的部位，以防遗留。对小的疱可以电烧，对肺大疱周边伴有慢性炎症的肺组织，应一并以切割缝合器切除；③对质地极差的肺组织，用衬以牛心包垫片的切割缝合器切除，断面喷生物蛋白胶；④行肺减容术时应采取低潮气量，高呼吸频率的通气呼吸模式。以降低呼吸道阻力，防止肺大疱破裂；⑤术中分离粘连时，应当分清解剖间隙，最好用电凝分离；⑥术中操作轻柔，尽量避免钳夹需保留的肺组织；⑦术毕患者如果不能马上脱机，应尽量减少带机时间；⑧术后保持胸腔引流管通畅非常关键，因为不论多么严重的漏气，只要能保持良好的引流，最终漏口都能闭合。如果在术中估计术后会漏气严重，应放置两根胸管，甚至可在锁骨中线第二肋间再放置一根细的引流管，此管可长期保留且不会对肺表面产生损伤，还能通过此管进行抽气或负压引流，抽气完毕后经此管注入感染药，可预防胸膜腔感染利于漏口的闭合，也可经此管注入高渗糖促使胸膜粘连；⑨术后加强营养支持。对于术前营养状态差的患者，特别是 COPD 肺减容的患者，可在麻醉成功后于病人手术侧胸部行锁骨下静脉穿刺置管。这样操作既避免了穿刺给患者带来的恐惧，而且穿刺不成功引起的肺损伤，也可通过此次手术处理。手术后可通过留置的锁穿管进行静脉高营养，这样既能保持患者术后良好的营养需要，以利于肺漏口的闭合，而且能保持患者胃肠道的空虚，利于膈肌运动，改善呼吸。

二、复张性肺水肿

此并发症发生的主要原因是术前或术中长期萎陷的肺急速复张，如患者伴有心功能不全更易发生。复张性肺水肿发病机制目前尚不十分清楚，多数学者认为肺复张后血管内皮细胞内压差增大，萎陷肺组织缺氧，导致肺毛细血管通透性增加，肺表面活性物质减少，使肺泡间质的液体生成增多，以及肺间质淋巴回流障碍等因素均导致肺毛细血管内的液体进入肺泡内。肺萎陷的时间和程度、肺复张的速度、胸膜腔内负压吸引决定了复张性肺水肿的严重程度及发生率。有报道肺萎陷 3 天复张性肺水肿发生率为 17%，而肺萎陷 7～8 天后复张性肺水肿发生率为 85%。复张性肺水肿的临床表现为呼吸困难、发绀、心动过速、剧烈咳嗽、咳出泡沫痰（严重者持续涌出泡沫痰）。检查发现双肺湿啰音，动脉血氧分压明显下降，氧饱和度持续下降。如果患者在手术麻醉状态，最突出的表现就是呼吸道分泌物急剧增多，心率快，血氧饱和度下降。文献报道复张性肺水肿多发生在肺复张后 30 分钟以内，快的可在几秒钟内出现，但也有个别的可在 24 小时后发生。

复张性肺水肿的防治方法：①做好充分术前准备，对肺压缩时间大于 72 小时，肺压缩程度大于 60%，术前应作必要的引流，分次少量排气、排液，一次引流量不要超过 1000ml，引流速度宜慢，间断夹闭引流管，可减少术中肺水肿的发生；②麻醉诱导期时面罩加压给氧压力不超过 30cmH_2O。插入双腔管后，先做健侧肺通气，而后对患肺进行低潮气量分次通气，使萎缩的肺缓慢复张，待稳定后再行单肺通气。术中要定期对患肺进行膨肺，术毕不做肺过度通气；③由于胸腔镜手术时胸膜腔基本是密闭的，因此，在用负压吸引胸内液体时，应使胸膜腔与外界大气相通，且吸引的压力不要过大，以免肺会快速复张；④对于伴有心功能不全的患者，在肺复张前要注意心脏保护，及早应用强心药、糖皮质激素、控制输液速度；⑤复张性肺水肿治疗的关键是保证患者有足够的氧合、维持血流动力学的稳定。一旦发生应保持呼吸道通畅，尽快纠正低氧血症。根据病情给予吸氧，应用糖皮质激素（地塞米松）、强心剂（毛花苷丙）、利尿剂（呋塞米），镇静剂（地西泮）、氨茶碱、东莨菪碱、升压药（多巴胺）、血管扩张药（酚妥拉明）等治疗，并控制输液量及输液速度。对于有严重低氧血症及大量泡沫痰患者应尽早行气管切开或气管插管及时吸痰，必要时应用呼气末机械正压通气治疗。

三、肺部感染、肺不张

由于胸外科的患者许多术前患有慢性呼吸道疾病，行电视胸腔镜手术时长时间单肺通气，都可造成术中、术后呼吸道分泌物增多，并发肺部感染、肺不张，可发生在一侧肺也可双肺同时出现。防治方法：①术前加强抗炎，控制好呼吸道炎症；②术中勤吸痰，手术操作轻柔，尽量避免挤压、揉搓肺组织，术毕要膨肺，使其完全膨胀；③术后要给予有效抗炎、充分镇痛、加强雾化吸入，定期给患者拍背，鼓励患者主动咳痰、吹气球；④保持胸腔闭式引流通畅，对顽固的肺不张应行纤维支气管镜吸痰。

四、广泛皮下气肿

此并发症是由于肺大量漏气、胸腔引流不通畅且胸腔引流管切口未全层缝合所致，以肺减容术后多见，表现为胸壁大面积肿胀、明显的捻发感，严重的可波及颈部、腹部甚至阴囊。皮下气肿一般不会给患者身体带来严重损害，但往往给患者及家属带来极大的心理恐惧。防治的方法：①术中肺组织要缝合严密，对预计术后出现广泛漏气的病例，在术中应行胸膜腔粘连处理；②术中放置套管的切口不宜过大，且应保持各层大小一致，缝合切口要全层。放置胸管不要过浅，以防引流管侧孔脱滑到胸膜腔外；③术后应保持胸腔引流管引流通畅。一旦发现有皮下气肿，应检查引流管是否通畅及引流管切口皮肤缝合是否合适。根据情况调整引流管或再另放引流管，拆除切口缝线或重新缝合切口处皮肤；④对大面积的皮下气肿，可在气肿最为明显的部位切深达皮肤深筋膜以下的切口，并定期挤压排出皮下气体。

五、术后胸腔出血

术后出血多由于术中分离粘连带时未将其中与胸壁有侧支循环的血管完善处理，或放置套管时损伤了肋间血管，术中没有完善止血，术毕又没有仔细检查及时发现。由于胸壁血管属于体循环血运，压力较高，而胸膜腔是负压，所以，一旦胸壁出血不易经保守治疗止血，往往需要二次手术止血，因此术中对于胸壁的出血一定要可靠、彻底。

术后胸腔出血的防治方法：①术中做放置套管的切口，特别是做放置胸腔镜套管的切口时，当切开皮下后，一定要用弯血管钳顺肌纤维方向垂直分离胸壁肌肉，贴肋骨上缘分开胸膜，用手指进一步游离扩大后，再钻入套管；②胸内手术结束后，应从不同的切口置入胸腔镜镜头，对每一个切口进行检查。如有出血，应用金属夹夹闭血管断端；③胸腔引流管切口皮肤缝合要完善，应起到既能固定胸管也能止血的作用；④术中对于粗大的胸膜粘连带一定要用金属夹夹闭后再切断；⑤对于术中拟切除病灶血运丰富而且担心损伤周围重要血管神经的手术，如胸腺切除术，最好使用超声刀游离。因为超声刀是利用超声机械震荡使所接触的组织局部温度升高，细胞内水汽化，蛋白氢键断裂，细胞崩解重新融合。所以，超声刀能将实体组织凝固后切开，能使断裂的小血管凝结，术中止血可靠、对周围组织损伤小。另外超声刀在游离组织过程中，不会产生烟雾，使术野始终清晰。它的缺点是切割组织慢，故仍不能取代常规电刀；⑥对术后经保守治疗不能控制的出血，应及时手术止血，清除胸腔积血，处理损伤的血管，使肺尽快复张。手术首选经原切口电视胸腔镜手术。

六、恶性肿瘤的种植和残留

在肿瘤手术时，电视胸腔镜手术与传统开胸手术相比较，明显的缺陷是对大的肿瘤切除后取出困难，强行取出可能造成肿瘤破碎，导致肿瘤在胸内或切口种植；而对胸内存在的一些小的肿瘤又有可能探查不到，导致术后肿瘤在胸内存留。此两种情况的后果都可能造成肿瘤的播散。防治方法是：①对恶性肿瘤手术应严格掌握手术适应证，术中应尽可能全面仔细地探查；②操作中应遵循无瘤原则，切下的标本应放到标本袋后取出，若取出可困难，应做胸壁小切口取出，术毕应用蒸馏水和生理盐水反复大量冲洗胸腔。

七、术后疼痛综合征

术后疼痛综合征（PTPS）是指胸外科手术后，胸部切口周围出现持续两个月以上的疼痛。其为胸外科手术后发病率最高的并发症，原因是术中肋间神经损伤。胸外科各种手术方法均会造成半数以上患者发生 PTPS，其中近一半患者需服镇痛药物来减轻疼痛，更有 5%～7% 患者为重度疼痛，无法正常工作和生活。几十年来，国内外医学专家从多方面对 PTPS 进行了研究，发现即使被认为是最微创的电视胸腔镜手术，患者也同样会出现 PTPS 症状。香港中文大学威尔士亲王医院胸外科在亚洲开展电视胸腔镜手术较早、微创手术经验较多，他们创造和改进了多项胸腔镜手术器械。该科医师们在国际权威杂志上发表 PTPS 研究论文，介绍了他们用电视胸腔镜手术治疗胸外科最简单疾病——自发性气胸的结果，术后患者 PTPS 发病率为 52.9%，严重疼痛的罹病率为 7.4%，而需服镇痛药物的患者占 40.7%。所以，电视胸腔镜手术虽然创伤小，痛苦轻，但并不代表没有疼痛，这一点术前应该和患者及家属交代清楚。但可以肯定的是电视胸腔镜手术后疼痛持续的时间和常规开胸还是不同的。Landreneau 等报道开胸手术和电视胸腔镜手术在一年内切口疼痛和肩关节障碍无明显差异，但一年以后差异明显，电视胸腔镜手术要轻许多。造成电视胸腔镜手术后疼痛的原因是手术器械对切口挤压、扭转，造成胸壁软组织及肋间神经的挫伤。防治方法：①术中放置套管特别是在后胸壁肋间隙小的肋间，应选用直径较小的套管，对于病灶和套管不能在一条直线的情况，尽可能选择可弯曲或可旋转角度的器械操作，必要时可在离病灶近的部位再开一切口，切忌在切口处强行扭转器械进行勉强操作。器械进入胸腔最好有套管保护，不要直接由切口进入；②对于术后出现疼痛的患者，应给予有效的镇痛，以防影响患者的膨肺、排痰。

八、胸膜固定术后并发症

胸膜固定方法有机械摩擦胸膜、胸膜腔内注入高渗糖、胸膜表面喷撒滑石粉等。其中喷撒滑石粉固定最有效，可造成永久性粘连，但术后并发症也相对较多。谢灿茂等报道，用滑石粉浆注入兔胸膜腔，以观察兔胸膜腔内反应。结果显示注入滑石粉后 6 小时后大体观察，可见胸膜粘连形成，4 天后粘连最为明显；而镜下胸膜炎症第 2 天最严重，胸膜纤维化第 7

天最明显。证明了滑石粉可引起急性胸膜炎和胸膜纤维化。近年来还有研究证明滑石粉颗粒可引起胸膜外播散，使肺泡内、呼吸道内、肺实质内和全身器官内有不同程度的滑石粉沉积，导致炎症反应。这一研究似可解释滑石粉可引起肺部急性炎性病变。喷洒滑石粉的近期并发症最常见的为术后3天内发热、胸痛。也有个别患者出现急性肺炎、急性呼吸窘迫综合征、急性肺水肿。远期并发症为胸膜肥厚产生限制性通气障碍，有些患者出现术侧胸部重压感或者紧箍感，活动后感胸闷、气短。防治方法：①对于年轻、良性病变、估计术后不会出现广泛漏气的手术，应选择胸膜摩擦或注入高渗糖行胸膜固定。因为喷洒滑石粉可形成胸膜腔永久性致密粘连，一旦患者以后再出现胸内疾病需手术，会给手术带来极大困难，特别不宜应用于可能进行肺移植的患者；②喷洒滑石粉引起的发热可酌情给予退热药物，胸痛除给予肌注镇痛药物外，通过胸管注入利多卡因镇痛明显；③虽然有人观察喷洒滑石粉治疗自发性气胸20年以上的病例，仅出现轻度限制性肺功能损害，但从理论上讲喷洒滑石粉造成的胸膜肥厚，应该会造成限制性通气障碍，而事实上一部分患者术后出现活动后呼吸困难。因此，对术前有严重呼吸功能不全的患者，也应慎重使用滑石粉。

九、神经损伤

电视胸腔镜手术和一般胸外科手术一样也可造成神经损伤，神经损伤主要是膈神经、喉返神经、交感神经损伤。膈神经损伤的表现是损伤侧膈麻痹，患者出现矛盾呼吸，极大影响患侧肺功能。喉返神经损伤表现为声音嘶哑、呛咳、吞咽困难。交感神经损伤表现为Horner综合征（损伤侧瞳孔缩小，眼球内陷，眼睑下垂，一侧面色潮红、无汗）。途经胸内的这三组主要神经，在术中只要没有受到肿瘤侵犯都应该妥善保护，甚至已经受到肿瘤侵犯，也只对侵犯部位的肿瘤做姑息切除，以保护神经。保护神经不受损伤的最主要的因素是要熟悉神经的走行和解剖位置，对有可能出现神经的部位进行手术操作时要轻柔、细致，尽可能不用电刀。例如分离胸膜顶部特别是接近锁骨下动脉时，要警惕损伤喉返神经和膈神经的可能，在分离上后胸壁粘连时，要警惕交感神经损伤；在解剖肺门和行胸腺切除时，要避免损伤膈神经；在游离食管上段时，要小心喉返神经损伤。

（林　滔）

参考文献

1. Ohtsuka T, Nomori H, Hhorio H, et al. Is major pulmonary resection by Video-assisted thoracic surgery an adequate procedure in clinical stage I lung cancer? Chest, 2004, 125:1742 -1746.
2. Ahmed N, Jones D. Video-assisted thoracic Surgery: stage of the art in trauma care. Injury, 2004, 35:479 -489.
3. Chen TP, Liu HP, Lu HI, et al. Incidence of incisional recurrence after thoracoscopy. Surg Endosc, 2004, 18: 540 -542.
4. Rodgers BM. The role of thoracoscopy in pediatric surgical pratice. Semin Pediatr Surg, 2003, 12:62 -70.
5. Savage C, McQuitty C, Wang D, et al. Postthoracotomy pain management. Chest Surg Clin N Am, 2002, 12: 251 -253.
6. Latham P, Dullye KK. Complications of thoracoscopy. Anesthesiol Clin North America, 2001, 19:187 -200.
7. 曲家骐，高昕，侯维平，等. 预防胸腔镜手术并发症的体会. 中华胸心血管外科杂志，2005，21:69 -71.
8. 王正，林少霖，李标，等. 电视胸腔镜为手术其并发症的回顾性分析. 中华外科杂志，2001，39:359 -361.
9. 王俊. 更加理性认识和面对电视胸腔镜手术. 中国微创外科杂志，2005，5:602 -603.

10. 谭黎杰. 电视胸腔镜手术的并发症. 中国微创外科杂志，2005，5∶604－606.
11. 李剑峰，刘桐林. 胸腔镜术后复张性肺水肿的预防和治疗. 中国内镜杂志，1998，4∶60－61.
12. 高昕，曲家骐，侯维平，等. 胸腔镜并发症预防体会. 中国内镜杂志，2004，10∶8－10.
13. Asamura H，Nakayama H，Kondo H，et al. Video－assisted lobectomy in elderly. Chest，1997，111∶1101－1105.
14. Jaklitsch MT，DeCamp MM Jr，Iiptay MJ，et al. Video－assisted thoracic surgery in th elderly：a review of 307 cases. Chest，1996，110∶751－758.
15. 陈鸿义. 现代胸腔镜外科学. 北京：人民卫生出版社，2001.
16. 王俊. 胸腔镜和纵隔镜手术图谱. 北京：人民卫生出版社，2003.

下篇 各 论

第十章 胸膜疾病的电视胸腔镜的诊断与治疗

◆内容提要◆

1. 胸腔镜胸膜活检术
2. 胸腔镜胸膜肿瘤切除术
3. 胸腔镜胸膜剥脱术
4. 胸腔镜胸膜固定术

第一节 胸膜活检术

电视胸腔镜技术目前已广泛应用于胸膜腔疾病的诊断与治疗。由于胸腔穿刺和经皮胸膜活检的阳性率较低，有20%的胸腔积液患者尽管进行了大量的检查，也无法明确诊断。值得注意的是在这些患者中，有50%最终证实为恶性疾病。电视胸腔镜可以对90%~100%的脏层胸膜和壁层胸膜进行检查，这就可以对有怀疑的地方直接进行组织活检。由于电视胸腔镜活检的组织标本较大，而且可以从不同部位获得，这就比经皮盲目穿刺组织活检优越得多，并且同时可以治疗。20世纪90年代中，2mm针型微镜的出现，除保持原合高清晰度和原色图像外，极大地降低了10mm胸腔镜的创伤且降低了麻醉的要求，更易在床边进行，方便、快捷和经济。

一、解剖生理特点

胸膜由脏、壁层胸膜组成，脏层胸膜与实质紧密相连，极难分开；而壁层胸膜则较易与胸壁分开，且有较强的分泌功能；膈肌胸膜与膈肌横纹肌外膜融合在一起。胸膜腔正常生理状况是负压6cmH_2O左右，内有少量具有润滑功能的胸液。

二、适应证和禁忌证

（一）手术适应证

1. 胸腔穿刺或胸膜活检等传统方法检查后，仍不能获得诊断者，局限性或弥漫性胸膜病变。

2. 有其他部位原发性肿瘤，有石棉接触史，同时有胸腔积液和心包积液，或有恶性疾患家族史者。

3. 胸膜病变位于纵隔、横膈或者肺表面，不宜行胸腔穿刺肺活检者。

4. 不明原因的胸腔积液，经多次胸腔穿刺抽吸液体送检不能明确诊断者。

5. 虽然恶性胸腔积液已经临床证实，但是需要取得更为确切的病理等诊断以指导治疗者。

（二）手术禁忌证

1. 严重的心、肺功能损害，恶病质，不能耐受全身麻醉和手术者。

2. 既往有患侧的胸部手术史（开胸手术）、胸膜感染史，胸膜肥厚粘连胸膜腔融合，胸腔不容易分离，胸腔镜无法进入者。

三、术前准备

1. 术前检查　患者住院后必须根据病情和所拟行手术的要求，有计划地进行各项诊断检查。了解患者心、肺、肝脏、肾脏等重要器官功能情况，以准确估价患者对手术的耐受性。

检查包括：心功能检查、肺功能测定、血气分析、胸腹部的 B 超检查、X 线胸片及 CT 检查，均应在较短时期内完成，以便及时讨论手术方案。

只有科学地进行检查分析才能得出符合客观实际的结论，进行切合实际的、行之行效的治疗。

2. 营养　胸部外科手术前对患者的营养状态的估计颇为重要。明显的或隐性的营养不良，手术前必须要充分的了解和妥善的准备，才能安全地进行必要的外科治疗。

3. 循环系统　慢性肺部疾患对肺循环有重要的影响，在循环系统也常出现不同程度的病理生理变化。高血压、冠状动脉硬化等一般并不影响胸部疾患的手术治疗，如果对其重视不足，术中、术后则可发生严重并发症。

4. 呼吸系统　控制上呼吸道感染，对上呼吸道病灶在可能的条件下予以抗生素控制感染。严禁患者吸烟，注意口腔卫生。对痰量较多的患者应雾化吸入及体位排痰。

四、麻醉选择

1. 局部麻醉　单纯行胸膜活检术的患者，可以采用肋间神经阻滞麻醉并辅以局部浸润麻醉的方法。此方法简单易行，但是由于患者在术中处于自主呼吸状态，人工气胸对呼吸、循环系统干扰较大。故心、肺功能不良或者胸腔内情况较复杂的患者应慎用。肋间神经阻滞麻醉的范围为第 3 至第 10 肋间的全部肋间神经。

2. 全身麻醉　近几年来，随着胸腔镜手术的进展，胸内手术操作日趋复杂。临床多采用双腔气管插管或者单侧支气管插管全身麻醉。术中健侧单肺通气，患侧肺完全萎陷。可以获得良好的手术显露，有利于胸内手术操作，以便在必要时及时中转开胸。如果胸膜病变较为广泛，并已无胸膜粘连，可以采用单腔气管插管，术中低流量通气，也能获得必要的显露来切取胸膜病变组织。

准备2mm针型胸腔镜或纤维软镜胸膜活检，可在局部麻醉或全身麻醉下进行。

五、手术体位

准备2mm针型胸腔镜胸膜活检术，可在坐位、侧卧位等各种体位下进行，选择方便操作和取病灶即可。准备10mm硬镜或纤维软镜活检术，则在标准侧卧位或平仰卧位下进行时腰桥升高，以便肋间隙尽可能扩大。而平仰卧位时可调整手术床的倾斜度，方便操作。

六、手术操作步骤

1. 首先根据胸部CT或者胸部X线片所示胸膜病变的位置选择第一切口，尽量使该切口直对病灶，并且保持一定距离。通常在第6或第7肋间腋中线处作一个1.5cm的横切口，作为放入胸腔镜的第一切口，此切口根据患者的体型和病灶部位适当调整，如高瘦型或病灶部位较低时，可选第8或第9肋间。

2. 依次切开皮肤、皮下组织和胸壁肌肉后，对侧肺单肺通气，使术侧肺塌陷，再用手指或血管钳进入胸腔，小心检查是否有胸膜粘连，再放入10.5mm胸壁导管（trocar），放入胸腔镜进行探查。

3. 如果有胸腔积液，先经第一个切口将套管插入胸腔后尽量将积液抽吸干净，然后置入胸腔镜观察胸膜病变，在胸腔镜的镜头上涂上一薄层防雾材料，视野将更清晰。如无防雾材料，可事先准备热盐水将胸腔镜镜头预热后再置入胸腔，这样就能防止雾气，使视野清晰。待胸腔积液吸净后，即可进行全面检查，尤其要注意下半部胸膜腔，特别是肋膈角，常常不容易看清。根据放入内镜的观察，选择在病灶附近但又有一定操作距离的位置作第二切口。在胸腔镜的引导下做第二个切口，第二个切口与第一个切口（观察切口）距离应为10cm左右，并且使胸腔镜与两个切口之间连线的夹角大约成45°。该切口尽可能靠近前胸壁，因为前胸壁肋间距较宽，较易放入各种器械进行操作。

4. 通过第二切口可放入各种器械如内镜剪、刀、活检钳或传统的手术器械，将胸膜上的病灶尽可能大地切出或剥出，尽量少钳夹病理组织，以免组织变形难以诊断。切出的病理组织块可放在取物袋或手套内拉出体外，应分次取出多块的病理组织送检。胸膜间皮瘤需要切出大块的组织送检才易作出准确性诊断。而且转移癌也需较大的组织才能鉴定其组织来源。用冷冻探针作组织的游离不会影响组织结构并有止痛的功效。

5. 如两切口无法按手术前要求取出病理组织或肺萎缩不全影响操作，作1cm长的第三切口进行辅助操作。

6. 用2mm的胸腔镜或2mm的手术器械活检，则可用2mm的穿刺针在任何需要的部位作穿刺，再放入2mm的器械辅助，不限制穿刺口的数量，随时根据需要而改变位置。

7. 用电灼在胸膜上的切除面电凝止血，再在进镜切口放入胸腔引流管一条。用2%布比卡因和康宁克通作切口的肋间神经封闭。

七、复杂情况的手术处理

（一）如胸膜病变位于胸膜腔顶或纵隔面，切除或剥脱不能过深，以免损伤血管和膈神经，膈神经的意外切断可在胸腔镜下缝合。

（二）如作第一切口后发现胸膜广泛粘连，可用手指贴胸壁将切口附近的胸膜分开，再在前胸壁第5或6肋间作第二切口，放入手指或卵圆钳贴胸壁作切口附近的胸膜分离，使第一、第二切口所作的游离空间相通，形成一个较大的空间再放入胸腔镜作粘连分离。分离时锐性分离和钝性分离两种相结合，以锐性即剪刀分离为主，因为钝性摩擦胸壁会引起胸壁的少许渗血，影响成像的清晰和照明系统的自动调节。

（三）胸膜粘连的处理

1. 索条状粘连　可以插入内镜肺叶钳或者去除套管，直接插入卵圆钳，轻轻牵拉肺组织，使之有一定张力，然后用电刀烧灼切开。

2. 粘连带内有血管　可先用内镜施夹器将粘连带两端夹闭，然后用内镜剪剪开。

3. 大片状较薄或较疏松的纤维膜　可以用内镜吸引器头钝性剥离，疑有血管，则用内镜剪边电凝边切开。

八、术中及术后监护处理

虽然胸腔镜手术对患者创伤减小，但在全麻后也对呼吸、循环系统带来一系列问题。每个患者又有其具体情况，所以应对患者术后变化进行细致的观察和针对性的处理，以保证患者顺利恢复。

1. 一般处理　术后前几天的医疗护理极为重要，其具体要求和做法则因患者情况有所不同。监测患者的血压、脉搏、呼吸、生命体征，鼓励患者自行排尿，必要时导尿。口腔护理，注意患者饮食，不应过早进食，以减少肠胀气给患者带来的不适。

2. 术后早期半卧位，以利引流　注意引流液的质和量，一般24小时以内在500ml左右，为血性渗出液，24～48小时可以拔除引流管。

3. 鼓励患者做深呼吸，咳嗽排痰，促进开胸侧肺组织尽快复张，这在同时行胸膜固定术的患者尤为重要。

九、并发症预防与处理经验

1. 注意胸腔镜切口的止血　胸内因胸腔镜放大作用和清晰成像一般可以止血满意，但切口处理往往易被忽略而致出血。

2. 防止种植　切出的病理组织盛放在取物袋或手套内取出，否则容易引起切口的种植转移。

3. 注意全麻后患者呼吸、循环情况　特别是胸膜切除术使用过电刀的老年患者，有可能会出现心律失常。

十、评估

胸腔镜取出病理组织后，可以迅速决定治疗方案，选择药物治疗、胸腔镜进一步治疗或开胸手术。但胸腔镜胸膜活检术易受肿物大小或胸膜粘连的影响，如肿物过小或粘连严重，可能有假阴性的报告。故胸膜活检术应预约病理冰冻切片，在术中一直到找出病理组织为止，尽可能降低假阴性率。

第二节 胸膜肿瘤切除术

胸膜肿瘤绝大多数为胸膜间皮瘤，大多数患者与石棉接触有关，发病年龄 60～70 岁，85% 左右为男性患者，间皮瘤用胸腔镜诊断的准确性为 95%～98%。

一、手术适应证

1. 胸膜良性肿瘤，如胸膜纤维瘤。
2. 局限型胸膜间皮瘤，未浸及胸壁者。
3. 比较局限的胸膜转移癌，原发癌已经完全控制，无其他远处转移者。

二、手术禁忌证

1. 弥漫型胸膜间皮瘤，手术无法彻底切除者。
2. 局限型胸膜间皮瘤，已经浸及胸壁，需要同时切除部分胸壁组织者，或肿瘤巨大产生器官压迫症状者。
3. 广泛的胸膜转移癌。
4. 心肺功能不全不能耐受全身麻醉者，凝血功能障碍者，严重恶病质者及胸部皮肤感染严重者等。

三、围术期准备

1. 术前常规行全身检查及实验室检查，了解全身状况及手术耐受性。
2. 如有大量胸腔积液伴呼吸困难者，术前先行胸腔穿刺抽液，改善呼吸困难。
3. 所有胸腔镜胸膜肿瘤切除术前准备均按开胸术的要求严格进行，如备皮、备血、预防用药和麻醉品皮试等。因为胸腔镜胸膜肿瘤切除术随时会因病情或术中情况变化改为开胸术。
4. 术前进行胸片和 CT 片的分析定位。有条件还要作远处各大器官的 CT 扫描以排除转移。
5. 术后管理同常规胸腔镜手术。

四、麻醉选择

静脉复合气管内双腔管全麻是胸膜肿瘤切除术的首选方法。如双腔管分隔不到位或患者无法耐受单肺通气全麻，可在调低呼吸机送气的潮气量后，采用双肺低潮气量的方式全麻。

五、手术体位

采用健侧卧位，术中可以根据肿瘤所在部位摇动手术台来变动体位。如肿瘤位于后胸壁，将手术台向腹侧倾斜，使萎陷的肺组织垂向胸部前方，以便更好显露肿瘤，肿瘤位于前胸壁则相反方向变动体位。

六、手术操作步骤

1. 首先根据胸部 CT 或者 X 线胸片所示胸膜病变的位置选择第一切口，尽量使该切口直对病灶并且保持一定距离。通常在第 6 或第 7 肋间腋中线处作一个 1.5cm 的横切口，作为放入胸腔镜的第一切口，此切口根据患者的体型和病灶部位适当调整，如高瘦型或病灶部位较低时，可选第 8 或第 9 肋间。

2. 依次切开皮肤、皮下组织和胸壁肌肉后，对侧肺单肺通气，使术侧肺塌陷，再用手指或血管钳进入胸腔，小心检查是否有胸膜粘连，再放入 10.5mm Trocar，放入胸腔镜进行探查。

3. 如果有胸腔积液，先经第一个切口将套管插入胸腔后尽量将积液抽吸干净，然后置入胸腔镜观察胸膜病变，在胸腔镜的镜头上涂上一薄层防雾材料，视野将更清晰。在胸腔镜的引导下做第二个切口，第二个切口与第一个切口（观察切口）距离应为 10cm 左右，并且使胸腔镜与两个切口之间连线的夹角大约成 45°。

4. 迅速在后胸壁肩胛下一肋间作一 1.5cm 长的第三切口，使第二、三切口为操作切口，相互配合。从操作口放入内钳，抓起胸膜肿瘤旁的部分胸膜，用电刀切出一个小口，再放入内钳分离这个切口，找出胸膜与胸壁之间的游离平面，在平面水平用钳作钝性游离。用内钳提起胸膜肿瘤旁小切口的组织，向上提起，再用电刀顺肿瘤旁胸膜作电灼分离，尽可能多地将肿瘤旁的胸膜一起切除。找出游离平面是成功的关键。切除的胸膜肿物放在取物袋或手套内取出。

5. 如为恶性肿瘤或者怀疑为恶性肿瘤，在距肿瘤 2cm 处，环绕肿瘤切开胸膜。用内镜抓钳将肿瘤边缘的胸膜牵拉提起，沿胸膜外钝性或锐性剥离，完整切除肿瘤。如内镜抓钳抓持力量不够，可以改用活检钳或者普通卵圆钳夹持肿瘤边缘牵拉。

6. 用电灼在胸膜上的切除面作电凝止血，并经切口置胸腔引流管。

七、复杂情况的手术操作

1. 如术中发现胸膜肿瘤较大，超过 5cm，应相延长第 2 切口至 2～3cm 长，以方便更多的器械进行操作和取出肿物。

2. 如术中发现胸膜肿瘤为广泛性的，在目前条件下应改开胸术行全胸膜剥脱。因为胸膜肿瘤的胸膜极为肥厚，在内镜下无法剥脱干净。

3. 如果肿瘤已经侵及胸壁，单纯游离肿瘤有困难时，应中转开胸，做胸壁部分切除术以完整切除肿瘤。

4. 如果肿瘤位于心包表面，需要将心包部分切除时。心包切除范围较小者，可以在心包较低位置做心包开窗。切除范围较大时，可以用 1-0 号铬制羊肠线将心包切缘疏松缝合拉拢成网状，以防术后心脏从心包内疝出，发生心脏嵌顿。

八、术中及术后监护处理

1. 术中、术后监护按全麻要求进行，最初 24 小时心电、外周血氧和血压监测是必要的，老年人还应注意体内 CO_2 的变化。

2. 胸腔出血　胸膜剥离广泛者术后渗血比较多，可以给予止血药治疗，必要时输血补充血容量。进行性出血则应行胸腔镜探查止血。

3. 其他　如肺不张、肺部感染、胸腔积液等胸部手术常见并发症，可以对症处理。

第三节　胸膜剥脱术

胸腔镜手术可以在直视下进行脓胸的清创和早期的纤维板剥脱术。清除脓苔和胸腔内异物。剥离肺纤维板，使引流通畅，清除残腔，肺完全复张，促进脓胸的痊愈，表明胸腔镜手术是治疗脓胸的有效方法之一。应该指出的是，并非所有脓胸都需要行胸腔镜手术治疗，或者都能经胸腔镜手术治愈。例如急性脓胸的早期有可能经胸腔穿刺或胸腔闭式引流治愈；慢性脓胸因为肺纤维板明显增厚，粘连紧密不宜行胸腔镜手术，而需要开胸手术治疗。

一、手术适应证

1. 急性脓胸经胸腔穿刺或胸腔闭式引流术后，引流不畅，感染难以控制者。

2. 因胸部外伤继发急性脓胸，胸内存在异物，需手术取出者。

3. 慢性脓胸早期，肺表面纤维膜形成，经胸腔闭式引流，肺不能复张，胸腔内残腔难以消除者。

4. 胸膜的转移瘤、部分胸膜间皮瘤或肺的病变需作胸膜剥脱使之粘连者及部分恶性胸腔积液。

二、手术禁忌证

1. 急性脓胸患者感染中毒症状严重，不能耐受手术者。

2. 慢性脓胸，肺纤维板明显增厚，粘连严重，经胸腔镜显露和剥离难度较大者。

3. 慢性脓胸需做胸廓成形或肺切除术者。

4. 凝血功能不全、心肺功能不全和血压过高未控制者。

三、围术期准备

1. 急性化脓性脓胸的感染中毒症状较重，一般情况较差，术前应做心、肺、肝、肾、血常规、血浆蛋白、凝血机制等全面检查，进行营养支持，改善全身状况。

2. 术前术后选择有效抗生素积极控制感染。

3. 术后 24 ~ 28 小时内宜使用呼吸机辅助呼吸，并加用呼吸终末气道压力（PEEP）及引流加负压，促使肺尽快复张，消除残腔。

四、麻醉选择

一般采用双腔管气管插管麻醉，在急性脓胸早期，胸腔内存有大量积液，肺纤维板尚未形成，手术仅需吸除脓苔及放置胸管者，可考虑用单腔管气管插管全身麻醉。后者术中宜采用低潮气量通气而获得必要的显露。

五、手术体位

与第二节胸腔镜胸膜肿瘤切除术相同。

六、手术操作步骤

1. 首先根据胸部CT或者胸部X线片所示胸膜病变的位置选择第一切口，尽量使该切口直对病灶并且保持一定距离。通常在第6或第7肋间腋中线处作一个1.5cm的横切口，作为放入胸腔镜的第一切口，此切口根据患者的体型和病灶部位适当调整，如高瘦型或病灶部位较低时，可选第8或第9肋间。

2. 依次切开皮肤、皮下组织和胸壁肌肉后，对侧肺单肺通气，使术侧肺塌陷，再用手指或血管钳进入胸腔，小心检查是否有胸膜粘连，再放入10.5mm Trocar，放入胸腔镜进行探查。

3. 如果有胸腔积液，先经第一切口将套管插入胸腔后尽量将积液抽吸干净，然后置入胸腔镜观察胸膜病变，在胸腔镜的镜头上涂上一薄层防雾材料，视野将更清晰。在胸腔镜的引导下做第二切口，第二切口与第一切口（观察切口）距离应为10cm左右，并且使胸腔镜与两个切口之间连线的夹角大约成45°。

4. 迅速在后胸壁肩胛角下一肋间作一1.5cm长的第三切口，然后从操作口用内钳钳夹头皮针头放入胸腔内，在监视器观察下将生理盐水（0.9%氯化钠）注入胸膜下，使胸膜以浮皮状浮起，在浮起的胸膜旁按上述方法再注入生理盐水，如此反复，使整个胸腔壁层的胸膜浮起。如作局部剥脱仅需局部胸膜下注入生理盐水，使局部胸膜浮起。这时胸膜与胸壁已被注入的生理盐水水囊式分离，剥出时撕裂血管的机会大为减少，笔者称之为水囊式自然剥脱术。在胸膜上用内剪作一小切口，再用内钳可将浮起的胸膜整块剥出，然后放入手套或取物袋内从切口取出。

5. 用电灼激光刀或氩气刀进行胸壁的小血管渗血的止血。再烧灼或激光汽化膈肌和肺表面的病灶。

七、复杂情况的手术处理

在纵隔面胸膜下注入生理盐水应十分小心，不能过深，以免刺伤大血管、神经。另外剥出纵隔胸膜时也要十分小心地撕出，确认血管和心包是在撕脱面水平以下方可，必要时可稍延长第二切口至3cm，以方便器械的放入。

八、术中及术后监护处理

1. 内镜下水囊式自然分离胸膜剥脱术，虽然撕裂小血管的数目大大减少，但仍有一些小血管被撕裂，而剥脱面积较大也会引起渗液较多，故术后仍需监测胸管的引流情况，注意补液。

2. 全胸膜剥脱术后胸内的创面较大，引起心肺功能的负担加重，应提前预防。

3. 术前估计患者的营养状况不是十分理想，应先纠正其一般情况，改善体质，选择适当时机。

九、评估

目前胸腔镜下胸膜剥脱术的例数和经验均不多，但既然在胸腔镜下能做到与开胸一样的程序，而体表的创伤又极少，将是一个极有发展前途的术式。但弥漫性胸膜间皮瘤组织极为肥厚，术中影响视野，目前条件下仍提倡开胸剥脱术为主。

第四节　胸腔镜胸膜固定术

胸腔镜胸膜固定术是从传统胸膜固定术发展而来的，分为机械固定法、化学固定术、滑石粉固定法、激光固定法和胸膜剥脱术五种。经电视胸腔镜进行恶性胸腔积液胸膜固定术的优点在于：避免开胸手术，将手术创伤降低到最低限度；可以直接观察肺或胸膜病变，及估计肺复张可能性；可以同时进行活检。

一、手术适应证

1. 原发性或转移性胸膜肿瘤所致的恶性胸腔积液，经胸腔镜证实患侧肺可以完全复张或经肺纤维板剥脱术后可以基本复张者。

2. 非恶性胸腔积液，如放射治疗后胸腔积液、Yellownail 综合征等。经多次胸腔穿刺处理后，胸腔积液仍不能控制，并且影响呼吸功能者。

3. 反复自发性气胸、弥漫性肺泡性病变、恶性胸腔积液等几种疾病均为手术适应证。

二、手术禁忌证

1. 恶性胸腔积液、脏层胸膜明显增厚粘连，无法经胸腔镜行胸膜剥脱术，肺不能复张者，不宜经胸腔镜行胸膜固定术。

2. 有可能再次行胸部手术者，不宜用滑石粉或胸膜切除的方法行胸膜固定术。

三、围术期准备

1. 术前常规　全身检查如心功能、肺功能、血管分析、胸腹部 B 超、胸部的 X 线及 CT 检查；肝、肾功能，血、尿常规，电解质、乙肝病毒学检查等实验室检查，术前纤维支气管镜检查也非常重要；以了解患者全状况及对手术的耐受性。

2. 营养状况的评估　因为恶性胸腔积液患者经反复穿刺，大量蛋白质丢失，营养状况较差，故需加以支持疗法，补充蛋白质等治疗。

3. 呼吸系统　积极控制上呼吸道感染，因胸腔积液压迫肺脏，患者呼吸困难，术前应减轻压迫，应行胸腔穿刺术抽液，改善呼吸功能。

4. 循环系统　对一些老年患者，既往有高血压、心绞痛及冠心病史者应重视，如重视不足，术中术后则可发生严重并发症。

5. 咳嗽排痰及深呼吸等　有利肺膨胀的功能练习。

6. 按胸腔镜手术的术前准备进行　如备皮、麻醉剂皮试和调整生理状态等。术前还应进行胸膜固定术不同方法的准备。如年轻人多采用机械法和化学法，术前应准备纤维胶、机械摩擦药、箔金属球等。年老或恶性胸腔积液的患者准备作滑石粉法、激光法或胸膜剥脱术等，准备滑石粉及有关激光、氩气刀设备。

四、手术体位

1. 与第一节胸腔镜胸膜活检术体位基本相同。

2. 部分肺膨胀良好的患者也可以来用坐位，用 2mm 的针形胸腔镜，配合 2mm 的器械往胸腔内注入化学药品或纤维胶。

五、手术操作步骤

1. 与第一节胸腔镜胸膜活检术手术步骤1、2、3相同。

2. 机械法 在后胸壁肩胛骨下作一1cm长的切口，配合第三切口进行肺牵引以利更好地暴露胸膜。再用卵圆钳钳夹箔金属球或干纱布放入胸腔内，在监视器观察下对壁层胸膜用翻滚式的手法反复摩擦胸膜，直至充血和少许渗血为止，全胸膜摩擦后观察胸壁是否有活动性出血。还可以配合化学法注入化学药物，提高胸膜固定成功率。

3. 滑石粉法 通过第二切口将金属细管放入胸腔内，将0.5～10.5mg滑石粉均匀地喷在壁层胸膜上。年轻人用尽可能少的滑石粉，恶性胸腔积液的患者或年老患者才用较大剂量。滑石粉法其实是化学法中的一种，不过它因特别有效和易引起不可逆的改变而专列为一项。滑石粉法不是胸膜固定法的首选方法，它只是在机械法和化学法失败以后才采用，因为它使胸膜紧密粘连而难以进行第二次开胸或电视胸腔镜手术。

4. 化学法 通道第二切口放入金属细管，均匀地注入纤维胶、葡萄糖或四环素粉等化学药品在壁层胸膜的表面，使脏、壁两层胸膜紧密固定。

5. 激光法 可通过第二切口放入TAG激光，以0.5s脉冲、40～50W烧灼壁层胸膜，注意避开肋间血管的位置。降低到25W时，还可以同时烧灼脏层胸膜上的病变，必要时还可作第三切口，放入器械配合暴露脏、壁层胸膜。KTP激光也可适用于以上方法。

6. 胸膜切除法 此方法适用于多发性肺大疱合并自发性气胸反复发作及恶件胸腔积液、乳糜胸等。用内腔镜抓钳牵拉壁层胸膜，再用电刀将胸膜剪开，然后用卵圆钳夹纱团沿胸膜下钝性剥离。注意须在胸内筋膜以内进行剥离，以防止损伤肋间血管和神经。自发性气胸胸膜剥离范围为第5肋骨水平以上至胸膜顶的全部胸膜。

六、复杂情况的手术处理

1. 任何方式的胸膜固定法都是在肺完全复张后才能起预期作用，所以肺膨胀不全的位置必须松解粘连，使之完全复张。此外，固定术除胸膜剥脱术外，其他都是在胸膜表面浅层工作，出现意外大血管损伤机会较少，但应注意膈神经和迷走神经的保护。

2. 术中证实肺完全或基本复张后，方可进行胸膜固定术。若遇到肺表面纤维板形成，应经胸腔镜行肺纤维板剥脱术，必要时中转开胸，否则不能达到预期的手术效果。

七、术后并发症及其处理

1. 胸腔出血 多发生在胸膜切除术后的患者。可给予止血药对症处理，并保持引流通畅。发生进行性血胸，行胸腔镜探查止血。

2. 恶性胸腔积液术后胸腔引流量较多者 可以经胸管注入顺铂100mg，然后夹闭胸管12～24小时。必要时可以重复给药，待胸腔积液消退后拔除胸管。

3. 滑石粉喷洒法胸膜固定术后，可以有轻度胸痛及反应性发热，一般持续3～5天后症状缓解，可以给予对症处理。偶有急性肺炎、急性呼吸窘迫综合征、急性肺水肿发生。虽然实验研究证实静脉输入滑石粉会造成肺动脉高压和肺毛细血管通透性增加等改变，这些并发症的发生是否与滑石粉异物刺激有关，目前尚不清楚。在治疗方面；急性肺炎给予抗感染治疗；急性呼吸窘迫综合征可以用呼吸机高浓度氧治疗；急性肺水肿则予以对症治疗，必要时使用呼吸机正压通气。一般都可以很快缓解。

4. 胸膜固定术后远期对呼吸功能的影响　从理论上讲，胸膜固定术后，尤其是使用滑石粉喷洒后，会造成胸膜肥厚，而产生限制性通气障碍。尽管如此，一些滑石粉喷洒法胸膜固定术后的患者仍有不同程度的手术侧胸部重压感或者紧箍感，并且活动后感胸闷、气短。所以，在术前已有严重呼吸功能不全的患者，应考虑到手术对呼吸功能的影响。

5. 机械法和化学法胸膜固定后，也可能会因肺复张不良或其他原因致固定失败，这时可以进行第二次胸腔镜滑石粉法或胸膜剥脱术。

八、评估

电视胸腔镜胸膜固定术是新的手术入路，不是新的手术方法，其胸内过程与开胸术完全一样，只有不能耐受电视胸腔镜术中单肺通气的患者才会考虑开胸术。可以讲电视胸腔镜已承担起胸膜固定术的大部分工作。

（尉继伟　戈　烽）

参考文献

1. 田燕雏，郭永庆，石彬，等. 胸腔镜胸膜固定术治疗恶性胸腔积液 31 例. 中日友好医院学报，2003：3.
2. 薛永福，林殿杰，王治平，等. 胸腔镜术对胸膜间皮瘤的诊断价值. 中华结核和呼吸杂志，1996：3.
3. 任华. 电视辅助的胸腔镜在肺胸疾病诊断和治疗中的作用. 见：俞森洋主编. 现代呼吸治疗学，北京：科学技术文献出版社，2003：859.
4. 任华. 胸腔镜在临床上的应用. 见：蔡柏蔷主编. 21 世纪医师丛书. 呼吸内科分册. 北京：中国协和医科大学出版社，2000：103.
5. 任华. 胸腔镜的临床应用等. 见：戈烽，李琦主编. 普通胸外科学. 北京：中国协和医科大学出版社，2004.
6. 任华. 胸腔镜在临床上的应用. 见：蔡柏蔷，李龙芸主编. 协和呼吸病学. 北京：中国协和医科大学出版社，2004.

第十一章 脓胸的电视胸腔镜治疗

◆内容提要◆

1. 胸膜腔的生理及感染的病理学；
2. 脓胸的病理与诊断；
3. 脓胸的胸腔镜诊断，包括手术适应证、禁忌证，手术技术要领、具体操作方法，术后观察和处理，以及疗效的评价。

第一节 胸膜腔的生理及感染的病理学

一、胸膜腔的生理

胸膜腔有三大生理特点：密闭、负压、双侧不相通。密闭是指胸膜腔与外界不相通，与肺、胸部脏器不相通。若在各种病因下出现相通，则会随之发生各种病理状况。胸膜腔出现病理相通的情况下，最容易发生感染，这是脓胸的非常重要的原因。负压是指在密闭的胸膜腔内，由于胸廓的弹性回缩力与肺组织本身的弹性回缩力的相互作用，使胸膜腔内压力低于大气压而呈负压。正常的胸膜腔内负压为4～5cmH_2O。胸膜腔内负压随着呼吸运动而周期性变化。平静吸气末为－4～－8cmH_2O，平静呼气末为－2～－4cmH_2O。用力咳嗽或屏气时，胸膜腔内压可以达到－50～50cmH_2O。胸膜腔内负压对于维持呼吸运动以及回心血流有重要意义。若出现胸膜腔内负压减小或消失甚至胸内正压，以及两侧胸膜腔内压力不对称情况，将严重影响呼吸、循环功能，直至呼吸、循环衰竭死亡。胸膜腔双侧不相通，由纵隔内脏分隔，压力基本对称。若双侧压力失去平衡，将影响到呼吸动力改变，循环动力改变，产生系列病症。

此外，胸膜腔还有强大的分泌以及吸收功能，与胸膜腔感染的发展、转归密切相关。在正常情况下，胸膜腔内存在一层漏出液湿润润滑胸膜的表面。一个体重70kg的正常人，每24小时在胸膜腔内形成并吸收的胸液约有700ml。胸液的生成和吸收取决于静水压、胶体渗透压和组织间各种压力的综合平衡，还与分子性质、大小、胸膜的状态、血液及淋巴流动的快慢有关。胸膜腔感染时，由于胸膜微血管壁的通透性增加，渗出明显增多而发生胸膜腔积液。除吸收液体外，胸膜腔还可以吸收气体，这是少量胸内气体不需处理而自行吸收的基础。气体吸收得快慢与气体的种类有关，氧气较氮气吸收快。一般来说，胸膜腔大约以

1.25%的速率吸收胸腔内气体。

二、胸膜腔感染的病理

胸膜腔有较强的抗感染能力。但当致病菌的数量多、毒性强而机体的抵抗力差时，致病菌会在胸膜腔内迅速繁殖，导致胸膜腔感染。

胸膜腔感染大多数是继发的，常常由肺内感染、胸部外伤、胸部手术污染以及邻近组织器官感染扩散而来。较少由血液扩散导致胸膜腔感染。胸膜腔的感染可以是急性的，如肺脓肿破溃、急性肺炎引起的脓胸；也可以是慢性的，如邻近组织器官的感染灶不断有少量细菌侵入胸膜腔引起的感染。胸膜腔的感染可以是广泛的，也可以是局限的。感染的范围、程度与以下因素有关：

1. 致病菌的性质　链球菌感染后脓液稀薄，胸膜粘连轻，不易局限，易造成整个胸膜腔感染，而肺炎链球菌感染后脓液稠厚，含大量纤维素渗出，易产生广泛的胸膜粘连。

2. 患者的抵抗力　体弱以及抵抗力低下者胸膜腔感染不易局限；年轻力壮抵抗力强者，感染容易局限，形成包裹性的脓胸。

3. 治疗是否及时有效　早期的合理抗生素治疗以及恰当的引流、适当的支持治疗，可以使感染及时得到控制，感染局限化，逐渐消失；反之，则感染扩散，累及整个胸膜腔。

胸膜腔感染的病理转归可以分为三个阶段。及时、有效的治疗可以阻断病理进展，改善预后。

1. 渗出期　是胸膜腔感染的急性期。此时胸膜腔的脏层和壁层胸膜充血、水肿、渗出，失去光泽及润滑性。结核杆菌感染所致的渗液呈草绿色，白细胞较少，且以淋巴细胞为主；一般细菌感染所致的渗液较混浊，含有纤维蛋白及大量白细胞，且以中性粒细胞为主。渗出期是脓胸治疗的最佳时机。此时积极、有效治疗可以产生理想的病理转归。

2. 纤维素化脓期　是急性胸膜腔感染转变成慢性感染的过渡阶段，也称为胸膜腔感染的亚急性期。在感染控制不佳的情况下，白细胞及纤维蛋白增多而使渗液变得混浊，表现为肉眼脓液。纤维蛋白沉积于胸膜表面形成纤维素膜，纤维素膜不断机化，形成胸膜腔粘连，感染包裹局限，或脓液形成多房性包裹分割。此时经合理治疗，胸膜腔内也会遗留不同程度的胸膜增厚粘连，肺膨胀受到一定限制。

3. 机化期　为脓胸的慢性期。大量的纤维素积聚在胸膜上，逐渐机化，肉芽组织生成，往往形成致密粘连的纤维板层。肺功能明显受限，胸廓久之也会变形。

胸膜腔感染的病理改变的不同阶段并没有截然的界限。因致病菌的不同，治疗是否及时、恰当，以及机体的免疫状况不同而不一致。综合判断胸膜腔感染的不同阶段，对确定合理有效的治疗方法非常重要。

第二节　脓胸的病因与诊断

胸膜腔受致病菌感染，产生脓性渗出液积聚于胸膜腔内，称为脓胸。按病程长短及病理发展过程，分为急性脓胸和慢性脓胸。依胸膜腔受累的范围大小，可分为局限性脓胸和全脓胸；依致病菌的不同分为化脓性脓胸、结核性脓胸和其他特异性病原的脓胸。脓胸治疗的关键在于早期诊断，合理治疗。

一、急性脓胸

急性脓胸是指脓胸的早期而言。从脓胸的病理变化角度来看，是指渗出期（急性期）和纤维素化脓期（也称为亚急性期）。与慢性脓胸相对应，其病程一般在起病的4～6周之内。若治疗及时有效，急性脓胸的进展可以阻断，转归良好。

（一）病因　急性脓性多为继发性感染，病因很多，主要有以下几种：

1. 肺部感染　肺部化脓性感染直接侵犯胸膜或破溃于胸膜腔内，形成急性脓胸，尤其当患者的抵抗力下降时更容易发生。常见的致病菌有肺炎球菌、链球菌、金黄色葡萄球菌等。厌氧菌感染时，则为腐败性脓胸。近年来，具有抗药性的金黄色葡萄球菌感染所致的急性脓胸有所增加。此外，大部分的结核性脓胸也是由肺内病灶而来。

2. 外科手术后脓胸　尤其是胸部手术，可以通过以下途径引起急性脓胸：

（1）手术中污染：如常见的肺与食管手术，均为非无菌手术，胸膜腔易受污染引起术后脓胸；肺结核手术时机欠佳，可能污染胸膜腔引起感染。

（2）术后并发症引起脓胸：如各种吻合口瘘、残端瘘、肺漏气延长等。

（3）术后胸膜腔内积血或积液，可能成为细菌的培养基，容易引起感染。术后脓胸发生在使用抗生素的基础上，存在不同程度的抗药性，尤其是要警惕耐甲氧西林金黄色葡萄球菌（MRSA）、耐甲氧西林凝固酶阴性葡萄球菌（MRScon）以及铜绿假单胞菌感染。

3. 创伤后脓胸　胸部外伤尤其是胸部穿通伤，容易导致积血脓胸。除了外来大量细菌的污染，支气管或肺部的伤口如果与胸膜腔相通，也会引起细菌移位进入胸膜腔。

4. 邻近脏器或组织的感染扩散继发脓胸　如膈下脓肿、肝脓肿或腹膜腔感染，致病菌可经淋巴组织、直接穿破膈肌或经膈肌的微小裂隙而进入胸膜腔。纵隔感染，纵隔淋巴结炎，化脓性心包炎等也可引起急性脓胸。

5. 血源性脓胸　败血症或脓毒血症患者，致病菌经血液循环到胸膜腔，导致急性脓胸。多见于免疫力不足或缺陷的患者。结核杆菌亦可经血液循环或淋巴循环到达胸膜腔，造成感染。

6. 其他　如气胸引流后并发感染；自发性食管破裂等均可导致急性脓胸。

（二）诊断

1. 症状　急性炎症和呼吸困难是急性脓胸的两个主要症状。临床上常见的肺炎后的急性脓性，多在肺炎消退后或消退过程中发生，出现突然的胸痛、体温升高、咳嗽、咳痰、呼吸急促等症状。体格检查呈急性病容、面色潮红，有时不能平卧。患侧胸廓饱满、胸式呼吸减弱、肋间隙增宽，叩诊下胸部为浊音，听诊患侧呼吸音减弱或消失。

2. 物理检查　主要是X线检查和超声检查。

胸部X线检查对急性脓胸的诊断非常重要，可确定脓液的位置及大体量。少量脓胸，脓液量300ml以下，仅见肋膈角模糊不清。中等量（300～1000ml）脓液时，可见胸腔下部外高内低的弧形高密度阴影。如果大量的脓液积于胸腔内，可见大片均匀一致的高密度阴影，伴有不同程度的肺受压萎陷，纵隔向健侧移位。局限性脓胸可见包裹性阴影，伴有支气管胸膜瘘时，可见气液平面。

超声检查对包裹性脓胸的诊断意义较大。不仅可以帮助判断积液的性状，利于脓胸的诊断，而且可以准确定位，引导诊断或治疗性穿刺穿刺。

3. 确诊　急性脓胸的确诊，必须依靠胸膜腔积液的穿刺检验。穿刺液通过肉眼观察、涂片镜检、细菌培养、药敏试验，就能够明确脓胸的病因诊断，同时能为选择有效的抗生素提供重要参考。

二、慢性脓胸

急性脓胸病程超过 6 周，脓腔壁硬化，脓腔容积基本固定，成为慢性脓胸。慢性脓胸是脓胸的后期表现，也是急性脓胸未能被阻断的不良结果。

（一）病因

1. 急性脓胸治疗不及时或治疗不恰当　如引流不当或抗生素使用不当，均可能进展为慢性脓胸。

2. 手术后并发症引起的脓胸　如支气管胸膜瘘或食管胸膜瘘，由于瘘口短期无法愈合，不断有细菌进入胸膜腔，残腔久久不能闭合，形成慢性脓胸。

3. 邻近脏器的慢性感染灶扩散　如膈下脓肿、肋骨骨髓炎等慢性感染，原发病灶不能彻底清除，致病菌经常进入胸膜腔，形成慢性脓胸。

4. 特异性感染　常见于结核性脓胸，由于破溃结核灶或结核性胸膜炎治疗不彻底而形成。其他少见的诸如阿米巴性脓胸、真菌性脓胸等。

5. 胸膜腔内长期异物存留感染　去除异物往往有较好的预后。此外，外伤或自发性血胸处理不当继发感染，也可能发展成慢性脓胸。

（二）诊断

1. 症状　多数患者有急性脓胸的病史。由于感染中毒持续存在，往往有慢性消耗病容或全身慢性中毒症状，如低热、乏力、食欲减退、营养不良等。体格检查可见患侧胸廓塌陷，呼吸运动受限，肋间变窄，甚至脊柱侧弯、杵状指等。

2. 辅助检查　主要是 X 线检查。可见患侧胸廓呈一片密度明显增强的模糊阴影，肺野不同程度缩小。纵隔向患侧移位，对侧肺气肿或肺纵隔疝。严重者中线结构向患侧偏移，膈肌活动减低或固定。有时可见液气平面。

3. 确诊　慢性脓胸的诊断并不困难。结合病史、全身慢性中毒症状以及纤维胸体征和 X 线表现，较容易做出诊断。如果胸膜腔穿刺抽出脓液，则可确立诊断。有些慢性脓胸脓液吸收较好，而以纤维胸为主，则穿刺取得脓液诊断几乎不可能。

第三节　脓胸的电视胸腔镜治疗

脓胸治疗的目的在于控制感染，预防胸膜腔持续性或复发隐患的残灶形成，消除限制肺复张的病因以恢复肺功能。

脓胸的不同阶段，治疗原则明显不同：急性脓胸的治疗原则，包括抗感染、排除脓液促进肺复张、全身支持治疗三个方面。慢性脓胸的治疗原则是消除病因、闭合残腔、改善肺功能。

一、脓胸的传统治疗

依据脓胸的治疗原则，在胸膜腔感染的不同阶段，去除胸膜腔积脓的方法有很大区别。

（一）急性脓胸的脓液引流　包括胸膜腔穿刺排脓、胸膜腔闭式引流术和胸膜腔开放引流术。

1. 胸膜腔穿刺引流术　急性脓胸早期，脓液稀薄，易于穿刺抽出。特别是儿童肺炎后脓胸，治愈率较高。反复的胸膜腔穿刺抽脓能很快减轻中毒症状，缩短病程，防止胸膜肥厚。对于比较局限的脓胸效果较好。可依据 X 线胸片或 B 超定位下穿刺。

手术操作要点以及注意事项：

（1）部位选择：穿刺部位要合适。过高则脓液不易抽净，过低则沉淀物易堵塞针头。为避开肋间血管，一般选取肋骨上缘为穿刺点。

（2）麻醉试穿：1%普鲁卡因或利多卡因局部浸润麻醉，到达胸膜时尤其注意对胸膜的强化浸润。试穿抽液，同时了解胸壁的厚度。

（3）穿刺抽液：换用针尾带有胶管的粗针头（16-18 号）以及大号注射器进行反复抽吸。抽吸的量以及速度不宜过多过快，尤其是初次穿刺抽液患者。每次抽液量以 600 ~ 1500ml 为宜。

（4）抽吸过程中应让患者尽量避免咳嗽，必要时应退针保护，以免刺破肺。应密切观察患者，若出现心慌、气短、胸痛、出冷汗等要立即停止操作并作相应处理。

（5）如果脓液黏稠不易抽吸，可注入生理盐水稀释后抽吸。但对支气管胸膜瘘患者应慎重。应尽量避免气体进入胸膜腔。在抽吸结束前，可以向胸膜腔内注入药物。

（6）穿刺抽吸后应让患者原位休息数分钟。同时注意观察病情变化，注意有无血、气胸以及低压性肺水肿的表现，尤其对于年老体弱者。

2. 胸膜腔闭式引流术　闭式引流术为最彻底而及时地引流脓液提供了很好的条件。同时保持了胸膜腔内负压，有利于肺复张，可随时观察脓液生成引流情况。是治疗急性脓胸的常用手术，又分为经肋间或经肋床置管引流。

胸膜腔闭式引流术的适应证：

（1）脓液较多，生成较快，多次穿刺抽吸脓液减少不明显者。

（2）有较多纤维素生成，脓液较稠厚，穿刺抽吸比较困难者。

（3）中毒症状重或穿刺配合很差，无法达到满意引流者。

（4）肺脓肿或结核空洞破溃引起的急性脓气胸，病情危急，应尽早行胸膜腔闭式引流术。

（5）支气管胸膜瘘或食管胸膜瘘的脓胸或脓气胸患者。

（6）对于分割包裹的脓胸或稠厚流动性不佳的脓胸，经肋骨床引流具有明显优势。

手术操作步骤以及注意事项：

（1）在引流部位（低位）作胸壁全层浸润麻醉，沿肋骨上缘作 2 ~ 3cm 皮切口，用止血钳逐层分离进入胸膜腔，可见脓液溢出。

（2）将引流管尖端剪成外突弧形，以钳尖夹持，迅速沿撑开道插入胸膜腔内，外接水封瓶。观察引流是否通畅，否则应作调整或重新放置。

（3）调整胸膜腔内引流管长度，以 5cm 左右为宜，并外固定于胸壁上。

（4）经肋床的引流术，一般沿拟切除的肋骨长轴方向作 5 ~ 6cm 皮肤切口，逐层切开。作肋骨骨膜切开并剥离，切除该段已游离的肋骨及肋间神经，缝扎肋间血管。

（5）经肋床切开胸膜进入胸膜腔。用手指及吸引器分离纤维隔膜，尽量游离胸膜腔，吸尽脓液以及坏死组织，以达到最佳引流效果。

（6）将内径较粗、带侧孔的引流管置入胸膜腔内 3 ~ 5cm，外接水封瓶。逐层缝合切口，并固定引流管于外胸壁。

（7）大量脓液时，应先进行穿刺或缓慢引流减压，以免引起急性纵隔移位或复张性肺水肿。

（8）密切观察引流情况，保持引流通畅。必要时要对引流管进行调整或改进。

3. 胸膜腔开放引流术　一般在急性脓胸闭式引流的基础上进行。急性脓胸经胸膜腔闭式引流术后 2 周左右，纵隔以及胸膜腔基本已粘连固定。如果仍有少量脓液产生，可以变为开放式引流。

胸膜腔开放式引流的方法以及注意事项：

（1）在闭式引流的基础上，将胸腔引流管退出，以生理盐水冲洗干净，依据脓腔的深浅，剪取适当长度的带侧孔引流管端，置入脓腔内。其外端以安全别针贯穿后，用胶布固定于胸壁上，并以无菌辅料覆盖。

（2）及时更换敷料，保持外层干燥。

（3）根据引流情况以及脓腔的深浅逐步退管。

（4）每周应清洗引流管一次，每周评测脓腔一次。待脓胸缩小至 10ml 以下时，可以拔除引流管，改为油纱条引流，脓腔可逐步闭合。

（5）应鼓励患者多活动、深呼吸等，促进肺膨胀，缩小脓腔。

（二）慢性脓胸的治疗　慢性脓胸多需要外科手术治疗。治疗的原则是消除病因、闭合脓胸、改善肺功能。常见的手术方式有胸膜纤维板剥脱术、胸廓成形术（分为胸膜外、胸膜内两种）、胸膜肺切除术、带血管蒂的大网膜胸膜腔移植术、胸大肌或腹直肌的转移填塞术等。因与电视胸腔镜手术关系不大，在此不作过多介绍。

总之，传统的脓胸治疗手段，存在着明显的不足：急性期的处理往往住院时间太长而不彻底，影响肺功能的充分恢复；亚急性期或者慢性期的处理创伤太大，使得患者以及内科医师不愿尽快接受外科介入，影响远期转归。

二、电视胸腔镜在脓胸治疗中的应用

自 1991 年 Lewis 和 Landreneu 分别介绍电视胸腔镜手术（VATS）以来，电视胸腔镜作为突破性的外科微创技术得到了广泛应用。也使得外科介入脓胸的治疗有了更加积极的态度和更加良好的结果，脓胸患者更容易接受外科治疗。急性脓胸的电视胸腔镜手术因为操作相对简单，效果大大优于传统手术，在电视胸腔镜手术的起始阶段就得到了较为广泛的开展。在很大程度上改变了脓胸的内科为主的治疗模式，缩短了住院时间，改善了预后。电视胸腔镜是治疗脓胸的非常安全、有效的现代治疗手段。

三、脓胸的电视胸腔镜治疗的手术指证

脓胸的治疗是最先开展的电视胸腔镜手术之一，20 世纪 90 年代初期即有文献报道。大多数的手术为电视胸腔镜下脓胸的清除引流。此后随着经验的积累和技术的成熟，电视胸腔镜的脓胸治疗逐步进入到亚急性期纤维素沉积的剥离，甚至慢性脓胸较早期的纤维板剥脱术。此外，电视胸腔镜与小切口的结合应用也进一步扩大了手术适应证，减少了手术创伤。

1. 急性脓胸　急性脓胸的渗出期和纤维素化脓期均是电视胸腔镜手术的良好指证。急性脓胸的电视胸腔镜治疗应以清除脓液以及坏死物，反复冲洗为主要手段，可以迅速缓解急性中毒症状，缩短病程，减少脓胸的后遗症。

2. 特殊情况的慢性脓胸 脓胸按照时间划分为急性期和慢性期，或者急性期、亚急性期、慢性期。事实上脓胸的各个部位之间的分期可能并不一致，或者由于致病菌的不同，机体的反应性差异如免疫抑制患者或小儿、老人体弱者等，脓胸并不总是按部就班地进入相应时期。依据脓胸的特点不同，部分慢性脓胸，尤其是比较局限的慢性脓胸，或者有持续液体存在的脓胸，也是电视胸腔镜治疗的指征。此时的纤维板因为与脏胸膜有较清晰的潜在界限，可以在镜下较彻底剥除。

3. 具体而言，脓胸的电视胸腔镜手术指证与时机选择密切相关。并非所有的脓胸都需要电视胸腔镜手术治疗，电视胸腔镜手术也并非适用于各期脓胸。

四、脓胸的电视胸腔镜治疗的手术禁忌证

1. 大部分慢性纤维性脓胸应是电视胸腔镜手术的禁忌证。对于病程过长、胸廓变形明显、伴有钙化的脓胸，范围广泛的纤维性脓胸应是手术的绝对禁忌证。这是因为手术操作十分困难，而且与肺脏、胸壁的界面难以分离，手术的风险、效果、并发症都难令人接受。强行手术只能是举步维艰，危急四伏。

2. 有明显的肺内并发症，如空洞性病变、肿瘤、明显的支气管胸膜瘘、毁损肺等情况的急慢性脓胸。

3. 无法耐受单肺通气或无法施行双腔气管插管。

4. 急性脓胸感染中毒症状严重，不能耐受麻醉及手术者。

五、脓胸的电视胸腔镜治疗的手术时机选择

脓胸的治疗效果与手术时机的选择密切相关。胸腔内的脓液、纤维素沉积去除越彻底，手术的效果越好。但往往不能在最早期的时候施行手术，原因有以下几点：

1. 原发的病情不允许手术 如在肺炎的急性期，手术操作、麻醉插管可能引起感染扩散、弥散性血管内凝血甚至多器官功能衰竭等，而且手术本身的肺损伤可能引起或加重脓胸；再如食管穿孔引起的脓胸，在感染尚未得到初步控制时，手术操作可能加重感染扩散，恶化病情。

2. 患者的身体条件限制了最佳手术时机 急性脓胸的患者，往往症状比较重，尤其是对于年老体弱的患者，主要脏器的功能可能处于高危险状态之下，全身麻醉的手术打击可能带来难以承受的风险。相对而言，胸膜腔穿刺抽液或者胸腔闭式引流术不仅风险小，也同样可以缓解患者的急性症状。

3. 目前对于手术时机的选择尚缺乏强有力的证据支持。虽然从20世纪90年代初期就开始有文献报道，但各家的做法并不相同。

根据笔者的经验，结合其他作者的文献报道，我们认为脓胸的手术治疗必须经过适当的术前准备期，在手术时机的选择上亦应因人、因情而异。具体有以下几点原则可供把握：

1. 脓胸的病因应得到初步控制 如急性肺化脓性感染、肺内或支气管内膜结核、支气管胸膜瘘等的原发病已经基本稳定。一般需要2周甚至更长的时间，才能使病灶得到控制。结核性脓胸，应抗结核治疗2～3周以上，以减轻结核杆菌的毒力，防止术后进一步扩散。

2. 术前及时穿刺抽脓或置管引流 不仅有利于明确致病菌，而且迅速减轻全身毒性反应，为手术治疗创造条件。部分病例可能经此方法获得治愈而免于手术或后遗症。

3. 提倡早期行手术治疗 手术操作难度相对较小。部分病例纤维板尚未形成，仅行脓

腔清理，充分引流即可，两个孔即可完成手术。创伤小，效果佳。

4. 推荐手术时机　化脓性脓胸一般在发病后 2～6 周；结核性脓胸一般在抗结核治疗 2～3 周进行。可以依据病情做出判断：病程超过 2 周，脓胸吸收欠满意；胸管引流超过 1 周，残腔仍较大；难以引流者；脓胸时间虽短，但有明显纤维素沉积，肺不张者；金黄色葡萄球菌感染因脓液稠厚、易形成分割包裹，应尽早手术。

六、技术要领

1. 切口选择　是保证手术操作简便易行，治疗效果满意的前提。主要依据脓胸的部位、范围确定手术的探查切口以及操作切口位置。

2. 探查活检　一方面进一步明确胸膜腔病变情况，确定病因诊断；同时在内镜引导下更有利于选取适当的操作切口位置，为顺利完成手术创造条件。有些脓胸病例经探查后发现镜下无法较满意地完成操作，应及时中转开胸手术。

3. 清除脓液以及坏死物　去除病变，显露操作空间，为进一步手术操作创造条件。

4. 纤维素膜或纤维板剥除　这是手术的重点和难点，也是手术成败的关键。脓胸清除是否彻底，术后肺复张是否满意，甚至术后病程长短都取决于这一步骤。中转开胸手术的原因也多在于此。

5. 反复冲洗　以生理盐水或碘伏盐水冲洗，彻底去除脓液以及坏死物，切断毒素的吸收，减少术后的再粘连包裹，减轻中毒症状，促进康复。

6. 引流　应用较粗的引流管，保证引流通畅、及时。

7. 病因治疗　针对病因诊断，术后应继续治疗。应尽量依据药物敏感性试验选择适当的抗生素。

七、手术操作

（一）术前准备

1. 常规准备　包括开胸手术的大部分实验室检查，尤其是脏器功能状态、营养状况评价等。

2. 控制感染　脓胸手术的准备重点是积极控制感染，积极有效的抗生素治疗。抗生素的选用最好依据药敏试验结果；初期经验用药宜用广谱高效药物，结合感染来源、发热规律、痰液性状等经验选择。

3. 积极引流　包括胸膜腔穿刺引流和胸膜腔闭式引流。务求及时、有效。根据引流液可以初步判断病原菌性质、确定病原菌以及药敏结果；同时由于迅速减少了毒素的吸收，减轻患者中毒症状，有利于提高抵抗力。部分病例经过上述治疗病情迅速好转，脓液迅速减少，可以较快治愈。

4. 支持治疗　必要时辅以支持治疗，增强抵抗力。尤其对于年老体弱者或合并有内、外科并发症的脓胸患者。适当的营养支持治疗，丙种球蛋白输注、新鲜血液输注等可以增强患者的抵抗力，有利于尽快脱离危险期，同时也为手术治疗创造条件。

5. 及时手术　如果患者的全身情况允许，经过 2 周左右的时间脓胸的吸收不理想，或纤维素沉积明显，肺受压较重，残腔较大等情况出现，发展成慢性脓胸的机会较大，应尽早进行电视胸腔镜手术。

（二）麻醉　电视胸腔镜手术由于操作空间的限制，一般需要双腔气管插管，健侧通气。

对于脓胸的电视胸腔镜手术而言，双腔插管具有更重要的意义在于防止渗液或呼吸道分泌物流入对侧健肺，引起感染的扩散、肺不张等严重麻醉并发症，保证手术的顺利完成。

（三）体位和切口选择　体位的摆设原则同一般电视胸腔镜手术。主要依据脓胸的位置、范围考虑。通常为健侧卧位，可以略微前倾、后仰或折刀位。

切口的选择分为胸腔镜切口和操作切口。胸腔镜切口一般应选在脓胸的较低处肋间，操作切口应结合脓胸的范围在电视胸腔镜引导下选择。选择切口位置的原则应根据胸腔镜器械操作的特点，以便于操作、尽量覆盖全部手术区域为佳。对全脓胸而言，可以参考常规的胸腔镜手术切口，如气胸手术切口布局，但镜头切口以低位如第七或第八肋间为佳。对于包裹性脓胸，操作切口应尽量设在两侧，距离要尽量分开。有些作者以B超定位选择切口，即选择脓胸最深处肋间为胸腔镜切口肋间。但笔者以为应以脓腔的下方肋间切口为更好，因为更便利于开阔术野，对坏死物的清除、纤维素膜或者纤维板的剥离操作更顺手。

（四）手术方法

1. 切口制作　主要是镜头切口的制作。其余切口可以在内镜引导下进行。切口应沿肋骨上缘。切开皮肤后，以血管钳钝性逐层分离深入。突破胸膜壁层后，以手指深入切口内探查并适当游离，以防止肺与胸壁的紧密粘连而受损伤。操作切口依据脓液的流动性、操作难易程度可以为2个或1个。

2. 操作空间准备　由于胸膜腔内充满脓液、坏死物、粘连等，没有胸腔镜的显示和操作空间。需要先以吸引器吸出脓液或以类似钝性器械作局限性的盲目游离胸膜腔，吸引出部分脓液或坏死物，或游离出有限空间，给胸腔镜以“立足之地”。此时的操作要尽量轻柔，以非常易于游离的方向为主，有时需要间断地结合镜头探查进行，以避免损伤。

3. 探查、操作　置入胸腔镜探查。如果病变为渗出期（Ⅰ期）或纤维素化脓期（Ⅱ期），可见胸腔内有较多的纤维素样粘连带，胸膜轻度充血，肺组织尚柔软，表面有脓苔附着，胸膜表面尚未形成纤维板。此类病例可以在胸腔镜引导下再做1个或2个操作孔，进一步吸净脓液，用内镜肺叶钳、卵圆钳或粗吸引器推拉肺组织，以钝性剥离的方法分离脏壁层间的粘连，清理、刮除胸壁、肺脏表面的脓苔和纤维素膜。用抓钳或卵圆钳将脓苔取净。清除应尽量彻底，包括膈肌表面、叶裂部位、肺门部等。

如果病变已经进入纤维机化期（Ⅲ期），胸膜表面形成厚薄不均的纤维板，镜下可见脓腔内面有许多坏死组织以及肉芽组织形成，纤维板将肺组织包裹，形成“陷闭肺”。则可在胸腔镜引导下，在上2个或3个肋间做2个操作孔，用长刮匙刮除脓腔壁内的坏死和肉芽组织，然后行胸膜纤维板剥脱术。先在易于操作之处选择突破口，用抓钳将纤维板提起，用内镜剪刀小心将其剪开，再用卵圆钳或夹纱布团将脏、壁层胸膜纤维板逐渐撕扯或推拉等钝性剥离。遇到粘连紧密处，以剪刀或电钩处理。关键在于要找到正确的操作界面，沿潜在的间隙耐心地剥离，以免造成肺组织的过多损伤。尽可能地做到全面、彻底剥除，以肺能基本复张、残腔消除为标准。这样，多能达到一期愈合的效果。

对于粘连严重、界面不清或硬化严重的Ⅲ期脓胸，胸腔镜下操作将十分困难，而且对肺的过多损伤将影响手术效果，应及时转开胸手术，进行彻底的纤维板剥脱术。对于仅有局部粘连或纤维板较难处理的病例，可以辅以局部小切口（VAMT）完成，也有利于对肺损伤的修复。

所以，电视胸腔镜手术治疗脓胸的指征以急性期为主，一般越早手术操作越简单。部分较早期的Ⅲ期简单病例也可以在镜下完成，但手术难度、手术风险明显加大。对于硬化性的大脓腔、纤维板明显增厚、难以找到连续界面、肺毁损较严重、有明显支气管胸膜瘘的病例，单纯镜下无法完成较理想的手术，应以开胸手术为宜。

对于术中肺的损伤，单纯的脏层胸膜损伤漏气可不予处理，肺实质的裂伤有明显漏气时应给予修复处理。有条件者可以内镜切割缝合器予以修复，或者镜下简单缝合修复。对于胸壁的出血、渗血处，可以电凝、钛夹等处理，也可以可吸收的止血胶处理创面渗血或小的漏气。

清理完成后应请麻醉师配合正压膨肺，检查肺的复张情况以及漏气情况。对复张不满意的部分应尽量进一步剥离松解粘连，争取达到理想效果。

术中清除的脓苔、坏死物、肉芽等应常规送病理学、细菌学检查。

4. 冲洗　用稀释的碘伏溶液（0.25%的碘伏溶液）或者0.05%的苯扎溴铵（新洁尔灭）溶液冲洗胸腔，并浸泡5～10分钟。然后再用大量生理盐水冲洗胸腔，直至冲洗液变得清亮。目的在于彻底清除胸膜腔内的脓液、坏死物，断绝毒素吸收，防止术后再次粘连、包裹，保证一期愈合。

5. 引流　需要置入1根或2根胸腔闭式引流管。对于脓胸较局限、肺复张满意，术后不需要冲洗的病例，可经低位镜头切口放置1根较粗的引流管。而对于多数病例，建议放置上下两根引流管，上管可以较细，作为引流气体和冲洗使用。这样更有利于肺的及时复张，避免残腔，加速病情的康复。

八、术后观察和处理

1. 注意引流情况　包括液体和气体引流两部分。

液体引流主要是手术当日的出血情况。胸腔的活跃出血一般很少见。但由于剥离的创面较大，再加上胸膜充血，术后渗血可能较多。可给予药物处理，注意保持引流通畅。如连续观察数小时，为活动性出血应及时行再次手术，电视胸腔镜或开胸手术止血。再次手术的时间同常规开胸手术一样，多发生在术后3～6个小时之内。若无活跃出血，应注意观察引流液体的量以及性状。若持续较多或者混浊，胸膜腔持续感染可能存在，需要进行胸膜腔冲洗，促进一期愈合。

气体的引流主要是观察漏气情况，以及有无皮下气肿。小的漏气应在2～3天内自行闭合，多数可以在1周内愈合，偶尔可能持续2周或以上。明显的漏气影响到肺的及时复张以及脓胸的愈合，所以术中应尽量避免肺实质损伤，并且修补要满意。气体的引流务必要通畅、效果要满意，以促进肺复张，促进漏气口闭合。

2. 胸膜腔冲洗的时机与方法　胸腔冲洗分为常规性或选择性。有些作者主张常规冲洗，以生理盐水一日冲洗数次。冲洗的时间于手术次日即开始。而另外一些作者主张选择性病例进行冲洗。即胸膜腔感染较重，估计术后感染持续存在的病例需要冲洗，很大部分手术结果满意，胸腔感染已经得到控制的病例则不需要冲洗。主要取决于术者的经验来选择。冲洗液由上胸管灌注，下胸管引出。

3. 胸腔引流管拔除的条件　无论胸腔冲洗与否，胸管的去除时间不能太早。必须满足以下条件，才可拔除胸管：引流液减少，少于50ml；引流液颜色清亮，细菌培养阴性；胸片示肺野清晰，原发灶控制满意；患者的一般情况改善良好。如若拔除胸管过早，其结果可能是大脓胸变成小脓胸，若吸收不良，仍会有局部慢性脓胸的后遗症。所以胸管拔除的时间多在一周左右，较普通的胸科手术晚，但已经大大缩短了引流以及住院时间。一旦时机成熟，胸管可直接拔除，不必改为开放引流，因为此时的脓胸已经治愈。

4. 促进肺复张　鼓励患者咳嗽、咳痰，早下地活动。早期可在床上或床旁进行吹气球或简易肺功能仪等肺功能锻炼，促进肺复张，消灭残腔。可进行呼吸道雾化治疗以及药疗，廓清呼吸道。

5. 注意营养调整与支持　对于体弱或病情较重、恢复不良，或者进食障碍者，应加强支持治疗。保证水电解质、酸碱平衡，增强体质以及抵抗力。

6. 合理使用抗生素　依据病因诊断以及药敏试验结果，选择合适的抗生素。抗生素的继续、合理使用至关重要。结核性脓胸要继续正规抗结核治疗。

九、治疗效果

同传统的脓胸保守治疗相比，电视胸腔镜手术治疗脓胸可以大大缩短胸管引流时间以及住院时间。更主要的优势在于极大地改善了急性脓胸的转归，鲜有不成功而转为慢性脓胸者。而保守治疗的这一比例高达25%~50%。

同传统的开胸手术相比，电视胸腔镜手术的优势在于微创，术后并发症低，患者恢复较快。但术后胸腔引流时间无差别。其缺点也很明显，对于大部分的慢性脓胸无能为力，对合并有明显肺内病变的病例有待商榷。因此手术的适应证受到局限。

十、争论与共识

目前脓胸的总体发病率不高，各家报道的例数有限，做法上也存在很多不同点。

1. 电视胸腔镜手术治疗脓胸，缩短了脓胸的病程，改善了脓胸的转归，是脓胸治疗上的一大进步。

2. 电视胸腔镜治疗脓胸，应在感染得到初步控制下，尽快施行。这样手术操作简单、彻底，并发症少，预后好。

3. 手术的适应证各家的经验、技术、病情不同而有较大出入。一般以急性脓胸为手术的良好适应证。基于病因、病情、患者因素的特殊性考虑，部分慢性脓胸病例也是手术的适应证。

4. 手术中的胸膜腔游离范围亦有争议。在脓腔以外的感染已经得到控制的胸膜粘连是否需要松解游离，做法不一。笔者以为，粘连是不可避免的创伤病理结果。那些不伴有胸膜增厚的粘连，没有必要一定要剥离开，徒增加创伤，而对于患者的最后病情转归无任何有利影响。若这种粘连妨碍了术中操作或者引流，应作适当游离即可。

5. 术后胸腔冲洗的意义认识不一。多数作者主张常规冲洗，每日2次，每次1000~2000ml。少数作者认为术中清理满意，术后冲洗的意义不大，最终效果类似。

（崔玉尚）

参考文献

1. 郑庆林. 胸部外科感染的病理生理学. 见：韩学德主编. 胸部外科感染. 北京：科学技术文献出版社，1993.

2. Cohen RG，DeMeester TR，Lafontaine E. The pleura. In：Sabiston DC，Spencer FC eds. Surgery of the Chest. 6th ed. Harcourt Publishers Limited，1999：523－575.

3. 张捷，柳仓生，丁伟，等. 结核性脓胸的电视胸腔镜外科治疗. 中国内镜杂志，2004，10：47－49.

4. 王永强，王云杰，霍建宏，等．电视胸腔镜手术与传统方法治疗急性脓性的疗效分析．西部医学，2005，17：482－483.
5. Petrakis IE, Kogerakis NE, Drositis IE, et al. Video-assisted thoracoscopic surgery for thoracic empyema: primarily, or after fibrinolytic therapy failure? Am J Surg, 2004, 187:471－474.
6. Kim BY, Oh BS, Jang WC, et al. Video-assisted thoracoscopic decortication for management of postpneumonic pleural empyema. Am J Surg, 2004, 188:321－324.
7. Wurnig PN, Wittmer V, Pridun NS, et al. Video-assisted thoracic surgery for pleural empyema. Ann Thorac Surg, 2006, 81:309－313.
8. Andrews NC, Parker EF, Shaw RP, et al. Management of nontuberculosis empyema Am Rev Respir Dis, 1962, 85:935－936.
9. Thurer RJ. Decortication in thoracic empyema: indications and surgical technique. Chest Surg Clin N Am, 1996, 6:461－490.
10. Roberts JR. Minimally invasive surgery in the treatment of empyema: intraoperative decision making. Ann Thorac Surg, 2003, 76:225－230.

第十二章 乳糜性胸内病变的电视胸腔镜治疗

◆内容提要◆

1. 乳糜胸形成机制、临床表现、诊断要点以及手术治疗适应证，胸腔镜手术操作要点
2. 乳糜心包胸腔镜手术原则

第一节 乳 糜 胸

乳糜胸是指胸膜腔内积聚乳糜液（富含三酰甘油和乳糜微粒）的一种疾病，通常是由于各种先天性、创伤性或梗阻性因素影响了胸导管及其较大分支的回流，造成撕裂所致。

一、胸导管的解剖

胸导管（图 12-1）起源于腹部的乳糜池，全长 30～40cm，是人体最粗大的淋巴管，直径在0.2～0.3cm，但有 2% 的人没有胸导管。乳糜池为一类球形结构，长 3～4cm，直径 2～3cm，位于第 1～2 腰椎水平紧贴于脊柱前方，也可在第 10 胸椎至第 3 腰椎之间主动脉右侧的任何部位。胸导管自乳糜池开始沿脊柱前方上行，在第 10～12 胸椎水平穿主动脉裂孔进入后纵隔内。胸导管在胸部分上、下两段。下段是自穿主动脉裂孔处到第 5～7 胸椎水平，这段胸导管位于椎体的右前方、降主动脉与奇静脉之间、食管的后面、右肋间动脉的前方，在胸膜外向上走行。胸导管在第 5～7 胸椎水平越过主动脉的后方至纵隔的左后方继续上行，至颈部以前属上段。这段胸导管在主动脉和左锁骨下动脉的后方、食管和喉返神经的左侧上行，行至颈根部的胸导管在锁骨上 3～4cm 处转向侧方，走行于颈动脉鞘与颈静脉后方、甲状腺下动脉、椎动脉、左锁骨下动脉和膈神经的前方，经前斜角肌内缘转向下，在左锁骨下静脉与左颈内静脉交汇点（静脉角）处注入静脉系统。胸导管的解剖变异非常普遍，在膈肌水平 25%～33% 的人有多根胸导管，胸导管与淋巴系统之间有很多交通支，通过肋间淋巴结、纵隔淋巴结、气管支气管淋巴结及连接这些淋巴结的淋巴管形成侧支循环。在胸部，40%～60% 的人其胸导管还与奇静脉、肋间静脉、腰静脉及下腔静脉自由交通，如远端发生阻塞，这些侧支循环将发挥作用，因而可行任何位点的胸导管结扎而不发生淋巴回流障碍。17% 的人在下部为两条分支，上行后汇集成一条主干，5% 的人一直保持两条导管。胸导管进入静脉系统的部位和方式也不完全一致，80% 的人以单一终支进入，也有以两支、三支或

四支进入静脉，可汇入左锁骨下静脉（55%）、颈静脉角（41.5%）、左颈内静脉、左椎静脉，也有的终止于右颈内静脉（各种颈段胸导管入口位置及末段3cm走行情况，图12-2）。胸导管是一内覆上皮的肌性管腔，从第6胸椎以上，每隔几厘米腔内就出现瓣膜，在它进入静脉处尚有成对的瓣膜，瓣膜结构使淋巴液在胸导管内循一定方向流动并防止静脉血反流入胸导管。胸导管收集双下肢、腹部、左半胸、左上肢和头颈部左侧的淋巴液。

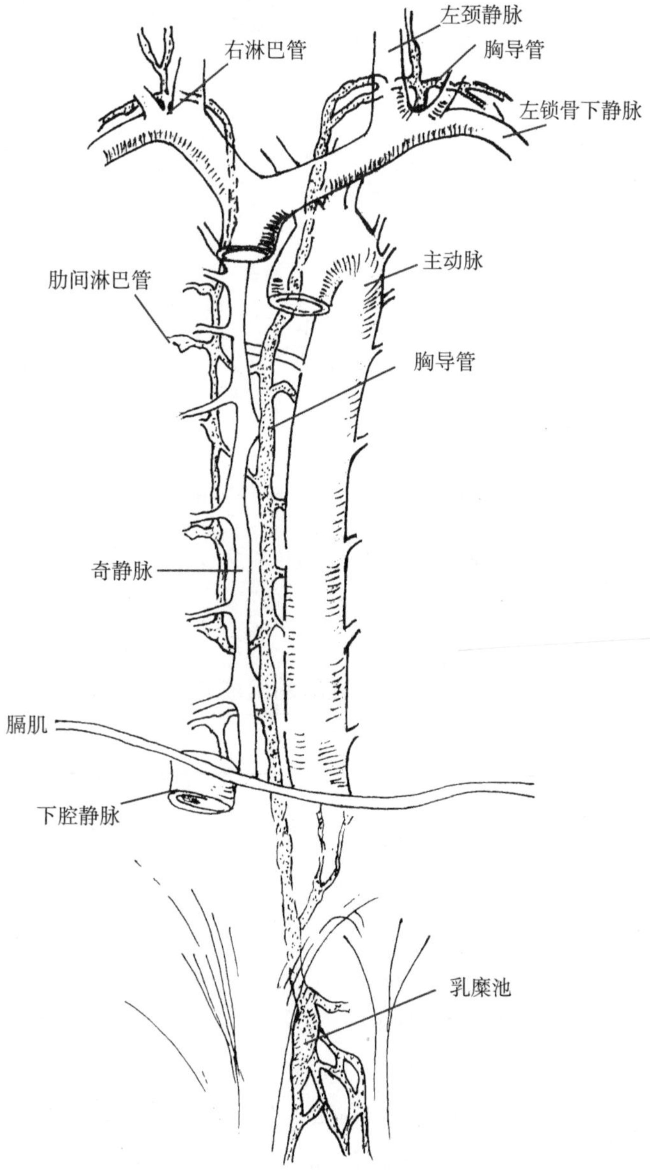

图12-1　胸导管的解剖

二、胸导管的生理

胸导管的主要生理功能是将消化道吸收的乳糜液及肺、肝、胸腹壁及四肢等回流的淋巴液输送至静脉系统。

乳糜外观呈乳白色，无异味，呈碱性，pH值7.4～7.8，比重为1.012～1.025，无菌且具有强大的抑菌作用，静置后不凝，其上形成一奶油层，加入乙醚后变澄清，苏丹Ⅲ染色可见脂肪球，它含有脂类、蛋白、电解质、细胞成分和其他许多成分（表12-1）。

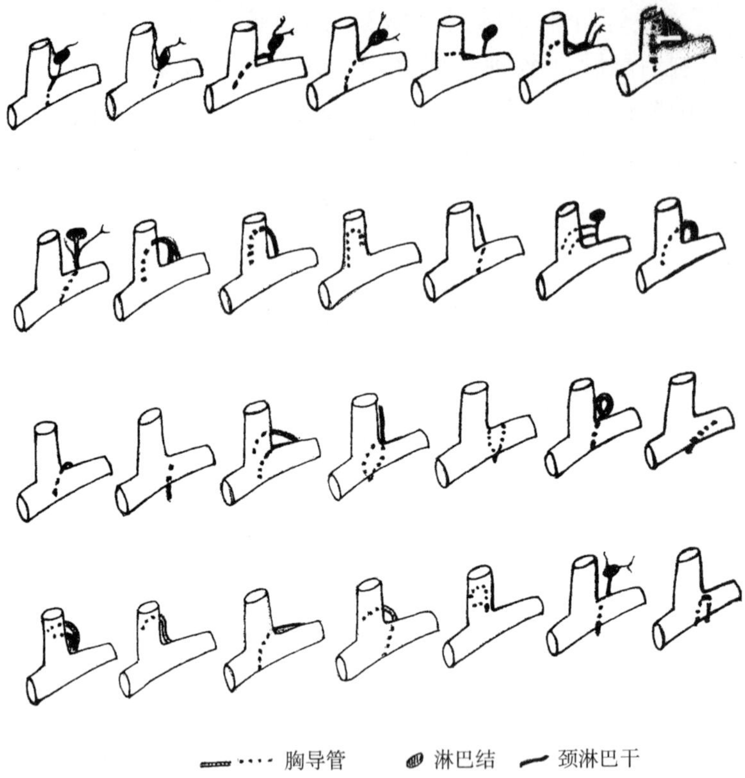

图 12-2　各种颈段胸导管入口位置及末段 3cm 走行情况

表 12-1　乳糜的组成成分

成分	含量	正常血浆浓度
总脂肪	14～210mmol/L	
胆固醇	等于或低于血浆水平	4.4～6.5mmol/L
三酰甘油	高于血浆水平	0.84～2mmol/L
胆固醇/三酰甘油	<1	
总蛋白	21～59g/L	65～80g/L
清蛋白	12～41.6g/L	40～50g/L
球蛋白	11～30.8g/L	25～35g/L
纤维蛋白原	0.16～0.24g/L	1.5～3.5g/L
抗凝血酶球蛋白	>25% 血浆含量	
凝血酶原	>25% 血浆含量	
葡萄糖	2.7～11.1mmol/L	2.5～4.2mmol/L
电解质	与血浆相似	
胰外分泌酶	存在	
淋巴细胞	(400～6800) $\times 10^6$/L	(1500～4000) $\times 10^6$/L
红细胞	(0.05～0.6) $\times 10^9$/L	(4500～6500) $\times 10^9$/L
尿素氮	1.4～3.0mmol/L	3.0～7.0mmol/L

脂肪是乳糜的主要成分，人体摄入脂肪的60%～70%经肠道吸收入肠道淋巴管，并经胸导管运输至血液，包括中性脂肪、游离脂肪酸、磷脂、神经鞘髓磷脂、胆固醇、胆固醇酯等。中性脂肪是以直径约0.5μm的乳糜微粒形式在淋巴液中转运，小于10个碳原子的脂肪酸可直接吸收入门静脉，乳糜中三酰甘油的含量大大高于胆固醇的含量。胸导管是正常情况下血管外蛋白质返回循环以及紧急情况下运输储存蛋白的主要途径，乳糜液总蛋白含量约为血浆蛋白的1/2，主要是清蛋白、球蛋白、纤维蛋白原和凝血酶原。乳糜液中电解质的含量与血浆相似，主要离子有钠、钾、氯、钙和无机磷。乳糜液中还含有大量淋巴细胞，其90%为T细胞，对人体的细胞免疫起重要作用，如长期大量乳糜液渗漏可造成淋巴细胞减少而损害机体的免疫功能。细胞成分还包含少量的红细胞，其他成分还包括脂溶性维生素、各种抗体和酶（碱性磷酸酶、胰脂肪酶、淀粉酶、门冬氨酸转氨酶、丙氨酸转氨酶等）、DNA、尿素氮、乙酰乙酸等。胸导管内淋巴的流量大约为1.38ml（h·kg），24小时进入静脉系统的淋巴液可达1500～2500ml，休息时胸导管内淋巴流速为0.38ml/min，而在餐后或腹部按摩时可达3.9ml/min。淋巴液在胸导管内的流动受以下几种力量的共同作用：①胸导管本身肌肉的收缩；②胸、腹腔之间的压力梯度；③肠淋巴管不断吸收淋巴形成的推力；④胸导管与静脉交汇处血液流动产生的Bernoulli抽吸作用。其中胸导管本身的收缩是推动淋巴流动的主要因素，胸导管每10～15秒钟收缩一次，与呼吸运动无关，内壁的瓣膜可有效地防止反流的发生，腔内压力在10～25cmH_2O，梗阻时可达50cmH_2O，迷走神经释放的乙酰胆碱可使胸导管收缩，肾上腺素则使其扩张。

三、病因及病理生理

（一）病因　引起乳糜胸的病因很多，常见病因有肿瘤、手术、创伤、结核、静脉血栓等。各种原因引起的乳糜胸发生率不同，据报道恶性肿瘤引起的占40%～60%，手术后乳糜胸占25%～35%，原因不明者占15%～25%。

1. 先天性乳糜胸　临床上较为少见，系淋巴系统先天性发育异常所致，是新生儿胸腔积液的主要原因之一。解剖特点为胸导管的缺如或闭锁、淋巴管的广泛扩张，导致胸导管狭窄、梗阻，随着胸导管压力增加而产生破裂。先天性乳糜胸常伴有唐氏综合征（21-三体综合征）、Noonan综合征、母体羊水过多、H型气管食管瘘等。患儿常有产伤，系出生过程中脊柱的过度牵拉及中心静脉压升高，导致发育异常的胸导管过度扩张，并产生破裂或撕裂。

2. 医源性乳糜胸（手术后乳糜胸）　在胸导管附近的手术操作均有可能损伤胸导管主干及主要分支而产生乳糜胸，发生率占所有胸腔内手术的0.25%～0.5%。手术损伤致乳糜胸几乎涉及所有的胸腔内手术，尤其多见于左上胸部的手术，包括食管切除、肺叶切除、全肺切除、纵隔淋巴结廓清、主动脉狭窄切除、动脉导管结扎、胸主动脉瘤切除、纵隔肿瘤切除、左锁骨下动脉手术、交感神经链切断术、先天性膈疝修补术、胸腰椎前路手术等，一些侵袭性操作如颈内静脉、锁骨下静脉穿刺置管等亦可损伤胸导管。由于胸导管和食管在胸部的毗邻关系，故食管癌手术致乳糜胸最为常见，发生率为0.9%～2.0%。食管癌外侵明显，尤其向脊柱侧浸润，游离食管时极易损伤胸导管主干，在分离主动脉弓后及弓上食管时也容易损伤横行段胸导管。近年来，由于肺癌手术的规范，特别是纵隔淋巴结廓清范围的扩大使乳糜胸发生增加，发生率为0.3%～1.5%，主要原因是：①清扫淋巴结时损伤了与胸导管交通较粗大的淋巴管而未行有效的结扎（主要在隆突下区、气管前腔静脉后区）；②肿瘤大，侵犯胸导管主干及主要分支，手术切除后未妥善处理破裂的胸导管。胸内心血管手术后乳糜胸并非少见，发生率为0.2%~0.5%，原因为：①分离胸腺周围损伤了前纵隔淋巴管在胸腺浅表汇成的前纵隔淋巴干；②在主动脉弓手术、动脉导管结扎时损伤胸导管主干；③心脏原发病及术后发生的静脉压升高或肺动脉压升高造成胸导管压力增高而破裂。

3. 非医源性创伤性乳糜胸（外伤性乳糜胸） 子弹、刀刺伤所致的胸导管穿透伤较少见，常并有其他脏器损伤。非穿透伤是由于钝性外力作用于胸部，使脊柱突然过度伸展造成胸导管在膈肌上方破裂，也有人认为是右侧膈肌脚对胸导管的剪切力或由于椎体表面的胸导管突然牵拉所致。

4. 非创伤性乳糜胸（自发性乳糜胸） 病因复杂，以胸腔内恶性肿瘤对胸导管或淋巴管的直接压迫、侵蚀破坏最为多见，常见的肿瘤有恶性淋巴瘤、原发性肺癌、弥漫性胸膜间皮瘤、胸膜转移瘤等。原发性胸导管恶性肿瘤鲜有报道。胸导管是恶性肿瘤播散的重要途径，乳糜胸后发生乳糜腹常提示腹膜后肿瘤。胸内良性肿瘤如淋巴瘤、囊状淋巴管瘤、肺淋巴管肌瘤病（LAM）亦可诱发乳糜胸。感染造成的乳糜胸并非少见，如结核、真菌性疾病、淋巴管炎、丝虫病、非特异性纵隔炎等，可导致淋巴结肿大，产生淋巴管梗阻或淋巴管通透性增加。另外静脉血栓、上腔静脉综合征、肝硬化、肾病综合征、系统性红斑狼疮、类风湿关节炎、大块骨溶解症（Gorham 病）、贝赫切特综合征（白塞病）、干燥综合征、结节病、淀粉样变性、巨球蛋白血症、艾滋病、卡波西肉瘤、结节性脂膜炎、心力衰竭、肠淋巴管扩张等均可伴有乳糜胸，15%~25%的乳糜胸找不到确切的病因，称为特发性乳糜胸。

（二）病理生理 乳糜胸早期，胸导管损伤或渗透性增加，渗漏出的淋巴液通常先积在后纵隔，随着渗漏的不断增多，压力逐渐增高，直至纵隔胸膜破裂，流入并积聚在胸膜腔内，随着胸膜腔内乳糜液的不断积聚，肺组织逐渐受压迫而影响肺功能。乳糜富含脂肪、蛋白质、维生素、淋巴细胞与抗体，由于其不断漏出，可引起严重代谢障碍和营养不良、免疫功能低下、凝血障碍，严重可导致死亡。乳糜中的卵磷脂和脂肪酸具有抑菌作用，且含有大量淋巴细胞与抗体，故乳糜胸很少继发感染形成脓胸。乳糜液对胸膜无刺激性，不会引起胸痛及纤维性炎症反应而造成胸膜增厚。

四、临床表现

乳糜胸的症状和体征主要由胸腔积液所致。乳糜胸发生早期，由于胸腔积液量不多，症状常不明显，外伤和手术后乳糜胸，由于早期的禁食和消化道功能的限制，胸腔引流量并不太多，随着病情的发展和手术后患者的进食，胸腔积液会不断增多，继而出现胸闷、气促、咳嗽、呼吸困难、心动过速、血压下降等胸腔积液的非特异性肺和纵隔压迫症状。纵隔摆动明显和纵隔受压严重的患者，可出现呼吸窘迫症状，甚至发生休克。肺癌术后乳糜胸，由于术中广泛的淋巴结廓清，主要是损伤了胸导管的主要属支，同胸骨正中切口心内直视手术中损伤了位于胸腺区的前纵隔淋巴干一样，由于损伤的常不是胸导管主干，所以乳糜胸发生较缓慢，胸腔积液或胸腔引流量相对较少，患者症状较轻，保守治疗治愈机会较大。自发性乳糜胸往往病因复杂，常与原发病相伴随，胸腔积液量多少不一，早期诊断常不容易。食管癌术后乳糜胸，由于常常损伤了胸导管主干，所以胸腔积液量大，且多发生于进食或鼻饲后，患者症状明显，保守治疗难以控制。由于乳糜液对胸膜刺激小，所以患者胸痛不明显或被原发病掩盖。虽然反复胸腔穿刺抽液或持续的胸腔引流可暂时缓解其压迫症状，但含有丰富脂肪、蛋白质、脂溶性维生素和淋巴细胞、抗体的乳糜液大量丢失，又得不到及时纠正，一方面会引起血容量不足造成心血管功能不稳定，另一方面会造成严重的营养障碍和免疫功能下降，继而出现感染、发热，最终出现全身重要脏器功能衰竭，甚至死亡。

五、诊断

临床上乳糜胸的诊断并不困难，结合病史、临床表现、影像学检查及胸腔积液分析，多可作出明确的诊断。但应当注意的是，真正典型的乳白色的胸腔引流或穿刺液在临床上并不多见。大约50%乳糜胸的胸腔引流液呈乳状，12%呈现浆液状或淡血性，以后可转为浑浊的血清样，只有进食后才会转变为乳白色。在出现乳白色渗液时，尚须考虑假性乳糜胸和胆固醇性积液的可能性。胆固醇性积液中，不含脂肪或乳糜微粒，胆固醇含量高，可见于结核病或类风湿关节炎。慢性脓胸或恶性肿瘤，由于胸水中可含有卵磷脂－球蛋白复合物，故可形成乳白色假性乳糜液，但因其含脂肪少，因此苏丹Ⅲ染色看不到脂肪颗粒，胆固醇及蛋白含量亦较乳糜液低。胸导管损伤渗漏出的乳糜液与其他原因（肿瘤、炎症、外伤、充血性心力衰竭等）引起的胸腔积液可产生混合性积液，给乳糜胸的诊断带来一定困难，这时行X线淋巴造影或放射性核素显像可明确乳糜有无外溢。

1．病史　对于胸腔积液患者，如有饱餐后外伤史或近期做过任何可能损伤胸导管的手术，应考虑到乳糜胸的可能性。

2．影像学检查

（1）常规X线或CT检查：能发现胸腔积液，但无法准确区分乳糜胸和其他性质的胸腔积液。Oppermann认为乳糜胸患者坐位与卧位胸透或胸片显示胸腔积液呈反常现象，立位时液面在肺尖部增宽，卧位时则肺底变宽，这种现象与乳糜积液在胸膜后间隙较多，以及其比重特点有关。CT虽不能确定乳糜漏口位置，但可显示纵隔肿物、肿大淋巴结或原发性肺癌。

（2）X线淋巴造影：将12～15ml碘油自足背淋巴管注入，1～2小时后拍胸腹部X线片，这种方法可直接观察到淋巴系统如狭窄、梗阻等形态改变以及淋巴液外漏部位，进而决定手术方式，还可于手术中行淋巴管造影，以更确切地了解淋巴漏口的位置，选择结扎部位。但这种方法有导致淋巴管炎、肺水肿甚至脑栓塞的危险，故近年来较少应用，并逐渐被放射性核素淋巴显像所代替。

（3）放射性核素淋巴显像：利用^{99m}Tc-DX显像剂不透过毛细血管壁而仅停留在淋巴系统的特点，用γ相机照像法可获得清晰的淋巴管行径图像。具体方法是患者取仰卧位，在两足第一趾间分别皮下注射^{99m}Tc-硫化锑胶体（AS）74MBq/0.5～1.0ml，活动下肢15～30分钟，摄取局部或全身淋巴系统图像，然后根据病情于1、3、5小时摄取延迟像，渗漏严重者，注入示踪剂10分钟后即可拍摄，而漏口小者可延长至3、5小时甚至24小时追随观察，为获取清晰图像，提高诊断准确性。有大量胸水时，可于前日穿刺抽液。放射性核素显像技术具有安全无创、简便易行、诊断定位确切的优点，可以对乳糜外溢进行动态观察，并判断出漏出方向，通过对放射性浓聚区判断乳糜的流注部位及有无曲张的淋巴侧支。

3．胸腔积液分析

（1）胸腔积液常规检查：外观呈乳白色不凝固液体，无异味，引流量超乎寻常地高，平均每日700～1200ml甚至更多，比重1.012～1.025，pH值7.4～7.8（碱性），不含细菌并有抑菌作用。胸腔积液中含有微小的游离脂肪滴，脂肪含量4～40g/L，高于血浆含量，总蛋白21～59g/L，低于血浆的一半。胸腔积液细胞计数淋巴细胞占90%以上，伴有外伤时可混有红细胞和其他血液成分，而周围血液中T淋巴细胞降低而B淋巴细胞相应地增加。

（2）胸腔积液碱或乙醚试验：加入少量碱或乙醚振荡均匀，静置片刻胸水变为清亮，是因为乳糜中的脂肪颗粒可溶于碱或乙醚。而假性乳糜胸乳白色由脓细胞和脂肪变性破坏产生，加入碱或乙醚并无变化。

（3）苏丹Ⅲ染色：胸腔积液苏丹Ⅲ乙醇染色后可见红色脂肪颗粒。

（4）脂肪定量分析：真性乳糜胸患者血浆胆固醇与酯均正常，但胸腔积液中三酰甘油升高，每100ml 胸腔积液中三酰甘油含量大于100mg，而胆固醇正常。Stoat 认为胸腔积液中三酰甘油大于1.24mmol/L，99%的可能性为乳糜液；如三酰甘油小于0.56mmol/L，乳糜胸的可能性仅为5%；如果三酰甘油含量介于两者之间，就需作出脂蛋白电泳进一步鉴定。

（5）血清和胸腔积液脂蛋白电泳测定：血清与胸腔积液脂蛋白电泳同时检查有助于判定真性或假性乳糜胸。真性乳糜胸患者血清电泳图形正常，而胸腔积液显示明显的乳糜微粒带。

六、治疗

（一）保守治疗　对于不需要立即开胸手术处理的先天性、术后或外伤性乳糜胸，开始应选择保守治疗。

1. 饮食及营养支持治疗　对于乳糜漏出较少的患者，可采用低脂饮食或口服中链三酰甘油（MCT）。中链三酰甘油是含有6～12个碳原子的饱和脂肪酸，主要来源于棕榈仁和椰子油，其活性组分是八烷酸（Octanoic Acid $C_{8:0}$）和十烷酸（Decanoic Acid $C_{10:0}$），经小肠黏膜吸收后经门静脉系统转运。与长链脂肪酸不同，它不参与乳糜微粒的形成，故而可减少乳糜的形成，降低胸导管负荷和压力，促进漏口闭合。对于大量、漏出较快的或经低脂饮食或口服中链三酰甘油引流量不见减少的乳糜胸患者，宜采用完全禁食、胃肠减压，以减少乳糜液在胃肠道的吸收，同时应用完全胃肠外营养支持疗法，注意保持水电解质平衡。完全胃肠外营养彻底禁食效果要好于低脂饮食或口服中链三酰甘油，因为进食任何东西，都可增加淋巴回流量，增加漏口流出量而影响愈合。长期胃肠外营养，尤其对于婴幼儿患者，会引起许多并发症，宜早期手术治疗。

2. 胸腔穿刺与胸腔闭式引流　胸腔穿刺是治疗小儿乳糜胸的有效方法之一，少数一次胸穿即可治愈，多数需反复穿刺才能显效。多次胸腔穿刺不如以粗胸腔引流管并加低压吸引效果好，充分的引流可解除肺、纵隔的压迫，使肺完全复张，保持呼吸循环功能稳定，可同时配合呼吸功能锻炼，促进肺复张和胸膜粘连固定，有利于漏口愈合。胸腔引流期间会丧失大量蛋白质、脂肪与电解质，应注意补充。

3. 病因治疗　对于结核、系统性红斑狼疮、结节病、肺淋巴管肌瘤病（LAM）、肾病综合征等一些可治性非创伤性疾病所致的乳糜胸，经过积极的病因治疗，可能不需要任何外科治疗。肿瘤所致乳糜胸总体上内科治疗效果欠佳，但淋巴瘤等对放疗和化疗敏感的肿瘤引起的乳糜胸，经病因治疗可停止渗出，良性淋巴管瘤、纵隔肿瘤等引起的乳糜胸应完整切除肿瘤。

4. 胸膜固定技术　保守治疗乳糜胸愈合的机制不是漏口的愈合，而是胸膜腔的闭塞粘连所致，胸膜腔内注入适量具有强化学刺激的药物，可产生胸膜反应，上皮细胞、纤维组织增生，胸膜肥厚粘连，闭锁了胸导管及其分支漏口，有的药物具有的蛋白凝固作用还可使小乳糜管闭塞，渗出减少，乳糜胸得以治愈。目前常用的药物有四环素、红霉素、消毒滑石粉、氮芥、支气管炎菌苗、重组人血白介素2、高渗葡萄糖、纤维蛋白胶、凝血酶、10%甲醛、高聚金葡素、顺铂、康莱特、博来霉素、鸦胆子乳剂等。

（二）手术治疗　手术治疗乳糜胸效果确切，但目前对手术时机的选择尚无明确的标准，各家经验不一，但乳糜胸先行一个时期的保守治疗，效果不佳时再施行手术这一点是大家公认的，保守治疗时间不应超过3～4周。胸腔引流量及引流时间是判定手术时机的重要指标，成人引流量每日＞1500ml（儿童每日＞100ml/kg）持续5天以上，或每天引流量连续超过500ml，持续2周以上，说明损伤部位可能在胸内较大的淋巴管，保守治疗很难奏效，应手术治疗。另外，放射性核素淋巴显像作为一个客观指标，能够反应漏口的大小，如发现有淋巴液的持续外溢，应选择手术治疗。我们倾向保守治疗时间要短一些，特别对于小儿和体质虚弱患者，因为持续的胸腔引流会造成大量淋巴细胞、抗体和蛋白丢失，体质进一步恶化而影响手术效果和预后，另外食管癌患者手术前的饮食不佳及术后长期禁食，负氮平衡常较为严重，且多为胸导管主干或较大分支损伤，故也应缩短保守时间，以手术为主。

手术方法较多：①直接结扎胸导管；②膈上大块结扎胸导管；③胸导管奇静脉共同结扎；④胸膜腔腹腔转流术；⑤胸膜切除术；⑥缝扎纵隔胸膜瘘口；⑦胸导管奇静脉吻合术；⑧剥脱术；⑨纤维蛋白胶粘堵；⑩胸腔镜下胸导管结扎术。胸腹腔分流术、胸膜切除术、胸膜固定术既可单独应用，也可与胸导管结扎术结合应用。

传统的手术治疗主要是1948年Lampson倡导的开胸胸导管结扎术，虽然具有非常好的手术野显露效果，便于手术操作，但具有切口大、组织损伤重、术后并发症多、恢复慢、瘢痕大影响美观等缺点。随着人们生活水平的不断提高，在保证手术安全的前提下，减少手术创伤、减轻术后疼痛、保持良好的术后美容效果日益受到重视，电视胸腔镜手术（VATS）治疗乳糜胸，作为一种全新的手术治疗方法，近年来国内、外报道逐渐增多，它能克服传统手术的不足，可显著缩短患者的住院时间和降低住院费用，并且能够达到同样的治疗效果。

1. 胸腔镜手术适应证　适应开胸手术治疗的乳糜胸也同样适应电视胸腔镜手术，而且电视胸腔镜手术治疗乳糜胸很好地解决了以往对于二次开胸手术时间把握困难的问题。多年来，虽然对胸导管损伤乳糜胸保守治疗和手术治疗的意见尚不完全一致，但随着近年来电视胸腔镜手术技术的不断提高，为乳糜胸的早期手术治疗提供了可能，更多人逐渐扭转了过分强调保守治疗的观点，而更倾向于积极的外科治疗。

2. 胸腔镜手术禁忌证

（1）胸膜腔广泛而致密的粘连。

（2）肺功能严重受损，不能耐受健侧单肺通气。

（3）任何原因造成的不能完成双腔气管插管或不能建立健侧单肺通气。

（4）患者有出血性疾病而不能耐受全麻或手术创伤者。

3. 术前准备

（1）病史采集和体格检查：全面而准确的病史采集是术前准备的第一步，除了要掌握主要病史外，还应了解既往有无胸部结核、胸膜炎、液气胸、外伤手术史等，严格的系统查体有助于发现伴随疾病。

（2）实验室检查：三大常规、肝肾功能及凝血功能检查是胸部手术必备检查。

（3）辅助检查：X线胸片、CT检查虽无法明确胸腔积液性质，但可为术者提供更多的有关疾病和胸内结构的信息。B超可检查胸腔积液情况及腹内脏器情况。术前肺功能检查对胸腔镜手术十分重要，可为患者手术中单肺通气耐受力的评估提供一个客观的依据，有条件的最好进行分侧肺功能检查。放射性核素淋巴显像能够反应乳糜漏口的部位和大小，对于手术方法和入路的选择提供重要的依据。

（4）术前常规准备：手术前一日及当日准备除常规开胸手术准备以外，应同时准备好胸腔镜手术设备和开胸手术器械，以备手术中遇到胸腔镜难以处理的病变或并发症时，中转开胸手术时使用。

（5）术前特殊准备：乳糜胸患者术前多经过一段时间保守治疗，持续的引流导致脂肪、蛋白等营养物质丢失较多，患者营养状态一般较差，可伴有血容量不足、负氮平衡、电解质紊乱和酸碱失衡，术前应积极改善患者的全身状态，输血、补液，保持水电解质平衡。术前常规留置胃管，术前2～3小时自胃管注入全脂牛奶或脂肪乳剂250ml（据统计术前用牛奶和脂肪乳剂均能很好地标记胸导管，但脂肪乳剂效果更佳），促进乳糜量增加，色泽变白，便于手术中胸导管的寻找和漏口的观察。

（6）患者的精神准备：医护人员术前应耐心向患者介绍手术的必要性及可能出现的不适感，解释术后仍可能有一段时间的引流，行胸膜固定术后可能出现发热和胸痛不适，解除其思想顾虑，增强对手术的信心。

4. 手术入路的选择　原则上单侧乳糜胸手术应选择同侧入路，以免干扰对侧胸膜腔造成新的创伤和发生感染播散，并可减少手术创伤对呼吸、循环功能的影响。外伤性乳糜胸应在同侧进胸，可同时探查和处理胸内其他脏器的损伤。原发性乳糜胸应在同侧进胸，以便观察胸膜腔、肺组织、纵隔结构，寻找原发病，便于原发病灶切除或取活检明确病因。双侧乳糜胸、正中切口心内直视手术后乳糜胸、肺癌术后乳糜胸均可经右侧入路进胸处理胸导管。左侧胸腔入路时，胸导管被降主动脉、左心室、食管或“胸腔胃”遮蔽，胸导管显露较困难，胸腔镜操作难度大，可采用电视胸腔镜辅助小切口（video-assisted minithoracotomy，VAMT），以顺利处理胸导管。如仅行胸导管低位结扎，无论何侧或双侧乳糜胸，均可经右侧进胸，因右侧入路较左侧入路更容易可靠地寻找、分离、结扎胸导管。

5. 麻醉方法、体位、手术设备及其位置

（1）麻醉：采用双腔气管插管、静脉复合全身麻醉的方法。术中须常规监测血压、心电图、脉搏、氧饱和度，而其他监测如直接动脉压、中心静脉压和肺动脉压等须根据患者的实际需要予以考虑。良好的麻醉条件有助于简化手术过程、减少手术时间，术中要保持充足的氧供应，并维持良好的容量平衡，手术结束后要缓慢膨肺，不要出现局部肺不张。

（2）体位：取侧卧位，垫高胸部，呈头及下肢稍低的弓形卧位，使肋间充分伸展，便于胸腔镜操作（图12-3、图12-4、图12-5）。

（3）手术设备及其位置：手术设备包括全套胸腔镜设备、2台电视监视器及常规开胸全套器械，这些设备与麻醉机及监护设备、器械台、Mayo器械桌都摆放在手术台周围，其具体位置因术者习惯和手术要求而定（图12-6）。胸导管结扎一般位于右侧膈肌上方，故可将监视器放在患者脚部或床尾两侧，使术者目光能与器械指向一致，便于术中观察、操作，避免“镜像操作”现象。

6. 手术步骤

（1）先于腋中线第6或7肋间作一长1.5cm切口作为置镜观察口，此口术毕可作为术后胸腔引流口，逐层切开皮肤、皮下，此时健侧单肺通气，患侧气管导管开放，使患侧肺呈萎陷状态，钝性分离肌层，刺破壁层胸膜（图12-7），插入10.5mm Trocar（图12-8），吸净胸腔积液，再置入10mm 0°或30°硬式胸腔镜，观察胸腔内情况。如乳糜胸系肿瘤侵犯、破坏胸导管所致，单纯胸腔镜手术难以完整切除肿瘤并进行清扫胸内淋巴结，或外伤性乳糜胸伴有其他脏器损伤单纯用胸腔镜或辅助小切口不能妥善处理者，应及时中转开胸手术。

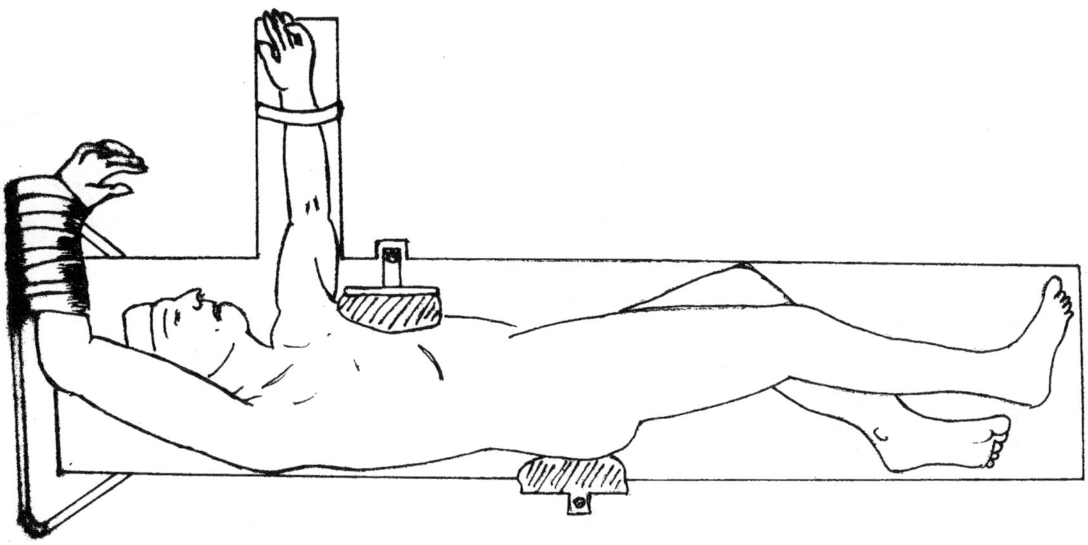

图 12-3 胸腔镜手术常用体位

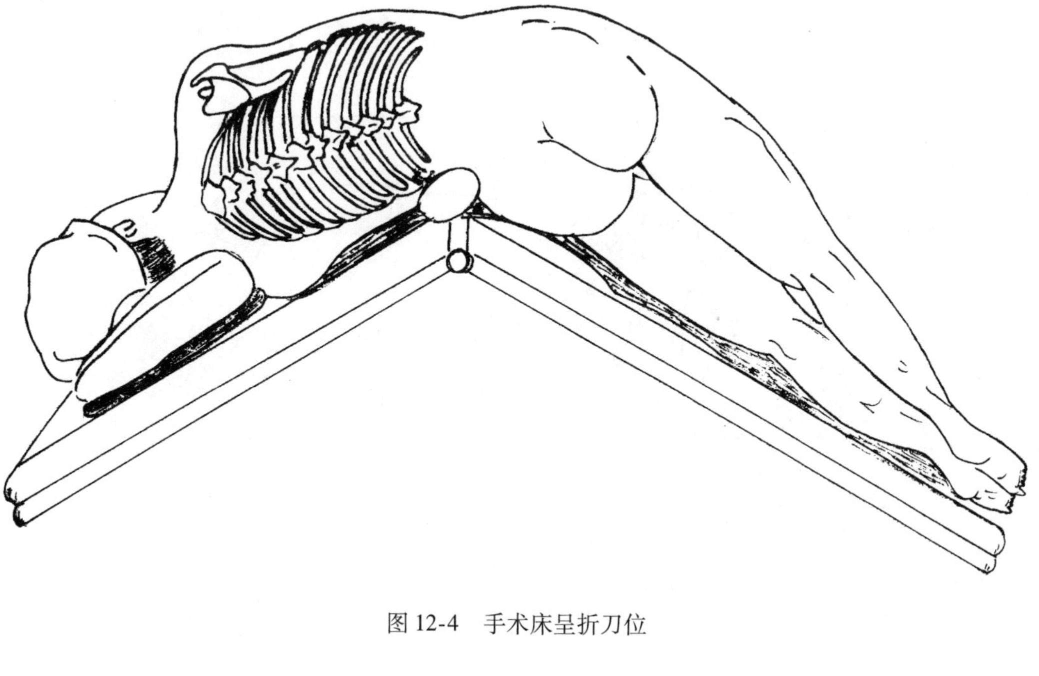

图 12-4 手术床呈折刀位

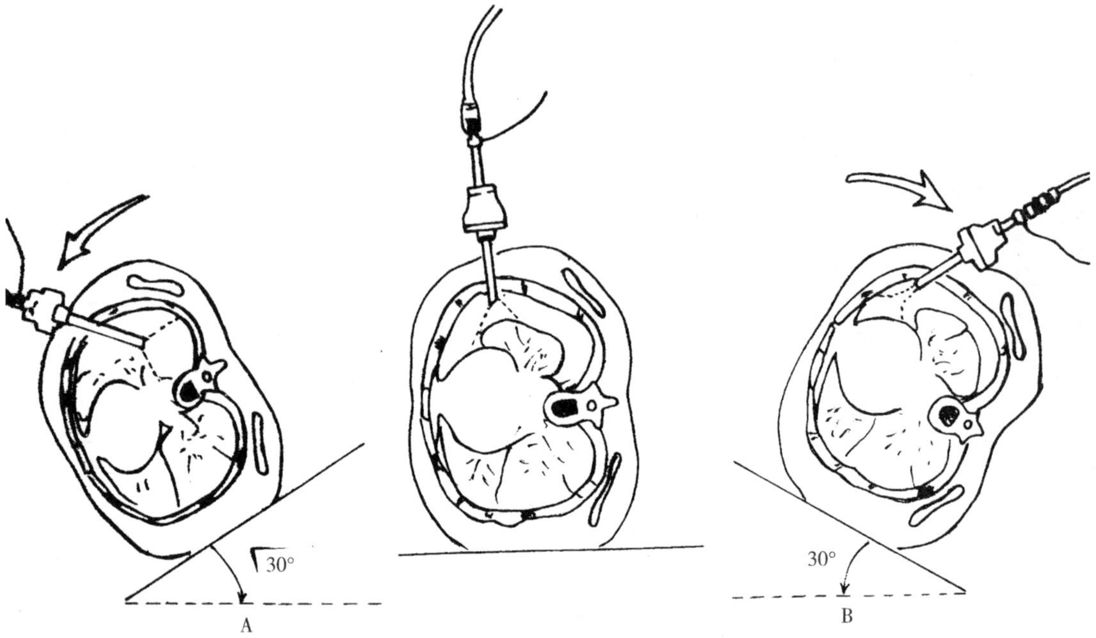

图 12-5 手术床前后倾斜

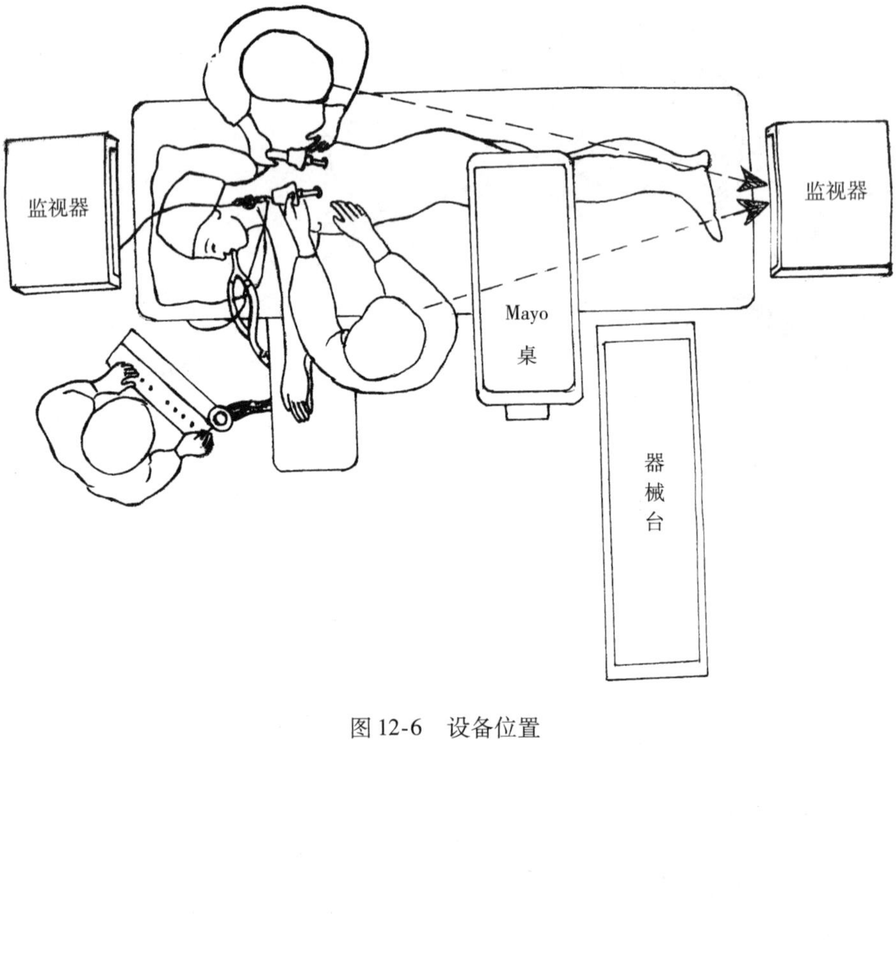

图 12-6 设备位置

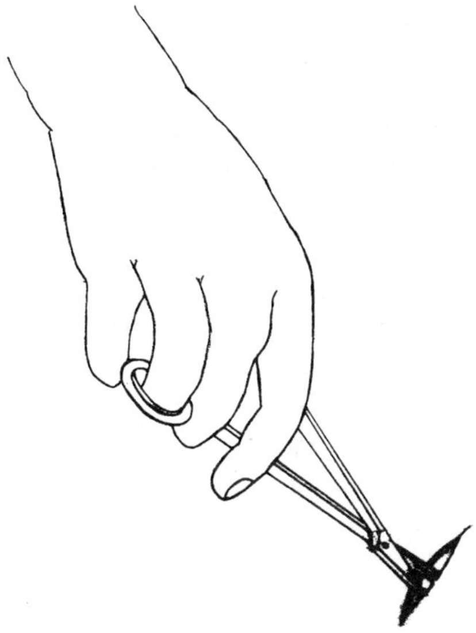

图 12-7 分离切口

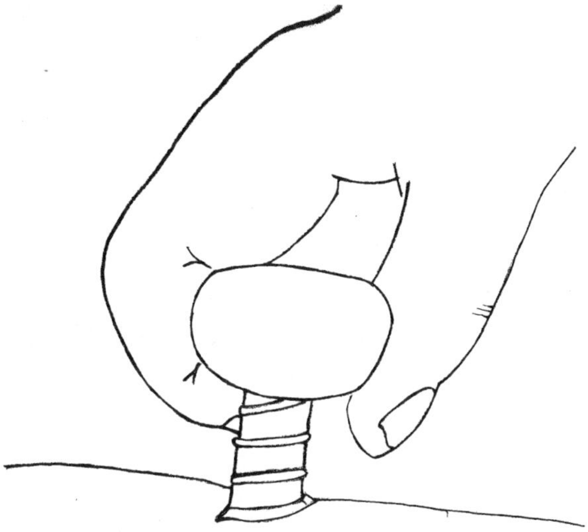

图 12-8 插入 Trocar

（2）在胸腔镜引导下，在腋前线第 4 或第 5 肋间处作一长 2 ~ 3cm 切口作为主操作口。可经此口利用标准胸腔镜器械或普通开胸手术器械进行操作。在肩胛下角线第 7 或 8 肋间作一长 1.5cm 切口作为辅助操作口。

（3）镜下钝性、锐性分离胸膜腔粘连，清除脏、壁层胸膜表面的纤维素沉着物，以抓钳或无齿卵圆钳提起下肺，电钩切断游离下肺韧带至下肺静脉处，探视整个胸膜腔、纵隔及肺。如乳糜胸系不能完整切除的恶性肿瘤引起，可作组织活检以明确病因。显露脊柱旁、膈肌上方的纵隔胸膜，电凝纵向切开此处纵隔胸膜，钝、锐性游离，注意勿损伤奇静脉、降主动脉以及食管，沿胸导管的解剖位置和走行方向仔细探查，如系食管切除术后乳糜胸应仔细探查食管床，寻找到灰白色半透明的胸导管，往往在胸导管损伤漏口处有白色乳糜液漏出。

（4）发现胸导管瘘口后，在胸腔镜引导下，插入内镜施夹器，于瘘口远、近两断端 1.0cm 以远钛夹双重夹闭或以简易打结器 7 号丝线双重结扎，最后缝扎或结扎膈上胸导管（图 12-9，12-10）。

（5）如术中找不到明显的胸导管漏口，可在膈上结扎胸导管。75% 的患者胸导管在 T_{12} ~ T_8 水平为单支结构，所以在右侧或左侧膈上 5cm 左右结扎胸导管最为简单、可靠，丝线结扎时注意不要用力过大，以免人为切割损伤胸导管，故也有人主张，即使找到胸导管，也最好连同周围组织一起缝扎。

（6）如果术中胸导管难以辨认，则可在膈上将椎体之前、食管之后、降主动脉和奇静脉之间的软组织盲目大块缝扎，则可以将胸导管及其各分支阻断，有效地避免术后乳糜胸的复发。大块缝扎要紧贴椎体的前方，注意不能损伤主动脉、奇静脉及前方的食管。

（7）左侧胸导管损伤常发生在食管癌手术、主动脉弓手术后，也可发生在其他原因或外伤后，有的胸导管损伤发生在主动脉弓上方的主干横行段、锁骨下动脉内后段，寻找漏口时往往比较困难，可将第 1 个切口延长呈一 5 ~ 8cm 小切口，第 2 个切口作为置镜观察口，便可完成胸导管瘘口两端的结扎和低位的胸导管结扎术。

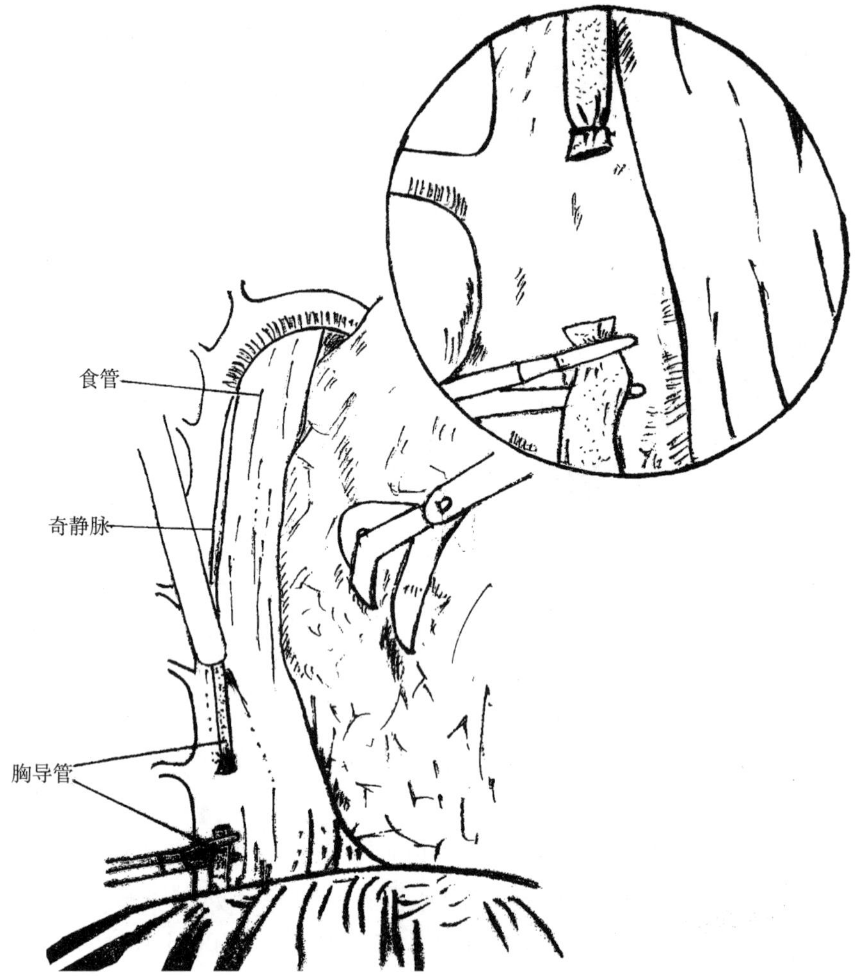

图 12-9 钛夹夹闭胸导管

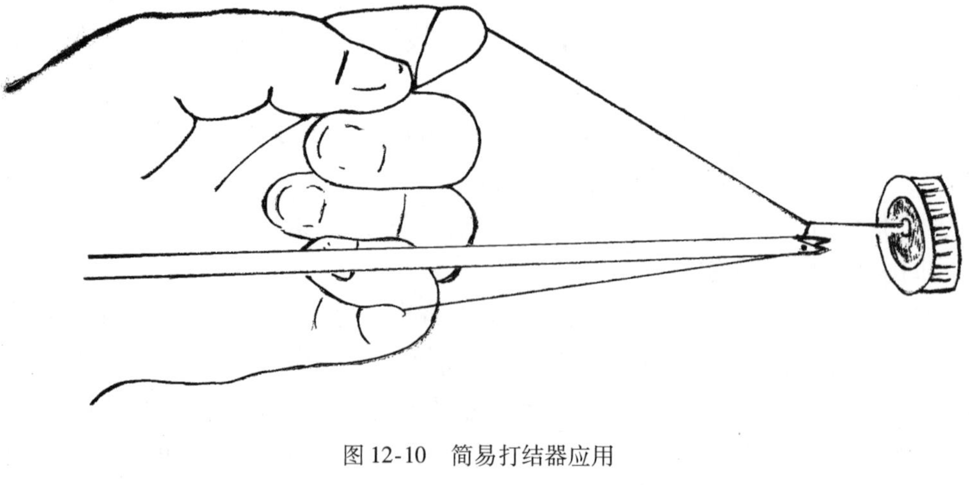

图 12-10 简易打结器应用

（8）结扎胸导管后，清洗胸腔，寻找有无出血或漏气的情况，最后行胸膜固定术。胸膜固定最常用的方法是纱布块机械摩擦胸膜和滑石粉胸腔内喷洒法。术毕充分膨肺，术后加强患者呼吸功能锻炼，使肺充分膨胀，脏、壁两层胸膜充分接触，胸膜间的炎性反应促使胸膜肥厚粘连，达到粘连固定的效果，加快胸导管破口的愈合。这一方法简便、可靠，不良反应少（图 12-11、图 12-12、图 12-13、图12-14）。

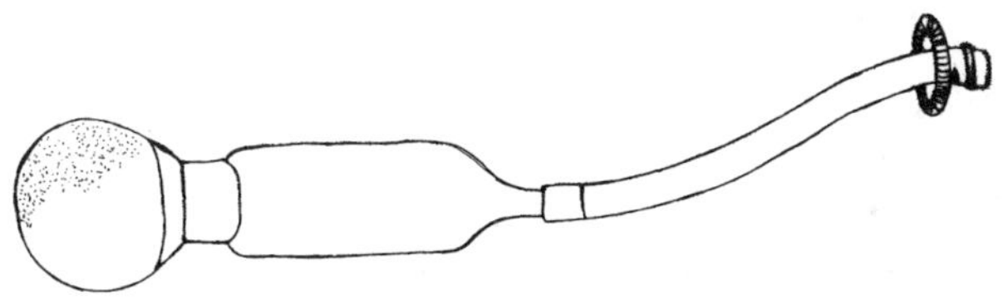

图 12-11　滑石粉喷洒装置（体外部分）

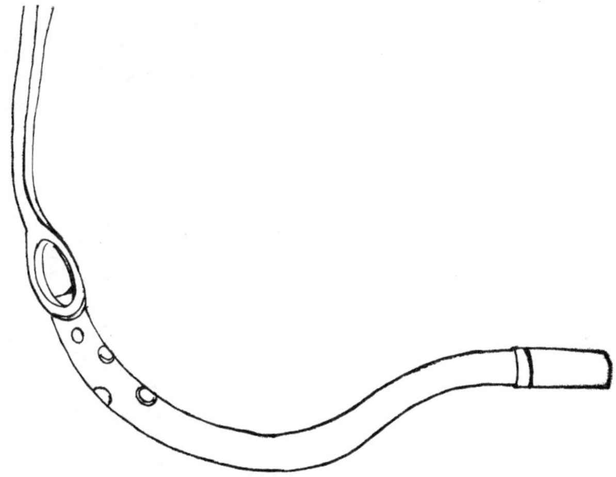

图 12-12　滑石粉喷洒装置（体内部分）

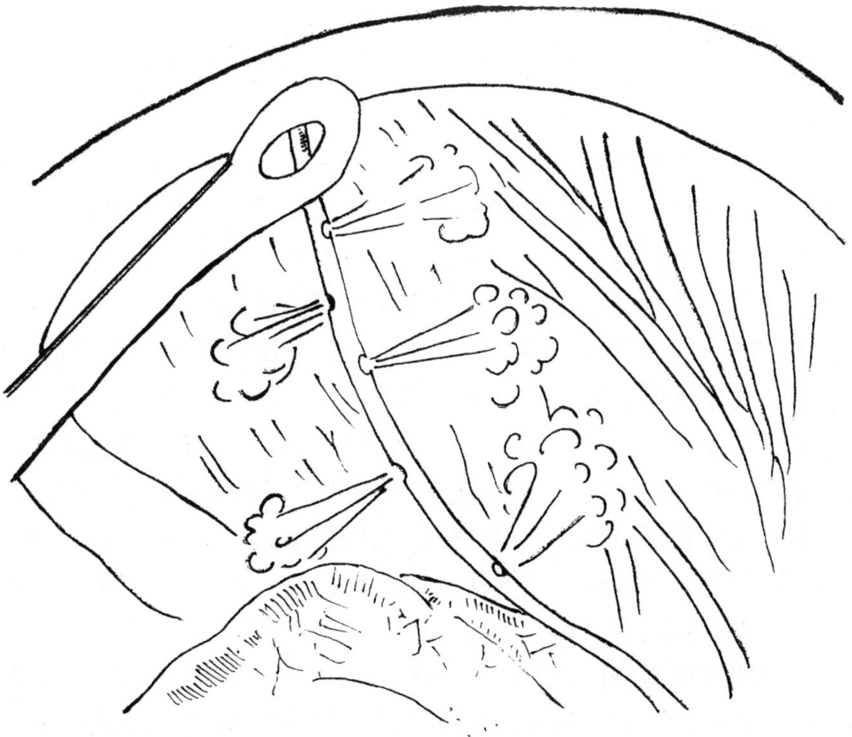

图 12-13　滑石粉胸膜固定法

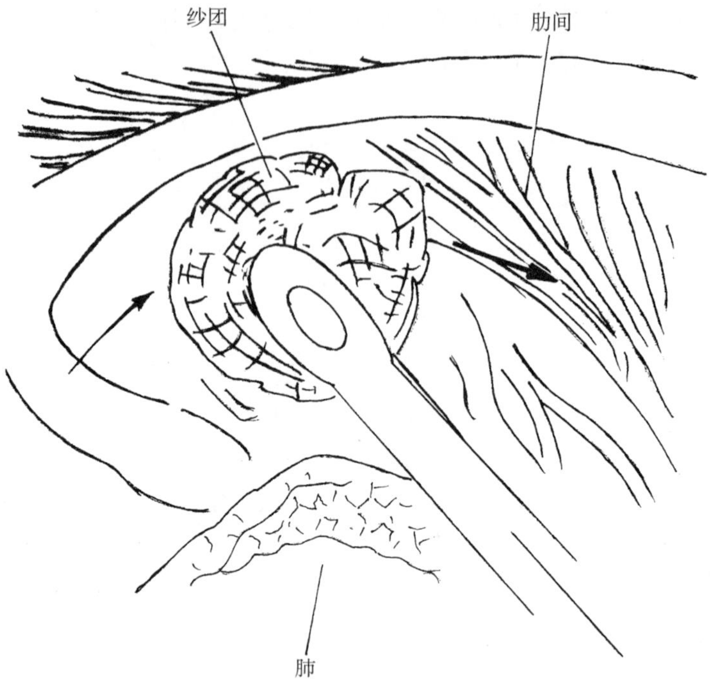

图 12-14 纱布摩擦胸膜固定法

七、预防

虽然食管或肺切除术、胸主动脉手术、心血管畸形矫正手术后乳糜胸相对多见，但事实上任何类型的开胸手术，都可能因为术中损伤胸导管而出现术后乳糜胸。熟悉胸导管的解剖及常见的变异结构是防止术中胸导管损伤的关键。

在食管切除手术中，游离食管周围粘连、清扫食管周围淋巴结时，对切断的组织要逐一牢固结扎，对胸导管容易损伤的部位如瘤床附近、主动脉弓上下要格外注意。较大的中段食管癌可直接侵犯胸导管，不应盲目钝性分离，应直视下钳夹、切断、结扎，紧贴弓下的大块肿瘤可在弓下切断食管再进行过弓，切忌强行将肿块牵拉过弓。

随着肺癌手术切除范围的扩大，尤其是淋巴结清扫范围的扩大，使术后乳糜胸的发生率有所上升。肺癌术后发生乳糜胸的主要原因是术中清扫淋巴结时损伤了与胸导管有交通的较粗大的淋巴管所致，包括左、右气管淋巴干和前纵隔淋巴干，而直接损伤胸导管的较为少见。故此，在切除和清扫淋巴结时，对其周围的条索状组织要进行可靠的结扎。

心脏开胸手术采取胸骨正中切口，术中操作主要在前、中纵隔及膈面，对后纵隔组织极少损伤。乳糜胸原因系手术中损伤了手术区域内的淋巴管或淋巴结，如前纵隔淋巴结或淋巴管、心包或胸膜淋巴管、肺门淋巴结、膈面淋巴管等。而胸主动脉瘤、动脉导管未闭等后纵隔操作的手术则有可能直接损伤胸导管而引起术后乳糜胸。因此在游离前纵隔、心包、纵隔胸膜、肺门时不要盲目钝性分离，仔细烧灼或结扎心包及胸膜切缘，切割心包下端时切勿过低，不要损伤心包膈面，游离胸主动脉周围组织时，要逐一可靠结扎。

对于以上容易损伤胸导管的手术，关胸前除了应仔细止血以外，还应仔细观察创面有无乳白色或透明油状液体渗出，可疑时要行胸导管预防性结扎。

目前，对于术中行胸导管结扎是否能够达到预防乳糜胸的效果尚存在争议。有学者认为胸导管管壁薄弱，且变异较大，结扎时可导致切割或远端管腔压力升高而破裂，反而增加乳糜胸的风险，故不主张预防性胸导管结扎。胸导管结扎后乳糜胸的原因如下：①结扎线过细、结扎时用力不均匀，导致切割损伤胸导管；②结扎位置过高，在胸导管破口的上方，达不到预防乳糜胸的效果；③胸导管的解剖变异较大，可为双干或多干，单纯结扎一支并不能预防乳糜胸的发生。以上几个原因均可通过改进操作而避免，如用粗丝线结扎，用力均匀，结扎尽量位于膈上低位，结扎后要观察远端是否充盈，是否有乳糜继续漏出，尽可能采用大块结扎的方法。

对于术中明确有胸导管损伤者或食管、肺部肿瘤后纵隔浸润严重、纵隔淋巴结广泛清扫或主动脉手术后纵隔广泛游离，胸导管可疑受损伤者，应行预防性胸导管结扎，而不加选择地行预防性胸导管结扎实无必要，且增加乳糜胸的发生机会。

第二节　乳糜心包

一、定义

乳糜心包是指各种原因使乳糜样淋巴液漏入心包腔而引起的临床疾患。Groves 于1954 年最早报道了乳糜心包，臼井典彦1985 年总结国际文献仅有40 例报道，近年来国内仅有散在个例报道。乳糜心包与乳糜胸虽然是两个独立疾病，但彼此关联，也可合并存在。

二、病因

（一）先天性　正常情况下心包与胸导管之间较大的淋巴管内具有瓣膜，管腔内的淋巴液由心包向胸导管内单向流动。当瓣膜发育不全时，管腔内淋巴液则可能发生逆流并积存内心包腔内；此外除较大的淋巴管外，心包与胸导管间尚存在侧支，当侧支发育不全时，亦可引起心包腔内淋巴液缓慢潴留而发生乳糜心包。

（二）胸导管内压力增高　胸导管内的乳糜液以 1. 38ml（kg · h）的速度流动，当胸导管管腔阻塞，淋巴向锁骨下静脉上腔静脉系统回流障碍；右心功能不全时，静脉压升高，纵隔肿瘤或肺部、食管肿瘤压迫等因素均可使淋巴液淤滞、流速减慢，进而胸导管内压升高，淋巴液向心包腔逆流发生乳糜心包。

（三）外伤性　外伤后胸导管周围损伤、肿胀压迫胸导管，内压增高可引起乳糜心包。心脏直视手术中，分离胸腺及周围组织，不结扎断端或仅用电凝，心包切开下缘过低，游离胸主动脉周围未行可靠结扎、上腔静脉套带等操作均可能损伤淋巴管而导致乳糜漏，积存于心包腔内则形成乳糜心包。

（四）特发性　原因尚未明确，有人认为可能是淋巴管发育异常和胸导管内淋巴流动障碍所致。

三、临床表现及诊断

主要表现为慢性心脏压塞症状，如心率增快、颈静脉曲张、心音低钝、血压下降、胸片提示全心影扩大，超声心动图示心包腔内中、大量积液。心包液的常规检查：心包穿刺或引流液外观呈乳白色或淡黄色透明状，无异味，比重1.012～1.025，碱或乙醚试验阳性，苏丹Ⅲ染色阳性或口服含苏丹Ⅲ染料饮食后数小时，心包穿刺液呈红色。心包液脂肪定量分析：胆固醇低，三酰甘油、中性脂肪、脂肪酸显著增高。X线淋巴管造影或放射性核素淋巴显像：可见心包腔内有造影剂流入、心包积液具有放射活性或心包有异常的网状影，甚至可以显示胸导管与心包间的异常通道。

四、治疗

（一）保守治疗　禁饮食、完全胃肠外营养或低脂饮食、口服MCT，反复心包穿刺抽液或穿刺置管引流。

（二）手术治疗　乳糜心包会引起慢性心脏压塞症状，直接影响血液循环系统的稳定，并且长期乳糜液引流，会造成电解质、蛋白的丢失，易引起营养衰竭和免疫功能减退，因此一旦确诊，应尽早手术。近年来多数学者主张行心包部分切除开窗加胸导管结扎术，而这一手术目前完全可通过胸腔镜完成。

手术的术前准备、麻醉方法及胸导管的结扎方法与治疗乳糜胸时相同。心包开窗术操作方法如下：

1. 在膈神经前方无血管区用内镜抓钳提起心包，用电凝切开心包，钝头吸引器吸除心包腔内乳糜液，探查心包及心包腔内情况。

2. 如心包心外膜间存在粘连时，要行钝性分离，勿损伤心肌及冠状血管。充分提起心包，使之与心脏有一定距离，以电灼切除或内镜缝合切割器（Endo-GIA）切除膈神经前方心包，切除大小以不超过4cm×4cm为宜（图12-15、图12-16）。如心包存在分隔，则可在膈神经后方切除心包，注意勿损伤膈神经。

3. 心包切缘充分电凝止血。

4. 心包积液送细胞学及细菌学检查，心包切除标本病理学检查。

5. 冲洗胸腔，吸尽胸腔积液后，恢复双肺通气，手术侧肺完全膨胀后，合理安放胸腔引流。

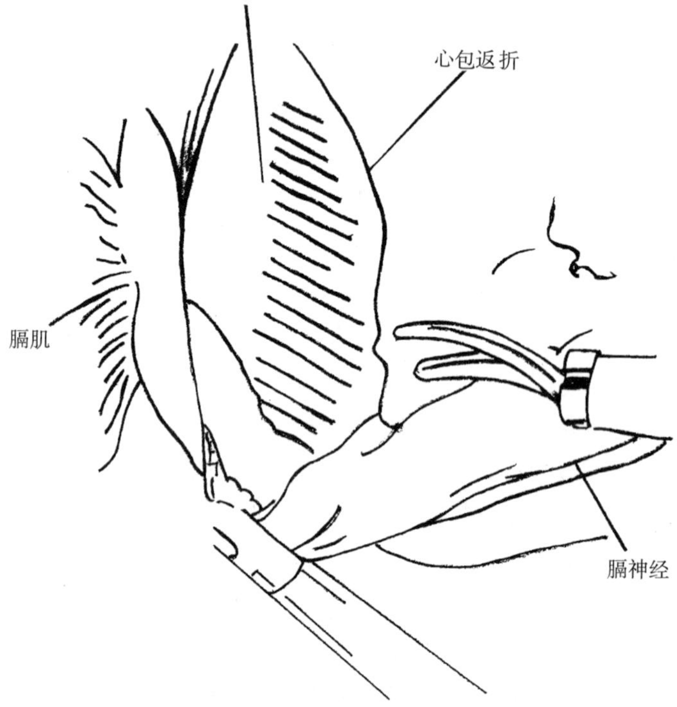

图12-15　电灼切开心包

乳糜胸合并乳糜心包的手术治疗同样要行胸导管低位结扎和心包开窗引流手术。

（鞠　进　于　戈）

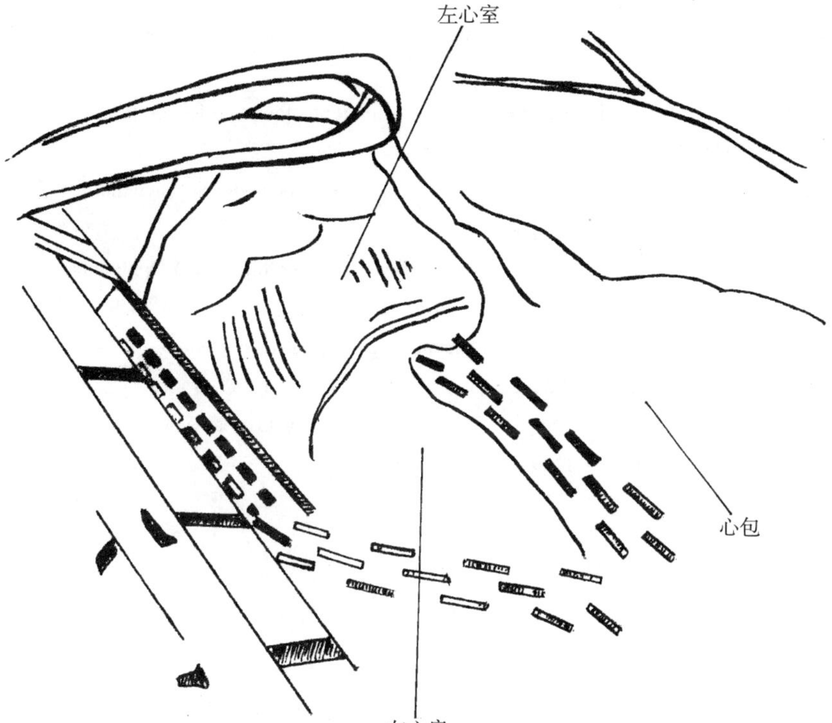

图 12-16　Endo-GIA 切开心包

参　考　文　献

1. 吴子衡，谷力加，翁毅敏，等. 胸腔镜术与开胸术治疗术后乳糜胸回顾性对比分析. 中国内镜杂志，2005，11：1128－1130.

2. 赵峻，张德超，汪良骏，等. 肺癌与食管癌术后乳糜胸的比较. 中华外科杂志，2003，41：47－49.

3. 张捷，张军，柳仓生，等. 非创伤性乳糜胸的电视胸腔镜外科治疗. 中国内镜杂志，2004，10：30－32.

4. 晁栋，李乃斌，刘惠萍，等. 电视胸腔镜手术治疗自发性乳糜胸 4 例报告. 中国微创外科杂志，2005，5：636－637.

5. 翁毅敏，谷力加，冯卫能，等. 电视胸腔镜术治疗自发性乳糜胸. 中国内镜杂志，2004，10：27－29.

6. 高尚志，毛志福，程邦昌，等. 自发性乳糜胸的诊断和外科治疗. 中华胸心血管外科杂志，2000，16：302.

7. 关庆民，杜贾军，孟龙，等. 肺癌术后并发乳糜胸 23 例临床分析. 中华外科杂志，2005，43：1485－1486.

8. 李捷，孙玉鹗. 肺切除术后乳糜胸的诊断和治疗. 中华外科杂志，2003，41：713.

9. 彭忠民，陈景寒，郭言香. 肺癌术后乳糜胸的诊治. 中华胸心血管外科杂志，2002，18：245.

10. 徐伟健，张敦华. 26 例非创伤性乳糜胸临床分析. 中华结核和呼吸杂志，1999，22：754.

11. 张长安，董正，刘正光，等. 胸导管结扎预防食管癌术后乳糜胸. 中华胸心血管外科杂志，1995，11：167.

12. 蔡振华，张广忖，刘锟. 结扎胸导管治疗食管癌切除术后乳糜胸. 中华外科杂志，1998，26：293.

13. 顾恺时. 顾恺时胸心外科手术学. 上海：上海科学技术出版社，2003.

14. 邵令方，张毓德. 食管外科学. 石家庄：河北科学技术出版社，1987.

15. Dougenis D，Walker WS，Cameron EW，et al. Management of chylothorax complicating extensive esophageal resection. Surg Gynecol Obst. 1996，174：501－506.

16. Merrigan BA，Winter DC，O' Sullivan. Chylothorax. Bri Surgery，1997，84：15－20.

17. Merigliano S，Molena D，Ruol A，et al. Chylothorax complicating esophagectomy for cancer：a plea for early thoracic

duct ligation. Thorac Cardiovasc Surg, 2000, 119:453-457.

18. Marts B, Narunkim K, Fiore A, et al. Couservative versus surgical management of chylothorax. Am J Surg, 1992, 164:532 -534.

19. Buettiker V, Hug MI, Burger R, et al. Somatostatin: a new therapeutio option for the treatment of chylothorax. Intensive Care Med, 2001, 27:1083-1086.

20. Beghetti M, La Scala G, Belli D, et al. Etiology and management of pediatric chylothorax. J Pediatr, 2000, 136: 653-658.

21. Krohel GB, Freedman K, Peters Ⅲ GB, et al. Gorham disease of the orbit. Am J Ophthalmol, 2002, 133:729-730.

22. Stringel G, Teixeira JA. Thoracoscopic ligation of the thoracic duct. JSLS, 2000, 4:239-249.

23. Vassallo BC, Cavadas D, Beveraggi E, et al. Treatment of postoperative chylothorax through laparoscopic thoracic duct ligation. Europ J Cardio-thoracic Surg, 2002, 21:556-557.

24. Dugue L, Sauvanet A, Farges O, et al. Output of chyle as anindicator of treatment for chylothorax complicating oesophagectomy. Br J Surg, 1998, 85:1147-1149.

第十三章 弥漫性肺间质疾患的电视胸腔镜诊断

◆内容提要◆

1. 胸腔镜肺活检在诊断弥漫性肺间质病中的意义
2. 胸腔镜肺活检的手术适应证和禁忌证
3. 胸腔镜肺活检手术操作步骤及术后处理

肺部弥漫性间质疾病种类繁多，其临床症状和影像学方面有很多相似之处，而在治疗药物的选择和治疗效果上又依病因不同存在较大差异，因此肺的活体组织检查（活检）、病理诊断尤为重要。目前，常用的肺活检的手段较多，有 CT 引导下经皮肺活检、纤维支气管镜下经支气管壁穿刺肺活检、胸腔镜肺活检、开胸肺活检等。其中，胸腔镜检查可以在异常部位获取较大的肺组织标本，创伤相对于开胸肺活检要小，能将诊断的准确率提高至 89.8% 以上，对于肺部弥漫性疾病而言，胸腔镜的诊断准确率达到 95%～100%。

肺部弥漫性疾病患者有 40%～85%（平均 70%）可以在支气管镜下经支气管壁穿刺行肺活检而明确诊断。但是大多数肺弥漫性疾患较多累及周边肺组织，穿刺获取的标本多来自肺门附近，且穿刺针所获取的肺组织标本较小，很难进行详细分析。

1982 年 Boutin 等报道一组 34 例肺部弥漫性病变患者的前瞻性研究，均进行了支气管镜引导下经支气管壁穿刺肺组织活检，并随后做了胸腔镜检查及活检术。23 例在支气管镜引导下经支气管壁穿刺肺活检被诊断为“非特异性肺间质纤维化”，而在胸腔镜肺活检后，发现 7 例为肺癌、3 例为矽肺、3 例为结节病、3 例为石棉肺、2 例为脱屑性间质性肺炎、4 例为肺间质纤维化、1 例为正常肺组织。

1989 年 Schabery 等报道一系列肺弥漫性病变患者 419 例，在局麻下行胸腔镜检查，其中 85% 明确了诊断。在这些病例中，Ⅱ期和Ⅲ期结节病的敏感性为 98%，肿瘤样弥漫性肺疾患的敏感性为 88%，间质性肺纤维化和间质性肺炎的敏感性为 85%，提示胸腔镜肺组织活检在诊断弥漫性肺部病变中具有高度的敏感性和特异性。

胸腔镜肺活检与开胸肺活检相比优点较多，其创伤较小，一般不切断胸壁肌肉，术后恢复较快。但是胸腔镜一般需要在全身麻醉和双腔气管插管、单肺通气条件下进行，对患者的肺功能状态有一定要求。

一、肺部弥漫性疾病胸腔镜活检术的适应证和禁忌证

（一）手术适应证　弥漫性肺部疾病的病因诊断。

（二）禁忌证

1．广泛胸膜粘连、脏层和壁层胸膜融合者，使胸腔镜无法进入胸膜腔。

2．血液凝固障碍、血小板减少（$<40\times10^9/L$），或凝血酶原时间在16s（40%）以下者为绝对禁忌证；血小板$>70\times10^9/L$，凝血酶原时间$>14.5s$（60%）为胸腔镜检查对凝血功能的基本要求。

3．严重的器质性心脏病、无法纠正的心律失常和心功能不全、6个月内出现的心肌梗死者。

4．严重肺功能不全伴呼吸困难，能平卧，不能耐受间断单肺通气者。

5．严重的肺动脉高压（平均肺动脉压$>35mmHg$），肺动脉瘤或肺静脉瘤，或其他肺血管肿瘤。

6．肺包囊虫病。

7．剧烈咳嗽或极度衰弱不能耐受手术者。

8．急性胸膜腔感染者为相对禁忌证，在感染控制后仍可进行胸腔镜检查。

二、胸腔镜检查的技术操作

（一）检查前的准备工作　胸腔镜检查是一种侵入性手术，患者会有恐惧心理，因此手术前患者的精神准备很重要，建议手术医师必须向患者说明胸腔镜检查手术的目的和必要性，以及术后如何配合等注意事项，使患者消除顾虑，主动配合检查，并获得患者及家属的书面同意。

1．术前准备　常规检查：血常规、凝血功能检查、肝肾功能、心电图、肺功能，必要时进行吸氧前、后动脉血气分析，胸部正、侧位像，胸部CT扫描等。对于凝血功能障碍及心电图异常的患者应予适当治疗。

2．研究病情及体格检查　手术者应向患者详细询问病史，进行全面的体格检查，并仔细阅读有关X线胸片、CT，以及心电图、肺功能检测结果和各项实验室检查报告，以便更好评估病情，确定胸腔镜活检时的重点部位。全面检查主要是评估患者对手术的耐受程度，以防术中发生意外。

3．有关手术配合的宣教　术前要告知患者有关手术后可能遇到的有关问题以及需要患者配合的关键点。如疼痛，如何应用镇痛药物；需要患者术后早期主动活动下肢，防止围术期下肢静脉血栓形成，进而发展成为急性肺栓塞；需要患者有效咳嗽、咳痰，保持呼吸道通畅，即便是在术后疼痛的情况下，也要配合进行深部咳痰。

（二）麻醉及镇痛

1．术前用药　用药前先询问患者有无药物过敏史，避免使用过敏药物，根据患者病情，术前使用气道干燥剂、镇静剂。

2．麻醉　一般胸腔镜手术均采用双腔气管插管，单肺通气技术，在应用快速诱导气管插管技术之前，应当考虑到患者弥漫性肺部病变的特殊情况，在快速诱导麻醉之前，充分吸氧，使患者的血氧饱和度达到尽量高的水平，以便有充分的时间进行气管插管操作；对于有心脏疾患的患者要注意镇静剂的用量，最好采用小剂量分次给入的方法，以免引起血压过大波动，诱发心血管疾病的发作。

胸腔镜手术对单肺通气的要求较高，双腔气管插管到位之后，除了用传统的听诊的方法判断单肺通气的有效性之外，还可以通过单肺通气时的呼吸道压力的变化判断插管位置是否满意。有条件的手术室，应当用纤维支气管镜来做进一步检验。

麻醉过程中，麻醉师应注意吸痰，保持气管插管通畅，还应根据手术医师操作的需求，随时进行膨肺，以配合手术操作。

胸腔镜肺组织活检术相对简单，手术耗时均较短，故在应用镇静剂、肌松剂时应当注意剂量的掌握，并根据手术进程，及时停用吸入麻醉剂。

手术结束前，一般要配合进行膨肺，吸净呼吸道内分泌物，适当给予拮抗剂，待患者自主呼吸恢复、意识清楚后再拔除气管插管。

3. 镇痛 充分镇痛是保证术后过程平稳的关键。镇痛的方法很多，可以选择口服或静脉给予镇痛药，也可以应用硬膜外插管间断给予肋间神经阻滞剂或静脉镇痛泵持续小剂量吗啡注入。

（三）手术操作步骤

1. 体位及切口选择 一般采用侧卧位，准备手术侧向上，可以将手术床调整到头低、脚低位，使患者呈“折刀状”，使肋间隙加宽，方便手术操作。

术前要仔细阅读 CT 片，并与呼吸内科医生商讨，确定准备进行活检的部位。一般原则，活检部位应当位于严重的纤维化区域和相对正常区域的交界部，最好是渗出性病变较多的区域，因为间质纤维化较重的区域在病理上表现为修复性终末病变，渗出性病变区可能有较活跃病变特征性改变和较多细胞浸润，对肺部弥漫性疾病病因有诊断意义。另外，如果患者肺部条件允许，尽量在不同肺叶分别取活检，增加诊断的可靠性。

切口一般选在腋前线和腋后线之间，呈倒三角状，下面的切口在腋中线第七肋间，这一切口既作为手术中的镜身置入口，也作为术后胸腔引流放置口；其他两个切口分别在腋前线和腋后线第五肋间，这两个切口分别是牵拉口和操作口。根据活检部位将靠近活检区域的切口作为牵拉口，可以略小一些，置入 5mm 戳卡（Trocar）；远离活检部位的切口作为操作口，要略大一些，放入 10mm Trocar，并允许放入腔内直线切割缝合器；两个切口尽量在同一肋间，并切口方向一致，以便在胸腔内条件不允许进行胸腔镜手术，需要转开胸时，这两个切口可以作为开胸切口的一部分。

2. 胸腔内探查 胸腔镜进入胸腔后，要仔细探查，先观察壁层胸膜全貌，上自胸膜顶，下至膈肌表面；然后观察脏层胸膜，包括叶间裂。有些间质性病变，在脏层胸膜表面可能会特殊的改变，如严重的肺间质纤维化，可能在脏层胸膜表面可见凹凸不平的颗粒感；淋巴管肌瘤病可见脏层胸膜表面透明的囊泡样改变；但多数的弥漫性肺间质疾病在脏层胸膜表面并无特异的形态学改变，手术定位应当根据高分辨 CT（HRCT）来确定。

3. 操作方法 弥漫性肺间质病变在胸腔镜下进行肺活检，目的是取出足够多的肺组织供病理诊断，因此活检的部位十分重要。大多数肺间质病变都是渐进性疾病，病变发展均为细胞聚集、渗出、纤维化过程，很多间质病变的结局都是肺间质纤维化。因此，如果活检部位为在纤维化最严重的区域，在病理上可能均为终末严重纤维化，较少细胞渗出病变，就很难区分各种引起间质纤维化的原因。建议活检部位在 HRCT 上显示的渗出性病变的位置，或在纤维化和相对正常的肺组织交界区，如果可能应当在不同肺叶分别取活检，为病理诊断提供更多参考。

选定的肺活检的部位：应当尽量靠近肺边缘，这样胸腔镜操作较为容易，同时也可以避免由于切取肺组织太深而伤及较大的肺血管和较粗的支气管。

胸腔镜下切取肺组织的操作程序：建议经牵拉口放入分离钳牵起选定的肺组织，经操作口放入腔内直线切割缝合器，切取肺组织标本，如果一把切割缝合器切取的肺组织不足够，可以采用顺行切割或楔形切割的方式应用两把切割缝合器切取足够多的肺组织。取出肺标本应当从操作口放入分离钳或卵圆钳，抓住标本的一端，逐渐取出标本，否则，抓住标本的中间，有可能在从操作口取出时，标本折叠，影响取出。用出冲洗器冲洗切缘，如有出血，可用电灼止血，如有缝合不满意，可以重新缝合，以防膨肺后漏气。最后从胸腔内检查牵拉口和操作口壁层胸膜出血情况，安放胸腔引流管，缝合胸壁切口。

（四）术后处理　虽然胸腔镜肺活检操作相对简单，但是术后处理应当与常规开胸手术等同对待。需要观察患者的生命体征、胸腔引流情况等，特殊性是有些患者由于肺间质弥漫纤维化肺功能较差，经过胸腔镜手术后，可能会因疼痛进一步影响呼吸功能。这种情形下要充分镇痛，鼓励患者咳嗽、咳痰，避免痰堵引起的肺不张或肺膨胀不全，应用强力化痰药物、雾化吸入等治疗，使痰液稀化更容易咳出，患者体质较弱无力咳痰时应当积极辅助排痰，或者予以吸痰。胸腔引流管在术后2～4天，视引流量（<50ml/d）拔除。

术后要积极与病理科医生沟通，尽可能做出有关肺间质病的正确诊断，以指导进一步临床治疗。

（任　华）

参　考　文　献

1. 谷口博之，万献尧，毕丽君，等. 弥漫性肺疾病（尤其是急性间质性肺炎）的胸腔镜下肺活检. 日本医学介绍，2004，25：313－315.
2. 许文兵，朱元珏，任华，等. 开胸肺活检对肺间质疾病的诊断价值. 中华结核和呼吸杂志，1999，1：14.
3. 朱元珏. 间质性肺疾病的诊断和治疗进展. 临床肺科杂志，2007，1：1－4.
4. 王思勤，马希涛，钱如林，等. 局麻下小切口开胸肺活检对弥漫性肺疾病的诊疗价值. 中华结核和呼吸杂志，2005，28（12）：876－877.
5. 中华医学会呼吸病分会. 特发性肺（间质）纤维化诊断和治疗指南＊草案. 2009. 11.
6. 任华. 电视辅助的胸腔镜在肺胸疾病诊断和治疗中的作用. 见：俞森洋主编. 现代呼吸治疗学. 北京：科学技术文献出版社，2003：859.
7. 任华. 胸腔镜在临床上的应用. 见：蔡柏蔷主编. 21世纪医师丛书. 呼吸内科分册. 见：中国协和医科大学出版社，2000：103.
8. 任华. 胸腔镜的临床应用等. 见：戈烽，李琦主编. 普通胸外科学. 北京：中国协和医科大学出版社，2004.
9. 任华. 胸腔镜在临床上的应用. 见：蔡柏蔷，李龙芸主编. 协和呼吸病学. 北京：中国协和医科大学出版社，2004.
10. Ferguson MK. Thoracoscopy for diagnosis of diffuse lung disease. Ann Thorac Surg, 1993, 56：694－696.
11. Raghu G. Interstitial lung disease：a diagnostic approach：Are CT scan and lung biopsy indicated in every patient? Am J Respir Crit Care Med, 1995, 151：909－914.
12. Wall CP, Gaensler EA, Carrington CB, et al. Comparison of transbronchial and open biopsies in chronic infiltrative lung diseases. Am Rev Respir Dis, 1981, 123：280－285.
13. Bensard DD, McIntyre RC, Waring BJ, et al. Comparison of videothoracoscopic lung biopsy to open lung biopsy in the diagnosis of interstitial lung disease. Chest, 1993, 103：765－770.
14. Ferson PF, Landreneau RJ, Dowling RD, et al. Comparison of open versus thoracoscopic lung biopsy for diffuse infiltrative pulmonary disease. J Thorac Cardiovasc Surg, 1993, 106：194－199.
15. Carnochan FM, Walker WS, Cameron EWJ. Efficacy of video－assisted thoracoscopic lung biopsy：an historical comparison with open lung biopsy. Thorax, 1994, 49：361－363.
16. Molin LJ, Steinberg JB, Lanza LA. VATS increases costs in patients undergoing lung biopsy for interstitial lung disease.

Ann Thorac Surg, 1994, 58 : 1595 – 1598.

17. Nasim A, Akhtar RP, Spyt TJ. Videothoracoscopic lung biopsy in diagnosis of interstitial lung disease. J R Coll Surg Edinb, 1995, 40 : 22 – 24.

18. Krasna MJ, White CS, Aisner SC, et al. The role of thoracoscopy in the diagnosis of interstitial lung disease. Ann Thorac Surg , 1995; 59 : 348 – 351.

19. Hazelrigg SR, Nunchuck SK, LoCicero J. Video assisted thoracic surgery study group. video assisted thoracic surgery study group data. Ann Thorac Surg, 1993, 56 : 1039 – 1044.

20. Marchandise FX, Vandenplas O, Wallon J, et al. Thoracoscopic lung biopsy in interstitial lung disease. Acta Clin Belg, 1992, 47 : 165 – 169.

21. Boutin C, Loddenkemper R, Astoul P. Diagnostic and therapeutic thoracoscopy: techniques and indications in pulmonary medicine. Tuber Lung Dis, 1993, 74 : 225 – 239.

22. Zegdi R, Azorin J, Trembby B, et al. Videothoracoscopic lung biopsy in diffuse infiltrative lung diseases: a 5-year surgical experience. Ann Thorac Surg, 1998, 66 : 1170 – 1173.

23. Boutin C, Astoul P. Diagnostic thoracoscopy. Clin Chest Med, 1998, 19 : 295 – 309.

第十四章 肺内结节性病灶的电视胸腔镜诊断与治疗

◆内容提要◆

1. 肺内结节常用的诊断模式，以及各种诊断方式的选择原则
2. 胸腔镜诊断肺内结节性病灶的进展
3. 手术适应证和禁忌证
4. 手术操作要点，术后观察和处理，并发症及预防
5. 胸腔镜用于肺内结节性病灶诊断的优、缺点

一、诊断

随着影像诊断技术的快速发展，在临床工作中越来越多的肺结节性病变被检出，尤其以周围型孤立性肺结节（solitary pulmonary nodule，SPN）居多。后者是指肺部单发、直径 < 3cm、不伴有肺不张和肺门淋巴结肿大的类圆形病灶，是常见的放射学所见之一，但 Swanson 等却认为影像学特征并不具有确定诊断价值。在美国，每年诊断的 SPN 病例约 150,000 例。在病因学上 50%～60% 属于良性结节，良性结节的病因是多种多样的，主要包括感染性肉芽肿、非感染性肉芽肿、错构瘤、良性肿瘤。有约 105,000 例需要作出进一步诊断，准确地鉴别出恶性结节，以便进行手术治疗，同时使良性结节患者避免不必要的手术。因为无论早期周围型肺癌、良性肿瘤，还是肺炎性病灶等，仅仅根据影像学特征是无法做到精准判断的。临床医师曾试图通过统计学加以区分，Swenson 报道患者的年龄与病变性质显著相关，随着年龄的增长，恶性病变发生率逐渐增高。此外，一般认为有恶性肿瘤病史的肺内结节患者也高度提示有恶性病变的可能。因此，对 50 岁以上和曾经罹患恶性肿瘤的患者，孤立性肺结节多考虑为恶性病变。现在普遍观点认为患者的年龄和结节大小可作为判断孤立性肺结节良、恶性的危险因素，即年龄越大、结节越大，恶性肿瘤的可能性就越大。但以上原则仅仅作为通常规律，具体到每个患者，不能据此作为临床施治的根据。

目前内科医师试图通过影像学检查方法如胸部高分辨断层扫描、MRI 等对肺内周围型结节或肿块性病变作出明确的定性诊断，但常常有困难，导致病理结果与术前诊断不符。有报道称 CT 报告与术后结果相符率仅为 42%。部分患者常因影像学检查疑似良性病变，长期追踪观察而延误治疗。长久以来受困于诊断方式的限制，甚至有观点认为：原则上应把所有的 SPN 认为是恶性肿瘤直至加以证实或排除。这足以说明影像学诊断的局限性，但必要的术前诊断也有利于外科医师更客观地评价疾病本身，目前通行的检查方法有以下几种：

1. X线与胸部CT检查 肺周围型小结节没有典型的影像学特征，临床诊断十分困难，有相当比例的误诊率和漏诊率。尚立群等报道不明诊断的肺内单发球形病变，有34.7%术后病理与术前诊断不符。临床诊断时，往往受患者年龄的影响较大，年龄大的患者的肺内结节常被诊断为恶性，年轻人常被诊断为良性，经常造成误诊。但影像学检查有助于鉴别诊断，结节边界光滑者良性病变的可能性大，边界不清或有分叶征、毛刺征、胸膜牵拉征者则恶性病变的可能性大；此外，钙化位于病灶中央或表现为层状、弥漫性和爆米花样多见于良性病变，结节内有脂肪多见于错构瘤。X线片仍为临床首选的检查方法，尤其对于孤立性肺结节，胸部X线片是首选辅助检查手段，它可提供结节的大小、生长速度、边界特征以及钙化情况等。胸部CT较X线片能显示肺内结节更多的细节特征，具有更高的敏感性，并且可以客观、量化地评估结节的大小、密度等，因此，临床通常也选择胸部CT作为影像学检查。结节的大小是恶性肿瘤的危险因素，直径≤1cm的结节中有66.7%为良性病变，而直径>2cm者则有76.5%为恶性病变。因此对直径>2cm的结节，应高度警惕恶性肿瘤的可能；同时边界不清或有分叶征、毛刺征、胸膜牵拉征者，恶性病变的可能性较大。CT检查示良性病变边缘一般整齐光滑，无毛刺，无不规则分叶，多见弥漫性钙化、分层钙化、中央钙化、爆米花样钙化；恶性病变边缘多有毛刺、切迹，常分叶，胸膜牵拉，血管向病灶处聚集，钙化多位于病灶边缘或呈小斑点样钙化，病灶内出现脂肪密度同时伴有钙化可诊断为错构瘤。出现小泡状、小条状、叉状低密度影像或小结节状软组织密度影像多见于肺癌。由于恶性肿瘤的血供丰富，注射造影剂后，良性病变CT值一般增强小于15HU，恶性病变CT值增强大于15HU。MRI诊断准确率与CT大致相同，但它易区别血管、淋巴结、肿块，能较早发现肺门和纵隔淋巴结转移，对肺门和纵隔肿物的检查比CT优越。

2. 正电子断层扫描（positron emission tomography，PET） 肿瘤的生长过程往往是代谢变化早于解剖结构变化，因此PET检查应运而生。但临床具体应用过程中同样存在问题，因为不论是PET或PET/CT，目前所用的示踪剂^{18}氟脱氧葡萄糖（^{18}Fluoro-deoxyglucose，^{18}FDG）并不是肿瘤特异性显像剂。临床上各种各样的原因只要能够引起葡萄糖代谢增高的疾病都可以表现出FDG的高摄取，大量的临床病例也证实了这一事实，肺部结节或包块更是如此。而且一般来讲，根据临床表现及相关检查，诊断倾向于一般感染性肺部病变的患者，建议正规抗感染治疗一段时间后，如病变仍无改变，再行PET/CT检查，这样可以提高诊断的准确性。由于许多炎症/感染性病灶都可以表现为FDG高摄取，对于临床高度怀疑炎症的患者，在未进行抗感染治疗的情况下，如FDG表现为高SUV（standard uptake value），此时很难作出诊断。对感染/炎症等良性病变的诊断，在PET/CT图像上既要看到PET的影像特点，又要注意CT的图像表现，同时还要结合实验室检查，了解感染、炎症疾病的发生发展规律、疾病表现形式及特征。

3. 镜检与经皮活检 纤维支气管镜（纤支镜）活检、经纤支镜肺泡灌洗脱落细胞学检查、经纤支镜的支气管穿刺活检及CT引导下经胸壁针刺肺活检、肺穿刺活检等检查具有一定的价值，但诊断阳性率也不高，阴性结果又不能排除恶性肿瘤的可能。传统采用的肺穿刺活检术及纤支镜检术，对直径在3cm以下的周围型结节病变，往往由于病变较小，难以定位，或未侵及段以上支气管而不能窥及。即使纤支镜检查进行盲目地涮检、灌洗和钳取活检，其诊断率仍然较低，且有发生气胸和血胸并发症的可能，抽吸针取得的标本较小且不完整，易被挤压影响病理学观察而易出现误诊。

二、治疗方案

肺周围型小结节病变小，性质难以确定，且半数以上为良性病变，以往对于治疗存在一定争议。过去观点认为，对经综合判断良性病变的可能性大者，部分人建议对暂时难以明确诊断者应密切观察、随访，如果呈现恶变表现，再行手术治疗。先给予相应的抗感染、抗结核等治疗，同时继续随访观察，其中每3～6个月复查胸部X线片或CT；对恶性肿瘤或难以鉴别者，如果能耐受手术，应尽早手术，并尽可能行微创手术，以减少手术带来的创伤。术中通过快速冰冻病理学检查明确诊断，良性病变可行肺部分切除术，恶性病变则应行肺叶切除术和纵隔淋巴结清扫；对始终无法获得病理诊断而又不能耐受手术的患者，则应试行诊断性抗感染或抗结核治疗，并进行密切随访。尽管肺结节样病变中诸如肺结核瘤、炎性假瘤、炎性肿块、肺包虫病、肺结节病等均为良性病变，且占多数，但由于与肺部恶性肿物很难鉴别，常规开胸手术切除肿物，创伤大，切口长，患者多不愿接受，况且并非所有肺结节样病变均为恶性，因此给临床医生制订治疗方案带来不便。近来认为，恶性病容易发生转移，其观察过程难以掌握，恶变表现难以确定，往往丧失最佳手术时机，并且对良性病变，手术也能清除病灶，消除症状，防止恶变。因此应早明确诊断，积极手术治疗。手术原则为彻底切除病变组织，尽量保留健康的肺组织。对于良性病变，可采用肺楔形切除或肺叶切除术，恶性病变者可行肺叶切除术、全肺切除加淋巴清扫术或因淋巴广泛转移而被迫行开胸探查术。

电视胸腔镜外科（VATS）技术的迅速发展，使胸腔镜在肺部病变的诊断上产生了质的飞跃。微小创伤下的全面探查及准确活检，提高了诊断的准确率，易被医生和患者接受。VATS的诊断已不限于单纯地取活检定性，对Ⅰa期肺癌，利用胸腔镜作肿瘤分期，被外国学者采用。王俊等报道曾收治多例术前怀疑是晚期肺癌患者，经VATS检查后确诊为Ⅰ期，从而获得手术机会。随着VATS技术的日渐成熟，VATS已成为一种肺内结节的较理想的诊断方法。

三、胸腔镜诊断治疗肺结节性病灶的进展

肺内小结节样病变没有典型的临床症状，绝大多数是偶然发现的，并且结节样病变恶变的总发生率很高，为20%～40%。从20世纪50年代起，就有这样一句格言：立即切除所有结节，除非能肯定地判断结节是良性的，其他不能排除的都应手术切除。所以，单个肺结节的鉴别诊断是十分重要的。鉴别诊断SPN的目的有两个：①立即切除恶性结节；②避免良性结节患者采用手术治疗。若术前不能确定疾病的良、恶属性，对于肺周围小结节应尽早手术治疗，强调手术中快速冰冻切片病理学检查，手术方式根据情况可行肺楔状切除、肺叶切除或全肺切除淋巴结清扫。在胸腔镜出现以前，开胸探查无疑是最佳的诊断方法，也是多数医生的唯一选择，虽然能够满足临床需要，但其创伤大、住院时间长，是典型的大切口、小手术，患者难以接受。随着胸腔镜的出现，为我们提供了一种微创明确诊断的方法。VATS技术的广泛采用，以其损伤小、术野显露充分、影像清晰、术后并发症少等优点，使其成为治疗该类病变的一种较为理想的方法。何健行等提示，对于抗感染治疗2周或抗结核治疗1个月无效的肺部微小病变患者，均应做微创外科手术以确诊和根治，应用VATS手术前，可先将肺周围型小结节所在肺叶做楔形切除，并行快速冰冻切片病理学检查，如为恶性，可行小切口肺叶切除加淋巴结清扫术，也可以转常规手术治疗。有观点认为VATS手术与开胸手术对于孤立性肺结节的诊断和病灶切除的治疗处理方式都是安全有效的，在临床实践中都是可

接受的手术方式。VATS 的应用显著提高了早期肺癌的诊断和鉴别诊断水平，避免了一些不必要的开胸手术，极具临床意义。VATS 手术似乎更易被患者接受，而且术后对肺功能影响小、手术侧肢体功能恢复快，表明 VATS 手术仍具某些优势。具体表现在 VATS 下的活检最大限度地减少了创伤和并发症的发生，对患者生理功能干扰小，并具有理想的确诊率，易于被患者接受。原因有：①近几年来，随着 VATS 手术迅速发展，适应证不断扩大，尤其是胸腔内疾病的治疗方面取得了很大的发展，其中肺是胸腔镜手术应用最多、最广泛的器官，通常占同期胸腔镜手术总量的 70% 以上；②VATS 手术术中可以观察到整个胸腔的情况，又能够根据要求在不同部位切取多块标本；③VATS 下活检最大限度地减少了创伤和并发症的发生率，对患者生理干扰小，确诊率高，易被患者所接受。许多学者认为，与常规开胸手术比较，VATS 手术的优势在于创伤小、术后疼痛较轻、恢复快并能减少住院时间，对一些心肺功能较差的患者，VATS 手术是首选的有创诊治方法；④有研究指出虽然胸腔镜设备的应用增加了手术费用，总的住院费用却因住院时间的减少和其他收益而降低。也有一些研究认为 VATS 和开胸手术之间仅是手术方式的不同，两者在临床工作中地位相同。以上优势使得 VATS 切除肺结节性病灶具有明显的优点，它可取活检明确诊断，对于肺部良性病变、转移性病灶或一般情况只能耐受病灶局部切除者，可做到诊断、治疗一次完成；对恶性病变，也可加小切口在胸腔镜辅助下完成肺叶切除术。

四、手术适应证与禁忌证

（一）手术适应证　因微创小切口手术的局限性，VATS 手术并不适用于所有肺周围型包块，临床实践中若符合以下情况者可以考虑 VATS 手术：

1. 性质不明的肺周围型结节或包块，需行活检诊断　此类肺内肿物需位于肺的周边，靠近脏层胸膜、远离肺门结构，影像学结果若显示肿瘤完全位于肺野的外 1/3 带，则是胸腔镜手术的主要适应证之一。

2. 孤立的周围型肺转移瘤，对于身体情况良好，在原发恶性肿瘤切除术后，经过放射治疗或化学治疗的患者，切除肺转移瘤是一种行之有效的治疗方法。对肺癌并孤立肺转移的具体手术指证：原发病灶已控制；无肺外其他转移；无其他更好的系统治疗措施可供选择，可以考虑手术切除肺部转移灶。另外，对于孤立的周围型肺转移瘤或者多发性的肺转移癌，临床需要进一步明确诊断者也可行 VATS 手术。

3. 周围型肺良性肿瘤　对于肿瘤直径小于 3cm，即使术前考虑为良性肿瘤者，若患者有不适主诉或经过系统抗炎、抗结核无明显好转者可考虑 VATS 手术切除病灶。

4. Ia 期（$T_1N_0M_0$）周围型肺癌　若患者因心、肺功能不良，或其他系统原因不能耐受开胸手术，VATS 手术行病灶切除甚至肺叶切除也是手术适应证。

5. 经穿刺活检失败的周围型肺结节。

（二）手术禁忌证

1. 一般情况差，心肺功能不全、肝肾衰竭、凝血功能障碍，不能耐受全麻、单肺通气以及胸腔镜手术。

2. 胸膜弥漫性广泛粘连、出血倾向。

3. 病变集中在靠近肺门的肺实质内，无法行肺活检者。即使是良性肿瘤最好也采用开胸手术，尤其当肿块与肺门血管或支气管关系密切时。

4. 中央型肺肿瘤。

5. 周围型肺肿瘤直径大于3cm，尤其是直径大于5cm的巨大的胸内良性肿瘤，一般不适宜VATS。

五、技术要领

（一）切口选择　切口的选择应根据胸部X线正侧位片及CT扫描病变部位而定。切口一般设计为倒三角形，镜头切口一般位于腋中线或腋前线第7肋间。操作切口的位置原则上由内镜于胸腔内引导下选定，一般位于腋前线第4、5肋间和腋后线第5肋间，但两者不宜过远，而且尽可能选定在虚拟开胸切口线上，若需行肺叶切除，可扩大前胸壁操作口至5~8cm，即为胸腔镜小切口。

（二）肿瘤定位　待术中肺完全萎陷后，首先观察肺表面，位于胸膜下的肿瘤有时会突出于肺表面，且肿瘤表面常呈灰白色或有胸膜凹陷征，通过观察肿块部位凸凹形状、周围肺组织放射状条索或单肺通气肺塌陷后半圆形凸出找到肿块。若上述方法不能确定，可用卵圆钳行肿瘤部位的推挤和夹提定位，遇到肿物时可有阻挡感。最有效的方法是手指探查，若触诊困难，可经操作孔将肺提起推至手指处；再不能确定肿瘤，可适当将切口扩大，置入2根手指进行探查，定位十分困难时，应改为胸壁小切口寻找肿瘤。

（三）切除病灶　对于周围型肺良性肿瘤，尤其是错构瘤和硬化性血管瘤，可以尝试进行肿物摘除。采用钝性剥离法找到瘤体，沿肿瘤包膜分离，可完整摘除病灶。对于病灶靠近边缘，预计可行病灶楔形切除者，使用直线切割缝合器（Endo-GIA），选择最佳角度，在完全切除病灶的前提下避免切除过多的正常肺组织。

（四）单切口手术　在探查清楚病灶位置后，以卵圆钳提拉肺叶，并勿使近端扭曲，用大血管钳在距肿瘤边缘1cm夹紧，用长电刀切断钳夹的部分。用2-0无损伤编织线于钳尖部缝扎肺实质，如此直到两侧切缘相交。取出楔形切除的病灶后，用2-0无损伤编织线连续缝合两侧切缘。术毕，请麻醉师持续膨肺，以检验针孔是否漏气。

六、手术操作

（一）术前准备　在应用VATS诊断并治疗肺结节性病变，需要做好几方面准备：

1. 患者方面的准备　完善各项实验室检查。对于凝血功能障碍、心肺功能不良的患者在术前尽可能纠正或改善。VATS为有创外科操作，对于长期服用抗凝药物和有血液系统疾病的患者会带来出血的危险，在选择VATS手术治疗时应当慎重。VATS手术操作需要在单肺通气的条件下进行操作，故对患者心肺功能的要求较高，严重的慢性阻塞性肺疾病患者，要根据病情进行相应的处理，冠心病患者要给予硝酸甘油类扩张冠状动脉，对于术前高血压应给予药物控制，对于不稳定型心绞痛、急性心肌梗死、严重的瓣膜病诱发心力衰竭等应先行控制为宜。术前应调整患者肺功能至适合手术的范畴。原则上应将MVV、FEV_1和FVC放在一起综合判定，FVC应在预计值的60%以上，MVV和FEV_1两项中至少有一项在40%以上，$PaO_2>8kPa$、$PaCO_2<6kPa$。对于肺良性肿块切除，术前根据Miller提出肺功能生理指标为：肺段切除与肺楔形切除：$FEV_1>0.6L$，FEF 25%~75% >0.6L/S、MVV>35%；肺叶切除：$FEV_1>1.0L$、FEF 25%~75% >0.6L/S、MVV>40%。有报道当MVV、FEV_1和FVC三项指标小于预计值50%时，术后呼吸道并发症发生率较高，尤其肺叶切除对肺功能影响较大，手术指证选择应慎重。胸腔镜手术对呼吸功能影响较小，扩大了胸部手术适应证。肺功能检查显示肺功能较差患者，还可通过肺灌注显像定量测定分侧肺功能。健侧肺功能FEV_1

>800ml 作为患者能够承受单肺通气和胸腔镜手术打击的肺功能指标是安全可靠的。肺功能低下患者行胸腔镜手术的适应证选择十分重要。临床上不能单凭术前肺通气功能来决定手术适应证，应从肺功能指标、血气分析、手术本身对肺功能的影响情况、患者的全身情况等方面综合考虑。对于肺功能差而又未属胸腔镜禁忌手术者，作好围术期处理，注意术中麻醉及手术操作，就能顺利渡过围术期。

2．心理方面的准备　术前医生应当与患者充分沟通，介绍胸腔镜手术的操作过程、治疗特点以及可能发生的并发症等等。让患者清楚胸腔镜手术与开胸手术的相同点与不同点，优势是什么，不足是什么，以及胸腔镜手术在什么情况下会转行开胸手术。医师本身也应作好相应准备，若双腔气管插管分隔效果不好，肺萎陷不良；患者单肺通气不能维持，不得不间断性双肺通气；胸腔内严重粘连；探查寻找不到病灶或术中病灶数量、病变程度与术前影像学诊断严重不符等情况，均应有术前预案。

3．器械方面的准备　胸腔镜常规器械如摄像头、图像转换系统以及显像系统，一些辅助设备如电灼系统、摄像系统以及 Liga-sure 等操作设备。电视胸腔镜治疗肺结节性病变的器械应包括 10mm 0°胸腔镜头、穿刺套管 3 个、内镜下抓钳以及内镜下五爪钳、内镜下剪刀、电凝钩（超声刀）、内镜下直线切割缝合器一只以及钉仓数只、冲洗吸引器装置一整套、内镜下取物囊、推结器。另外应常备小开胸器、2-0 无损伤编织线、血管外科器械以及常规开胸手术包，随时准备中途转行开胸手术。反复使用的器械需要经过高温消毒或环氧乙烷气体消毒。为防止摄像头反复消毒影响成像质量或连续使用时，建议用无菌的塑料袋或布套严密包裹摄像头和导线，上台与无菌镜头相连接，用布带在镜头靠近与摄像头连接处扎紧，保持外露的镜头无菌状态。

（二）麻醉　一般选用双腔气管插管、单肺通气、静脉吸入复合全身麻醉。左双腔气管插管的位置容易掌握，甚至可以承担右双腔气管插管的任务。在外科医师切内镜套管口，刺破壁层胸膜时，开始健侧单肺通气，而患侧气管插管不仅要阻断，而且要处于开放状态，使患侧肺脏内气体尽可能排出，使肺萎陷更加充分，给手术提供更清晰的术野。

VATS 治疗肺结节性病灶手术时间一定程度上取决于术中快速冰冻病理结果，在病理标本移出胸腔后等待结果时可双肺通气。肌松药、静脉和吸入性全麻药剂量要根据病灶性质以及外科医生所采取的手术方案来制定。可能的话，术前与外科医师充分沟通，大致判断手术的流程以及所需时间，以避免手术结束后麻醉恢复时间过长或中途开胸手术时麻醉师措手不及。

（三）切口与体位选择　一般采取侧卧位，患侧在上。有时为了使肺叶萎陷下垂的更充分也可采取斜仰卧位，患侧抬高 45°或 60°。对于双侧病变的患者可以先行一侧侧卧位手术，若不能取得满意的病理或诊断仍存在疑义时，重新摆体位再进行另一侧手术；也可以单肺通气后，患者取半坐位，下肢垫高，固定后双上肢外展 90°（即“蝴蝶体位”），具体情况根据临床医师习惯而定。

VATS 切口选择：对于肺内病变，切口的选择应根据胸部 X 线正侧位片及 CT 扫描病变部位而定。切口一般设计为倒三角形，镜头切口一般位于腋中线或腋前线第 7 肋间，不宜过于靠后，因这里不但肋间隙宽，而且可在尽可能不影响术者操作的情况下监视全胸腔。此种设计一方面为放置胸腔闭式引流考虑，另一方面位置过高可能影响随后进行的内镜辅助小切口肺叶切除手术的进行。操作切口的位置原则上由内镜于胸腔内引导下选定，一般位于腋前线第 4、5 肋间和腋后线第 5 肋间，但两者不宜过远。无论病灶位于上、中、下叶，上述位置均可完成，而且尽可能选定在虚拟开胸切口线上。若需行肺叶切除，可扩大前胸壁操作口至5~8cm，即为胸腔镜小切口，使常规手术器械通过小切口与内镜器械结合使用，并在小切口视野下处理肺血管及其肺门部肿大淋巴结，这样不仅可增加手术的安全性，且节约经费。一旦中途转开胸手术，原胸腔镜切口位于开胸切口的连线上。若胸膜顶严重粘连，肺叶牵拉时可适当考虑上移操作切口。主操作孔的选择主要根据病灶的位置、有无纤维条索牵拉以及医师的个人习惯而定。主操作孔置入较大的套管，应用内镜下直线切割缝合器时拔除套管即可，另外主操作孔也是标本取出孔。

切孔一般沿肋骨长轴走行，选在肋间隙中部以躲避肋间动脉分支。切孔1~1.5cm，切开皮肤以及皮下组织后尽量钝性分离胸壁肌肉以及肋间肌肉，破壁层胸膜时一定要轻柔，最好用手指完成，可以体会突破感。在此过程中可能会遭遇肋间动脉破损，血液高压喷射，分清解剖层次后以丝线结扎或电灼均可充分止血。进入胸腔后先用手指大致探查切口周围是否粘连，再置入套管，避免刺破肺实质。操作孔位置由胸腔镜从胸腔内探查，确定切孔的位置和切口周围的壁层胸膜是否出血。在手术操作过程中可能出现切孔迟发性出血，沿镜身渗入术野，必须先行充分止血处理后，再进行胸腔内操作。手术完成后，要仔细从胸腔内探查各切孔是否存在活动性出血，并进行处理。

（四）胸内探查　探查对任何VATS手术都十分重要，探查范围应该包括全部壁层胸膜、膈肌表面、肺表面、肺底部、叶间裂以及胸膜顶。在判断头/尾、腹/背侧后沿一定顺序进行，对于胸膜顶、头侧纵隔胸膜、肋膈角等不易显露的部位可在内镜抓钳的辅助下提拉或按压肺叶以获得更清晰的术野。胸腔镜下术野清晰程度好，适合于观察微小改变，但其对病灶的放大程度一定程度上容易混淆视听，应注意分辨。探查的目的首先大致判断胸腔内条件，是否存在严重纤维条索粘连、是否存在胸腔积液、是否存在叶裂不全或者肺门固定，为可能下一步进行的内镜下肺叶切除评价条件。随后探查肺叶内病灶情况，是否与术前影像学诊断相同，其位置、大致体积、数量以及与肺实质的解剖关系是否与术前预计相符。若此时胸膜已存在广泛转移或已出现恶性胸腔积液，或与病灶相（不）同肺叶已经出现广泛转移灶，则应抛弃原定手术方案，改行胸膜活检术，若结果提示肿瘤阳性则应改变手术方案。若胸腔内严重或致密粘连；瘤体大位于肺门区，解剖有困难；镜下见肺癌跨叶生长，肺门、纵隔或隆突下淋巴结肿大需要广泛清除；镜下出血难以控制；应中转开胸手术。

（五）肿瘤定位

1. 直视定位　根据术前X线及CT检查病灶部位，待术中肺完全萎陷后，首先观察肺表面，位于胸膜下的肿瘤有时会突出于肺表面，且肿瘤表面常呈灰白色或有胸膜凹陷征；对位于肺外侧1/3带周围型、直径>2.0cm的肿块，可通过观察肿块部位凸凹形状、周围肺组织放射状条索或单肺通气肺塌陷后半圆形凸出找到肿块。

2. CT穿刺定位　对位于肺组织深部或直径小于2cm的肺实质小病灶，尤其是直径小于1cm的肿瘤，术中胸腔镜下定位存在一定困难；有人主张于术前在X线或CT监视下经皮行病灶穿刺定位，置入金属导线或于病灶内注入美蓝作为术中判断病灶的标志，术中根据导丝引导及脏层胸膜下出血的位置进行肿物定位；或采用阴道超声探头行肺表面探查。但这些方法中前者常因患者体位变动或肺萎陷而病灶位置发生变化，而后者使用起来并不方便。

3. 器械定位　用卵圆钳行肿瘤部位的推挤和夹提定位。推挤是用卵圆钳头部从肺门处向肺边缘循序推挤，遇到肿物时可有阻挡感。夹提是用卵圆钳轻柔夹起可疑区域，当夹到肿物时实质性肿块不易压缩并有硬结感。

4. 手指探查　是最有效的方法，若触诊困难，可经操作孔将肺提起推至手指处；再不能确定肿瘤，可适当将切口扩大，置入2根手指进行探查，定位十分困难时，应改为胸壁小切口寻找肿瘤。

（六）切除病灶

1. 对于周围型肺良性肿瘤，尤其是错构瘤和硬化性血管瘤，一般具有完整的包膜，与周围正常疏松的肺组织有明显界限，而且多无大的血管供血，因而摘除术安全、可靠。术中探摸若病灶质硬，未发现侵犯脏层胸膜，且硬度较高，活动度大，与肺实质界限清晰，患者术前不存在相应肿瘤症状，影像学亦高度提示良性肿瘤者，可以尝试进行肿物摘除。以一把卵圆钳夹持结节底部肺组织，对结节起到固定和推挤作用。从另一操作孔中放入电凝钩，可以抓钳提起病灶旁1cm肺实质，以电凝钩纵向划开脏层胸膜以及边缘浅表的肺实质，采用钝性剥离法很容易找到瘤体，沿肿瘤包膜分离，可完整摘除病灶。肿瘤基底部有明显血管时用Endo-GIA（45-2.5白色钉仓）切断，否则仅用电刀处理。切口若较小可用内镜下直线切割缝合器闭合，也可使用内镜下持针器连续缝合，推结器打结（此操作虽节省经费，但内镜下操作较复杂）。探查若发现虽然肿物位于肺裂深处，可在其表面肺组织最薄的地方切开脏层胸膜，用吸引器头钝性剥离。由于结节位置深在不易夹持，可采用缝线牵引法更利于剥离（类似食管平滑肌瘤摘除术）。如胸腔镜探查时仍不明确，则可先在其表面胸膜上切开一小口，钝性分离观察有无完整包膜。如界限不清或与周围组织明显粘连，不能完全除外恶性肿瘤，则立即改为楔形切除或肺叶切除。对于良性肿瘤如错构瘤，有作者认为局部切除有一定复发风险，主张肺段甚至肺叶切除，但大多数学者认为扩大切除范围并非必要。

2. 对于靠近边缘的病灶，预计可行病灶楔形切除者，经主、次操作孔置入抓钳，于病灶两侧充分暴露，并不使病灶近肺门侧肺叶发生扭转。退出主操作孔抓钳和套管，将直线切割缝合器经主操作孔伸入胸腔内，打开直线切割缝合器并将其咬合在恰当的位置，检查缝合器的位置，按压击发手柄，松开缝合器，肺组织即按钳夹线被切开，两侧肺残面分别被两排钛钉封闭。将缝合器关闭后取出。若出现切割末端虽已被钛钉闭合但未完全切断的现象，可经操作孔置入电凝钩完全断离标本与肺叶。采用机械切割完成楔形切除术的范围，一般来讲最尖端要超过肿瘤2cm左右，如果肿瘤内侧缘位于肺的中带或肺外带肿瘤直径超过3cm，楔形切除术的最内侧切点将会进入肺中带中间位置，这个位置上有肺段或肺亚段支气管，肺动、静脉，一旦肺残缘闭合不良会造成术后出血、漏气。有报道若病变部位较深或位于下叶基底段，或病变基底较大不易牵离肺表面，可先用Na：YAG激光或超声刀距肿瘤边缘1cm处行肺组织环形切开，遇有较大血管用金属夹钳闭，至病变能够牵离肺表面，基底再用Endo-GIA处理。若标本较小，离断后可由主操作孔置入抓钳取走标本；如果标本较大可用血管钳于主操作孔外协助提拉，或用抓钳于次操作孔在胸腔内协助向外推。若标本很大，不可能完整取出，可经操作孔置入取物袋，在胸腔内将标本放入，并用内镜下剪刀切碎，将袋口外展于操作口，再分次取出标本。仔细检查切缘，尤其是楔状缺损的尖部，若存在漏气和渗血一定加缝合处理。若病灶较大或距肺边缘较远，预计一把直线切割缝合器不能完成者可更换钉仓。在第1次切割后提起已经两侧离断的肺组织，将切割缝合器咬合在原切缘的方向上击发，依此方法将病灶切除。两切缘的汇合处可用电凝钩灼断。

3. 单切口手术　有报道单一4cm小切口或1cm＋3cm两切口手术，较3个1.5cm小切口手术更具可操作性，手术创伤并没有增大，但是却可以在术中轻易进入，一手指探查肿瘤迅速完成定位，手术时间进一步缩短；部分周围型肿瘤可以通过小切口提出体外或提到靠近小切口的位置手工切除缝合，费用大幅度下降；肿瘤切除后可以很容易地取出。具体操作如下：在探查清楚病灶位置后，以卵圆钳提拉肺叶并勿使近端扭曲，用大血管钳在距肿瘤边缘1cm夹紧，用长电刀切断钳夹的部分。用2-0无损伤编织线于钳尖部缝扎肺实质，如此直到两侧切缘相交。取出楔状病灶后，用2-0无损伤编织线连续缝合两侧切缘。术毕，请麻醉师持续膨肺以检验针孔是否漏气，若有较大漏气孔可用3-0无损伤缝合线做U型缝合。原则上尽量少做修补。此类单切口手术适用于：M_1期肺癌患者肿瘤局部切除，可以减轻肿瘤负荷，为患者放、化疗创造条件；高龄不能耐受常规开胸手术的早期肺癌患者；对于肿物位置距离肺边缘较远，深埋于肺实质内，两戳孔手术操作困难者；心肺功能差，为减少单肺通气时间，尽快结束手术者。

（七）术中方案的选择　术前应与病理科联系术中快速冰冻，在等待结果的时间内可请麻醉师吸净患侧痰液并膨肺，以检查是否存在漏气（若结果为阴性可节省手术以及麻醉时间）。

1. 若病理回报结核、错构瘤、机化性肺炎等良性疾病时，手术操作部分结束，可请麻醉师膨肺，并持续正压通气以检验是否存在漏气，原则上极轻微的针孔漏气不需处理。若存在较严重的细支气管胸膜漏气，可用内镜下持针器夹持2-0无损伤编织线缝合。充分止血并冲洗胸腔后逐层关胸，术后转行相应内科治疗。

2. 若结果回报恶性肿瘤，以周围型非小细胞肺癌多见，但也不排除边缘型肺类癌或单发远处转移瘤，以及其他的可能。多数情况下不能苛求快速冰冻结果精确地分型，一旦怀疑恶性肿瘤倾向可在与病理科医师充分沟通的情况下，与家属充分交代的前提下果断地延长切口，实施胸腔镜辅助小切口肺叶切除、肺门纵隔淋巴结系统清扫术（详见相应章节）。由于此时非小细胞肺癌分期较早（$T_1N_0M_0$），术后预后良好。早期发现的边缘型肺类癌本身存活率高，积极、彻底的手术切除亦是其治疗原则。对于既往有恶性肿瘤病史患者，应术前掌握其原始病理切片以方便与术中结果比对，若两者相符，则不再扩大切除范围。对于肺内单发周围型转移瘤，只要术中冰冻病理证实切缘阴性，胸腔镜手术的目的就已经达到。

3. 若结果提示肺肌纤维母细胞瘤、肌成纤维细胞瘤或镜下描述为肌纤维母细胞伴随大量炎性细胞者，需根据具体情况具体分析。此类疾病早年被划分在“炎性假瘤”的范畴内，现在被WHO于1990年重新划分在“良性肿瘤”的范围内，但近10年来国内外越来越多的文献报道其具有恶变潜能，局部复发和远处转移屡见报道。因此作者认为在处理“炎性假瘤”时应多与病理科沟通，若病灶本身较大或肺内多发结节可考虑在与家属充分告知的前提下行胸腔镜辅助小切口肺叶切除术。

（八）胸腔闭式引流的放置　引流管一般从胸腔镜切口放置，管身追加侧孔如开胸手术。在胸腔内管口一般位于肋膈角，如此可以引流胸腔内渗液与积气。由于切口直径较大，应常规留置2针固定或预留一针在拔管时打结。在连接胸腔闭式引流瓶前应连接负压吸引，促使肺复张。通过引流物的观察，可以判断胸腔内渗血、漏气的情况。如术中处理得当，一般引流管可于术后5日内拔除。

七、术后观察和处理

VATS诊断、治疗肺结节性病变手术创伤小，没有破坏胸廓的连续性，若不行同期肺叶切除者，对呼吸功能影响较小，应当鼓励患者尽可能排痰、促使肺尽快复张，必要时可鼓励患者吹气球或应用呼吸功能锻炼器。术后第2天常规复查床头胸片，若不使用内镜下直线切割缝合器，胸片常表现为原病灶位置呈球形占位，为缝合线牵拉肺实质形成，应术前向家属作好解释工作。若术后出现胸腔内积液以及积气，程度较轻微者可不必处理，通过肺复张促进恢复；对于较大量胸腔内积液或积气可行胸腔穿刺，若积液量中等，不易穿出时可先行胸腔积液超声定位。如同常规开胸手术，当达到指征时即可拔除引流管。

八、并发症以及预防

（一）肺切缘出血、漏气　若结扎不牢靠或钉合的组织过厚，容易发生术后肺切缘出血、漏气。因为肺切除部位多在周边，出血和漏气一般可在短时间自行愈合。多数术后即表现为胸腔闭式引流引出血性液体以及中等量以上气体，可对症使用止血药物以及胸腔穿刺治疗，也可以连接负压吸引促使肺复张。但若有活动性出血或长时间漏气应及时再行 VATS 手术治疗，甚至开胸处理。主要预防方法为尽量应用腔内缝合切割器及胶黏合剂，术中对于较大较深的肺裂伤修补可靠；术中膨肺，仔细检查肺漏气。术中若楔形切除术的最内侧切点已位于肺中带中间位置，这个位置上有肺段或肺亚段支气管、肺动静脉，一旦肺残缘闭合不良会造成术后出血、漏气，术中应加固缝合确保无误。

（二）呼吸功能衰竭　多由于术前肺疾病严重损伤呼吸功能或同期行胸腔镜肺叶切除、淋巴结清扫术所致。处理方法同急性呼吸衰竭，包括呼吸机支持以及治疗原发病。

（三）复张性肺水肿　表现为气管导管内吸出大量泡沫痰或粉红色泡沫痰，呼吸机呼吸道压明显升高，血氧饱和度下降。复张性肺水肿的发生可能与肺萎陷时间较长或术中过度牵拉、损伤肺组织有关。术中应注意经常膨肺，避免肺萎陷时间过久，保持呼吸道通畅，加强术中术后监测，做到及时发现及时处理，预后都较好。

（四）胸腔内感染　通常情况下可经胸腔闭式引流和/或胸内感染病灶清除手术治愈，但延长患者住院时间，增加治疗费用，与目的相反。与传统开胸手术一样，术中严格无菌操作，包括胸腔镜器械的消毒处理。术后鼓励患者咳嗽排痰，积极防治肺部并发症，保持胸腔引流通畅，及时处理肺漏气，消除胸内残腔，应用抗生素是防止发生胸内感染的有效措施。

九、预后

及时准确地明确肺结节性病变的诊断尤其是良、恶性病变的鉴别诊断将直接影响到治疗效果。在多数的临床资料中，恶性结节的术后 TNM 分期大多为 Ⅰa 期，是手术治疗效果良好的病理分期。X 线、CT、MRI、PET 等无创检查对诊断有意义，但不能对结节性质作出明确诊断，纤支镜活检、经纤支镜肺泡灌洗、经纤支镜支气管穿刺活检及肺穿刺活检等有创检查的阳性率也不令人满意。开胸活检无疑是最为可靠的诊断方法，但创伤大，患者难以接受。VATS 能最大限度地减少创伤和并发症，诊断的准确性几乎达 100%，近年来 VATS 辅助下对早期肺癌的手术治疗已逐渐被接受，治疗效果与传统开胸术相同。何建行等报道 VATS 辅助下早期肺癌术后 5 年生存率达 87%。对肺结节性病变患者先行肺楔形切除，术中行冰冻病理检查，对于良性结节，楔形切除已达治疗目的，若为恶性或疑为恶性，则在 VATS 辅助下行病变肺叶切除及区域淋巴结的清扫。术中不拘泥于切口的大小，以达到根治性手术为目的，据临床经验，8～10cm 的切口可充分暴露术野。因此，对于肺结节性病变患者，无论良、恶性，应用 VATS 均可同时得到诊断与治疗，也真正体现了对肺癌早发现、早诊断、早治疗的临床原则。

VATS 手术以其微创特性近年来逐渐受到外科医师和患者的关注和欢迎，VATS 几乎可以完成常规开胸手术的所有操作，一些学者认为VATS肺楔形切除是诊治弥漫性肺疾病和肺结节性病变的理想方法。但这种手术方式在临床实践中是否能为患者带来更大的收益呢？国外已有一些研究对这两种手术进行了比较，无论是前瞻性还是回顾性的研究，诸如术后疼痛，手术对心肺功能的影响，住院时间，活检诊断的安全性、准确性以及医疗费用等数据是评价的重点。Preventza等报道VATS行肺楔形切除术后92%的患者1天内即可拔除胸腔引流管，而87%的患者术后只需住院1天，故称之为住院overnight。VATS可显著缩短手术时间、留置胸腔引流管时间和住院时间，明显减少术中出血量，初步显示出VATS下切除肺结节性病灶的优势，避免了传统肺楔形切除的小手术、大切口，给患者带来的创伤。在不增加患者费用的前提下，尽可能地减少对患者的创伤和痛苦，住院时间的缩短还使患者得以早日恢复学习和返回工作岗位。对于恶性病变，还可为早期放、化疗创造条件。

十、优点与缺点

（一）缺点

1．适应证较常规开胸术窄　对有胸膜腔严重粘连的病变，VATS下暴露不佳，分离粘连困难而且手术危险性增大；对有肺门纵隔淋巴结尤其是隆突下淋巴结肿大者，清扫淋巴结较困难。而位于肺组织深部或直径<2cm的肺实质小病灶，术中胸腔镜下定位存在一定困难。对位于肺实质深部的良性肿瘤单纯胸腔镜尚无法摘除，仍需开胸行大范围地切除。

2．完全镜下操作相对困难，不易掌握　另外，VATS肺良性肿瘤摘除术也有一定局限性，比如肺门附近结节摘除后，局部胸膜缺损修补较困难，有时会造成术后漏气时间延长，增加了住院时间。局部使用医用生物胶或可一定程度解决此类不足。

3．手术费用较高　原因是所使用的皆为一次性器械。胸腔镜用自动切割缝合器为进口一次性使用医疗器械，费用昂贵。还有胸腔镜用自动切割缝合器无法切割较厚的肺组织，切除的肺组织小，切缘容易有病变残留。另外，自动切割缝合器的切割方向是直线，两条切缘在交角处如果未能重叠，交角处容易发生漏气。

4．安全性不足　这是部分人所忧虑的，这主要与操作技术和经验有关，况且若遇大出血，而胸腔镜下缺少及时有效的控制方法，需立即开胸手术。所以，术中要常备开胸包，以便需要时及时中转开胸手术。对于胸腔内粘连较重或肿块太小难以用手指定位者，必须行小切口或常规开胸处理以保证安全。

由此可见，VATS手术的应用和发展，有待正确选择手术适应证，熟练掌握操作技术，研发新的更加灵活的器械，使这一技术更加完善，更好地服务患者。

（二）优点

1．现代胸腔镜使手术视野大，可窥视整个胸膜腔；荧屏显示便于手术医师的配合，加之胸腔镜设备更新，使医生能在胸腔镜下进行复杂的手术操作，同时缩短了手术时间。国外已有一些研究对这两种手术进行了比较，无论是前瞻性还是回顾性的研究。许多学者认为，与常规开胸手术比较，VATS手术的优势在于创伤小、术后疼痛较轻、恢复快并能缩短住院时间，对一些心肺功能较差的患者，VATS手术是首选的有创诊治方法。

2．如能恰当地减少Endo-GIA使用数量，节约经费，既符合现阶段国情，又便于更多的患者受益于胸腔镜微创外科技术。有研究指出虽然胸腔镜设备的应用增加了手术费用，总的住院费用却因住院时间的减少和其他收益而降低。值得一提的是，有研究证实胸腔镜与开胸手术相比，手术时间差异无统计学意义，但VATS组内病例间手术时间差别较大，这与VATS

手术本身的特点，尤其是视野局限以及不能对肺组织进行触诊直接相关。对于比较小的病灶，当肺组织萎陷后 VATS 定位相当困难，但总体来讲，胸腔镜手术并不增加手术时间以及麻醉时间。

3. 胸腔镜手术使得对于肺结节性疾病的诊断、治疗流程更加合理。它可取活检明确诊断，对于良性病变或一般情况只能耐受病灶局部切除者，可做到诊断、治疗一次完成；对恶性病变，也可加小切口在胸腔镜辅助下完成肺叶切除术。在 VATS 问世以前，多数医生建议患者 2 ~ 3 个月后复查胸片及 CT，通过前、后对比进行诊断。但如果病变为恶性，2 ~ 3 个月后肿物不仅增大，而且可能出现远处血行或淋巴转移，失去手术时机。在此过程中，患者及家属多四处求医问药，带给他们巨大精神及心理负担。肺结核瘤等肺部良性肿块，在临床上与肺部恶性肿物的鉴别有一定难度，另外肺结核瘤也有恶变可能。可见，切除肺结核瘤对其鉴别诊断和治疗都是十分必要的。

4. 可对肺结节样病变采用胸腔镜辅助下直视手术，其具有术野暴露清楚，在直视下操作容易、安全和有利于淋巴结的清扫，对血管和支气管的处理也较单纯胸腔镜可靠，出现意外情况也能作及时处理。有资料显示，胸腔镜辅助下直视手术在出血量、胸管留置时间、平均住院时间方面比常规开胸手术少；手术操作时间相对常规手术少；平均住院费用则无明显差异。对胸腔粘连严重、癌肿侵犯广泛、中央型肺癌、应急情况的处理能力也较胸腔镜下操作优势。

5. 对于受到心肺功能及其他基础性疾病的限制而不能行开胸手术甚至不能行肺叶切除手术的 $T_1N_0M_0$ 早期肺癌患者，胸腔镜手术肺病灶楔形切除是唯一的机会。有报道称：这种情况下 $T_1N_0M_0$ 早期肺癌的局部楔形切除治疗效果也是可以接受的。对于肺内单发周围型转移瘤，只要术中冰冻病理证实切缘阴性，VATS 及开胸手术楔形切除的治疗效果也是相同的，但其远期疗效亟待明确。

（崔　键）

参 考 文 献

1. 谭群友，王如文，蒋耀光. 胸腔镜与常规开胸切除孤立性肺结节的比较. 中国微创外科杂志，2003，10：342 - 345.
2. 赵晓菁，罗清泉，周允中. 胸腔镜辅助小切口手术诊治肺周围型结节. 中国微创外科杂志，2006，8：568 - 571.
3. 何建行，杨运有，张镜芳. 肺部微小结节的微创伤诊治. 中华胸心血管外科杂志，2000，6：144 - 146.
4. Yang SN，Liang JA，Lin FJ，et al. Differentiating benign and malignant pulmonary lesions with FDG-PET. Ant cancer Res，2001，21：4153 - 4157.
5. Kondo T，Sagawa M，Tanita T，et al. Assessment of systematic nodal dissection by VATS lobectomy for lung cancer. Kyobu Geka 2000，53：8 - 12.
6. Leef JL，Klein JS. The solitary pulmonary nodule. Radiol Clin North Am，2002，40：123 - 143.
7. Inada K，Shirakusa T，Yoshinaga Y，et al. The role of video-assisted thoracic surgery for the treatment of lung cancer：lung lobectomy by thoracoscopy versus the standard thoracotomy approach. Int Surg，2000，85：6 - 12.
8. Nakajima J，Takamoto S，KohnoT，et al. Costs of video thoracoscopic surgery versus open resection for patients with of lung carcinoma. Cancer，2000，89：2497 - 2501.
9. Kaseda S，Aoki T，Hangai N，et al. Better pulmonary function and prognosis with video-assisted thoracic surgery than with thoracotomy. Ann Thorac Surg，2000，70：1644 - 1646.

第十五章　肺结核的电视胸腔镜诊断与治疗

◆内容提要◆

1. 胸腔镜诊治肺结核病的适应证
2. 胸腔镜诊治肺结核的手术操作要点
3. 术前准备、术后处理，并发症的预防及处理方法

电视胸腔镜治疗肺结核是当代肺结核治疗学的发展。外科治疗肺结核已经有百余年的历史，在有效的抗结核药物发明之前，人们用人工气胸，人工气腹的方法使病肺萎陷来完成对肺结核的治疗，从某种意义上讲也是一种古老的微创治疗方法。进入了20世纪40年代，抗结核药物（链霉素、异烟肼）的应用和完善的肺叶切除手术可以治愈绝大部分结核患者。70年代后，更有效的抗结核药物（利福平等）的出现和药物联合应用，几乎大多数的结核患者仅靠药物而不接受手术治疗就能痊愈。但由于近年来的社会流动人口的增多、药物的滥用、环境的变化、耐药菌株的变异，致使结核病的发病率有所提高，临床的表现非典型化、肺的病理表象复杂化，所以，药物加手术的综合性治疗又成了治疗某些结核患者的首选方法。由于电视胸腔镜的运用，使得当今的手术治疗创伤小、恢复快，有别于传统手术，也有别于古老微创手术的一种新的微创治疗方法。

结核是全身性的疾病，也是顽固的传染病，对于外科治疗结核病而言，它有别于其他外科病的治疗，患者的全身状态、术前抗结核药物治疗、最佳的手术方式、术后的后续药物治疗有着等同的重要价值。

胸腔镜诊疗肺结核的方法有：

1. 诊断用胸腔镜　胸腔积液检查（包裹性和非包裹性）、胸膜活检（脏层胸膜、壁层胸膜、纵隔胸膜包括心包膜、横膈胸膜）、淋巴结活检（纵隔淋巴结、支气管淋巴结）、肺活检（血行播散粟粒型肺结核、孤立结节）等。

2. 治疗用胸腔镜　除上述疾病在诊断的同时加以治疗外，主要是针对肺部病变，包括单纯结扎肺大疱、肺楔形切除、亚解剖肺段切除、空洞折叠缝合、肺叶切除、单侧全肺切除、肺支气管血管成形等。

第一节　电视胸腔镜诊治结核病的适应证

一、诊断性电视胸腔镜

主要针对胸膜腔结核疾病，无论是脏层胸膜、壁层胸膜、纵隔胸膜包括心包膜和横膈胸膜，有结节样改变（孤立或多发）、增厚样改变（规则或不规则），肿块样改变（单发或多个）、包裹样改变（厚壁或薄壁）、渗出改变（局部或整个胸腔），在临床上都有与结核相鉴别的必要。

常规的鉴别方法有影像学检查、针吸、针穿活检，甚至开胸探查。但这些方法都存在有不同程度的缺陷，如不能直视、危险系数增加等。电视胸腔镜的运用既能窥其全貌又简单安全，并且部分疾病能在诊断的过程中进行治疗。

用胸腔镜来诊疗结核疾病，有内科用胸腔镜和外科用胸腔镜之分，本章介绍的是外科手术用胸腔镜，内科用的胸腔镜仅在局麻下就能作业，镜头是可以弯曲的，但它远远达不到外科胸腔镜所需要的视野和操作空间，所以内科用的胸腔镜诊断和治疗范围受很大的限制。

诊断性电视胸腔镜的适应证：

1. 胸膜结核病　胸膜结核病是由于脏层或壁层胸膜感染结核杆菌而形成的局限性干酪坏死病灶。这种单个或多个的病灶，可以发生在胸膜的任何地方，应用胸腔镜将其较小的病灶剥离或切除是很容易的，既可达到诊断目的，部分又可以达到治疗目的，其中比较难处理的有：①位于横膈和肺底部位的；②位于肺裂之间的；③位于胸顶重要血管附近的；④位于纵隔部位的；⑤位于心包的；⑥已经形成较大脓肿的任何部位的病灶，因为脓肿有穿透倾向或已经穿透胸膜累及相邻的器官和组织。

2. 结核性胸腔积液　大多数胸腔积液是由结核病引起的，治疗不当其后期可以转化为结核性脓胸。一般是整个胸腔，也有包裹性的局限于某一部位，如肺裂之间、肺底与膈肌之间。应用胸腔镜诊断，可以明视下排液，也可以发现新的病灶，还可以做胸膜－肺融合性治疗。

3. 结核性心包积液　常与结核性胸膜炎同时存在，也可以单独存在。治疗不当，可转为缩窄性心包炎和“盔甲”心包。临床上多合并有心脏的症状和体征，诊断并不难。但在临床早期，影像学诊断病变存在而临床心脏体征不明显时，可用电视胸腔镜作诊断，既可以明视心包病变程度，也可以做心包“开窗”，还可以有效地监视其排空情况。

4. 肺结核源性肺大疱　有关肺大疱将在第十六章有专题论述，但要强调的是：结核性肺大疱极易破裂形成气胸，其基底部多有结核性病变或瘢痕形成。在做电视胸腔镜诊断与治疗时，要尽量靠近大疱基底的正常组织切割缝合，以免术后近期气胸复发。

5. 肺结核手术后支气管胸膜瘘。支气管胸膜瘘可以是原发的，也可以是继发的，继发的多是肺结核手术后，支气管残端闭合不满意所致，常出现在手术后早期。在高度怀疑有支气管胸膜瘘发生时，可单独作电视胸腔镜来确诊是否有瘘的存在，也可明确诊断后给予局部夹闭、封堵等治疗，并可与纤维支气管镜联合应用。

6. 纵隔淋巴结核　纵隔淋巴结核可发生在纵隔的任何部位，但多发于右侧和气管、支气管周围。影像学多能作出初步诊断，但部分患者须与肺癌转移灶、纵隔肿瘤等其他病变相鉴别。应用电视胸腔镜能探明其部位、性质、大小、多寡等，更能做淋巴结活检和病灶切除。

7. 胸椎结核并椎旁脓肿 严格地说胸椎结核不属于胸科疾病，但在作者的临床实践中发现这种疾病近年来已上升成为多发病。若早期运用电视胸腔镜的诊断与治疗，可以减少患者的压迫症状，在脓肿形成压迫症状出现时，应用电视胸腔镜诊断和治疗，可以减少创伤，避免作较大型手术。实践证明，电视胸腔镜可以提供良好的显露和手术操作空间，手术效果良好。

二、治疗性电视胸腔镜

按照1999年制定的中国结核分类法，结核分五个类型：①原发性肺结核；②血型播散性肺结核；③继发性肺结核；④结核性胸膜炎；⑤其他肺外结核。就胸部外科而言，主要针对的是继发性肺结核。但不是所有的继发性肺结核都能用电视胸腔镜微创外科的方法来治疗，它主要针对那些多耐药病变、内科治疗无效和有某些并发症的肺结核。

治疗性电视胸腔镜的适应证：

1. 诊断性电视胸腔镜的适应证都是治疗性的电视胸腔镜的适应证，因为都能在诊断的过程中同时给予良好的治疗。

2. 结核瘤 病变运用胸腔镜手术技术及器械进行切除已比较成熟。结核瘤的形成原因有：①结核病灶吸收，局限化，形成完整的包膜；②相邻的结核灶坏死融合后纤维包膜形成；③厚壁空洞阻塞性愈合形成。据统计，80%的结核瘤有卫星灶存在，而切除的结核瘤内89%有结核菌存在，所以对于直径大于3cm的孤立结核瘤、正规抗结核治疗3个月无明显缩小的病变，可用胸腔镜手术作病变部位的楔形切除或亚解剖肺段切除。

如果存在以下情况造成肺楔形切除有困难，或虽然可以楔形切除，但切除后残余肺叶存留过少，可用考虑应用胸腔镜手术做肺叶切除。①结核瘤周围有明显的大的卫星灶；②结核瘤周边模糊，中心有淡化，有空洞形成的趋向；③结核瘤合并同叶有其他结核病灶；④结核瘤不能与肺癌完全鉴别；⑤结核瘤位置靠近肺门部位。

另外，随着人们日益提高的健康意识和对微创技术的正确认识，部分患者存在直径小于3cm的结核瘤的稳定肺部病变，但患者有切除病变的强烈要求或患者从事特殊行业要求等原因，也可视为胸腔镜手术治疗的相对适应证。

3. 局限性纤维干酪灶 有与结核瘤相同的临床表现，但多在结核性肺炎或者渗出性病变好转的过程中形成的，不易吸收，可有钙化，多与邻近胸膜有不同程度的粘连，活动期可有病灶周围炎表现，组织学证明其病变中干酪坏死物较多而纤维组织较少，结核菌含量较大，易于崩解扩散。这样的病灶直径若大于1.5cm，正规内科治疗3个月难以吸收者，可用胸腔镜手术作亚解剖肺段切除，若病变靠近肺门可作为肺叶切除的适应证。

4. 空洞型肺结核 结核渗出性病变的坏死、溶解、吸收，或由相通的支气管排出后，周围有纤维形成包绕就形成了空洞型肺结核。空洞的壁一般有三层，内层为干酪坏死层，中层为结核性肉芽组织层，外层为纤维组织层。

根据其形成过程可分为①虫蚀样空洞；②薄壁空洞；③干酪溶解性空洞；④纤维厚壁空洞；⑤净化空洞或开放性愈合空洞。净化空洞指结核空洞引流支气管通畅，壁内由纤维组织和上皮组织取代内、中两层；开放性愈合空洞指壁内残存有特异的肉芽，但长期痰菌阴性，也称开放菌阴综合征。

从外科手术的角度，根据空洞型肺结核的形态、位置、性质又可分为①巨大空洞；②张力空洞；③厚壁空洞；④下叶空洞；⑤局部多个空洞；⑥肺周边部空洞；⑦肺门部空洞；⑧不能排除肺癌性空洞等病变。

各种结核性空洞病变皆是胸腔镜手术的适应证。一般在经内科正规治疗8～12个月后，空洞仍然不能闭合，同时伴有痰结核菌阳性及咯血者，是绝对的适应证。由于空洞的性质、形态、位置不同，手术方式也不同。表浅的薄壁空洞可用楔形切除和空洞折叠缝合；大的、位置较深的厚壁空洞，多个空洞或张力性空洞，则用亚解剖肺段切除或者肺叶切除；不能排除肺癌的空洞病变，应在积极的抗结核治疗的前提下，尽快完成肺叶切除术。

5. 毁损肺　毁损肺是指患肺内有广泛而又不可修复的病变存在，加上严重的纤维化致使患肺功能完全丧失，可以是一个肺叶，也可以是一侧肺。这种病变恢复的可能性很小，并多有排菌、咯血或反复感染等。若是一叶病变是胸腔镜下的肺叶切除术的适应证，若累及一侧全肺是胸腔镜下全肺切除术的适应证。

6. 结核性支气管狭窄形成的单叶肺不张　这类病变多先在影像学上发现一叶肺不张，同时支气管镜检查发现存在由于支气管内膜结核造成的支气管狭窄。这种狭窄可以是结核恢复期瘢痕形成的狭窄，也可以是活动期支气管水肿形成的狭窄。前者是胸腔镜肺叶切除的典型适应证，而后者在正规抗结核治疗无效时，仍需要做胸腔镜肺叶切除。

7. 肺结核合并同叶原发支气管扩张　严格地讲，这类疾病属于毁损肺的范畴，作者把它另归为一类的原因是：肺结核合并原发支气管扩张，这类病多是以支气管扩张大咯血为主而就医的，检查的过程中，发现患叶有其他结核灶，如结核瘤等，其结核病变未参与支气管扩张的形成过程，即同一肺叶存在两个不同的疾病，可以视为胸腔镜下的肺叶切除的适应证。

8. 肺结核合并急性大咯血　多由开放性结核空洞破溃，或者由支气管动脉破裂入气管造成的。临床上多见反复咯血，有时可危及生命。在24小时内咯血600ml以上，内科治疗无效时，可急诊在胸腔镜下行肺叶切除术。若反复咯血，每次量并不多，影响患者的日常生活，且结核病变经正规治疗无明显缩小者，可在咯血间歇期做胸腔镜下的肺叶切除术。值得一提的是，有些患者结核病变比较广泛，甚至布满两叶或两侧肺，术前确诊出血的来源病变肺叶很重要。

9. 肺结核合并真菌感染　即肺曲菌球病，是肺曲酶菌感染最常见的一种病变，多因患者长期联合使用高强效的抗结核药物，机体菌群失调所致，也是空洞性肺结核较严重的并发症，是胸腔镜肺叶切除的适应证。真菌丝在空洞破坏组织内大量繁殖，最后相成球状物。这类病极易出血，其出血来源有两个：①破坏相应的支气管动脉；②病变肺与胸壁的肋间血管通过肺与胸壁的粘连相交通，出血来源均是体循环血管，压力很高。所以这类疾病的出血一般较为凶猛，且难以用非手术治疗方法完全止血。手术中常见患肺与胸壁致密粘连，并有较大交通血管存在，所以在作胸腔镜下的肺叶切除时要特别注意。

10. 肺结核合并肺癌或不能完全排除肺癌者　肺结核可能与肺癌并存或者在结核灶周围形成瘢痕癌，若结核球大于5cm时也高度怀疑肺癌的可能。厚壁空洞、偏心空洞等都有可能是肺癌的影像学表现，这类疾病往往是患者入院后，在完成影像学检查和支气管镜检，或者手术后才得以明确诊断，这类疾病不言而喻，是胸腔镜肺叶切除或一侧全肺切除的手术适应证。

三、与结核相关的其他问题

临床上经常能看到，尤其是在非结核病专科医院里，手术的实施和专科医院并没有什么不同，但往往其并发症要比专科医院多，这就是说在结核病全面的治疗过程中的任何一项没有掌握好，都可能是导致治疗结果不良的原因。轻者延长住院时间，重的复发、长期切口不愈合，甚至影响患者的生命。可见结核的治疗和其他疾病存在不同。对于外科治疗结核病而言，全身状态、术前药物治疗、最佳的手术方式、术后的后续药物治疗，有着等同的重要价值。

（一）全身的状况　全身状态包括一般状况、心肺功能、肝脏功能、肾脏功能、基础代谢、免疫功能、血液系统功能、心理状态等。

1. 一般状况　指患者的精神、情绪、营养状况和生命体征是否平稳。结核患者的一般状况都是较差的，但近年来某些年轻的结核患者一般状况并不差，相对而言，后者的耐受能力和恢复能力要好一些。

2. 心、肺功能　是手术前要考虑的首要问题，首先要通过常规心脏的检查，明确是否有心功能不全的现象。若患者近期有心绞痛、严重的心律失常、心肌梗死或者心衰等，都应在手术前给予纠正。严重的心功能不全会影响到结核患者的恢复，严重的结核病变会加重心功能不全。

3. 肺功能　当手术涉及肺切除时尤为重要，有条件要做完整的肺功能测定，有时结核灶在肺部，其本身就能影响肺通气和气体交换功能，有时是继发性呼吸功能障碍。但无论是哪一种，术前的积极改善呼吸状态，估计余肺代偿能力，对于结核患者恢复来讲是相当重要的。

4. 肝功能　结核患者的一般状态大多比较差，术前准备时间可能要比非结核患者要长。大多抗结核药物都是经过肝脏来代谢的，所以这类药物对肝脏的毒性较为明显，尽管在服用抗结核药物时都注意与保肝药物联合应用，但此类患者由于长期服用抗结核药物，其肝脏功能势必都有不同程度的损坏。再者，在治疗结核的过程中，临床发现结核患者愈严重，如一些耐药性结核病即难治性结核病，其由于肝功能检查异常而被迫停用抗结核药物的机会愈多。这说明结核病和肝脏功能有一个内在的联系，所以一个良好的肝功能对结核患者手术治疗是相当重要的。

另外，肾功能、基础代谢、免疫功能、血液系统功能、心理状态等，都或多或少的影响到结核患者的治疗和恢复。

（二）肺结核合并其他肺部疾病　肺结核合并支气管肺炎、支气管扩张、肺脓肿、哮喘、非典型肺炎、矽肺、肺癌和一些传染性疾病如肺吸虫病、肺包虫病等，临床上并不少见，可同时发病，也可相继发病。这些疾病无疑与肺结核相互促进，影响肺结核的转归，也给结核的外科治疗带来诸多困难。如果在结核手术前已经发现了这些合并疾患，要做相应的治疗。有些合并疾病在做肺结核手术时同时也能得到治疗，有些则要在治愈或者稳定的基础上才能完成结核的手术治疗。如果在结核手术前未发现这些合并症，术后要作抗结核和合并症的联合治疗。

（三）肺内存在多个结核病灶　结核在肺内可以有不同的病灶，可同时发病也可相继发病，可以是一叶多个病灶，也可以是相邻肺叶共同病灶，或是两侧弥漫性病变，后者可以是性质相同或不同的病灶，也可以是以一侧为活动病灶，而另一侧稳定的病灶等。在决定是否手术、手术范围时，往往难以确定，如切除一叶主要病变的肺叶，但相邻肺叶局灶病变是否保留的问题；切除一叶病变的肺，是否会导致另一侧结核病变重新活动问题等。临床上最常见切除一侧或一叶后，患者在手术近期即出现与手术前相同的临床表现，如咯血、发热等，这是结核外科医生最头痛的问题，有时甚至导致严重医疗纠纷。当然术前详尽资料的分析，医师既往的经验，医患的无障碍沟通等都能减少严重后果的发生。

（四）合并其他肺外结核　结核病是全身性疾病，有多系统同时或相继发病的可能性，尤其是在那些体质较差的患者身上表现更加突出。如患者有需要手术治疗的肺部结核，又分别合并骨结核、消化道结核、肾结核、体表结核、腺体结核、结核性脑病等，这些对手术的时机、手术的范围、手术的方式、术后的治疗、患者的恢复都有直接的关系。

（五）特殊年龄的肺结核　老年肺结核病。年龄超过 65 岁的结核患者和年龄达到 65 岁以上的复治患者都属于老年结核患者。老年后，机体功能出现退行性变，淋巴细胞及单核－巨噬细胞系统功能低下，免疫功能下降，肝、肾等重要脏器功能的衰退等因素，不但多合并肺部如肺气肿、哮喘等疾病外，尚合并其他全身如糖尿病、心脏病等，在考虑手术治疗这类患者时，这些都是医师需要面对的问题。手术的时机、术前的心理、营养、药物等都能影响到手术的效果。

（六）肺结核合并全身疾病

1. 糖尿病　糖尿病是结核病相关疾病，糖尿病是导致难治性结核病的重要因素之一，也是需要手术治疗结核患者最常见和最难处理的疾病之一，而结核病又是诱发、加重糖尿病发生酮症酸中毒的常见原因之一。糖尿病患者中结核的患病率是非糖尿病患者结核的患病率的 2～5 倍。两者可同时发病，也可先后发病，其中结核先发者占 49%。

糖尿病患者的机体组织内糖的含量高、高胆固醇血症、三酰甘油血症和蛋白合成障碍所致的免疫球蛋白低下等都有利于结核菌生长，反过来，一些抗结核药物影响糖代谢和影响降糖药物的效果，并加重其并发症。

2. 艾滋病　现已经公认：结核菌和人类免疫缺陷病毒（HIV）双重感染是结核病高发的主要因素之一，我们在临床上可能会遇到这类的患者，给结核病的治疗带来很大的困难，HIV 破坏全身免疫系统，而不利于抗结核药物的作用发挥，抗结核药物对肝、肾功能的损害，也不利于抗 HIV 药物的作用发挥。

另外结核病若合并免疫功能低下、甲状腺功能的亢进或低下、心脑血管疾病、造血障碍性疾病、消化系统疾病如肝炎、传染性疾病如流行性感冒等都是加重结核病的重要因素。

（七）抗结核治疗情况，即耐药的问题　耐药性的结核病即难治性结核病，一般有三种：原发性、获得性、多耐药性，是由于在治疗结核的某个环节的错误和不足造成结核菌的基因突变形成的，也是当前结核病流行增加的原因之一。对于这类患者的治疗是一个难题，尤其是那些需要手术治疗的结核病患者，更要着重考虑的问题。因为术前没有一个合理有效的治疗方案会导致结核病灶不稳定，会影响到手术范围，拖延手术时机，或者手术方式的选择等。手术后没有一个合理有效的抗结核治疗方案，也会影响到手术的效果、患者的恢复和生活质量等。

四、禁忌证

（一）既往有患侧胸部手术史或者严重胸膜感染史，胸膜广泛肥厚粘连严重，估计胸腔镜无法进入胸腔者。

（二）一般情况很差，心、肺功能严重损害，恶病质，不能耐受手术者。

（三）肺功能严重下降，不能耐受单肺通气者。

（四）循环系统严重疾患。

1. 近3个月内发生急性心肌梗死者。
2. 近期内有严重的心绞痛发作者。
3. 全心衰竭伴心脏明显扩大，心功能Ⅲ级以上者。
4. 有严重的室性心律失常者。
5. 凝血机制障碍者。
6. 小儿病例，年龄<6个月，体重<8kg不宜行胸腔镜手术。
7. 合并严重传染性疾病，如病毒性肝炎、艾滋病。
8. 各种原因所致气管、支气管严重畸形，无法行双腔气管插管或单侧支气管插管者。
9. 休克患者、多脏器功能衰竭者，经输液输血等治疗仍未能缓解者。
10. 结核病处在活动期者。

第二节 电视胸腔镜诊治肺结核的手术操作

一、微创手术治疗肺结核的基本方式

1. 完全胸腔镜器械操作手术。多用于那些诊断性胸腔镜和比较简单的肺手术，如肺大疱结扎、小病灶清除、肺边缘楔形切除等。

2. 胸腔镜条件下常规手术器械操作，或常规器械和胸腔镜器械联合操作。多用于简单的肺叶切除、一般的病灶切除、肺楔形切除、肺空洞折叠缝合等。

3. 胸腔镜辅助下小切口操作，多用于复杂的肺叶切除、多叶切除、肺血管气管成形，某些胸腔镜器械难以达到部位的活检等。

胸腔镜辅助下小切口操作时，小切口的位置要尽量靠近结核病灶。作者是这样操作的：先在第7、8肋间作一置镜口，观察病变和相应胸壁的最近位置，再做一操作口，置钳，若估计病变能在此操作口完全拉出胸腔外，就尽可能在一个操作口的情况下在胸腔外完成各种操作。若估计一个口操作困难时，遂在第一操作口的对称点再做一操作口，行典型的常规胸腔镜下操作，完成手术。若估计用一扩大的切口才能完成手术的基本操作，就稍微将操作口扩大，完成全部手术操作。扩大的操作切口可以是直的、斜的、或横的，切口的长度可根据术者的经验来确定（图15-1）。

4. 单纯小切口直视操作。单纯小切口直视操作手术符合微创的基本要求，所以也应该属于微创的范畴，尤其是在胸腔镜条件不具备的医院，或者患者胸部严重畸形不便使用胸腔镜的情况下，如胸腔特别小、严重的脊柱弯曲、胸腔内广泛致密粘连不能置镜者、部分气管严重畸形不能插双管麻醉，而胸内手术又较复杂者，都适用单纯小切口直视操作手术。但到底多长的切口属于小切口，它与传统切口的界定标准是什么？在实践中，每个医生的掌握的尺度是根据个体的经验和对微创的理解的不同而不同。国内学者一般把小切口的长度限定在5～7cm，也有作者限定在10cm以内。作者认为，单纯小切口的长度应该不超过胸腔镜辅助

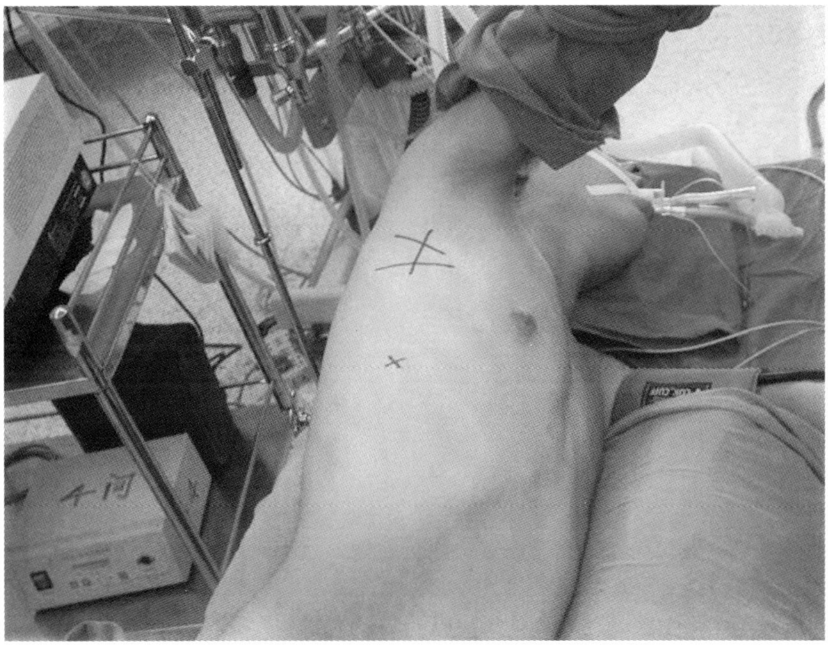

图 15-1　不同的切口

下小切口的长度才能达到微创的标准。

二、结核微创手术的基本操作原则

1. 切口距病变相对距离最近。
2. 切口尽可能作到最小。
3. 术中避免切开结核病干酪灶，病灶切缘的组织要正常，用标本袋取出切除的结核组织。
4. 若手术涉及支气管、叶支气管、段支气管，应确保其切端组织正常，无结核病变。
5. 在难以分离的致密的胸腔内粘连，尤其在胸顶大血管部位、无法控制出血时、解剖结构显示不清、肯定胸腔镜手术达不到与开胸手术相同的效果时，需中转小切口直视开胸或常规手术。

三、电视胸腔镜手术治疗肺结核

1. 局部缝扎切割术　采用完全胸腔镜器械操作，或胸腔镜条件下常规器械和胸腔镜器械操作。手术适应证与结核源性肺大疱切除的方法同第十六章肺大疱结扎术，但结核源性肺大疱的基底部常存在结核病灶或结核瘢痕组织，在做器械缝扎时，注意尽量靠近正常肺组织（图 15-2）。在有多个大疱存在时，估计结扎后该肺叶残肺组织很少，潜在功能很低时，应果断改作肺叶切除术。术前和术后抗结核药物的连续使用非常重要。

有时小的肺大疱可不用器械切割，而用常规手术的大弯钳从一个孔插入并钳夹大疱的根部，用常规持针器从另一孔进入进行缝合，再用推结器打结，效果更好。甚至有的肺大疱在胸腔内没有粘连的情况下，可以从一个稍扩大孔完全拉出，直接在胸腔外直视下缝扎其根部（图 15-3），可以少开一个孔并且结扎更可靠。

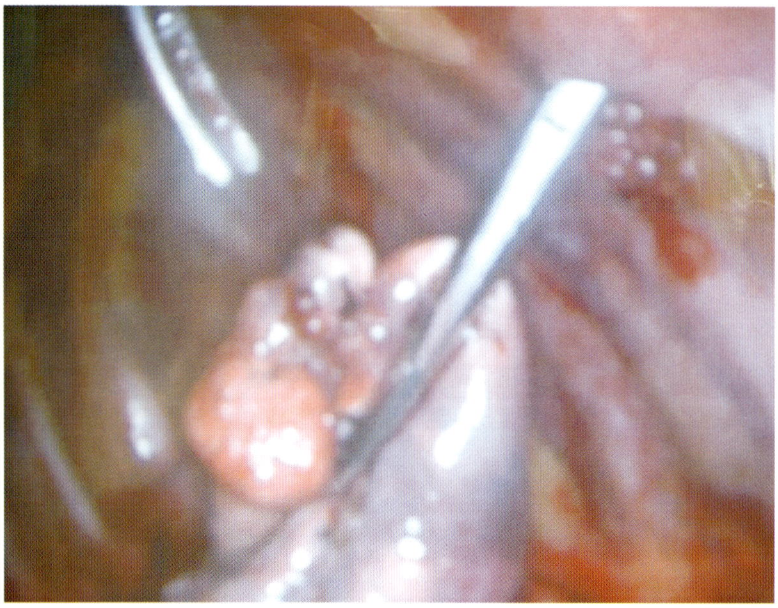

图 15-2 肺大疱切除

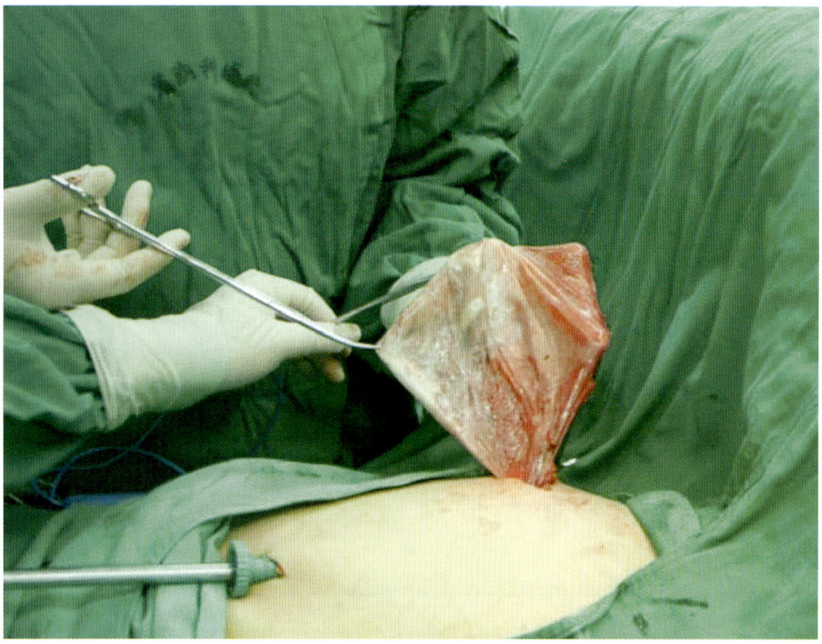

图 15-3 病变在胸外直视下处理

结扎肺大疱时，无论用器械或者常规缝合结扎，一般大的肺大疱根部最好一次完成切割或重叠切割，可避免两次切割的结合部漏气。

2. 肺楔形切除 采用完全胸腔镜器械操作手术、胸腔镜条件下常规器械和胸腔镜器械操作、或胸腔镜辅助下小切口操作，适用于肺边缘的结核病灶。但结核病变的楔形切除的不同点是，切缘要距病变远一些，确保切缘组织正常。为了避免两次切割的结合部漏气，一般多用一侧连续重叠切割，一个切除部位起码要用 2 ~ 3 排切割钉，这时的楔形切除实际上是不规则切除。

3. 肺空洞折叠缝合 采用胸腔镜辅助下小切口操作或单纯小切口直视操作。仅适用于那些净化空洞、开放性愈合空洞和大的薄壁空洞，是在胸腔镜治疗肺结核的实践中衍生出的手术方式。若空洞占据上叶，按常规方法处理空洞，基本等于切除上叶的一半，这样一是切除了还有功能的肺组织，二是大面积的切割肺面也会增加漏气的可能，而肺空洞折叠缝合可以避免上述弊端。

该手术方法是：切开空洞表面肺组织，扩大切口完全显露出空洞的全貌，分别用过氧化氢（双氧水）和碳酸氢钠液充分清洗空洞内壁，找出与空洞相通的细小支气管，有时相通小气道已经闭合，连续贯穿缝合或荷包缝合，浸水膨肺试验无漏气存在时，做肺组织的折叠缝合。即先将一侧壁折叠缝合到空洞的最底面，再将另一侧壁用同样的方法缝合到该壁的表面，这样整个空洞被健康的肺组织填满，杜绝了无效腔的发生，以利于愈合。

缝合到空洞底部时不要过浅，过浅容易撕脱或缝合不牢，过深容易伤及肺内血管。

术前和术后也必须连续应用抗结核药物。

4. 按肺段切除或亚解剖肺段切除术 采用胸腔镜辅助下小切口操作或单纯小切口直视操作。胸腔镜下肺段切除可以做典型的肺段切除，也可以做亚解剖肺段切除，但一般都做亚解剖肺段切除，尤其是在用器械缝合切割时。适用于结核瘤、局限性纤维干酪灶、小空洞型肺结核、小的肺不张等病灶局限在一个肺段的情况。

下叶背段切除就是个典型的例子。往往是上叶病变合并下叶背段局限性病灶或上叶病变累及到背段且难以分离时。首先切除上叶，而背段用2～3排切割钉切除，不再做典型的解剖性肺段切除，所以称为亚解剖肺段切除术。所谓的胸腔镜下肺段切除大多都是这种手术方式。但也可以做典型的肺段切除，基本操作同肺段切除。

值得提出的是，在切割缝合后，最好找出遗留残肺面的段支气管部位或相当部位，再做一次缝扎，以免术后漏气。

术前和术后应当连续应用抗结核药物。

5. 肺叶切除术 采用胸腔镜辅助下小切口操作或单纯小切口直视操作。适用于结核瘤、局限性纤维干酪灶、空洞型肺结核等病变位于靠近肺门深部，不能用楔形切除或肺段切除病变者；虽能切除但患肺残留很小者；一叶毁损肺；结核性支气管狭窄形成的单叶肺不张；肺结核合并同叶原发支气管扩张；肺结核合并急性大咯血；肺结核合并真菌感染；肺结核合并肺癌或不能完全排除肺癌者。

结核病变不同于其他肺病变，其中最重要的就是支气管残端的处理。胸外科医师在手术时常发现，肺癌患者往往在解剖肺门血管时比较困难，而肺周边粘连较轻，处理比较容易；而结核病变多是肺周边粘连较重而肺门血管解剖较易，但在处理支气管残端时两者相反，结核的支气管残端处理难于其他病变的支气管残端处理，其术后支气管残端瘘的发生率也相对高于其他疾病。有作者用器械切割关闭支气管残端，通过对照组比较，认为器械切割关闭支气管残端的支气管残端瘘的发生率低于人工缝合；对人工缝合来说，直接捆扎的支气管残端瘘的发生率低于间断缝合；而对间断缝合来说，无创伤线缝合的支气管残端瘘的发生率低于丝线缝合；更有作者证明残端的包埋与否与支气管残端瘘的发生率有直接关系。就结核而言，这些都不是最重要的，最重要的是术前一个肯定纤维支气管镜对患肺的支气管内膜状况的描述，术中根据其描述和切开支气管直接观察，决定切缘的位置，原则是确保残端组织正常。

对于结核的支气管残端处理应遵循以下原则：①纤维支气管镜报告患肺支气管正常时，

可用器械切割关闭，但所留残端一定要短，要尽量靠近根部处理；②纤维支气管镜报告异常时，如狭窄、水肿、充血、脓液附着等，要在术中切开支气管直接观察残端情况，然后再作器械切割关闭或人工缝合；③若人工缝合，要尽量用无损伤线缝合并认真包埋支气管残端；④术毕送切除气管残端作病理检验。

6. 单侧全肺切除 采用胸腔镜辅助下小切口操作或单纯小切口直视操作。适应证同肺叶切除术，只是在单纯肺叶切除不能彻底去除病变时，或做单纯肺叶切除困难者，采用单侧全肺切除，其操作同单侧全肺切除。处理支气管残端时要遵循结核的支气管残端处理原则。

7. 肺支气管成形术 采用胸腔镜辅助下小切口操作或单纯小切口直视操作。主要用于一叶肺病变同时合并内膜结核所致支气管狭窄，其部位位于或接近于支气管隆突，无法确保残端组织正常时。要确保吻合的两端支气管组织正常，操作同肺血管支气管成形术。

8. 双侧肺结核的一次性手术 由于胸腔镜手术是一种微创手术，使那些存在双侧病变用传统方法需两次手术的，有可能一次性完成双侧手术，其适应证主要针对双侧结核病灶都较轻而全身体质较好的患者，如两侧均是结核源性肺大疱，或一侧肺大疱另一侧小的结核瘤、干酪灶等，用简单的肺楔形切除就能完成的手术。若双侧都是肺大疱，一般先作较重的一侧；若一侧是肺大疱另一侧结核病变需要做肺叶切除时，一般先作肺大疱切除。

第三节 肺结核电视胸腔镜手术前、后及并发症的处理

一、手术前准备

（一）常规检查 胸腔镜手术的创伤虽然比常规手术小，但还属于胸外科手术的范畴，手术前的各项检查应与常规开胸手术一样。术前诊断检查对任何手术都是必要的，既可帮助我们进一步了解主要病变的情况，又能发现伴随疾病，了解全身状况，有助于确定能否采用胸腔镜手术、采用哪一种手术方式以及手术时机，帮助对手术中易发问题以及预后等问题作出正确的决定和估计。

1. 病史和体格检查 病史采集应全面而准确，详尽的询问主要疾病的病史和既往史。某些疾病会改变胸部的正常解剖，给胸腔镜手术带来困难或根本无法进行胸腔镜手术，尤其是要了解有无胸部外伤史、手术史，以及胸部结核病史，胸膜炎病史，液、气胸史等，还要详尽了解服用抗结核药物的情况，用药的种类、用药时间及用药剂量。

另外，还要了解患者心血管和呼吸系统、精神神经系统、内分泌系统、免疫系统的健康状况，还有营养、环境和吸烟史。

系统查体也很重要，在系统体格检查中常能发现有无伴随疾病，尤其是胸部，有无胸部的先天畸形、胸部凹陷或局部隆起、肋间隙的宽窄、气管的位置是否居中、脊柱有无病理性弯曲、胸部有无病理性桶状胸等，这都有助于诊断和鉴别诊断、术前准备以及术中的病变处理。

2. 实验室检查 术前血常规，包括血小板计数、出凝血时间、红细胞沉降率（血沉）、肝功能及尿液和粪便检查。另外还要了解电解质、血浆蛋白、血糖以及尿素氮、肌酐的情况。对于结核患者还要作动脉血气分析，并反复用涂片、集菌、荧光、培养等方法查痰结核菌，结核的血清学检验、结核病的分子生物学如聚合酶链式反应（PCR）等以及药物敏感试

验等。

3．辅助检查 胸部放射学检查，包括普通 X 线摄片和 CT 扫描。最好有近期的放射学资料与以前的资料相对照，着重观察两肺的整体情况，异常肿块的位置、大小形态、周围的改变，和纵隔血管及血管周围淋巴结情况。在手术前一周内做胸部透视，必要时重复拍片。个别患者也可做支气管造影、肺血管造影等检查。

术前心电图检查，了解心脏一般情况，必要时还可做超声心动图、心肌核素显像等检查。B 超检查胸腔积液、肺实变情况及腹部各脏器的情况。

术前肺功能检查十分重要，除作总肺功能的各项测定外，有条件时还要测定分侧肺功能，以便对患者手术耐受力有一个客观的估计，确定肺损害的程度和类型，以及预测术后余肺质量。着重了解：最大自主通气量（MVV）、第一秒用力呼吸量（FEV_1）、残气量与总气量比值（RV/TLC）、肺活量等。

纤维支气管镜检查对肺结核来讲是不可缺少的。一般术前两周内的支气管镜检可作为术前的重要参考，在检查的过程中着重观察有无支气管内膜结核，支气管狭窄、溃烂、肿块，支气管闭塞以及内膜的其他非结核性病变，还有支气管内容物如脓痰、出血、异物等的刷检。几乎完全正常的支气管报告对手术有一定的价值。有时医生在手术中很难判定的某些问题，一个良好的支气管镜检查结论就可能是最有价值的判定指标，必要时手术医生可直接参与支气管镜检查或调出电脑资料反复查看、研究。

（二）改善全身状况 对于结核患者，这一点很重要。有些结核手术的失败往往不是因为手术和药物问题，而是全身状况没有改善，术后恢复时间长引起多种并发症而造成的结果。结核病变本身带来的全身损伤，如咳痰、咯血、发热等慢性消耗，结核患者长期服用抗结核药物带来的药物性损伤，还有结核患者伴随的其他慢性疾病等，都是造成结核患者体质弱、抵抗力差的重要因素。针对这些问题，术前要给予基本纠正，治疗结核和伴随疾病，合理应用抗结核、抗菌药物，用口服或静脉补给途径补充蛋白及维生素，纠正贫血，改善饮食，增强营养，维持酸碱及水、电解质平衡，都是改善全身状况的重要环节。

（三）控制结核和一般感染 结核患者的手术治疗是在正规抗结核治疗的基础上，才能达到外科治疗结核病的目的和效果。非结核专业医院在治疗结核中并发症发病率高的原因，多在于忽视抗结核的基础治疗。一般情况下，患者应在正规抗结核药物 6 个月后，大部分可逆性病变恢复后方可手术治疗。但某些厚壁性空洞正规治疗 3 个月无效时，也可早期手术治疗。若支气管内膜结核严重者，要进行术前药物雾化吸入或纤维支气管镜直接给药治疗，才能确保减少手术并发症。另外如能保留 1～2 种患者未用过的、且对结核敏感的药物作为手术后的常规用药，也是提高手术疗效的有力措施。

由于结核患者常伴有肺部感染，加强口腔卫生，治疗与呼吸系统相关的疾病，合理运用抗生素或联合抗结核药物显得尤为重要。一般而言，对有伴随或有感染疾病倾向的患者，手术前 3～7 天常规应用有效的抗生素，对于严重感染的患者，要根据痰或引流物的培养及药敏来合理应用抗生素。

（四）呼吸功能的锻炼和戒烟 术前两周开始有计划地训练患者做胸部深呼吸、有效咳嗽、体位排痰以及腹式呼吸锻炼。早期的训练有助于术后排除气管内积存的分泌物和血痰，保持呼吸道畅通，有助于早期拔除胸管，早期下床活动，早期恢复。术前戒烟，越早越好。

（五）消化道和泌尿系准备

1．术前的禁食和肠道的清理 一方面可以减少麻醉的并发症，也可以减少手术后肠道细菌毒素的吸收，还有助于患者咳嗽、腹式呼吸、早期床上活动和早期进食。我们从不忽略这个问题。但不必像消化道手术准备一样，一般给予术前常规灌肠或口服缓泻药达到清理胃肠道即可。对一些肥胖患者更有必要，术前减少腹部的容量有助于术后增加胸部的容量，这有利于减少胸部手术后并发症。

2. 排尿 看来是个简单的问题，选择合适的导尿管，麻醉后再导尿和术后防止导尿管阻塞，都有可能减少患者的痛苦，有助于患者的恢复。

（六）心理准备 对于患者来讲，无论手术创伤大小，都能引起恐惧心理。术前医务人员提前做好患者的思想工作尤为重要，也有助于改善医患关系，完善患者的知情权。医护人员术前应耐心向患者说明手术的必要性，介绍手术的创伤是在一个可以接受的范围内实施的，以及术后可能出现的不适感，解除患者思想顾虑，增强手术治疗的信心，提醒患者应该怎么配合医疗，解答患者咨询与疾病相关的医疗和非医疗的问题，而且要介绍微创手术的创伤小、疼痛轻、恢复快、安全等优点，以便患者主动接受微创手术的治疗。

（七）术前麻醉和输血准备 部分患者由于术中出血过多或体质弱影响恢复需要输血，可根据术中估计失血量，计划准备血源，一般以成分输血为主，特别严重的也可准备全血。

术前合理麻醉前给药，准备不同型号的气管双腔插管，术中的心电监护、血饱和度监护、血气监护等。

（八）胸腔镜器械和一般器械准备 包括三部分，一是胸腔镜一般器械，包括胸腔镜主机和常用的仪器设备，如电刀、超声刀、各种抓钳、钩钳、分离钳、标本袋等；二是某些特殊胸腔镜器械，如一次性的缝合切割器、消毒的滑石粉等；三是一般常规开胸器械，配合胸腔镜手术应用或在中转开胸手术时应用。三者都要在手术前一天准备好并消毒。

二、手术后一般性处理

术后患者完全清醒生命体征平稳后，患者应由麻醉师和胸外科医师一同护送至ICU或病房，并与病房医护人员进行交接，术中特殊情况及术后特别的注意事项应重点交代。

（一）生命体征的监护 患者回病房后取平卧位，未完全清醒者将头偏向一侧，并立即检查各项生命体征，各种引流管连接及通畅情况，行心电监护和/或血流动力学监测并吸氧，然后每隔15分钟测呼吸、脉搏、血压、神志各1次，病情平稳和神志清楚后改30°斜坡卧位，并适当延长生命体征检查的间隔时间。同时注意观察胸腔引流量、色泽及引流气体情况。手术当日应确保输液通畅，调节好输液速度。若患者伴有高血压、哮喘、糖尿病等慢性疾患，应给予相应的处理或预防性治疗。

胸腔镜手术时间通常较短，而全身麻醉作用时间相对延长，术后支气管吸痰、拔除气管插管和搬运患者等强刺激虽可使患者暂时清醒，但患者体内麻醉药物半衰期较长，其作用尚未消失，当患者返回病房安静后，体内的麻醉药物仍有可能再次造成呼吸抑制，尤其是年老体弱患者。因此，对胸腔镜手术后患者更应强调密切观察呼吸和神志的情况。

（二）体温监护 术后一般4~6小时测量一次，体温应在38℃以下。若体温持续升高，应给予及时对症降温，并查明原因，给予病因治疗。

（三）体位 患者神清，生命体征平稳后，应采用半卧位，并鼓励和指导患者经常变更体位，使支气管内积痰、积血易于排出，以利于肺的复张。但若是全肺切除，患者一般应保持平卧位，逐渐过渡到半卧位。

（四）排痰 除体位排痰外，要指导和帮助患者深呼吸和有效咳嗽，包括叩背、刺激咽喉等。必要时做体外设备震动排痰，雾化吸入，鼻导管吸痰，甚至支气管镜吸痰或气管切开等措施。

（五）吸氧 胸部手术后，由于手术的创伤，导致胸部限制性通气不足，患者都应该给予吸氧治疗，术后24～48小时间断给氧，可根据患者具体情况缩短或延长吸氧时间，但一般不宜长期不间断纯氧吸入，以免氧中毒。

（六）镇痛 由于胸腔镜手术的创伤小，患者的疼痛比传统手术要轻得多，一般在24小时停用麻醉类镇痛剂，改用一般镇痛药口服或不用镇痛药。

（七）胸腔引流的管理 胸腔镜手术出血少，术后引流通常较少。观察引流情况和拔除引流管的指征同常规开胸手术。一般可手术后48小时内拔管，也可根据引流量和引流物性质缩短和延长拔管时间。我们认为在拔管前术者做胸部透视观察肺复张的情况很有必要。

（八）维持营养和水电解质平衡 结核患者的术前体质较弱，手术的创伤、失血、水电解质的丢失，手术前后的禁食等都会影响恢复。术后要维持患者机体的基本平衡，要适当及时补充蛋白、糖、水电解质、微量元素、维生素。手术后12小时可进流质食，24小时进半流质食，48小时进普食。

（九）抗生素的应用 与常规开胸手术一样，术后要及时给予抗生素治疗，一般静脉给药，用药剂量要足，用药时间要短，用药抗菌谱要广，最好选用能与抗结核药物有协同作用的药物，有细菌培养和药敏者可据其给药。

（十）抗结核用药 对于结核患者的术后连续用抗结核药很重要，有些手术的失败原因就是忽视了这一点。无论手术大小，结核患者手术后都要连续使用抗结核药物。手术后当天在不能进食时，要用静脉给予异烟肼、PAS。进食后可改用单独或联合口服抗结核药物治疗，尤其对那些术前有耐药的患者，联合用药更有必要。术后用药9～12个月，待疾病完全稳定、经过复诊后方可停药。作者发现，有些患者在手术后用药时间虽然足够，有的甚至超出了用药时间，但由于患者的营养状况、体质、药物真伪及效价、间隔时间、耐药菌突变等不同因素综合原因，患者体内残存的结核灶仍处于活动期，甚至产生新的结核灶，所以一定要经过医生的复诊后才能决定停药。

三、手术并发症处理

包括麻醉、胸腔镜、结核源性、一般手术并发症处理。

（一）与麻醉有关的并发症 由于胸腔镜手术一般都要单侧通气，双腔支气管插管，在麻醉开始时易出现气管插管过粗、插管过深、粗暴操作，直接对气管或支气管黏膜的损伤，或者由于气囊充气过度、气囊长时间压迫造成的支气管黏膜损伤。选用合适的插管、轻柔操作、适量气囊充气等能预防支气管黏膜的损伤。气管、支气管黏膜的损伤常表现为术后咳鲜红血痰，或术后长期干咳。可采用雾化吸入稀释痰液，有效排痰，促进黏膜的自行修复。

由于长时间单肺通气，患侧肺复张后可以出现急性肺水肿，常出现在手术后的早期，表现为心率快、泡沫痰、呼吸困难等。术中的间断双侧通气可减少肺复张性肺水肿的发生率。一旦发生，及时抢救，包括体位、强心、利尿、去泡、解痉等治疗。

早期胸腔镜手术使用CO_2胸腔内充气以促进肺萎陷，现在基本不再使用，规避了由此带来的并发症。

（二）与胸腔镜有关的并发症 大多是由于术前设备准备不足，操作不熟练，缺乏经验而导致的并发症。经过严格的训练和临床经验的积累，这类并发症在逐渐下降。

显像系统的准备不足，包括显示器的调节不到位，光导纤维的断裂老化，冷光系统故障，都能使图像不清晰，致使手术操作的失误而导致手术的不良后果。预防方法是，定期检查主机、配件和工具，术前充分准备，合理消毒等，最好有专门人员管理。

操作器械的原因包括电刀、套管、吻合切割器、操作钳、剪等的消毒不严造成的切口感染。操作不当引起的医源性损伤，如肺损伤，大血管损伤，心包及心脏损伤，神经、纵隔及膈肌的损伤，器械断片或切除物遗留等。一般多是在经验不足时发生，但有个别胸内病变严重，解剖位置严重异常时，即使是有经验的医师也会碰到，轻者多能术中补救，严重者要及时开胸处置。

（三）与结核病相关的并发症　其最大的并发症就是结核扩散，其原因可以是一种，也可以是多种。①术前抗结核准备不足；②术中切口受结核干酪组织的污染，由于微创手术相对视野小未作全面胸内探查而遗漏结核病变，由于微创器械操作困难未能完全切除而遗留的结核活动病灶，由于胸腔内解剖结构变异辨认不清而遗留结核病灶，由于术中处理异常出血，重要脏器损伤的紧急情况而忽略了结核病灶；③术后抗结核治疗不足等原因，都可能造成结核病灶的遗留，结核的局部扩散或者广泛扩散，所以在微创条件下治疗结核病变要遵循结核微创手术的基本操作原则：术中尽可能避免切开结核病干酪灶，病灶切缘组织要正常，要用标本袋取出切除的结核组织，切口距病变相对距离最短，切口尽可能小。难以分离的致密的胸腔内粘连，尤其在胸顶大血管部位、无法控制的出血时、解剖结构显示不清时、肯定胸腔镜手术达不到与开胸手术相同的效果时，不要拘泥于胸腔镜操作，要立刻中转小切口直视开胸手术。

另外术前的充分准备和术后的不间断用药，增强体质等都是预防并发症的有力措施。

一旦出现结核的扩散，不论是局部还是广泛的，经过积极地综合治疗，一般都能奏效。对于需要再次手术治疗者，也要待本次手术基本恢复，全身情况改善后，再选择适当的手术时机。一般不宜在第一次手术的近期再手术。

（四）一般手术并发症　胸腔镜手术创伤再小，也属外科手术的范畴，所以常规手术的常见并发症也是胸腔镜手术的并发症，而且在胸腔镜使用的早期，并发症发生率高于常规手术。随着胸腔镜使用技巧的提高和适应证的严格掌握，这类并发症会逐渐减少。

1．急性呼吸道梗阻或呼吸困难　手术中和手术后都能出现，手术中多由于麻醉管理不当造成的，由于胸腔镜手术多是双腔管通气，一般术中的分泌物或脱落组织阻塞呼吸管的可能性很小，但若非手术侧肺组织结构差，存在肺大疱或肺气肿时，麻醉通气量过大，有可能造成麻醉下的张力性气胸，患者血氧饱和度急剧下降，面色发绀，需要急诊下作非手术侧的胸穿排气方能缓解。

手术后的呼吸困难原因很多，首先是由于术毕未能充分吸净气管内的分泌物，另外术后疼痛限制呼吸、排痰不足等原因造成的肺不张；其次是由于余肺过少而有大量快速输液增加肺循环负荷造成的肺水肿；再者是由于余肺固定不当造成的肺扭转或坏疽；另外术后发生严重肺部感染、术后急性胸腔内大出血和早期支气管胸膜瘘形成的气胸压迫肺组织等，都能直接或间接地影响到患者的呼吸，轻者术中或术后及时纠正多能缓解，严重的则危及生命。治疗多是针对呼吸困难的原因给予对症处理。

2．心血管并发症　在术后早期或术后都会出现。

（1）心搏骤停：是最危险的并发症，原因多是拔除气管插管过早，或术后相对血容量不足，呼吸道阻塞造成的缺氧等因素，致使心动过缓直至停跳；或诱发原有的心脏隐匿性病变而发生的心跳骤停。完全清醒后再送患者，送患者的过程中持续给氧，进入病房或ICU时严格交接等都能杜绝此类并发症的出现。

（2）心律失常：可以是心脏骤停前期表现，也可单独出现，原因基本和心搏骤停一样，再加上电解质紊乱、患者过度活动等原因，造成室上性心动过速、心房颤动。但多发生在手术后的1周内，尤其是老年体弱的患者，治疗多采用对症处理，应用抗心律失常药物，也可对那些术前估计心功能不良的患者可预防用强心药物。

3. 意外出血　可以在手术时出现，也可以在手术后出现，均属手术意外。术中多是由于操作不当、过度牵拉、血管结扎不牢或者解剖位置变异等原因致使大血管破裂，血管残端回缩入心包内，尤其是在使用胸腔镜器械切断血管时，若大血管回缩更是危急，采取的有力措施是：快、稳、轻的手术技巧，首先止血，再根据回缩血管的情况进行结扎、修补、置换等措施。

术后出血最容易发生于结核患者，多是体循环小血管出血，有些小动脉在关胸时出血已经停止，当关胸后由于胸膜腔的负压作用重新出血，支气管血管结扎脱落，关胸时肋间血管处理不当，肺切面出血缝合不牢或回缩等都能造成术后持续出血，尤其在处理肺与胸壁紧密粘连时，应格外注意，因为此时粘连的组织间常存在再生的血管，这些血管来自体循环动脉且发育不健全，用电凝止血容易造成不出血的假象，术后稍微的变化就能使其再度出血。

术后出血多表现为术后引流管持续排血，超出正常渗血量。若发生在引流管阻塞、扭曲或已经拔管后可以出现血胸，严重者相继出现贫血、呼吸困难、心律失常、出血性休克等严重并发症。治疗的最好手段就是果断二次胸腔镜进胸止血，必要时开胸止血。

4. 肺及胸腔感染和脓胸　手术的创伤和肺原发病等因素致使的术后肺通气量减少，支气管分泌物清除能力低下，误吸消化道内容物，术后患者的抵抗力降低，院内感染等因素，都能引起术后肺部感染。预防和治疗都是针对病因在术前、术后给予对症处理。早期下床活动、鼓励咳嗽、雾化吸入等有效排痰，控制院内感染，还有人主张术前用胃肠道灭菌治疗和减酸治疗来预防。

术后胸腔感染的常见原因多是胸内感染灶切除时防护不够、手术器械消毒不严，以及术中无菌操作不严格等，其中更多见的原因是内镜器械有污染，所以要认真对待器械消毒和无菌操作的基本训练。一旦发生胸腔感染，要像处理普通脓胸一样进行有效的引流，选用敏感抗生素，加强支持疗法，必要时可再次胸腔镜手术清除胸内积脓和沉积的纤维膜，放置胸腔引流管并进行反复冲洗。

胸腔感染处理不当或病因未能解除，则形成脓胸。患者寒战、高热、胸痛、咳嗽等逐渐加重。若不及时处理，3个月后形成慢性脓胸。治疗脓胸要做到：有效抗生素治疗、加强营养、充分引流。慢性脓胸则需要进行胸膜剥脱或胸廓改形术来治疗。

5. 漏气或支气管胸膜瘘

（1）漏气：指术后胸腔引流管持续有气体溢出，多发生在患者肺质量不好时，如大疱性肺气肿、多发肺大疱或巨大肺大疱时肺部分切除术，也可以发生在肺组织正常而术中缝合或闭合器应用欠佳时，一般术后3天能自行消失，也有持续1周左右的。若持续大量气体溢出要警惕有无支气管胸膜瘘的存在。

（2）支气管胸膜瘘：虽然机械性支气管残端闭合比手工闭合更严密，但结核患者仍难以避免这类并发症的发生，其主要原因是残端病变切除不全、术后残端破裂，另外残端闭合不严密、支气管血运差，还有患者合并糖尿病一些慢性疾病等，结核患者术前准备不充分或术后未连续应用抗结核药物等都是直接或间接原因。支气管胸膜瘘多在术后1～2周发生，患者突发刺激性咳嗽，痰中带陈旧血，可出现张力性气胸、脓胸，穿刺出脓液恶臭味，亚甲蓝注入胸腔后，痰染色为蓝色即可确诊。

支气管胸膜瘘的治疗相当困难，充分引流、有效抗生素、增强体质、持续抗结核治疗，小的瘘可自行闭合，不愈合者可在患者体质恢复后再手术、再次缝合，活组织封堵，胸廓改形术等都可以尝试应用。作者近来用支气管镜与胸腔镜联合早期堵塞病变支气管和生物胶粘合法，收到良好的效果。

6. 肺不张或扭转　是一种严重的并发症，在胸腔镜手术条件下很少发生。一旦发生早期诊断很重要，在患者有呼吸困难还未出现恶臭血痰和恶臭胸水时，床边胸片可提示该并发症的存在。肺门移位、支气管影切断、肺实变影等都是有力佐证。早期发现及早手术有希望挽救病肺，严重时需行患肺切除。

7. 肺水肿　多在手术后1～2天出现，且多发生在一侧全肺切除后，是术后呼吸困难的主要原因之一。患者突然发绀、心动过速、剧烈咳出泡沫痰、健肺湿啰音、氧饱和度急剧下降等，治疗应当减慢输液速度、消疱、强心、利尿、解痉，严重者气管切开或气管插管辅助呼吸。

8. 肺栓塞　是发生在手术后的致命的并发症，但并不常见，只有在患者有下肢或躯干静脉的血栓形成的基础上才有可能发病。表现为突然胸痛、呼吸困难，肺动脉造影和CTPA可确诊，治疗首先是维持生命体征的正常、溶栓、抗凝，必要是切开肺动脉取栓。

9. 胸膜残腔　是肺叶切除术后最常见的并发症，多因余肺扩张不全、肺不张或胸膜腔相对固定等原因造成的。若残腔很小且无明显液平时，可采用增大呼吸、用力咳嗽排痰、影像学指导下穿刺抽吸等方法治疗，一般多能消失。若残腔较大且逐渐增大，或者残腔内有多量的液体时，要警惕有支气管胸膜瘘的可能，可影像学指导下多次穿刺抽吸诊断和治疗。结核患者术后有较大的残腔存在是个危险的信号，尤其是余肺仍存在结核病灶时，这种情况下可考虑再次手术，行小型胸廓改形术。

10. 心包疝　仅在手术切开心包处理肺大血管后才有可能出现。一般多是患者在手术后早期，突然改变体位时出现心脏从心包破损处疝出，造成大动静脉移位和扭曲，致使回心血量和心排出量急剧减少，形成的一系列的临床症状。发现后应立刻将患者侧卧，患侧向上，拍打患者前胸和背部，嘱患者深呼吸，多能使心脏复位，个别不能复位者可用胸腔镜还纳心脏。

11. 急性呼吸窘迫综合征（ARDS）　手术的创伤、原发病的影响、感染的形成等综合因素引起的功能残气量减少、顺应性降低、肺内分流增加的一系列的病理变化。这种并发症一旦发生，其后果是相当严重的。术前的充分准备，术后的积极预防，一旦发生ARDS，积极地针对病因的治疗和综合支持治疗有着等同的价值。

（薛灏雨）

参考文献

1. 严碧涯，端木宏谨. 结核病学. 北京：北京出版社，2003.
2. 吴英恺，王一山，李平，等. 国际心胸外科实践. 上海：上海科学技术出版社，1988.
3. 徐乐天. 现代胸外科学. 北京：科学出版社，2004.

4. 黄孝迈，秦文翰，孙玉鹗. 现代胸外科学. 北京：人民军医出版社，1997.
5. 顾恺时. 顾恺时胸心外科手术学. 上海：上海科学技术出版社，2003.
6. 陈鸿义，王俊. 现代胸腔镜外科学. 北京：人民卫生出版社，1997.
7. 何建行. 微创胸外科学手术与图谱. 广州：广州科技出版社，2006.
8. 周乃康，崔忠厚，梁朝阳. 胸部微创外科手术学. 北京：人民军医出版社，2005.
9. 曲家骐，侯维平，史宁江，等. 胸腔镜外科临床应用体会（附256例报告）. 中华胸心血管外科杂志，1998，14：193－194.
10. 何建行，杨运有，韦兵，等. 改良后外侧小切口在普胸手术中的应用. 中华外科杂志，1997，35：292－293.
11. 王俊，李剑锋，张利华，等. 胸腔镜辅以胸壁小切口的全肺切除术. 中华胸心血管外科杂志，1998，14：198－199.
12. 何建行，杨运有，张镜芳. 肺部微小结节的微创伤诊治. 中华胸心血管外科杂志，2000，16：144－146.
13. 严秉泉，万松. 胸腔镜外科的现状与展望. 中华外科杂志，1999，37：623.
14. 薛颢雨，魏立，吴晓明，等. 难治性肺结核的外科治疗. 中国防痨杂志，2002，24：14－15.
15. 姜鹏辉，李前生，王伟，等. 腋下小切口清除空洞型肺结核病灶后空洞重叠缝合手术32例. 中华胸心血管外科杂志，2000，16：9.
16. 魏成宽，于红梅，张瑞霞，等. 空洞清除术治疗复治菌阳空洞型肺结核临床研究. 中华结核和呼吸杂志，1999，22：562－563.
17. 方丹青，徐凡，何建行，等. 微创电视胸腔镜手术临床研究. 中华创伤杂志，2006，1：32－35.
18. 魏立，薛灏雨，贾敬周. 胸腔镜下空洞清除术治疗空洞型肺结核. 中国胸心血管外科临床杂志，2004，2：155－156.
19. 尚立群，李辉，姚松朝，等. 209例肺内单发球形病变的诊治. 中华胸心血管外科杂志，2000，16：360.
20. 刘彦国，王俊，刘军，等. 电视胸腔镜手术在肺周围型小结节病变诊断与治疗中的应用. 中国胸心血管外科临床杂志，2003，1：71－73.
21. 何建行，杨运有，张镜芳. 肺部微小结节的微创伤诊治. 中华胸心血管外科杂志，2000，16：144－146.
22. 周乃康，柳曦，梁朝阳，等. 电视胸腔镜下解剖学肺叶切除术. 中华医学杂志，2006，13：931－933.
23. 王俊. 更加理性地认识和面对电视胸腔镜手术. 中国微创外科杂志，2005，8：602－603.
24. 成向阳，何建行，杨运有，等. 胸腔镜手术治疗肺隐球菌病11例报告. 中国微创外科杂志，2004，3：191－193.
25. 曲家骐，高昕，侯维平，等. 预防胸腔镜手术并发症的体会. 中华胸心血管外科杂志，2005，2：69－71.
26. Cardillo G，Facciolo F，Giunti R，et al. Videothoracocopic treatment of primary spontaneous pneumothorax：a 6-year experience. Ann Thorac Surg，2000，69：357－362.
27. Hatz RA，Kaps MF，Meimarakis G，et al. Long-term results after video-assisted thoracocospic surgery for fist-time and recurrent spontaneous pneumothorax. Ann Thorac Surg，2000，70：253－257.
28. William S，Walkera G，Massimiliano C，et al. Long-term outcomes following VATS lobectomy for non-small cell bronchogenic carcinoma. Eur J Cardiothorac Surg，2003，23：397－402.
29. Thomas P，Doddoli C，Yena S，et al. VATS is an adequate oncological operation for stage Ⅰ non-small cell lung cancer. Eur J Cardiothorac Surg，2002，21：1094－1099.
30. Miller J，Urschel J，Cox G，et al. A randomized，controlled trial comparing thoracoscopy and limited thoracotomy for lung biopsy in interstitial lung disease. Ann Thorac Surg，2000，70：1647－1650.
31. Yim AP，Izzat MB. Thoracoscopic surgery for pulmonary tuberculosis. World J Surg，1999，23：1114－1117.
32. Parekh K，Rusch V，Bains M，et al. VATS port site recurrence：a technique dependent problem. Ann Surg Oncol，2001，8：175－178.
33. Petrakis I，Katsamouris A，Drossitis I，et al. Usefulness of thoracoscopic surgery in the diagnosis and management of thoracic diseases. J Cardiovasc Surg，2000，41：767－771.
34. Jimenez M. Prospective study on video-assisted thoracoscopic surgery in the resection of pulmonary nodules：209 cases from the Spanish Video-Assisted Thoracic Surgery Study Group. Eur J Cardiothorac Surg，2001，19：562－565.

第十六章 大疱性肺部疾患的电视胸腔镜治疗

◆内容提要◆

1. 自发性气胸的病因和传统治疗方法
2. 胸腔镜治疗自发性气胸的进展
3. 手术操作要点，重点介绍胸腔内探查的方法、肺大疱切除、胸膜融合方法
4. 疗效
5. 胸腔镜治疗大疱性肺部病变的争论和展望

一、病因和传统治疗

自发性气胸（spontaneous pneumothorax）可分为原发性和继发性。原发性自发性气胸是指发生气胸的患者在开胸探查或胸腔镜探查时未能发现引起自发性气胸的病因，或许造成气胸的胸膜疱性病变在破裂后自行闭合。大多数自发性气胸为继发性，与肺部基础病变相关，引起气胸的机制一般为肺实质内的基础病变诱发脏层胸膜肺大疱形成，某种外力因素造成肺大疱破裂，或者肺内病变直接引起脏层胸膜破裂。常见的继发性自发性气胸的病因有肺部感染、肺结核、肺间质病变、慢性阻塞性肺疾病（COPO）、肺部肿瘤、哮喘、先天性肺囊肿、结缔组织病、肺淋巴管肌瘤病、卡氏肺孢子菌肺炎等。

自发性气胸造成肺压缩30%以下，可以采用胸腔穿刺抽气和安放胸腔闭式引流，肺压缩大于30%，一般主张先安放胸腔闭式引流管，然后根据观察情况决定是否进行手术治疗。有作者估计，在自发性气胸首次发作后的复发率为20%～30%，二次同侧自发性气胸经胸腔闭式引流治疗后的复发率超过50%。Inderbitzi 等总结了 4982 例自发性气胸治疗经验，发现首次发病后仅用胸腔闭式引流治疗，自发性气胸的复发率为21%，而复发率与自发性气胸发生的次数似乎成正比。目前，首次发作的自发性气胸仍然主张采用胸腔闭式引流治疗。安放胸腔闭式引流管后持续 72 小时漏气为长期漏气。复发性气胸和长期漏气患者，需要采用手术治疗。手术治疗自发性气胸的原则是，关闭脏层胸膜破口（结扎肺大疱、缝合肺表面破损）、切除引起气胸的肺内基础病变（肺大疱、肺大疱基底部的瘢痕组织等）、胸膜融合（胸膜摩擦、滑石粉胸膜腔喷洒等）。

二、胸腔镜治疗自发性气胸的进展

1937 年 Sattler 首先报道应用胸腔镜治疗自发性气胸。1980 年 Weissberg 等用胸腔镜探查

并切除肺大疱，同时松解阻碍肺复张的胸膜粘连。20世纪90年代初，电视辅助胸腔镜外科在我国开始应用于临床，其中最多治疗的胸部疾病就是自发性气胸。在早期的临床实践中，当胸腔镜探查发现肺大疱后，只能应用钛夹夹闭肺大疱根部，然后用剪刀切除肺大疱，或者用电烧烧灼肺大疱根部，使局部变性凝固，从而达到防止局部漏气的目的。随着内镜器械的发展，腔镜下直线切割缝合器（Endo GIA）给临床胸腔镜医师带来极大便利，直线切割缝合器可以在切除肺大疱的同时，关闭基底部的肺残面，大大减少了术后肺切缘漏气的并发症，借助腔镜下直线切割缝合器，还可以切除胸膜下引起肺大疱的肺内基础病变，减少了术后复发的概率。如今，电视胸腔镜治疗自发性气胸已经成为标准术式之一。

三、手术适应证

1. 复发性自发性气胸。
2. 气胸发生后，安放胸腔引流管后长期漏气，肺不能复张者。
3. 双侧气胸或伴血胸者。
4. 气胸合并肺表面有较大的肺大疱者。
5. 特殊职业（飞行员、潜水员等）或处于缺少医疗设备环境中的气胸患者。

四、技术要领

1. 胸内探查　强调完全、彻底。虽然肺大疱好发于肺尖部，但在肺边缘、叶间裂也常见肺大疱、肺小疱。在胸腔镜不易观察到的部位，可以借助从操作孔放入的抓钳或卵圆钳牵拉肺，显露所有部位，不要漏掉任何肺表面的肺大疱，也不要满足于找到一处大疱性病变，完全、彻底地探查是手术成功的第一步。

2. 切除肺大疱及其基底部病变　强调准确、足够。肺大疱的产生一般与其基底部的肺内病变相关，因此，要准确判断肺大疱的部位和造成肺大疱的肺内病变的范围，切除足够的组织。另外所有在肺表面发现的肺大疱都要进行处理，较大的需要进行切除，而较小的可以电凝、缝扎等。特别要注意的是有些肺大疱破裂后，其囊壁塌陷，再经过数天的胸腔引流，可能会在表面形成增厚的纤维组织，在胸腔镜探查时仅能发现局部糟乱的白色组织，这种情况仍然要将病变的组织切除，以防止术后持续漏气和再发肺大疱。

3. 胸膜融合治疗　强调广泛、均匀。胸膜融合是外科治疗自发性气胸最重要的步骤之一，胸膜融合的方法很多，常用的有机械摩擦壁层胸膜直至充血、胸腔内喷洒滑石粉等。其目的是促进脏层胸膜和壁层胸膜发生广泛粘连，减少自发性气胸复发的机会，尤其对弥漫性肺大疱的患者，胸膜融合更为重要，外科手术切除的疱性病变是有限的，残余的肺大疱或尚未形成肺大疱的肺内病变都是潜在诱发气胸的因素，胸膜融合后，即便是今后再发生肺大疱破裂也只能引起局部气胸，避免了大面积气胸或张力性气胸对患者生命的威胁。

五、手术操作

（一）术前准备　在应用电视胸腔镜治疗自发性气胸前，需要作好几个方面的准备。

1. 患者方面的准备　完善各项实验室检查。对于凝血功能障碍、心肺功能不良的患者要在术前尽可能纠正或改善。电视胸腔镜为有创伤的外科操作，对于长期服用抗凝药物和有血液系统疾患的患者会带来出血的风险，在选择电视胸腔镜手术治疗时应当慎重。胸腔镜手术操作需要在单肺通气的条件下进行操作，故对患者的心肺功能的要求较高，严重的COPD、肺间质纤维化的患者，需要在术前进行血气分析和超声心动图估测肺动脉压，综合判断患者对术中单肺通气的耐受情况，必要时在吸氧后再评估肺动脉压的变化。对于严重心脏功能障碍的患者，要根据病情进行相应的处理，冠心病患者要给予硝酸甘油类药物扩冠、β受体阻滞剂和钙离子通道阻滞剂减慢心率、血管紧张素转换酶抑制剂（ACEI）降低肺动脉压等方面的治疗，而对于不稳定心绞痛、急性心肌梗死、严重瓣膜病诱发的心力衰竭等，则应首先以治疗这些疾病为主，自发性气胸的处理只安放胸管缓解症状。当自发性气胸肺压缩面积较大或张力性气胸时，一定要在进行胸腔镜外科手术的麻醉前安放胸腔闭式引流管，以防在麻醉过程中由于面罩加压给氧造成气胸加重甚至张力性气胸。对于复发性气胸在准备手术期间安放胸管，要考虑到与手术后胸管安放位置的一致性，此时胸管的位置一般不考虑安放在锁骨中线第二肋间，而应当选在腋中线第六、七肋间。双侧气胸要考虑在手术操作的对侧采取减压措施。

2．心理方面的准备　现阶段术前心理方面的准备显得越来越重要。手术医师应当与患者和家属进行充分沟通，介绍胸腔镜手术的过程、治疗特点以及可能带来的并发症。使患者充分理解胸腔镜手术不单纯是放个镜子到胸腔里去看一看，而是一个完整的手术过程，通过胸腔镜手术，患者的气胸可以得到治疗。手术中的某些操作可能会影响术后的恢复，如胸膜融合中喷洒滑石粉可能会带来术后一过性发热。手术中有可能根据病情中转为开胸直视手术。手术后仍然可能会出现气胸复发。手术医师亦应作好应对术中可能出现的各种意外的心理准备，如麻醉不满意、术中患者情况需要间断双肺通气、胸内有粘连、探查找不到引起气胸的病变部位、需要中转开胸等。医患双方都有充分的心理准备，就能很好地应对围术期出现的各种问题。

3．器械方面的准备　手术前首先要保证仪器设备的可应用性，尤其是摄像头、图像转换和图像显示系统，一些辅助装置，如电灼系统、录像系统也应完好齐备。电视胸腔镜治疗自发性气胸的器械，一般为标准配置，包括镜头一个、10.5mm Trocar 两个、5.5mm Trocar 一个、抓钳两把、剪刀一把、电钩或电铲一把、冲洗吸引装置一套、腔内直线切割缝合器一把及相应钉仓数支，另外还可以根据术中切取肺大疱的多少、切取组织的大小、是否要进行肺表面的修补、缝合等，准备针持和打结器、圈套器、取物囊、钛夹及钛夹钳等。根据手术医生的个人习惯，准备胸膜融合所需的物品，如卵圆钳、干纱布、无菌滑石粉 4～6g、滑石粉喷洒器。

反复应用的器械需要进行高温消毒或环氧乙烷气体消毒。对于一次性器械需要反复使用时，如腔内直线切割缝合器，可以进行环氧乙烷气体消毒，没有条件的单位可以用甲醛熏蒸 24 小时消毒。摄像耦联器反复熏蒸消毒可能影响质量，建议用无菌的塑料套或布套严密包裹摄像耦联器和导线，上台与无菌镜头连接后，用布带在镜头靠近与摄像耦联器连接处扎紧，保持外露的镜头无菌状态（图 16-1）。

常规器械如尖刀、普通弯血管钳、胸腔引流管等亦应准备。特别要指出的是，每次胸腔镜手术均应作好中转开胸的准备，所以应当把开胸器械包放在手术间备用。

（二）麻醉　一般选用双腔气管插管静脉吸入复合全身麻醉，左侧双腔气管插管的位置更容易掌握，故更多被采用。在麻醉过程中因为正压通气有可能使胸腔内的积气量增加，引起严重的纵隔移位，所以最好麻醉前在患侧安放胸腔闭式引流管。在手术切皮前就应当进行单肺通气，这样可以更好地判断患者对单肺通气的耐受情况，观察单肺通气呼吸道压力的变化，从而判断气管插管在摆体位后是否仍然处于理想位置。治疗侧气管插管不仅要阻断，而且要处于开

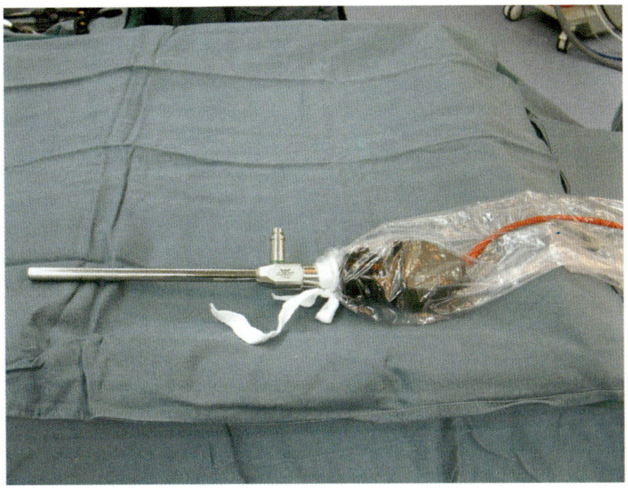

图 16-1　胸腔镜头的保护

放状态，使操作侧肺内气体尽可能排出，肺塌陷更充分，给手术创造更清晰的视野。

电视胸腔镜治疗气胸的手术时间一般不会太长，所以肌松药、静脉和吸入麻醉药要根据手术进展情况选用短效肌松药和停用麻醉药的时间，避免手术结束后，麻醉恢复时间过长。

手术中有可能需要检查肺表面切缘的漏气情况，麻醉医生应先对操作侧气管插管吸痰后再进行操作侧通气。

（三）体位和切口选择　一般采用侧卧位，患侧在上，也可采用斜仰卧位，患侧抬高45°，根据手术医师的习惯而定。切口选择的原则一般为倒三角形，下面的切口选在腋中线或腋前线第六肋间，这一切口设计为术后胸腔引流管安放口，因此这一切口不宜太偏后；上面的两个切口分别位于腋前线第四或第五肋间，腋后线第五肋间，上面两个切口应尽可能保持在虚拟开胸切口线上，一旦中转开胸，这两个切口是为开胸切口上的两个点。根据手术医生的个人习惯，选择腋后线或腋前线切口作为主操作口，在主操作口放入口径较大的 Trocar (10. 5mm)，在应用腔内直线切割缝合器时，可以换用 11. 5mm 的 Trocar，或者拔出 Trocar，适当扩大切口即可完成。主操作口也是滑石粉喷入口、标本取出口（图 16-2）。

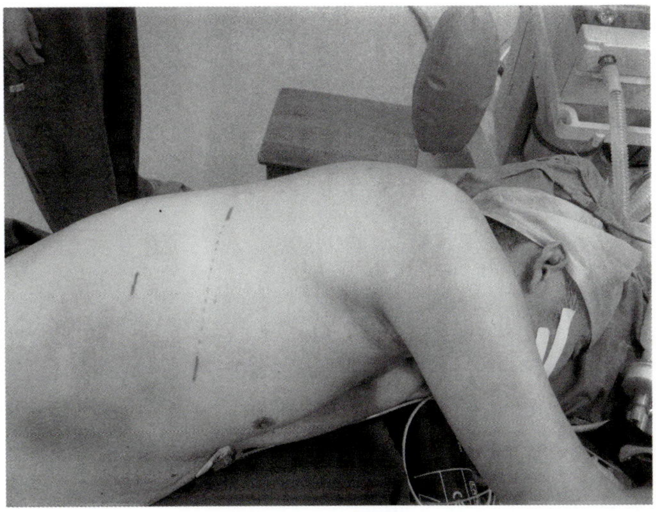

图 16-2　切口的选择

切口位置一般选择在肋间隙中部，沿肋骨走行方向切开1～1.5cm，切开皮肤、皮下组织后，用弯血管钳分离胸部肌肉和肋间肌，直到有突破感进入胸腔，此时可能会有气体逸出。由于自发性气胸患者胸腔内存留一定量的气体，血管钳进入不易损伤肺，用血管钳稍微扩张，并顺切口放入Trocar。在做上面两个切口时，可以用胸腔镜从胸腔内观察，确定切口的位置和切口周围的壁层胸膜是否有出血。

手术完毕，要通过胸腔镜仔细从胸腔内检查各切口是否存在活跃出血，并进行止血。

（四）胸内探查　胸内探查十分重要，做任何胸腔镜手术都要养成仔细探查整个胸腔的习惯，包括全部壁层胸膜、膈肌表面、肺表面、肺底部、叶间裂。有些镜头不能直接观察到的部位，应当借助抓钳显露，如肺尖部近纵隔胸膜处就必须借助器械将肺尖向下牵拉，才能显示清楚（图16-3）。

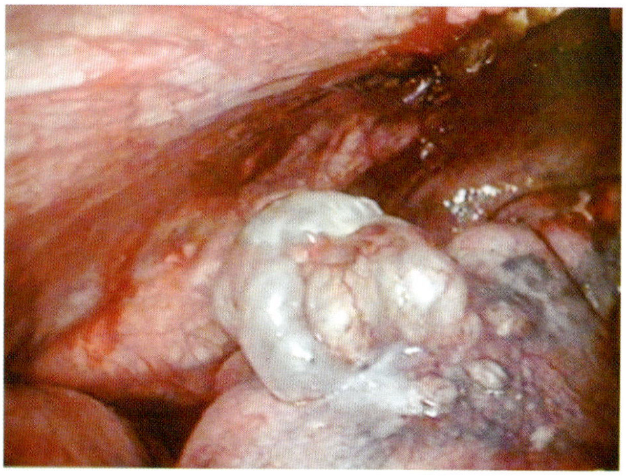

图16-3　肺尖部的探查

胸内探查的目的，就是发现所有引起气胸或潜在引起气胸的病变，从而制订治疗方案，如单个肺大疱可以采用结扎或用腔内直线切割缝合器切除；单个肺大疱并基底部肺内病变，用单纯结扎肺大疱的方式就不合适，应当采用腔内直线切割缝合器连同肺内的基础病变一并切除；多个靠近的肺大疱可以用直线切割缝合器一并切除；体积较小的多发性肺大疱则可以考虑在切除主要病变的同时用电灼封闭破坏其余的肺表面疱性病变。另外，对与气胸无关的病变也应当做相应的处置。

（五）肺大疱的处理　对于单个窄基的肺大疱先用抓钳通过次操作口夹住肺大疱的基部，再通过主操作口将丝线绕过，将线拉出主操作口，打结，并用推结器结扎肺大疱。

对于单个肺大疱并基底肺内病变、多个相互靠近的肺大疱、肺大疱已经破裂仅存表面的纤维组织和肺内病变者，应用两把抓钳经过主、次操作口，将准备切除的病变组织牵起，使其长轴与主操作口进入的腔内切割缝合器的方向一致，并将牵拉病变的器械置换成经过次操作口的抓钳把持，取出主操作口的抓钳和戳卡，用手指轻轻扩张主操作口，将腔内直线切割缝合器闭合，放入胸腔内，当缝合器的关节完全通过胸壁后，按压开关钮，打开直线切割缝合器，将其送到合适的部位，闭合，检查缝合器的位置，是否夹到周围组织、是否将准备切除的病变组织钳夹在将要被去除一侧，如果缝合器的位置不满意，可以松开缝合器，重新安放，直到满意为止，按压击发手柄，松开缝合器，肺组织沿钳夹线被切开，两侧肺残面分别被两排钛钉封闭（图 16-4）。将腔内切割缝合器关闭后取出，此时可能会有切割末端被钛钉闭合但未完全切断的现象，尤其在切除组织较多的情况下容易出现这种情况。另外，临床上常用的腔内切割缝合器在设计上有闭合径线比切割经线长 1 ~ 1.5mm，在这种情况下，可以经主操作口戳卡放入接电灼导线的剪刀，次操作口抓钳尽量提起被切除的肺组织，显露切割末端相连部，用剪刀边凝边切，完全离断肺和标本，从主操作口放入抓钳取出标本；如果标本较大，可以在主操作口外用弯血管钳协助取出，或用抓钳经次操作口从胸腔内向外推送，协助取出标本；倘若标本径线远远超过主操作口的径线，估计很难直接从操作口取出，可以经操作口放入取物囊，在胸腔内将标本放入取物囊，再将取物囊脱出体外，用手协助取出标本，或在取物囊中将标本剪成小块，连同取物囊一并取出。仔细检查切缘并用水冲洗，如有出血和残端封闭不严，应予电灼止血和缝合加固。

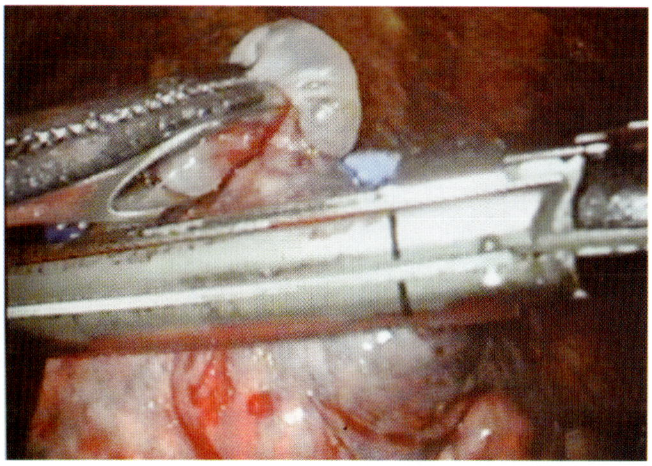

图 16-4　切割缝合器切开

对于病变范围较广，估计一把切割缝合器不能切除病变组织，可以设计用同一切割缝合器更换钉仓后，进行两次，甚至多次切割缝合。方法是在完成第一次切割缝合后，用抓钳经次操作口提起断开的远端肺组织，显露两切缘汇合部，经主操作口放入更换钉仓的切割缝合器，并沿原切缘方向安放，确定位置满意后，击发（图 16-5）；也可以扩大次操作口，用抓钳经主操作口提起准备切除的病变组织，经次操作口放入更换钉仓的直线切割缝合器，从另一侧夹闭肺组织，使将要被切除的病变在原切割线和本把切割缝合器之间，切割尖端相对，击发后，用带电灼剪刀离断两次切割缝合的交界部（图 16-6）。

对于肺内多发的直径较小的肺大疱，可以采用分别结扎的办法来处理，也可以用低能量电凝烧灼肺大疱表面，使其萎陷、凝固变性，从而避免围术期肺大疱破裂。避免远期复发性气胸则主要依靠胸膜融合。

（六）胸膜融合　胸膜融合是电视胸腔镜治疗自发性气胸的关键步骤，其目的是通过物理或化学的刺激使胸膜产生炎症反应，从而形成炎症渗出、粘连，使胸膜腔闭合。众所周知，自发性气胸的产生 80% 与肺大疱有关，而肺大疱又与肺内的基础病变关系密切，手术切除肺大疱，只能去除此次诱发气胸的原因，但不能预防肺大疱的再生、不能切除所有有可能潜在引起肺大疱发生的肺内基础病变，也就是说，切除肺大疱及其肺内基础病变并不能避免自发性气胸的复发。因此，在预防再发性气胸方面，胸膜融合的作用就显得更为重要。胸膜

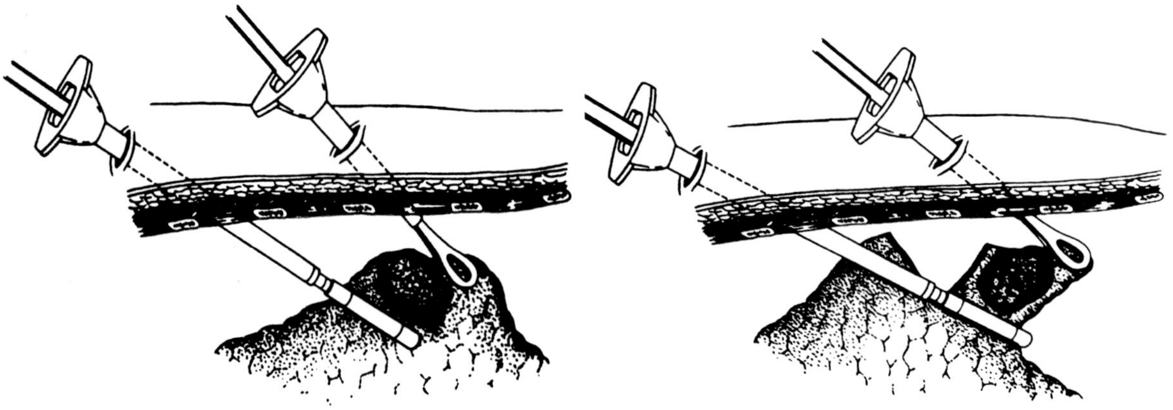

图 16-5 应用切割缝合器连续切开

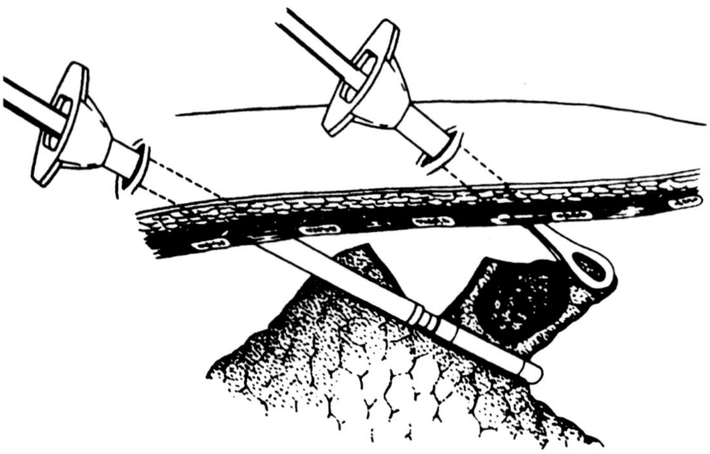

图 16-6 处理楔形切割交界处

融合不能防止在肺内病变的基础上再生肺大疱，但是，由于胸膜腔闭合，可以防止张力性气胸和广泛性气胸的发生，再生的肺大疱破裂所逸出的气体只能局限在破裂的肺大疱周围，降低了气胸对患者的威胁。

根据手术医师的习惯胸膜融合常采用两种方法，胸膜摩擦法和滑石粉喷洒法。

1. 胸膜摩擦法　是沿用开胸直视气胸治疗手术类似的方法，用干纱布对壁层进行摩擦，直至充血，一般要求尽可能摩擦到全部胸膜，尤其是胸膜顶部（图 16-7）。胸膜摩擦法操作不复杂，容易掌握，但在胸腔镜下操作，由于受操作口大小的限制，进入胸腔内的纱布不可能太大，使每次摩擦的范围受限，可能会延长手术操作时间。但机械摩擦不会带来有些化学粘连剂引起的副作用，如发热、疼痛。

2. 滑石粉喷洒法　是一个比较古老的方法，利用滑石粉结晶对胸膜产生的刺激诱发炎症反应，使脏、壁层胸膜发生粘连。具体方法是经主操作口将滑石粉喷洒器放入胸腔（图 16-8），均匀将滑石粉喷洒在肺表面，喷洒量一般为 2 ~4g，或者将滑石粉放入 10ml 注射器中，经主操作口喷吹滑石粉入胸腔，同时用手指堵住次操作口，并用胸腔镜观察指导滑石粉的喷吹方向，当 2 ~4g 滑石粉完全吹入胸腔后，用抓钳夹住湿纱布块，将肺表面成堆的滑石粉涂抹均匀。应当注意的是，滑石粉应用后可能会在术后数天内引起一过性高热，一般对症

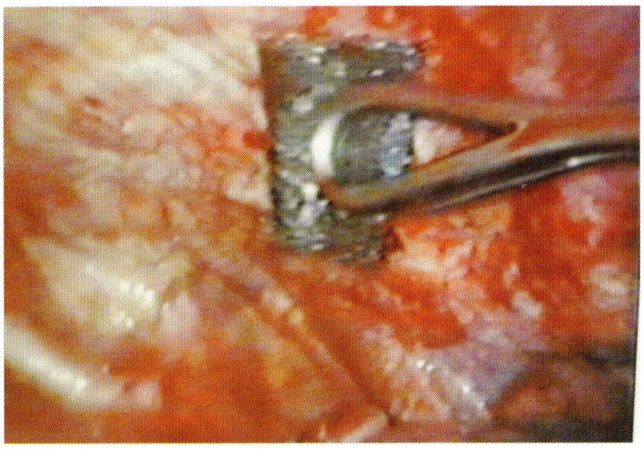

图 16-7　胸膜摩擦法

处理，体温会逐渐降到正常范围。有关滑石粉能否致癌问题，曾有过争论，但是大规模的超过 20 年的临床观察，尚未发现明确的与应用滑石粉相关的致癌病例。

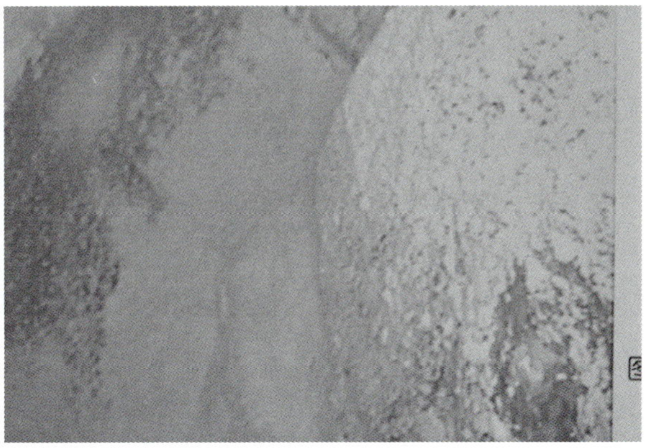

图 16-8　滑石粉喷洒法

根据 Vanderschueren（1991 年）和 Boutin（1990 年）用电视胸腔镜诊断和治疗自发性气胸的临床经验，按照自发性气胸的胸腔镜下分类选择不同的治疗方式，Ⅰ期病变，指特发性气胸，内镜检查无异常发现，治疗仅需胸膜融合；Ⅱ期病变，指气胸合并胸膜粘连，治疗上采用在腔镜下电灼分离索状粘连后，进行胸膜融合；Ⅲ期指肺表面有肺小疱和直径≤2cm 的肺大疱；Ⅳ期指肺表面有很多直径≥2cm 的肺大疱。Ⅲ、Ⅳ期的患者主张应用腔内直线切割缝合器切除肺大疱并进行胸膜融合，由此可见胸膜融合在治疗自发性气胸中的重要地位。

胸膜融合造成的胸膜粘连可以预防气胸复发，同时胸膜粘连给今后可能的开胸手术带来一定困难，但无论胸膜融合采用的是机械摩擦法还是滑石粉喷洒法，其引起胸膜粘连均为膜性粘连，很少形成较厚的纤维板甚至钙化。

（七）纤维板剥脱　自发性气胸较长期安放胸腔闭式引流管（超过 7 天），如果肺复张仍然不满意，在脏层胸膜表面容易有一层纤维素沉着，纤维素层逐渐增厚，限制了肺脏的膨胀，此时进行胸腔镜治疗，除了切除病变组织外，还应当尽可能将肺表面的纤维素层剥除。方法是通过操作口用抓钳提起纤维素层，通过另一操作口用抓钳或剪刀在脏层胸膜和纤维素层之间进行分离，尽可能多地剥除纤维素层（图 16-9）。

（八）胸管的安放　胸腔引流管一般从观察口安放，胸腔上部一般不需安放胸管。通过

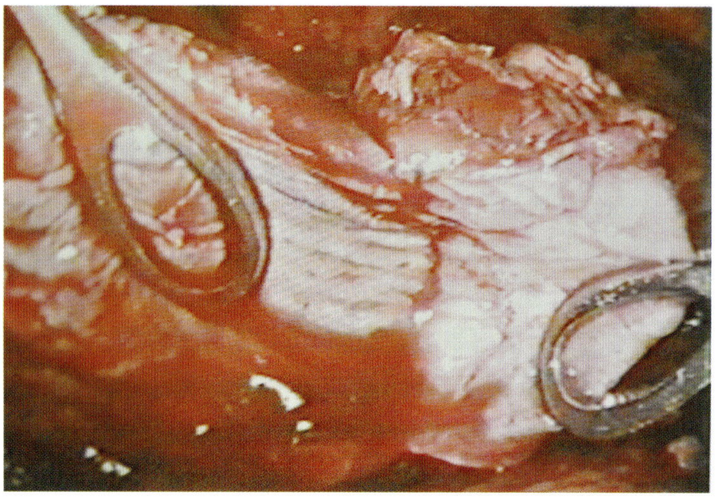

图 16-9 剥离纤维素层

胸管可以使胸腔内积气积液排出，并观察判断胸腔内出血、肺持续漏气的情况。如果术中处理得当，一般胸管在 48 小时内可以拔除。

六、术后观察和处理

电视胸腔镜治疗自发性气胸手术创伤小，没有破坏胸廓结构的连续性，手术又去除了引起气胸病因，因此对患者的呼吸功能影响不大，应当鼓励患者尽可能排痰、使肺尽快复张。促进肺复张是术后治疗的关键，因为如果肺不能充分复张，脏层和壁层胸膜未能接触，无论什么方法的胸膜融合都是无效的。促进肺脏复张的方法很多，包括拍背协助患者咳痰；雾化吸入、化痰药物稀化痰液；呼吸功能锻炼器等。

电视胸腔镜治疗自发性气胸术后的观察和处理与常规胸外科手术后处理基本相同。

七、治疗效果

电视胸腔镜治疗自发性气胸的疗效可靠，气胸的复发率低。Hazelrigg 等（1993 年）报道用电视胸腔镜治疗由于肺大疱或肺小疱破裂引起的气胸患者 113 例，术后随访 13 个月，气胸的复发率为 4. 3%。大量电视胸腔镜治疗自发性气胸的资料显示，术后随诊 16 ~ 20 年，气胸的复发率为 2. 5% ~ 6. 6%；而开胸直视下肺大疱切除并胸膜融合患者，平均随访 9. 1 年，自发性气胸的复发率为 3. 6%。

八、争议和展望

电视胸腔镜下肺大疱切除已经成为治疗自发性气胸的经典术式，在有条件开展胸腔镜的医疗中心和单位，已经把这种术式列为常规。但是，对于某些特殊情况引起的自发性气胸，应用电视胸腔镜治疗尚存在一定争议。相信随着电视胸腔镜应用的日臻普及，临床经验的逐渐积累，胸外科医师电视胸腔镜优缺点更加充分的认识，一定会对这些有争议的问题达成共识。

1. 自发性气胸同时合并巨大肺大疱　巨大肺大疱可以是自发性气胸的原因，也可以与自发性气胸合并存在。处理巨大肺大疱的原则，一般需要打开大疱，找到与大疱相通的小支气管，将其缝扎，然后再切除肺大疱。在胸腔镜下以上操作较为繁琐，而直接用 Endo GIA

从大疱根部切割，可能会造成部分大疱残留，因此，有人认为，巨大肺大疱应当在直视下处理更为安全。但是随着胸腔镜技术的日臻完善，操作者经验的逐渐积累，巨大肺大疱切开后，直接在胸腔镜下缝闭与之相通的支气管将会不成为难事。

2. COPD　COPD 常为自发性气胸的原因，处理起来比其他原因引起的自发性气胸要困难。主要由于患者肺实质为大疱性肺气肿改变，破裂的脏层胸膜周围是弥漫的气肿性或疱性改变，在这样的组织上进行任何操作，包括应用 EndoGIA、缝合等，均可造成切缘或针孔漏气，因此，很多人认为，对于有严重 COPD 自发性气胸患者，应当以安放胸腔引流管等保守治疗为主。然而，从 20 世纪 90 年代末期开始，随着胸腔镜肺减容手术的开展，有人用牛心包和合成材料作为 EndoGIA 切割或缝合的衬垫，同时应用生物蛋白胶在切割完毕、肺处于萎陷状态时喷洒在切缘或针孔，取得了良好的效果，大大减少了术后漏气的发生。

3. 胸膜融合　胸膜融合是治疗自发性气胸的重要环节，对于滑石粉胸膜融合方法有人认为可能会造成患者胸膜腔广泛粘连，对今后的胸外科手术造成困难。另外，滑石粉在体内是否有致癌作用，结论尚不明确。胸膜融合方法实施的目的就是要使胸膜腔产生广泛粘连，预防以后可能发生的气胸再次发作，滑石粉胸膜融合方法与机械胸膜摩擦法的效果是一样的，只是作用机制有所差异。滑石粉与癌症的发生是否有明确的因果关系，目前尚无肯定的结论，大量的临床观察，应用滑石粉胸内喷洒、滑石粉匀浆经胸管注入已经成为治疗自发性气胸常规方法，有报道随诊 20～30 年，未见相关癌症的发生。北京协和医院胸外科从 1993 年起开展胸腔镜治疗自发性气胸，总例数超过 1500 例，其中术中应用滑石粉进行胸膜融合者近 1000 例，笔者曾接诊过 1 例，6 年前胸腔镜治疗自发性气胸，同侧发生周围型鳞癌，肿瘤完全在肺实质内，与脏层胸膜无明确的关系，无胸膜皱缩、牵拉，不能确定与滑石粉应用的相关性。今后需要前瞻性的临床研究给出结论性的意见。

（任　华）

参考文献

1. 任华，苗齐，等. 电视辅助胸腔镜临床应用 32 例. 见：赵杰，孙桂兰，高新民主编. 中国医海陆空理论与实践. 科学技术文献出版社，1995：436.
2. 王俊. 胸腔镜和纵隔镜手术图谱. 北京：人民卫生出版社，2003.
3. 梁朝阳. 自发性气胸. 北京：周乃康，崔忠厚，梁朝阳主编. 胸部微创外科手术学. 北京：人民军医出版社，2005：40.
4. 李文涛，姜格宁，高文，等. 结扎速在胸腔镜治疗肺大疱手术中的应用. 临床外科杂志，2006，14：442－443.
5. Nakanishi K. Long-term effect of thoracoscopic staples bullectomy alone for preventing the recurrence of primary spontaneous pneumothorax. Surgery Today, 2009, 39 (7).
6. Marcoschnater J, Plaisier PW, Van Denberg PM, et al. A remarkable outcome after video-assisted thoracoscopic resection of giant bulla. Interactive Cardiovascular and Thoracic Surgery, 2003, 4.
7. Cho S, Ryu KM, Iheon S, et al. Additional mechanical pleurodesis after thoracoscopic wedge resection and covering procedure for primary spontaneous pneumothorax. Surgical Endoscopy, 2009, 5.
8. Akiba T, Marushima H, Kotagashi S, et al. Video-assisted thoracic surgery for recurrent primary spontaneous pneumothorax in reoperative chests. Surgery Today, 2009, 39 (11): 944－946.
9. Chambers A, Scarci M. In patients with first-episode primary spontaneous pneumothorax is video-assisted thoracoscopic surgery superior to tube thoracostomy alone in term of time to resolution of pneumothorax and incidence of recurrences? Interactive Cardiovascular and Thoracic Surgery, 2009, 9 (6): 1003－1008.

第十七章 慢性阻塞性肺气肿的电视胸腔镜治疗

◆内容提要◆

1. 慢性阻塞性肺气肿的概况介绍
2. 外科治疗慢性阻塞性肺气肿的方法，肺减容手术
3. 胸腔镜肺减容术的手术技巧
4. 肺减容手术中的几个问题
5. 胸腔镜肺减容术的并发症处理及预防
6. 疗效评价

第一节 概 述

慢性阻塞性肺气肿（chronic obstructive pulmonary emphysema，COPE），是由于慢性支气管炎或其他原因逐渐引起的细支气管狭窄，终末细支气管远端气腔过度充气，气腔壁膨胀、破裂而产生的肺充气过度和肺容积增大的阻塞性肺部疾病，是慢性阻塞性肺疾病（chronic obstructive pulmonary disease，COPD）的一种。近数十年来阻塞性肺气肿的发病率显著增高，这是由于大气污染、吸烟和肺部慢性感染等诱发慢性支气管炎，进一步演变为本病。根据我国 1991 年 6 千多万人的普查，COPE 的患病率全国各地区不一致，最低为 0.6%，最高为 4.3%。COPE 为慢性病变，病程长，影响健康和劳动力，当第一秒用力呼气容积（FEV_1）占预计值 <30% 或 <0.75L，三年生存率为 50%~60%，给社会生产和经济带来巨大损失。以美国为例，由于 COPE 的医疗费用和缺勤等经济损失，每年达数十亿美元。

一、病因

COPE 病因极为复杂，简述如下。

1. 吸烟　烟草含有多种有害成分可抑制支气管黏膜纤毛活动，反射性引起支气管痉挛。吸烟者并发肺气肿或慢支和死于呼吸衰竭或肺心病者远较不吸烟者为多。

2. 大气污染　尸检材料证明，气候和经济条件相似情况下，大气污染严重地区肺气肿发病率比污染较轻地区高。

3. 感染　反复感染可引起支气管黏膜充血、水肿，腺增生、肥大，分泌功能亢进，管壁增厚狭窄，引起呼吸道阻塞。肺部感染时蛋白酶活性增高与肺气肿形成也可能有关。

4. α_1 抗胰蛋白酶缺乏　体内的一些蛋白水解酶对肺组织有消化作用，α_1 抗胰蛋白酶缺乏可导致肺组织破坏而引起肺气肿。

二、发病机制

COPE 的发病机制尚未完全清楚。一般认为与支气管阻塞以及 α_1 抗胰蛋白酶缺乏有关。吸烟、感染和大气污染等引起细支气管炎症，管腔狭窄或阻塞。吸气时细支气管管腔扩张，空气进入肺泡，呼气时管腔缩小，空气滞留，肺泡内压不断增高，导致肺泡过度膨胀或破裂，细支气管周围的辐射状牵引力损失，肺血管内膜增厚，肺泡壁血供减少，肺泡弹性减弱等，促使膨胀的肺泡破裂。在感染等情况下，α_1 抗胰蛋白酶缺乏者对蛋白酶的抑制能力减弱，故更易发生肺气肿。

三、病理变化

1. 根据气肿发生的部位可分为以下三型。

（1）全小叶型肺气肿：病变累及整个肺小叶，即呼吸性细支气管、肺泡管、肺泡囊和肺泡均有扩张。

（2）小叶中央型肺气肿：病变累及呼吸性细支气管部位，而远端的肺泡管、肺泡囊、肺泡等组织正常。吸烟和吸入粉尘在呼吸性细支气管周围浓度最高，故这一部分发生病变也最为显著。

（3）混合型肺气肿：在同一肺内存在上述两种病理变化者。

2. 细支气管的变化　管壁充血、水肿和炎性细胞浸润，纤毛脱落、稀疏，黏液腺和杯状细胞增生、肥大。管腔内分泌物潴留。细支气管壁软骨变性或破坏，弹性减退。

3. 肺血管和心脏的变化　与细支气管伴行的肺小血管有炎性改变，中膜平滑肌水肿、变性和坏死，管腔狭窄及至完全闭塞。由于肺泡破裂和炎症的侵蚀，肺毛细血管床数量及横截面积皆减少。尸检资料证实，COPE 患者约有 40% 并发右心肥大。

四、临床表现

1. 症状

（1）咳嗽、咳痰：慢性支气管炎并发肺气肿时，咳嗽频繁，咳痰多，甚至长年不断。若伴感染时可为黏液脓性痰或脓痰。咳嗽剧烈时痰中可带血。

（2）呼吸困难：病情迁延时，在咳嗽、咳痰的基础上出现了逐渐加重的呼吸困难。最初仅在劳动、上楼或登山时气促，随着病变发展，在平地活动时，甚至在静息时也感觉气短。当慢性支气管炎急性发作时，支气管分泌物增多，加重通气功能障碍，使胸闷、气短加重，严重时可出现呼吸衰竭。

2. 体征　肺气肿早期体征不明显。随着病情的发展出现桶状胸，前后径增大，肋间隙增宽；触诊语颤减弱或消失；叩诊呈过清音，心浊音界缩小或消失，肝浊音界下降；听诊呼吸音普遍减弱，呼气延长，心音遥远。感染时肺部可有湿啰音，缺氧明显时出现发绀，部分患者由于病程长、长期缺氧而出现杵状指。

3. 辅助检查

（1）呼吸功能检查：呼吸功能测定对于诊断肺气肿有决定性的意义。残气量增加，占肺总量的百分比增大，超过 40%；最大通气量低于预计值的 80%；第一秒时肺活量（FEV_1）

常低于60%；肺内气体分布不均匀，肺泡氮浓度常高于2.5%。

（2）X线检查：胸部扩张，肋间隙增宽，肋骨平行，活动减弱，膈肌下降且变平；两肺野的透亮度增加，有时可见局限性透亮度增高，表现为局限性肺气肿或肺大疱；肺血管纹理外带纤细，稀疏和垂直，而内带的血管纹理可增粗和紊乱。心脏常呈垂直位，心影狭长。

（3）血气分析：如出现缺氧及二氧化碳潴留时，动脉血氧分压（PaO_2）降低，二氧化碳分压（$PaCO_2$）升高，严重时可出现呼吸性酸中毒，pH值降低。

五、诊断

COPE的诊断，尤其是早期诊断较不易，应结合病史、体征、胸部X线检查及肺功能检查综合判断。凡有逐渐加重的气急史，肺功能测验示残气及残气/肺总量增加，第一秒时肺活量/用力肺活量减低，最大通气量降低，气体分布不均，弥散功能减低；经支气管扩张剂治疗，肺功能无明显改善，诊断即可成立。

应注意与肺结核、肺部肿瘤和职业性肺病的鉴别诊断。此外慢性支气管炎、支气管哮喘和阻塞性肺气肿均属慢性阻塞性肺疾病，且慢性支气管炎和支气管哮喘均可并发阻塞性肺气肿。但三者既有联系，又有区别，不可等同。慢性支气管炎在并发肺气肿前病变主要限于支气管，可有阻塞性通气障碍，但程度较轻，弥散功能一般正常。支气管哮喘发作期表现为阻塞性通气障碍和肺过度充气，气体分布可严重不均。但上述变化可逆性较大，对吸入支气管扩张剂反应较好，弥散功能障碍也不明显。而且支气管哮喘呼吸道反应性明显增高，肺功能昼夜波动也大。

六、内科治疗

1. 抗感染治疗　COPE急性加重的最常见原因是呼吸道感染，其致病微生物主要是肺炎球菌、流感嗜血杆菌、卡他莫拉汉菌、病毒等。如果一时无法进行药敏试验，可根据临床经验给予抗生素7～14天的治疗，如阿莫西林、喹诺酮类（如环丙沙星、氧氟沙星等）、新型头孢菌素（如头孢布烯）、大环内酯类（如琥乙红霉素、乙酰螺旋霉素等）、氨基糖苷类（如立克菌星等）。近年来由于葡萄球菌、耐药流感嗜血杆菌和链球菌等有所增加，如果初期经验性治疗效果不佳，应尽早根据药敏试验结果更换适当的抗生素。

2. 解痉平喘　目前主要有三种类型的解痉平喘药：①β_2受体激动剂如喘乐宁、特布他林（喘康速）气雾剂等；②抗胆碱能药如溴化异丙托品等；③甲基嘌呤类如优喘平、茶喘平等。应根据患者的个体情况选择使用，尽管并非所有患者用药后肺功能都会有所改善，但可缓解症状，改善患者的活动能力。

3. 糖皮质激素类　如泼尼松，每千克体重0.4～0.6mg，每日服用，连续2～3周。如果能明显改善肺功能，可考虑长期应用，但应及时减量到最低有效水平，预防并发症的发生。

此外还可使用化痰剂、黏液溶解剂等药物配合治疗，以提高疗效。

第二节　外科治疗慢性阻塞性肺气肿

重度肺气肿患者肺的通气、换气功能降低，胸廓呼吸动力泵受损，其临床表现主要为胸闷、气促尤其是活动后气促。内科治疗主要为吸氧、应用支气管扩张剂、控制急性感染等，缺乏有效的治疗手段。重度阻塞性肺气肿是一种致死率很高的疾病，近来，外科治疗取得了很大进展，疗效良好，介绍如下。

一、外科治疗 COPE 的发展历程

1946 年 Alexander 最早介绍了肺大疱分期引流术，Naclerio（1947 年）首先行肺大疱切除术治疗肺气肿患者，此项技术随后被广泛采用，但疗效结果尚不一致。为获得较好的结果，常需要严格选择病例，预测术后肺功能的改善情况。这种手术对大疱性肺气肿能显著改善症状，而无大疱的肺气肿则不适宜。为此，临床医师想通过缩小胸腔的办法来治疗无大疱性肺气肿。Lafoert（1972 年）和 Gaensler（1985 年）曾采用胸廓改形、膈神经切断、迷走神经切断等方法均失败。1957 年 Brantigan 首先为肺气肿患者施行肺多处楔形切除或折叠术，从而恢复小呼吸道弹性和减少呼吸道梗阻，术后 75% 患者临床症状改善。由于当时手术近期死亡率达 16% 及缺少客观评估指标，此手术未被广泛接受。肺大疱切除和肺多个楔形切除治疗肺气肿，在某种意义上讲是肺减容手术的初始阶段，但未形成治疗的理论基础和技术的支持。美国路易斯大学 Cooper 教授是国际肺移植的先驱和权威，在长期临床肺移植实践中发现：①供肺植入肺气肿患者的胸腔后，过度扩大的胸腔容积缩小，低平的横膈上升，患者胸式及腹式呼吸均比术前改善；②在单肺移植治疗慢性阻塞性肺疾病（COPD）时发现，单肺通气时气肿肺在适当通气下仍可有较满意的气体交换；③肺气肿患者单肺移植后，纵隔向术侧移位可使对侧横膈和胸廓形态趋于正常。1994 年，在以往 Brantigan 经验启示下 Cooper 利用其开展肺移植的经验，并采用直线切割缝合器和牛心包片作衬垫，对部分 COPD 患者采用正中劈胸骨同期切除双侧受累的肺组织，取得近期良好结果，使该项技术得以推广，缓解了终末期肺气肿需肺移植而供肺不足的矛盾，并将此手术称为肺容积减少术（lung volume reduction surgery，LVRS）。

二、肺减容术治疗的机制

近年来对肺减容术的基础研究不多。肺气肿是因为小呼吸道慢性病变致肺组织内气体蓄积，肺组织过度充气，部分可形成肺大疱。当大疱巨大，占据一侧胸腔时，其余的肺受压，在 X 线胸片上构成肺消失综合征，由于肺组织长期过度充气，胸廓增大，膈肌下移，呼吸肌功能和肺弹性回缩功能均减弱。肺减容术后，通过七种机制改善肺功能。

1. 改善呼吸肌功能，因肺气肿组织过度膨胀，致肋间隙增宽，膈肌下降，胸廓构形发生改变，使两者运动受限，呼吸肌失去了其有效收缩长度，收缩力减弱。当肺容量减少后，胸廓构形恢复，部分解除胸廓及膈肌的运动受限，呼吸肌也恢复了有效收缩长度。恢复胸廓弹性，改善肺顺应性。

2. 改善肺弹性回缩功能，因过度充气膨胀的肺组织弹性回缩能力减弱，影响了肺内气体的呼出，当 LVRS 后，肺弹性回缩力增加。

3. 恢复支气管的放射牵引力。在正常情况下，肺膨胀弹性传导到相对柔韧的支气管，保持支气管环形扩张、通畅。肺气肿时，肺弹性回缩力减弱，作用于支气管的弹性扩张作用减弱，损害了保持支气管的弹性扩张功能，增加了呼吸道阻力。LVRS 后，恢复了肺弹性回缩力及其对支气管的作用，降低了呼吸道阻力，呼吸困难改善。

4. 小支气管受压状态被解除。细支气管壁的结构成分中仅有片状软骨或无软骨，多为平滑肌，而对外在压迫，支撑能力减弱；肺气肿因过度充气的肺组织对细小支气管产生压迫

作用；再加上支气管黏膜的炎症改变，细支气管狭窄，通气功能障碍。LVRS 后小气管受压状态可以得到解除。

5. 肺气肿组织部分出现了大疱和小疱，造成了对邻近肺组织的压迫。LVRS 切除过度膨胀肺组织和大疱，减少对其邻近肺组织的压迫，恢复了正常肺组织气体交换功能。

6. 切除过度充气的肺组织，减少无效通气，恢复正常通气血流比，从而改善肺弥散功能。

7. 切除了无功能的肺组织后，同时可帮助恢复肺、胸廓及膈肌的弹性，可以增加胸腔负压，有利于减少肺血管阻力及右心负荷。LVRS 后通过以上机制，使通气血流比失常得到改善，使患者呼吸困难的症状减轻或消失，血氧分压上升。

LVRS 治疗肺气肿，不但对肺移植供肺紧张起到缓解作用，而且对终末期肺气肿因伴发病或高龄，不适宜肺移植者提供了外科治疗希望。

三、拟行 LVRS 患者的筛选

COPE 的患者数量庞大，但真正适合手术治疗的患者不多，占总数的 10% 左右。那么什么样的患者应该手术呢，这是患者所关心的，也是胸外科医生所必须掌握的，因为患者的筛选直接影响到手术效果以及围术期的安全。采用统一的标准有利于手术疗效的对比，也可防止某些较轻的患者行 LVRS。

1. X 线胸片　X 线胸片应包括最大吸气位和最大呼气位的正侧位。通过阅片可以了解肺气肿病变的程度，有无肺大疱、大小及位置；病变是单侧、双侧，上叶、下叶还是分布无明显差异，观察胸廓和横膈运动。观察心肺其他疾患也是一项重要内容，如发现心肺其他严重疾患，是手术的禁忌证。

肺气肿 X 线影像学可分为两类：一类为均质性肺气肿，指肺组织过度充气，无肺大疱形成；另一类为非均质性肺气肿，除肺组织过度充气外，有肺大疱形成。DeVries（1980 年）依据大疱的数量和肺组织状况，将大疱性肺气肿分 4 类：第 1 类为单发大疱性肺气肿，其余肺组织正常健康；第 2 类为多发性肺大疱，肺实质正常；第 3 类为多个肺大疱，呈大疱性肺病，合并弥漫性肺气肿；第 4 类为大疱性肺病合并其他弥漫性肺病如肺纤维化、硅沉着症和石棉沉着症、嗜酸性肉芽肿、硬皮病、组织胞质菌病等。一般认为，前两类手术预期效果良好，后两类则手术预期效果不肯定。

后前位 X 线胸片，上起胸腔顶水平下至左膈面水平，沿纵轴做一垂线段，过其中点再作一水平线，将肺野分成 4 个肺区。肺气肿征定义为血管纹理减少和肺纹理稀疏，若某一肺区内不出现肺气肿征，该肺区记 0 分，肺气肿征占据某一肺区的 1/4 记 1 分、2/4 记 2 分，以此类推，最高 4 分。以两个最高分之和减去两个最低分之和所得差值作为肺气肿异质性指数（heterogenious index，HI），取值范围 0 ~ 8，值越大肺气肿异质性越显著。HI > 3 者行 LVRS 手术效果较理想，术后 FEV_1 可望较术前有显著增加。

2. 胸部 CT　胸部 CT 检查尤其是高分辨率 CT（HRCT）可以确定肺组织的破坏程度，明确肺气肿病变分布情况，并明确肺部有无肿瘤等其他疾患，胸部 CT 较 X 线胸片有优势。

HRCT 是目前运用最多的肺气肿评价手段，其扫描层厚 1mm，在窗宽 1500HU、窗位 -600HU 时可获得高质量的肺组织影像。取吸气末 6 个平面（头臂干平面、主动脉平面、主肺动脉干平面、中叶支气管平面、心室腔平面、膈上 1cm 平面）扫描。依据每个扫描平面中气肿病变所占的比例进行肺气肿严重程度（severity of emphysema，ES）评分：当气肿病变面积占每个 HRCT 平面面积 0～25% 时记 1 分，26%～50% 记 2 分，51%～75% 记 3 分，＞75% 记 4 分。用一侧肺中 3 个最大 ES 评分的平均数减去同侧肺中 3 个最小 ES 评分的平均数，所得差值即代表该侧肺的异质性程度（degree of heterogeneity，DHT），取值范围为 0～3，DHT 值越大异质性越强，LVRS 术后效果越好。取一侧肺 6 个 ES 评分相加的较大之和除以另一侧肺 6 个 ES 评分相加的较小之和，所得比值代表肺气肿在双侧肺中分布的不对称率（asymmetric ratio of emphysema，ARE），取值范围 1～6，ARE 值越大说明肺气肿在双侧肺中的分布越不对称。ARE≥113 时单侧肺减容术后 FEV_1 增加更显著。因此，ARE 可作为选择单侧肺减容还是双侧肺减容的参考指标。

这些影像分类法，是临床评判患者病变程度的有效方法，各中心采用此统一的标准可使 LVRS 治疗肺气肿的结果有可比性。通过影像学判断，同时测定吸气时肺阻力可准确预示 LVRS 后的结果，为临床筛选 LVRS 适应证，提供了规范化标准。

3. 肺通气/灌注显像（V/P）检查　肺通气/灌注显像近年来常用放射性锝（Tc）标记溶胶，超声雾化吸入。Tc 的物理半衰期为 6 小时，故一次吸入后可进行多体位显像。肺气肿无呼吸功能区可出现放射性减低区。肺血流显像是用标记的大颗粒聚合人血清清蛋白（^{99m}Tc-MAA）静脉注射。正常肺尖较下肺放射性低减；COPD 患者两肺呈放射性不均匀状，肺血管床受损的表现。肺动脉高压时肺血流分布发生逆转，致使肺上部放射性反而高于肺底部出现放射性分布上下逆转现象。常用的摄片体位为后位、前位、左右侧位和左右后斜位。

通气/灌注显像分级。按照 Taplin 分级法将 V/P 显像分为正常、轻度异常、中度异常和重度异常。通气/灌注分型可分为：①局灶型，一侧或两侧肺实质内放射性稀疏缺损区呈局灶性分布，其他部位分布较好，表明肺气肿在肺内明显分布不均匀，严重病变区和相对正常肺组织间有较明显的区分；②弥漫型，两肺实质内放射性稀疏缺损呈弥漫性均匀分布，表明严重肺气肿病变弥散于全肺内，各肺区病变程度相似。灌注显像时肺气肿的表现有双肺体积增大，放射性分布显非节段性、斑片状减低区或缺损区。减低区或缺损区即肺血流受损区域，也是肺气肿病变严重的部分。

V/P 显像分级为中度以上，显像分型为局灶型病变的患者进行 LVRS 治疗。

4. 肺功能试验　FEV_1 简便易行，对鉴别阻塞性与限制性肺通气障碍很有帮助。但因 FEV_1 值受患者主观用力影响，检查时需患者密切配合，且 FEV_1 反映双肺功能的总和，不能反映单侧和局部肺功能。

X 线胸片及 CT 片能较好地确定肺气肿病变部位，判别被压缩的肺组织和一些剩余的正常或轻度气肿的肺组织，对判断预后及选择手术患者等方面有重要作用。但 X 线检查常常低估并且难以准确判定病变最严重的部位。灌注显像能准确显示灌注缺损区的大小及解剖形态，对 COPD 评判的灵敏度和特异性均优于 CT 及 X 线胸片。另外肺灌注显像可以显示在 CT 扫描中酷似均质性肺气肿而实际是非均质性肺气肿的患者。

V/P 显像反映 COPD 患者肺部病变程度优于 FEV_1 测定，能准确、客观地显示病变部位、范围和程度。

5. 肺气肿患者呼吸困难程度的判断　美国医疗研究委员会修订的呼吸困难指数分为六级（表 17-1）呼吸困难指数在Ⅲ以上者进行 LVRS。

表 17-1 呼吸困难指数

分级	症状
0	除剧烈活动外无呼吸困难
Ⅰ	快速行走或爬坡时有呼吸困难
Ⅱ	平地行走因气短而较同龄人慢或上楼气短
Ⅲ	每走 100m 或每走几分钟需停下来呼吸
Ⅳ	在室内活动，穿、脱衣时有气短
Ⅴ	休息时有呼吸困难

四、LVRS 适应证和禁忌证

1994 年，美国 Louis 大学 Cooper 等首先提出 LVRS 的选择标准：①过度膨胀和非均质性肺气肿；②显著肺功能损害（FEV_1≤35% 预计值）；③给予充分治疗后，日常生活活动显著受限；④年龄 <75 岁；⑤可接受的营养状态（为理想体重的 70%～130%）；⑥能积极参与肺功能康复计划；⑦无伴发显著增加手术危险的其他疾病；⑧愿意承担 LVRS 相关的并发症和病死率的危险；⑨戒烟≥6 个月。这一选择标准成为大多数医疗中心的参考采用标准。

1998 年，美国成立了国家肺气肿治疗实验研究组（the national emphysema treatment trial, NETT）旨在进行多中心设计随机实验，确定重度肺气肿患者 LVRS 治疗与内科治疗对存活和活动能力影响的比较，作为医疗金融管理局对 LVRS 医疗费偿付依据基础。NETT 所宣布的肺气肿 LVRS 适应证的选择标准：①病史和物理检查，肺气肿诊断明确，体重指标为 31.1kg/m^2（男）或 32.3kg/m^2（女），泼尼松每日≤20mg；②X 线、高分辨率 CT 示双侧肺气肿显著；③肺功能（肺康复训练前）：FEV_1≤45% 预计值；如年龄 <70 岁，FEV_1≥15% 预计值，肺总量≥100% 预计值，残气量≥150% 预计值，$PaCO_2$ <7.98kPa（60mmHg），PaO_2≥5.99kPa（45mmHg）；④心脏状态的确定，患者有下列情况需由心脏科医师确定可否手术：不稳定性心绞痛；超声心动图不能估计左心室射血分数；左心室射血分数（LVEF）<45%；核素扫描示冠状动脉疾病或心室功能不全；心律失常（室性期前收缩每分钟 >5 次，休息时心律为非窦性节律或室性）；⑤手术的确定在随机分组前和肺康复训练后，由肺科、胸外科和麻醉科医师共同确定可否手术；⑥运动状况：肺康复训练后，6 分钟步行距离 >140m，能完成 3 分钟无负荷脚踏车耐受运动试验；⑦签订意向书：为筛选呼吸功能康复训练和签署随机意向表；⑧在初诊和筛选前 4 个月戒烟；⑨呼吸功能康复训练，必须完成随机和康复训练。患者必须符合全部标准，才能列入计划。这些适应证标准为我国统一协作开展 LVRS 治疗重度肺气肿提供良好的参考依据。

在国外经验基础上我国大多数中心采取的手术指征：

1. 诊断明确的进行性非特异性肺气肿，呼吸困难明显，内科治疗无效。
2. 年龄 <75 岁。
3. 肺功能　FEV_1 0.5～1L 或≤35% 预计值，最大通气量 20%～30% 预计值。弥散功能 >20% 预计值。
4. 动脉血气分析　$PaCO_2$≤50mmHg，PaO_2 >55mmHg。
5. 无呼吸机依赖、激素依赖及其他不易控制的心、肝、肾等脏器的严重疾病，无重大精神病。

6. 能进行肺康复训练。

7. 戒烟 >6 个月。

8. 泼尼松量≤15mg/d。

9. X 线胸片显示胸廓过度扩大，膈肌低平。

10. 胸部 CT 及放射性核素扫描示肺部有通气血流不均匀区域（靶区）存在。

LVRS 禁忌证：

1. 年龄 >75 岁。

2. 正在吸烟。

3. FEV_1 <0. 5L。

4. $PaCO_2$ >55mmHg。

5. 肺动脉高压　平均压 >35mmHg，收缩压 >45mmHg。

6. 合并其他重要脏器严重疾患。

7. 无能力参加肺康复训练。

8. 泼尼松剂量 >20mg/d。

9. 正在应用多种精神病药物。

10. 明显的支气管炎、哮喘或支气管扩张症。

11. 既往肺手术史，胸腔广泛粘连或畸形。

12. CT 及放射性核素扫描未见明显靶区。

高龄不是手术的绝对禁忌证，需结合体质、预期临床效果综合考虑。另外，Wissera 等认为高碳酸血症不应该认为是肺减容术的禁忌证，单纯性慢性高碳酸血症患者行 LVRS 其病死率、并发症发生率并没有显著增加；而就禁忌证中限制生命的疾病而言，Waddell 认为在肺癌与肺气肿并存的情况下，经过严格的病例筛选，可以在行肺癌切除术的同时行 LVRS，且可以达到两全其美的效果。因此，这些标准有时是相对而言，在充分地估计患者耐受能力及其他相关情况下，经过严格筛选，很多患者可经过 LVRS 取得满意的治疗效果。在某些选择病例肺叶切除术可代替 LVRS；肺气肿合并食管癌、肺癌或肺部其他疾病需开胸手术时 LVRS 适应证可适当放宽。

在这里需要指出，将肺叶切除简单地作为 LVRS 的一种新方法是不正确的，只有一叶肺的大部分已完全无功能或合并恶性肿瘤，为达到减容目的才适合作肺叶切除，并且此时与多边肺切除比较还具一些优势，如可以避免断面漏气、感染等并发症和利于肿瘤的根治切除。肺大疱切除虽然也减少了胸内无效气体占位，但严格来说，它不是真正意义上的肺减容术，仍应列入肺大疱切除范畴。然而，LVRS 的病例可以包含有肺大疱，因为很多肺气肿是大疱性肺气肿，也有不少患者高度肺气肿导致肺内出现弥漫性多发性体积很小的肺大疱，这种病例可选择 LVRS。

五、术前检查及准备

1. 术前检查　患者除常规检查外，重点做以下检查：①吸气相和呼气相胸部 X 线正侧位片；②胸部薄层 CT（HRCT）扫描；③肺功能特别注意 FEV_1（第一秒用力呼气量）、RV（残气量）、TLC（总肺容量）、DLCO（一氧化碳弥散量）；④血气分析；⑤超声心动图，了解患者肺动脉压，左、右心室射血分数；可疑肺动脉高压者行心导管检查，可明显降低术后心血管并发症的发生率；⑥肺通气/灌注显像，通过肺血流和通气显像，可了解患者通气血流匹配状况，肺通气血流不匹配或显著异常区即为肺减容切除的靶区域；⑦ 6 分钟步行试验，让患者在可耐受的活动量情况下行走 6 分钟，计算行走距离，同时观察脉搏和呼吸变化；⑧痰细菌培养、药物敏感试验，最好连续查 3 次，以确定有否细菌生长和感染细菌的种类。有铜绿假单胞菌（绿脓杆菌）生长者应慎重考虑手术。

2. 术前准备　完善、充分的术前准备是 LVRS 成功的前提条件，需要在以下方面进行准备：①呼吸功能训练，应积极鼓励、监督训练患者上肢运动、腹式呼吸和行走，纠正患者异常呼吸模式，利用膈肌的上下移动来获得最大通气量。以改善患者呼吸肌功能和耐受缺氧的能力，以 4 ~6 周为宜；②运动训练，以心率作为指标，运动训练时的心率应控制在［(220 -年龄-静息心率) ×70% +静息心率］，持续时间为 20 分钟，每日一次；③控制呼吸症状，查体时患者肺部多有喘鸣音和/或痰鸣音，应给舒氟美片 0.2g，2 片/d，口服；氨溴索 30mg，3/d 口服；亦可超声雾化促进痰液排出；④抗生素的使用，COPD 患者肺部常有慢性感染，在痰细菌培养有细菌生长时，给予足量有效抗生素，直至痰菌阴性；⑤激素的使用，使用激素患者应逐渐减少激素的使用，泼尼松（强的松）日服 <15mg/d为宜；⑥氧疗；⑦积极改善患者营养状态，体质较差者予营养支持如全胃肠外营养（TPN）2 ~4 周；⑧心理治疗，耐心细致地向患者及家属解释病情，最大限度消除患者对手术的恐惧心理，同时争取患者及家属对手术风险的理解及对预期疗效的客观评价。

六、麻醉

COPD 的麻醉实际上是呼吸功能不全的麻醉。对麻醉方法、麻醉诱导、术中麻醉管理及机械通气等提出更严格的要求。

（一）麻醉前准备　目的在于减少围术期并发症。此类患者多有吸烟史，并伴有慢性呼吸系统感染。资料显示吸烟者围术期肺部并发症的发生率是非吸烟者的 6 倍。而慢性肺部疾患患者肺部并发症的发生率为一般患者的 20 倍。另外肺楔形切除、肺不张、肺水肿等均可增加术后并发症，故术前呼吸系统准备非常重要，包括停止吸烟、支气管扩张剂、抗生素、排痰治疗、呼吸康复训练。

（二）麻醉的处理

1. 麻醉插管及诱导　气管内插双腔管，可快速诱导插管，亦可给镇静药喉、气管局部麻醉后，在有自主呼吸时插双腔管更安全。麻醉诱导中联合用丙泊酚、氯胺酮、芬太尼、肌松剂以中、短效为宜，如维库溴铵（维库罗宁）、哌库溴铵（阿端）等。

2. 麻醉方法及术中管理　全身麻醉常以静脉和吸入复合麻醉为多。用 VATS 行 LVRS 时，采用的麻醉方法以静脉联合硬膜外麻醉，不用或极少用吸入性麻醉剂，可减少呼吸道影响和肺部并发症。吸入性麻醉剂应禁止使用氧化亚氮（笑气），由于氧化亚氮可进入肺泡内，包括肺大疱内，从而增加了肺泡内压力，影响肺泡间质血流，增加肺血管阻力。

（1）麻醉中的通气：COPD 患者因小呼吸道功能异常，过度充气的肺组织对周围小支气管压迫，内在呼气末压增高（PEEPi），机械性通气模式选择不当会增加肺组织内气体蓄积，出现肺动力性过度膨胀。此种状态应及时发现并防止，因为气压伤为严重并发症之一。肺气肿患者用机械通气时，气压伤的发生率达 13% ~83%。因此，麻醉中通气以小潮气量、低吸气压和延长吸气相为宜，必要时应手控呼吸。潮气量在双肺通气时，可按 6 ~7ml/kg，单肺通气时按 3 ~4ml/kg，需长时间单肺通气时，应间断施行双肺通气，以纠正一过性低氧血症和肺不张。单肺通气中发生的低氧血症处理：吸入纯氧；确保支气管导管位置正确；去除影响呼吸道通畅的因素（解除呼吸道痉挛、吸除痰液、分泌物等）；应用0.490kPa（5cmH_2O）的PEEP于通气侧；术侧肺持续吹入纯氧2～4L/min；双肺通气。肺气肿患者呼吸道无效腔增大，术中易发生肺不张，特别在单肺通气、低潮气量、高浓度吸氧，以及手术操作挤压肺，更易发生肺不张，导致低氧血症。术中应采取间歇双肺通气或术侧高频喷射通气予以纠正。肺气肿患者呼吸道无效腔大，有效通气不足，易发生二氧化碳蓄积，采用低潮气量通气更易发生。一般认为在保证不存在低氧血症的前提下，允许存在一定的高碳酸血症，$PaCO_2$ <80mmHg很少发生心律失常。行术侧肺复张时，必须缓慢、轻柔，防止复张过快导致急性复张性肺水肿。

（2）麻醉的维持：现已广泛使用丙泊酚，再辅以小剂量氯胺酮、芬太尼；同时应用硬膜外麻醉。

3. 麻醉后的处理　关胸完毕手术结束时，应尽量对抗神经肌肉阻滞药的作用。当潮气量充分后，逐渐减少吸氧浓度。拔除气管内插管的指征：通气压力支持≤0.6kPa（6cmH_2O），PaO_2 >7.05kPa（53mmHg），PCO_2 <8.91kPa（67mmHg），吸氧浓度≤50%。拔除气管内插管后，改面罩给氧。当氧合维持在安全水平时，一定程度的CO_2潴留并不造成危害，尽快恢复自主呼吸，尽早拔除气管内插管更安全。由于术终患者苏醒时，咳嗽容易导致气压伤以及肺漏气的发生，因此自主呼吸恢复后只要SpO_2能维持好，即使$PaCO_2$较高，也可考虑在患者完全苏醒前尽早拔管。拔管后面罩吸氧必要时辅助呼吸，等待苏醒，以减少术后并发症。

4. 麻醉期间输液管理　长时间的肺气肿造成肺内压增加，右心室后负荷显著增大，这种改变早期可由心肌肥厚代偿，晚期则失代偿而出现心功能不全，因此对LVRS患者进行中心静脉压（CVP）或Swan-Ganz导管监测，以准确了解心脏的前负荷和心脏功能状态。此类患者术中输液切忌过多，防止血管外肺水量过度增加。另外通过LVRS切除过多膨胀的肺组织后，使相对受压的正常肺组织血管阻力下降供血增加，右心室负荷下降，同时胸腔容积减小，压力下降后，周围静脉回血增多，增加了肺组织的血流灌注。这样一方面改善肺换气功能，另一方面也对麻醉期间的输液提高了要求，如果此时输液过多或过快，肺水量过度增加，术中及术后并发肺水肿的可能性将增大。

七、手术方法及技巧

（一）单纯胸腔镜手术

1. 体位　如拟行双侧手术，根据术前检查先做病变较重的一侧。侧卧位胸下垫软垫，左右切实固定（图17-1）。

2. 手术切口　于腋中线第7或8肋间作1.5～2cm切口，置入胸腔镜，腋前线第4肋间，腋后线第5肋间作1.5～2cm切口，放入操作套管作为操作孔，根据术前胸部正侧位X线片、螺旋CT、核素显像等辅助检查确定需要切除的靶区位置，并根据具体位置的不同，上下调整1个肋间切口位置。另外在不影响VATS操作的情况下，切口尽量选在常规开胸切口线上，一旦VATS失败，可以延长VATS切口为常规开胸切口，减少对患者的损伤（图17-2）。

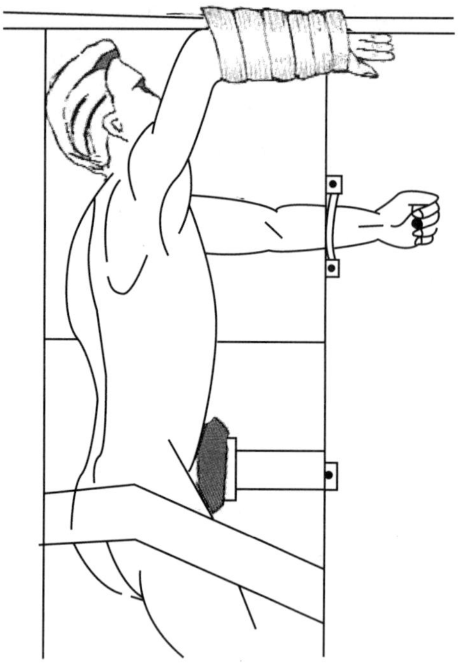

图 17-1 单纯胸腔镜手术的体位

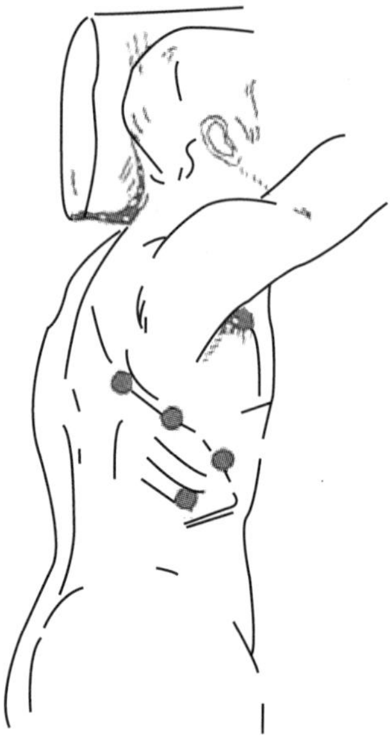

图 17-2 单纯胸腔镜手术的手术切口

3. 胸腔镜探查胸腔 明确肺气肿靶区的区域及范围，分离肺与胸壁及纵隔的粘连。由于肺气肿患者病程长并伴有长期的感染，因此胸腔内粘连可能会较明显，须耐心、仔细地分离。如果恰巧在探查口处存在粘连，首先用手指紧贴胸膜分出一片粘连，使肺下陷，伸进胸腔镜，在直视下分离粘连，扩大分离范围。疏松的粘连可用止血钳夹干纱布球推开。对于条索状或小范围膜状粘连可由术者或助手用卵圆钳轻轻钳夹肺组织，使粘连处稍有张力，电凝钩予以分离，卵圆钳不可用力过大以免造成肺组织撕裂，电凝要细致，粘连带内的血管必须妥善处理，因其为体循环来源的侧支，处理不当可引起术中甚至术后的大出血。血管丰富的粘连可用 Endo-GIA 切断或先用钛夹夹闭后再切断。在看不清术野的情况下，切忌进行盲目电烧，尤其是胸顶靠近大血管的部位，以免损伤重要的血管、神经等。不妨碍 VATS 操作的粘连不需要全部分离，以免浪费手术时间增加损伤。对于 COPD 患者，肺大疱及肺气肿严重部分多分布在肺尖部及肺下叶后基底段，肺组织基本处于半萎缩状态下。肺大疱多数呈现片状，大小不等，有 3～6cm，1～2cm 或 0.5～1cm。严重肺气肿多表现为葡萄状，一段或多段分布。对肺气肿靶区不能萎陷影响操作的，可用电凝钩烧破，使肺萎陷有利于暴露操作空间。

4. 切除肺组织的定位 切除肺组织的定位应由术前检查结果与术中观察共同完成，一般来说，理想的切除组织应具备：①解剖定位：胸部 X 线检查，特别是 CT 显示局部组织有严重破坏，血管纹理减少和肺纹理稀疏，存在大量含气空腔；②功能定位：ECT 通气显像显示大量滞留气体；灌注显像显示局部血流呈明显减少。显著非均质型表现为左肺或右肺中 2 个或 2 个以上相邻肺段的灌注成像强度与其余肺组织差别显著。中等非均质型表现为左肺或右肺中 1 个或 1 个以上不相邻肺段的灌注成像强度与其余肺组织差别显著。均质型全部肺野中灌注成像强度无差别或差别很小。其中显著非均质型的手术效果最好，均质型最差；③术中直视下定位：术侧肺充气后停止通气，静待数分钟，相对存在功能的区域由于气体吸收而出现萎陷，相反，无功能的“靶区”含气量不见减少，若用手触之，该区域有“捻发感”或“泡泡糖样”感觉。

胸部高分辨CT（HRCT）主要反映肺组织结构，因此与ECT的评价结论有时并非完全一致，两种方法可相互补充。若CT评价为“均质型”，ECT则可能发现其中血流灌注不良的“靶区”；ECT对肺脏的轮廓显示不甚清楚，当病变局限于周围肺组织（如上叶顶部）时，ECT可能评价为“均质型”，此时ECT却能发现“靶区”。

5. 操作要点　从后操作孔置入卵圆钳提起气肿性肺组织，前操作孔用45mm的腔内切割缝合器（Endo-GIA有45mm、60mm两种型号，为避免切除过多，术后余肺重新塑形不佳，应选用45mm的Endo-GIA），沿预先设计的切割线围绕肺叶作“∩”或“∪”形切割（上叶呈“∩”形，下叶呈“∪”形，图17-3，17-4）。要逐渐推进切割缝合，将包括巨大肺大疱和严重肺气肿呈葡萄状的组织切除。防止肺组织切除过多，手术中切除1～2块肺组织后再充气确认切除是否恰当，切除后保持肺的形态，避免横行切除上叶肺的上部，即使上叶肺有多发大疱，也要避免上叶切除。对分散1cm左右的肺大疱用钛夹施夹器在大泡基底部上一颗钛钉夹闭，太小的大疱用电凝处理，切除肺容积20%～30%（一侧）。特别指出：切割时钉夹之间应少许重叠，避免钉夹间肺漏气，并且注意切除肺大疱时尽量切达基底部。

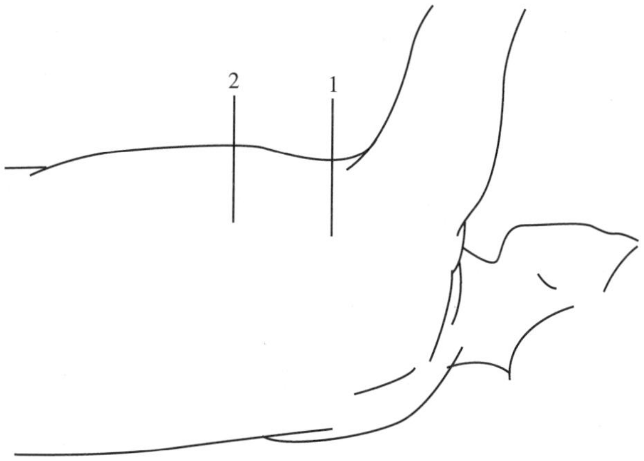

图17-3　肺减容术切除肺靶区域

注：①拟切除的肺靶区域；∩形；②用Endo-GIA已部分切割缝合后的肺组织

术中在麻醉医师膨肺下检查有无遗漏重要靶区，并同时用水冲洗检查肺组织是否漏气，小的肺泡漏气可在膨肺的情况下对漏气处用纤维蛋白胶喷涂，大的漏气需用缝合器再缝漏气处。对于上肺漏气处理不佳时可游离胸顶壁层胸膜包裹余肺上部切面。把胸腔内水吸引干净，彻底止血，游离下肺韧带至下肺静脉旁。所有患者均在手术完成后在光源切口处安置胸腔引流管一根，由于术后漏气常见，可在锁中线第二肋间留置1根稍细的引流管至胸膜顶，术后患者全部送入监护室观察，继续治疗。

如需施行双侧LVRS者，对术侧肺施行单肺通气10分钟以上，氧饱和度不低于95%时，可实施另一侧LVRS。方法同前述。

（二）胸腔镜辅助小切口肺减容手术方法

1. 体位　侧卧位，注意为使术野暴露充分，术侧上肢屈曲外展100°，以利于暴露腋下及肋骨牵开。

2. 切口 腋中线第7、8肋间，戳孔置胸腔镜探查。腋下皮肤切口后端起自腋后线第3肋间，前端止于腋前线第5肋间，前方不超过胸大肌外缘，略呈凹面向前上的弧形，依胸廓大小和胸壁薄厚确定切口长度，一般成人6～7cm。游离背阔肌前缘及其深面，注意保护胸背血管和神经。前锯肌沿肌纤维分开而不横断。紧贴第5肋骨上缘进胸，避免损伤肋间神经和血管。肋间肌的切开均尽可能地超越皮肤切口。小肋骨牵开器逐渐撑开切口，不要造成肋骨骨折。

3. 胸内探查、病变范围的确定 分离胸腔内的粘连，彻底止血。根据之前叙述的方法确定“靶区域”。开胸的优点之一就是术者可以用手触摸肺脏，触之有握雪感的多为靶区，与之前判断进行对比是否相一致。不一致时要检查术侧肺是否仍有通气。松解下肺韧带，确定靶区后，使肺完全塌陷。

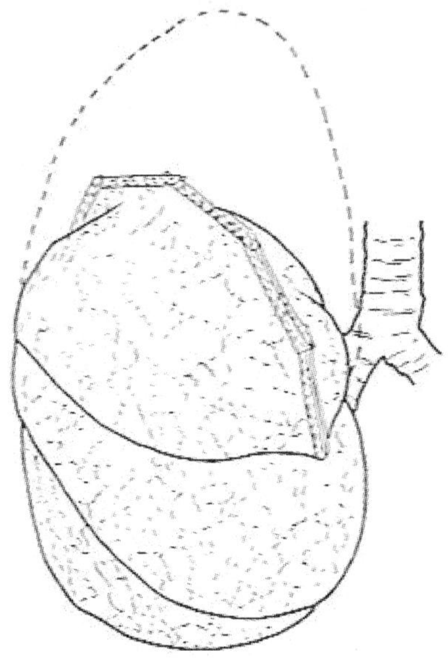

图17-4 上叶肺减容的∩形切除示意图

4. 操作要点 以垫有牛心包片的直线切割缝合器切缝靶区肺边缘，要使肺在切割方向上充分展开，以适应肺膨胀以后的形态，使余肺充分舒张而不受限制。在这一点上是VATS无法比拟的。一次切除不宜过多，使余肺重新塑形后能够适应胸腔，而不是扭曲变形或造成无法充填胸腔。两个缝合钉间注意加补水平褥式缝合。有时为节约（经济）也用手术刀切除，然后用牛心包做衬垫，缝合肺切割残端，以防止弹性差的肺组织术后持续漏气的可能。有较大空泡者，可用大泡壁为加垫材料，将表面起皱的空泡壁或明显肺气肿组织折叠再用缝合器夹闭缝合。距切口较远、常规器械不易处理的部位用内镜切割缝合器（Endo-GIA）处理。轻膨肺，检查漏气情况，轻微漏气者在肺膨胀时喷涂生物蛋白胶封堵即可，漏气较多者在肺塌陷情况下加针。一次切除肺叶容积20%～30%。放置胸腔引流管，一根在胸腔镜戳孔处置一粗管，另一根细管在锁骨中线第2肋间，均接无菌水封瓶。常规关胸，重新摆体位，对侧手术方法相同。

（三）结扎法肺减容术 虽然用直线切割缝合器切除过度充气肺组织，肺截面再用牛心包做衬垫缝合仍为LVRS的标准术式，但由于此术式仍不能很好解决术后漏气等十分常见的并发症（此并发症可使感染和医疗费用明显增加，并可带来很大危险，甚至危及患者生命），且进口闭合器及牛心包等费用昂贵，因而国内熊汉鹏等采用结扎式减容切割过度充气的肺组织。术中根据目测（当术侧肺停止通气10～15分钟后，肺组织不萎陷的部位及范围）及手感结合CT确定手术“靶区”，用卵圆钳轻轻将靶区提起，用大弯钳轻轻钳压气肿肺组织，再在大弯钳之下用双7号线结扎肺组织，随后再加固结扎1次，由于大弯钳自身的弧形可使结扎后的肺组织保持肺形状并与胸廓平行，围绕上叶呈C字形单独结扎“切除”靶区，并同时结扎“切除”下叶背段及基底段病变靶区肺组织，将结扎远端的肺组织用电刀切开排除残气。平均每位患者减容30%左右。由于没有切割面和缝合面，几乎不存在漏气问题，关胸前以30cmH_2O压力膨肺，偶见漏气，取患者自身胸壁筋膜组织衬垫后，近端可再结扎一次，用生物蛋白胶喷涂漏气肺表面，基本能解决漏气。随后用干纱布摩擦脏壁层胸膜，日久产生无菌性粘连，其目的为预防术后气胸的发生。

他们认为，该方法不但简单、实用而且没有创面，几乎能解决漏气等诸多问题。同时他们认为采用结扎式切割过度充气的“靶区”与传统的标准 LVRS 相比，其对患者生活质量的改善，对肺功能的改善尤其是 FEV_1、PaO_2 的提高与传统的单侧 LVRS 比，差异无统计学意义，他们报道无手术死亡，并发症发生率为 30%，均明显低于传统单、双侧 LVRS（$P<0.05$），并且患者病情相对较重，而治疗费用却较低。

八、关于 LVRS 的几个问题

（一）胸腔镜肺减容术的优、缺点 基于对肺气肿病理解剖和病理生理的认识，LVRS 治疗重度肺气肿的机制逐渐清晰。对于 LVRS 的适应证和禁忌证仍有争论，主要是哪些患者能够耐受并顺利通过手术。适应证能否放宽，手术效果是否好，决定于：①手术创伤要尽量小，使患者能安全渡过围术期这一关口；②肺减容要尽可能有效，使患者确实受益。

LVRS 术式有很多，包括在胸骨正中切口、常规后外侧开胸切口、胸腔镜辅助下腋下小切口、气管镜肺减容术（BLVR）等。其中胸腔镜辅助下腋下小切口 LVRS 兼顾两者，达到了满意的效果。胸腔镜 LVRS 的优、缺点：单纯胸腔镜优点是可以照明、影像放大；缺点是有死角，操作困难，尤其是肺的切缝，术中钉夹重叠处漏气者不易处理，而且无法替代手的感觉，可能遗漏或误切；目前的胸腔镜为平面图像，而不是三维成像，操作及肺塌陷时间长，术后复张性肺水肿、肺不张、肺部感染发生率要高。与胸骨正中切口、常规后外开胸切口相比，胸腔镜辅助小切口术式创伤小，与胸腔镜结合，充分利用胸腔镜的深部照明、影像放大、内镜切缝器较长、方便处理深部结构等优点，又能发挥小切口直视下用手触摸、肉眼分辨清晰的优点，可以直视下鉴别、触摸肺气肿明显的部位，以确定靶区。此术式创伤小，一些病情极重者亦可耐受，尤其是需双侧 LVRS 者，而不至于仅行一侧 LVRS 或分期手术。

（二）减容量 肺通气和血流灌注是制约肺减容量的重要因素。仅从肺通气角度讲，RV/TLC 比值下降是决定术后 FEV_1 增加最重要的因素，减容越多，RV/TLC 比值下降越多，FEV_1 增加越多。肺气肿力学方程推算出，减容量达 75% 时，术后 FEV_1 增加更显著。但临床上肺减容越多，肺血管床损失越多，导致肺循环阻力增加，甚至引起肺动脉高压。因此，目前有研究提出，用肺动脉压、CO_2 弥散率等肺循环相关参数来推测肺减容量。Cooper 认为，在严格筛选病例的前提下，如果术后患者肺功能、主观症状和胸廓过度扩张程度均较术前有明显改善，则说明减容量合适，如果术后 6 个月患者肺功能和主观症状无明显改善、胸廓仍明显扩张则提示减容量不足。目前临床采用的减容量多为20%～30%。

（三）结构决定功能 肺气肿本身就是由于病理解剖的改变而导致了病理生理的改变，使得通气功能障碍。所以 LVRS 应该是“适形减容”或“整容”术。减容术后的肺应贴切地适应胸膜腔的几何形态，使得剩余的相对正常的肺组织尽可能地舒张开。所以，仅考虑将靶区肺切除是不够的，还要考虑到切除后的肺处于什么样的几何形态、切多少、切多深。直线切割缝合一次不应该太长，否则就会失去球面张开的效果。切除肺组织时，肺处于塌陷状态，要尽量使肺处于拉长伸展状态，否则余肺就不能完全张开。同理，如果要应用生物蛋白胶，要在肺张开后再喷涂。如果术后胸片看到肺不张或肺膨胀不全，可能就是余肺受到某些机械力的束缚。

（四）双侧肺减容与单侧肺减容 VATS 双侧 LVRS 是目前欧美最常采用的术式。Lowdermilk 等分析了 457 例 VATS 双侧肺减容（BLVRS）和单侧肺减容（ULVRS）的疗效，发现 BLVRS 对肺通气功能的即时改善显著优于 ULVRS，可能是 BLVRS 减容量更多，术后 RV/TLC 下降更显著。但 BLVRS 术后 6～12 个月之后 FEV_1 再次衰退的速度也显著高于 ULVRS，可能的原因是减容量越多，肺组织在术后所承受的应力越大，肺组织弹性回缩的损失越大，因此 BLVRS 的长期预后并不一定优于 ULVRS。此外，BLVRS 手术死亡率也较高。对于高危患者或一侧胸腔粘连严重、肺气肿在双肺分布不对称者，宜采用 ULVRS，ULVRS 对未减容侧的肺功能也有促进作用。采用分期 ULVRS，两次手术相隔 2～3 年，能否使疗效更加持久正引起关注。

（五）是否常规采用胸膜固定术　目前越来越多的人为的胸膜腔粘连或胸膜固定术被应用于临床以治疗气胸、胸腔积液。有许多中心采用这种方法来防止 LVRS 术后漏气的发生。这种应用侧重于其治疗作用而忽略其对呼吸功能的负面影响。胸膜腔负压及少许滑液允许两层胸膜在呼吸周期中发生相对运动，允许肺及胸廓的适形性改变，使肺能最大限度地舒缩，并使胸腔内压力阶差最小，气体达到最佳分布。胸膜腔的粘连会增加呼吸肌的负荷和呼吸应力在肺内分布的阶差，从而影响气体在肺内的分布。对于肺功能代偿良好的患者来说，胸膜固定“牺牲”一定的“潜在的肺功能”，影响可能并不大，但 LVRS 后这种“牺牲”对肺功能的影响可能会比较突出。所以对于术中肺切缘处理理想的患者，经过膨肺验证无漏气者，我们不主张常规采用胸膜固定术来减少术后漏气的发生。反之，对于漏气经过处理后效果不佳者可采用此方法。

九、手术并发症的预防及注意事项

接受 LVRS 的终末期肺气肿患者，术前肺功能差、肺顺应差、肺组织脆弱、加上原有的呼吸道感染，术后并发症的发生率高，手术病死率高达 1%～10%。而术后肺漏气和肺部感染是 LVRS 术后早期的主要致死原因之一，故在 LVRS 后的近期处理中，积极预防和正确处理并发症对手术的成功和患者的康复显得尤为重要。

（一）术后漏气　肺漏气是 LVRS 术后最常见的并发症，有肺表面漏气和胸壁切口的漏气。肺表面漏气时，漏气、肺不张、肺部感染互为因果。Cooper 报道 20 例 LVRS 术后漏气 >7 天 11 例，其中 5 例再次手术。Miller 等施行 53 例手术，21 例术后肺漏气 >7 天，14 例 >14 天。

为了减少肺漏气的发生率，一般采用牛心包片和 Endo GIA 钉夹配合使用，旨在加固边缘对抗肺膨胀压力，结果效果显著，但手术材料费用显著升高。此外，还应该采用生物蛋白胶涂喷肺切缘封闭加固，因为生物蛋白胶能在 5～10s 内形成一层纤维蛋白薄膜覆盖创面，且有促进愈合作用，并且在肺膨胀的状态下涂抹。与牛心包片比较，手术材料费用也显著减低，符合我国国情值得提倡。当然，熟练掌握切割缝合器使用方法和技巧是预防漏气的关键。多选用 Endo GIA 45mm，因这些钉有 6 排缝钉，切割后两侧肺切面各留下 3 排缝钉交错嵌闭。另外，切割时钉夹间应少许重叠，避免钉夹间肺漏气。如果术中因胸膜紧密粘连，胸腔镜下分离操作困难时，应果断附加 5～8cm 的胸壁小切口，在 VSTA 手术可以避免更多的肺组织损伤。

此外，术中、术后还应注意预防术后肺漏气：①操作应轻柔、仔细，尽量不用卵圆钳或肺钳重力钳夹肺组织，因肺气肿组织非常脆弱，一旦损伤后漏口难以修补、愈合；②不用内镜持针器缝合漏口，以避免不必要的牵拉、撕扯导致人为的肺漏口增大，给修补造成不必要的麻烦，最好采用切割缝合器切除漏口较为理想；③对于针眼漏气，不建议反复缝扎，因其易出现越缝越漏的被动局面，可改用生物蛋白胶封闭漏气针眼处，一般效果满意；④一些手术技巧，如肺折叠术和胸膜篷顶（pleural tent），既可配合垫片使用也可单独运用促进漏气创面愈合。“胸膜篷顶”是在胸腔顶部胸膜外钝性剥离，形成一个血清肿（影像形似篷顶），以填充胸膜残腔、覆盖减容切缘，能有效促进创面愈合，胸膜蓬顶的壁层胸膜还可被直接利用，当成垫片覆盖靶区行胸膜外 LVRS。折叠缝合法可在胸腔镜下进行，属于一种术式的改良，先用卵圆钳夹取气肿肺组织，在助手的帮助下将靶区折叠后，连着折叠的脏层胸膜一起缝合。Swanson 等报道 32 例共行 50 次缝合，结果表明有 2 次缝合因术后漏气再行开胸手术，另有 4 次缝合持续漏气超过 7 天；⑤手术结束时恢复双侧肺通气时任其自然膨肺即可，适当压力进行膨肺，建议不超过 30cmH_2O，避免因用力膨肺增加漏气的发生率；⑥减少机械通气的时间。术毕尽早拔除气管插管，如因二氧化碳潴留需要保留气管插管，可更换单腔气管插管返 ICU，观察，但最好不用机械通气，也最好不用负压引流，以利肺表面创面尽早愈合；⑦术后加强呼吸道管理，予以消炎、祛痰、雾化、止咳等药物，以防剧烈咳嗽引起肺漏气；⑧加强营养改善全身情况。对于低蛋白血症者积极补充人血白蛋白予以纠正，必要时应用 TPN 支持疗法 1～2 周。

良好的胸腔引流、控制肺部感染、加强营养支持是处理术后肺漏气的关键。可考虑放置两根胸腔引流管：一根在胸腔镜戳孔处置一粗管（32～34F），另一根在锁骨中线第 2 肋间放置一根细管（24～26F）。有的学者在该处放置一根 18F 导尿管，气囊充水外牵，既可有效防止因患者营养不良、胸壁薄弱而出现皮下气肿，又可避免经胸壁漏气。尽量避免胸腔负压引流，因其可以增加漏气量，延长漏气时间。若有明显大量漏气及肺不张应首先检查引流管是否通畅，确定引流管通畅而不能改善漏气及肺不张情况的，可以考虑使用负压引流，但负压以使不张的肺复张为目的，通常负压不超过 15cmH_2O。

必须指出，大部分患者术后漏气，且部分患者漏气时间较长（>2 周），在术后恢复过程中胸膜粘连后可发生局限性气胸，大多不会导致致命性后果。但有作者报道 1 例 LVRS 术后第 3～7 天内连续多次出现气急、发绀、大汗淋漓、端坐呼吸和低氧血症，开始误诊为痰液阻塞气管，虽经气管切开吸痰和加大双路吸氧，症状反而加剧。最后一次经紧急胸腔穿刺和床边 X 线摄片检查，诊断为局限性高压性气胸，行双侧多根胸管引流才转危为安。此例提示，在胸腔引流管通畅的情况下也会因胸膜粘连发生致死性的高压性气胸，应引以为鉴。

对于漏气时间长、平静呼吸或讲话时即有漏气，X 线胸片有残腔者，可试行支气管镜生物蛋白胶堵塞。刘德若等报道 2 例应用纤维支气管镜处理肺漏气的方法：均为右肺上叶 LVRS，根据术后残腔部位和手术部位，在气管内表面麻醉后用纤维支气管镜找到上叶尖段开口，将专用的导管经活检孔送入远端，注入生物蛋白胶 1 支后即刻漏气明显减少，2 天后停止，4 天后拔出引流管，效果显著。此方法要求有娴熟的支气管镜操作技术和明确肺漏气的部位。

（二）肺部感染　由于患者术前长期应用抗生素及激素类药物，加上免疫力低下，患者极易反复并发呼吸道感染。有人报道 LVRS 后发生肺部感染 3 例，其中混合真菌感染 1 例，另 1 例因重度感染致呼吸衰竭，病情十分凶险，经气管切开，呼吸机辅助呼吸及抗感染等处理治愈。针对肺部感染的预防和治疗所采取的措施是：①术后 2 周内严格隔离患者，病房用紫外线每天消毒 2 次，每天 2 次用碘伏擦洗病房地板及有关物品，减少家属的探视，有的单位建议所有进入病房的医护人员及家属必须穿戴隔离衣、口罩及帽子，双手必须用碘伏浸泡；②应用抗生素。术前准备时已经提到术前应用抗生素。有作者认为手术前 3 天起给予广谱抗生素至术后白细胞总数及分类恢复正常，但对抗生素的应用尽量做到有的放矢，对于静脉预防性抗生素应遵循手术当天给药的原则，手术后常规应用抗生素 3～5 天或至白细胞总数及分类恢复正常；③术后定期监测血常规的变化；④一旦出现感染，因早期病原难以确定，病情进展迅速，故主张应用广谱抗生素，再根据痰、血等细菌培养结果选择敏感抗生素；⑤术后定期给患者翻身、拍背及鼓励其咳痰，如患者体弱无力加上痰栓或分泌物阻塞气管，应果断气管切开，以免危及患者生命。

（三）心血管系统并发症　由于行 LVRS 多为高龄患者，部分患者术前伴有心血管并发症，且胸外科患者手术创伤相对较大，术后心血管并发症较为常见，包括心律失常、高血压、冠心病等。心律失常最常见为室上性心动过速，对于此类并发症应首先注意患者生命体征的变化，尤其是血压、血氧饱和度有无异常，然后查找是否存在引起心律失常的诱因，如缺氧、血电解质紊乱、贫血、容量不足等，给予纠正诱因后大多数无症状的室上性心动过速，尤其是心房颤动都能自动转复，无需特殊处理。如无好转可给予 β 受体阻滞剂、毛花苷丙（西地兰）、胺碘酮（可达龙）等均可恢复正常。术后疼痛可引起高血压，镇痛后大多可以控制，必要时可给予钙通道阻滞剂、受体阻滞剂等。相对来讲，心肌缺血更加危险也更应引起胸外科医生的重视，在术后早期即给予小剂量的硝酸甘油类扩张冠状动脉药物，以改善患者心肌血供。

（四）消化道并发症　常见并发症为消化道出血。因消化道黏膜缺氧损伤，易致应激性溃疡。术后可静脉应用抑酸药 4 ~ 6 天：西咪替丁等。另一并发症为肠胀气，这可能与硬膜外麻醉、应用吗啡类镇痛药物有关，因此，医师应尽量少用或不用吗啡类药物。

总之，积极预防和正确处理 LVRS 术后近期并发症是手术成功的关键，是取得 LVRS 良好近期和远期疗效的基础。

十、围术期的处理

文献报道 LVRS 围术期病死率 1% ~ 10%，国内姜格宁报道患者围术期病死率 2.5%，主要由呼吸道并发症引起，因此正确的围术期处理对于患者的康复起着重要的作用。除了上述的积极预防、处理术后并发症外，还应根据高龄 COPD 患者本身的病理生理状态进行相应的处理。

（一）根据老年人的特点维持水电解质平衡　老年人有细胞内蛋白质含量减少趋向，当伴有慢性心肺疾病及营养不良时，细胞内渗透压降低，呈现细胞内脱水状态，临床上可能存在无症状性低钠血症，术后易因小量钠丢失出现谵妄、幻觉、烦躁以及表情行为上的改变，这往往是水电解质平衡失常的早期改变，对此，不能只给镇静剂，而要调节水电解质平衡。

术后初期的少尿征在老年人中较突出，属术后的正常反应，如果术前患者尿量正常，而术中又未出现较长时间的低血压，则不必急于过量输液，以免造成循环容量过多。由于老年人有不同程度的隐匿性冠状动脉供血不足或肺源性心脏病，对循环容量过多的耐受力降低，一旦过量输液，易并发急性肺水肿，或加重呼吸困难和使痰量增多，故必须密切观察和仔细分析。

（二）在氧疗法过程中，加强管理，以提高呼吸功率　LVRS 术后的氧疗，以低流量持续给氧的方式为佳。给氧的目的在于提高肺泡内氧分压，从而提高氧弥散能力，改善低氧血症。但氧气又是抑制呼吸中枢的重要因素之一，在 COPD 患者症状严重并有二氧化碳潴留的情况下，由于呼吸中枢对 CO_2 不敏感，缺氧就是维持呼吸中枢兴奋的主要因素，如突然高浓度快速给氧将解除这一反射，使呼吸中枢更趋抑制。在临床上，有时可见到患者给氧后监护仪上显示的血氧饱和度反而下降，所以，以低流量持续给氧的方式才比较合理。过去很长一段时间所提倡的间歇给氧的传统方法，现在被认为是危险的，因为肺泡内的氧、CO_2、氮和水蒸气的分压总和等于大气压，而氮和水蒸气的分压通常是恒定的，若肺泡内 CO_2 分压增高，就必然造成氧分压下降，所以在间歇给氧的停止给氧期，大量 CO_2 移入肺泡内，使氧分压明显下降，如此将使患者处于严重的缺氧状态。给氧过程中应尽量保持气道通畅，COPD 患者不论术前或术后，呼吸道的分泌物都比较多，要注意清除痰的潴留，鼓励和协助患者咳嗽、排痰，改善通气功能，否则不仅难以达到提高血氧饱和度的目的，反而会促进 CO_2 潴留，从而有加重病情的危险。

尽量用鼻导管给氧，简单易行，耐受性好，可长时间持续进行，不影响患者谈话及进食，缺点是鼻腔分泌物易堵塞导管开口，所以需注意每 4 ~ 6 小时更换吸氧管一次。控制氧流量每分钟 3 ~ 4L，吸入氧浓度 = 21% + 4 × 吸入氧流量，即吸入氧浓度 30% ~ 35%，并按病情需要进行调整，以改善通气和换气功能。重视吸入氧气的湿化是保持呼吸道通畅的重要措施，目前使用的水泡式湿化器产生的水蒸气太少，有报道认为，当流量为 6L/min，1 ~ 2 小时后，湿化瓶内水温平均下降 13℃之多，温度愈低，水蒸气产生愈少，势必不能达到湿化氧气的要求，故应采用给湿化瓶加 60 ~ 70℃温水并常更换的方法，使其保持在 50℃以上，一般可达到湿化氧气的目的，尤其在冷天更为重要。在吸入温湿氧气后，监护仪显示 SaO_2 升高，患者呼吸频率下降，这是由于温湿的氧气可松弛支气管，有防治哮喘发作的作用，同时，呼吸道的分泌物也易被咳出，从而保持呼吸道的通畅。

（三）术前的呼吸运动训练　主要是进行腹式呼吸，最简单的方法是主动锻炼，加深吸气，同时双手置于两胸下部对胸廓进行挤压，以辅助呼气，也可用沙袋压于上腹部训练患者用腹部进行慢而深的呼吸运动，充分发挥膈肌的呼吸功能，根据患者的体质使用 0.5 ~ 1.5kg 的沙袋进行锻炼，每次 20 分钟，每天 3 ~ 4 次（但不能在饭后进行这些锻炼以免消化不良）。

提高患者的呼吸功率不容忽视。最简单有效的措施是将患者安置于舒适的半坐卧位及防止腹胀等，以充分发挥膈肌的呼吸功能。在正常情况下，吸气动作是主动的，呼吸肌要做功，就必须消耗氧，COPD 患者由于肺气肿，胸廓经常保持近于吸气状态，膈肌位置低，且上下移动受限，同时由于呼吸道的阻塞，呼气动作也变为主动，在这种情况下，机体动员一切呼吸肌为完成繁重的呼吸任务而工作，因此，呼吸肌的耗氧量大增，也就是说，患者所吸进的氧气多为呼吸肌所消耗，占潮气量 50% 以上的膈肌运动是唯一可动用的潜力，取半坐卧位及通便消除胃肠胀气，无疑可改善膈肌活动，提高呼吸功率，使机体在增加通气量时能真正地得到供氧，从而改善机体的低氧状态。

（四）术后呼吸道管理　术后患者痰多，且清除困难时应及早行气管切开。麻醉剂和麻醉性镇痛剂可抑制呼吸，降低呼吸肌张力而使膈肌上移，从而使功能残气量（FRC）减少；而且 COPD 患者肺部慢性炎症的病程较长，经麻醉和手术的刺激，通常术后痰较多，从而导致低氧血症甚至急性呼吸衰竭。出现如此险情，应及时行气管切开处理，患者危象很快解除。另外 COPD 患者易产生呼吸机肺，且术侧及对侧仍有阻塞性肺气肿或合并小的肺大疱，故我们主张尽量不做机械通气，只要气管切开及时，协助把痰液排除后，缺氧症状很快解除。

（五）术后镇痛　术后镇痛已经被外科医生和患者所接受。虽然胸腔镜 LVRS 创伤小，患者相对痛苦小，但胸外科医生仍应重视术后镇痛。因为充分镇痛，患者可达到有效咳嗽，从而减少肺感染的机会。镇痛方法较多，有硬膜外止痛泵、静脉止痛泵、阿片类药物贴膜、肌内注射阿片类药物等。尤其是硬膜外止痛泵效果确切、方便管理。但要注意硬膜外导管的护理，防止折断、污染等。

（六）术后营养支持 术后体力恢复与营养有关。术后早期开始应注意营养支持，给予全胃肠外营养，能量以每日 104.6～125.5kJ（25～30kcal）/kg 为宜，过多会增加肝脏负担，给予足够的维生素、微量元素、电解质等。待胃肠道恢复功能后，逐渐过渡到正常饮食，必要时辅以肠内营养口服或经胃管注入。保证足够营养物质的摄入。对于维持预防感染有重要意义。

十一、LVRS 的效果评价

绝大多数的临床及基础研究证实，在严格掌握适应证的情况下，LVRS 可以使 70% 以上的患者获益。

（一）LVRS 后呼吸困难、生存质量（QOL）、活动耐力等明显改善 Yusen 回顾分析 200 例患者结果显示，术后 3 年和 5 年呼吸困难指数改善者分别为 52% 和 40%，生活质量改善分别为 78% 和 69%。进一步随机试验发现，术后患者上述症状及 QOL 的改善明显好于内科治疗组。其他研究结果亦支持上述观点。目前相对具有说服力的论证来自于 NETT 的多中心研究，认为 LVRS 可以明显提高生存质量和改善呼吸困难，其中上肺肺气肿为著的 COPD 患者更为明显。NETT 对 6 分钟步行试验（6-MWT）的可靠性提出了质疑，并提出了以踏车试验作为运动耐量评价的金标准，但现阶段的资料仍是以 6-MWT 作为评价的主要方法。Ciccone 等对 250 例手术患者随访 5 年，发现手术使活动耐量平均提高了 18% 并持续 1 年，然后逐渐下降，在术后 5 年恢复至术前水平。考虑到对于不同的个体仍有一定差别，因此术前明确患者是否受益这一问题值得医学界进一步探讨。

（二）肺功能指标不仅是手术指征的重要参考，也是术后评价的主要依据 目前大量研究资料表明，单侧、双侧 LVRS 后 FEV_1 改善分别为 25%～35% 和 30%～60%，RV 减少 15%～30%。由于晚期 COPD 患者通常 FEV_1 减低的速度为 60～80ml/y，因此，尽管术后 5 年 FEV_1 降至术前基线水平，但较疾病的自然进展仍然明显改善了肺功能状态。

（三）LVRS 对 COPD 远期生存的影响一直是人们普遍关注的热点问题 COPD 自然转归明显低于目前多家报道的 LVRS 术后生存率，但是，可以接受手术的患者仅占晚期 COPD 总数的 10%～30%，这部分患者机体状态通常好于不适于手术者，因此，这种比较可能缺乏一定的可比性。Meyer 等的报道可能更有说服力，研究中与手术组相比较的内科治疗组的患者，是符合手术标准但未行手术而接受了标准内科治疗的晚期 COPD 患者，4 年生存率手术组明显好于内科治疗组（72% 对 41%，$P=0.02$）。因此，可以认为，在严格选择病例的基础上，LVRS 的确能够在一定程度上改善远期生存。

（四）目前 LVRS 手术病例的选择更多考虑的是能否获得比正规内科治疗更明显的益处 除常用的手术判定标准外，NETT 研究认为，DLCO 和 FEV_1 均 ≤20% 属于手术高危险组，术后 30 天病死率高（16%），预后不良。但 Cooper 研究组对此提出质疑，认为符合高危险组标准的患者术后效果良好，且 5 年生存率高危组与非高危组差异也无统计学意义，因此认为两者作为判断标准有一定的局限性。最近 Appleton 等的一项研究显示，术前营养状态可作为术前选择的一个重要标准，体重指数（BMI）较高（≥25）组术后并发症少、预后好，而正常和偏低组预后较差。

NETT：为了验证 LVRS 治疗重度肺气肿的作用，美国 NIH（National Institute of Health）和 HCFA（Health Care of FinancingAdministration）联合启动国家肺气肿治疗临床试验（National Emphysema Treatment Trial，NETT）。这是一项多中心、前瞻、随机临床试验，目的是

评价严重肺气肿患者行 LVRS 或内科治疗后其生存率、运动能力、生活质量方面改善的效果及经济效益分析，共有 1218 例患者纳入试验，分为手术组 608 例，内科治疗组 610 例。手术组 90 天死亡率为 7.9%，明显高于内科治疗组的 1.3%（$P<0.001$），在平均持续 29.2 个月的随访中，手术组死亡 157 例，内科治疗组死亡 160 例，两组的总死亡率均为每年 0.11/人，两组间差异无统计学意义（危险比 =1.01，$P=0.90$）。手术组 2 年运动能力改善占 15%，高于内科组的 3%（$P<0.01$）；生活质量改善者的比例为 33%，明显高于内科组的 9%（$P<0.01$），手术组在 FEV_1、生活质量、呼吸困难指数和 6 分钟步行距离改善方面亦明显优于内科治疗组。对 140 例 $FEV_1 \leq 20\%$ 预计值，并且为均质性肺气肿或 DLCO≤20% 预计值的高危患者的资料进行分析发现，行 LVRS 死亡率较高，而且在肺功能、运动能力和生活治疗方面不可能取得明显的改善，因此对这部分患者行 LVRS 应慎重。手术组在手术和术后 6 个月期间发生的平均总费用远高于内科治疗组（$P<0.001$）；3 年中手术组人均总费用和直接医疗费用均高于内科治疗组（$P<0.001$），但两组的非医疗费用差异无统计学意义（$P=0.57$）。从以上数据可以看出，LVRS 比内科治疗更能改善患者的肺功能、运动能力、生活质量和呼吸困难指数，但在生存率上无明显优势，手术期间费用较高。

国内姜格宁总结了 42 例 LVRS 术后 5 年肺功能随访结果，发现 LVRS 术后肺功能在 1～2 年的疗效最佳，以后逐年降低，这与 Meyers 的研究结果类似。

（五）LVRS 术后，由于肺血管床的减少，有潜在的机会使右心室的后负荷加重。COPD 患者本身就有肺动脉压逐渐升高，最终导致肺源性心脏病的趋势，LVRS 后是否会使这种趋势加速，是需要进一步探究的问题。有作者认为，LVRS 后胸腔内减压，会使原本被压迫的肺组织复张，顺应性恢复，间质内毛细血管床充盈改善，肺动脉压降低，右心室后负荷减少。事实上，LVRS 后肺绝对毛细血管床减少，相对术前毛细血管开放面积增加，这种肺毛细血管床的改变，对 LVRS 术后近期、远期肺动脉压力和右心室后负荷的影响，仍需要详细的、认真的对比研究。

综上所述 LVRS 作为一种重新兴起的治疗肺气肿的外科方式，为晚期肺气肿患者提供了一种极有前途的方法。由于 LVRS 重新开展时间尚短，各家研究资料的入组标准、样本含量、对比的设计、随访期限以及生存偏倚等方面存在较大差异，因此，LVRS 尚需进一步多学科、多中心协作长期研究。而有关符合中国国情的 LVRS 适应证、术式及远期效果等，也需进一步探索。此外，目前发展较快的微创技术理论上和实验室及部分 I 期临床研究中已经表现出良好的效果，但还有待进一步的研究。不仅需要与内科药物、康复锻炼等治疗进行比较，还需在术后早期、晚期并发症及远期生存率、QOL 等方面与常规 LVRS 进行系统研究。

LVRS 与内科治疗比较，虽然花费较高，但可以明显改善患者的肺功能、运动能力和生活质量，长期随访结果证实 LVRS 的疗效至少可以保持 3～5 年，取得最好疗效的时间是术后 1～2 年。最近美国国家肺气肿治疗实验研究组提出的评定疗效的标准应包括两方面：一是存活时间，二是最大活动能力。美国胸外科学会将 LVRS 分类为创新手术而不是实验性手术。关于 LVRS 的三方面问题需进一步研究：疗效维持方面、安全性和费用。目前电视胸腔镜 LVRS 在我国的开展已有十余年历史，已经成为晚期肺气肿患者外科治疗的一种标准术式，但应严格掌握手术适应证，并应限制在有条件的医院，由具有丰富经验的胸外科、呼吸内科和麻醉科医生共同协作完成。相信随着手术例数的增加，临床经验的积累以及手术技术的提高，电视胸腔镜 LVRS 将日趋成熟，为广大肺气肿患者造福。

（韩志军　任　华）

参 考 文 献

1. Yuen RD, Lefrak SS, Washington University Emphysema Surgery Group. Evaluation of patients with emphysema for lung volume reduction surgery. Sem in Thorac Cardiovasc Surg, 1996, 8:83-93.
2. 丁嘉安，姜格宁，张雷，等. 肺容积减少术治疗慢性阻塞性肺病（附7例报告）. 中华胸心血管外科杂志，1998，14:353-355.
3. Criner GJ, O'Brien G, Furukawas L, et al. Lung volume reduction surgery in ventilator dependent COPD patients. Chest, 1996, 110:877-884.
4. Bach DS, Curtis JL, Ch ristensen PJ, et al. Preoperative echocardiographic evaluation of patients referred for lung volume reduction surgery. Chest, 1998, 114:972-980.
5. Argenziano M, Moazzmi N, Thomashow B, et al. Extended indications for lung volume reduction surgery in advanced emphysema. Ann Thorac Surg, 1996, 62:1588-1597.
6. Cooper JD, Trulock EP, Triantafillou AN, et al. Bilateral pneumoectomy (volumereduction) for chronic obstructive pulmonary disease. J Thorac Cardiovasc Surg, 1995, 109:106-109.
7. 王俊. 肺气肿外科诊治. 北京：人民卫生出版社，2000.
8. Keenen RJ, Lanreneau RJ, Scuarba FC, et al. Unilateral thracoscopic surgical approach for diffuse emphysema. J Thorac Cardiovasc Surg, 1996, 111:308-316.
9. Mckenna RJ, Brennre M, Geld AF, et al. A randomized prospective trial of stapled lung reduction versus laser bullectomy for diffuse emphysema. J Thorac Cardiovasc Surg, 1996, 111:317-322.
10. Roberts JR, Bavaria JE, Wahl P, et al. Comparison of open and thoracoscopic bilateral volume reduction surgery: complications analysis. Ann Thorac Surg, 1998, 66:1759-1765.
11. Cooper JD, Pattersen GA, Sundaresan RS, et al. Results of 150 consecutive bilateral lung volume reduction procedures in patients with severe emphysema. J Thorac Cardiovasc Surg, 1996, 112:1319-1330.
12. de Meester SR, Patterson GA, Sundaresan RS, et al. Lobectomy combined with volume reduction for patients with lung cancer and advanced emphysema. J Thorac Cardiovasc Surg, 1998; 115:681-688.
13. 熊汉鹏，陈光媛，凌东进. 以结扎式单肺减容替代传统的肺减容术治疗COPD疗效评价. 实用临床医学，2006. 7:15-17.
14. Yusen RD, Lefrak SS, Gierada DS, et al. A prospective evaluation of lung volume reduction surgery in 200 consecutive patients. Chest, 2003, 123:1026-1037.
15. Goldstein RS, Todd TR, Guyatt G, et al. Influence of lung volume reduction surgery (LVRS) on health related quality of life in patients with chronic obstructive pulmonary disease. Thorax, 2003, 58:405-410.
16. Geddes D, Davies M, Koyama H, et al. Effect of lung-volume-reduction surgery in patients with severe emphysema. N Engl J Med, 2000, 343:239-245.
17. Fishman A, Martinez F, Naunheim K, et al. A randomized trial comparing lung volume reduction surgery with medical therapy for severe emphysema. N Engl J Med, 2003, 348:2059-2073.
18. Ciccone AM, Meyers BF, Guthrie TJ, et al. Long-term outcome of bilateral lung volume reduction in 250 consecutive patients with emphysema. J Thorac Cardiovasc Surg, 2003, 125:513-525.
19. Brenner M, McKenna RJ Jr, Chen JC, et al. Survival following bilateralstaple lung volume reduction surgery for emphysema. Chest, 1999, 115:390-396.
20. Lowdermilk GA, Keenan RJ, Landreneau RJ, et al. Comparison of clinical results for unilateral and bilateral thoracoscopic lung volume reduction. Ann Thorac Surg, 2000, 69:1670-1674.
21. Fujimoto T, Teschler H, Hillejan L, et al. Long-term results of lung volume reduction surgery. Eur J Cardiothorac Surg, 2002, 21:483-488.
22. Meyers BF, Yusen RD, Lefrak SS, et al. Improved long-term survival seen after lung volume reduction surgery compared to continued medical therapy for emphysema. Ann Thorac Surg, 2001, 71:2081.

23. Meyers BF, Yusen RD, Guthrie TJ. Results of lung volume reduction surgery in patients meeting a national emphysema treatment trial high-risk criterion. J Thorac Cardiovasc Surg, 2004, 127:829-835.
24. Appleton S, Adams R, Porter S, et al. Sustained improvements in dyspnea and pulmonary function 3 to 5 years after lung volume reduction surgery. Chest, 2003, 123:1838-1846.
25. 姜格宁，丁嘉安，童稳圃，等. 肺减容术治疗重度肺气肿43例疗效分析. 中华胸心血管外科杂志，2002，18：287-289.
26. Meyers BF, Yusen RD, Guthrie TJ, et al. Results of lung volume reduction surgery in patients meeting a national emphysema treatment trial high-risk criterion. J Thorac Cardiovasc Surg, 2004, 127:829-835.
27. Wisser W, Klepetko W, Senbaklavacio, et al. Chronic hypercapnia should not exclude patients from lung volume reduction surgery. EurJ Cardio-thoracic Surg, 1998, 14:107-112.
28. Waddell TK. Treatment of patients with lung cancer and severe emphysema: lessons from lung volume reduction surgery. Surg Oncol, 2002, 11:201-206.
29. 涂远荣，林敏，陈益光，等. 胸腔镜辅助下小切口肺减容术后并发症的防治. 中国基层医药，2002，9：875-877.
30. Swanson SJ, Mentzer SJ, DeCamp MM Jr, et al. No-cut thoracoscopic lung application: a new technique for lung volume reduction surgery. J Am Coll Surg, 1997, 185:25-32.
31. Baldwin JC, Miller CC, Prince RA, et al. Chest radiograph heterogenerty predicts functional improvement with volume reduction surgery. Ann Thorac Surg, 2000, 70:1208-1211.
32. Pompeo E, Sergiacomi G, Nofroni I, et al. Morphologic grading of emphysema is useful in the selection of candidates for unilateral or bilateral reduction pneumoplasty. Eur J Cardiothorac Surg, 2000, 17:680-686.
33. Thurnheer R, Engel H, Weder W. Role of lung perfusion scintigraphy in relation to chest computed tomography and pulmonary function in the evaluation of candidates for lung volume reduction surgery. AmJ Respir Crit Care Med, 1999, 159:301-310.
34. 刘德若，赵凤瑞，石彬，等. 肺减容术肺漏气的预防和处理. 中华外科杂志，2003，41：875.
35. Fessler HE, Permutt S. Lung volume reduction surgery and airflowl imitation. Am J Respir Crit Care Med, 1998, 157(3 pt 1):715-722.
36. Weg I, Rossoff L, Mckeon KL, et al. Development of pulmonary hypertension after lungvolume reduction surgery. AmJ Respir Crit Care Med, 1999, 159:552-556.
37. Powell LL, Ha HP, Serna DL, et al. Pulmonary vascular pressures increase after lung volume reduction surgery in rabbits with more severe emphysema. J Surg Res, 2000, 92:157-164.
38. Cassart M, Hamacher J, Verbandt Y, et al. Effects of lung volume reduction surgery for emphysema on diaphragm dimensions and configuration. Am J Respir Crit Care Med, 2001, 163:1171-1175.

第十八章 肺恶性肿瘤的电视胸腔镜治疗

◆内容提要◆

1. 肺癌电视胸腔镜治疗的原则
2. 详细介绍肺癌胸腔镜切除术，各类肺叶切除术、淋巴结清除术
3. 胸腔镜肺叶切除的操作难点解析及处理办法
4. 肺癌电视胸腔镜放射性粒子植入
5. 肺癌电视胸腔镜治疗效果评价

第一节 肺癌的电视胸腔镜治疗原则

肺癌的外科治疗无论采用何种方式，都应遵循实体恶性肿瘤外科治疗的基本原则：①手术的安全性；②肿瘤学意义上的彻底性；③使患者总体获益。对非小细胞肺癌手术操作规范目前已达成的基本共识包括：①在肺癌手术时，除切除病灶外，必须清扫胸内相关引流淋巴结及其他区域肿大淋巴结，以达到根治目的和获得准确的病理分期；②坚持最大限度清除肿瘤，最大限度保留健康肺，以提高患者的生活质量；③遵循依次分别结扎，切断肺静脉、肺动脉、支气管的肺癌手术顺序；④遵循“无瘤操作”技术，术中尽量不用手或手术器械挤压肿瘤组织、解剖肺裂、肺根、纵隔胸膜以及切除淋巴结，尽量使用电凝和电切。切除淋巴结需完整地摘除以最大限度地减少“医源性”癌细胞播散和种植；⑤手术仔细操作，减少术中和围术期出血和输血，力争做到肺切除不输血，以减少输血引起的免疫问题及血源性传染病问题。使用电视胸腔镜（VATS）治疗肺癌亦应遵循上述原则。

原发性肺癌外科治疗方式主要为局部切除、肺段切除、肺叶切除、袖状肺叶切除及一侧全肺切除。在临床实践中，我们体会比较适合胸腔镜手术方式包括没有严重胸腔粘连、没有明确肿大淋巴结的单纯肺楔形切除、解剖性肺叶切除，而全肺切除虽然在技术具备可行性，但在临床实际工作中因为围术期死亡率显著增加，故很少使用胸腔镜完成全肺切除手术。而肺叶切除以两下叶较为容易完成，其他类型术式有一定难度，需要术者具备一定的经验和技巧。当然，VATS 也适合那些高龄、心肺功能较差、不能耐受开胸或仅计划做姑息性肺肿瘤切除的患者。

电视胸腔镜手术治疗肺癌的禁忌证包括：①有广泛而严重胸膜粘连者；②心肺功能很

差，不能耐受单肺通气者；③双腔管麻醉插管困难或失败者；④术中遇到无法克服的困难者。例如，异常出血，血压及血氧饱和度波动较大，不易调整稳定，严重胸外伤合并大出血或复杂胸内器官损伤者，不开胸不能彻底切除病变或做其他妥善处理者等。

目前，对于电视胸腔镜治疗肺癌的适应证争议较大。我们认为，在具备条件的医学中心，如果胸腔镜能提供必要的显露，可完成基本操作，具备相当经验和技巧的医师均可结合肺癌患者具体情况考虑选用胸腔镜手术进行治疗。相信随着胸腔镜及其配套的手术器械的发展，手术操作技术的规范和不断完善，这一技术的临床应用将会越来越广泛，使过去和现在认为不可行的治疗成为可行，某些禁忌证可能转化为适应证。必须指出，至今胸腔镜手术仍存在着较大的局限性，尚不可能完全取代开胸手术。上述的适应证和禁忌证是相对而言的，应视患者及其病情区别对待，使这一新兴的胸部微创技术得到健康的发展。

第二节　肺癌的电视胸腔镜切除术

目前对采用胸腔镜治疗非小细胞肺癌时是否需要另加切口，即仅采用胸腔镜治疗（VATS）还是胸腔镜辅助小切口手术（video-assisted mini-thoracotomy，VAMT），辅助切口的大小及是否需要尽可能地撑开肋间尚无定论。真正意义上的 VATS 应以胸腔镜技术为主，主要的操作都不应在直视下完成，如需要做一肋间切口和轻微地撑开肋间，也仅是辅助手段，只用于取出标本。VAMT 是胸腔镜辅助肋间切口，通过切口直视下进行手术操作，常规做一个 5 ~ 7cm 或更大的肋间切口，分离和结扎血管等，操作通过切口与腔镜的组合共同完成。然而，一旦因病变复杂等原因手术中需要一更长的切口，并较大地撑开肋间，VAMT 就失去了其优势。肋间隙撑开后，使周围肋间隙变小，胸腔镜活动不便，视野变小，胸腔镜仅起照明作用，这种情况下采用微创肌肉非损伤性开胸术更具优势。

下面对胸腔镜治疗肺癌的各种术式分别作介绍。

一、肺楔形切除术

（一）手术适应证的选择　对直径 <3cm，位于肺外周 1/3，纤维支气管镜证实无支气管腔内病变，适合做肺楔形切除术。特别是：肺内转移癌切除和 I 期肺癌（$T_1N_0M_0$ 和 $T_2N_0M_0$），年老、体弱、心肺储备功能差，不能耐受肺叶切除者。

（二）手术方法

1. 体位和麻醉　一般选侧卧位。双腔支气管插管，静脉吸入复合全身麻醉。

2. 手术切口　应在常规开胸切口线附近选择切口，以备在需要时扩大为常规开胸手术切口，做标准的肺叶切除和淋巴结清扫等根治性手术。第 1 个切口常做在腋中线第 6 或 7 肋间，术毕留做胸腔闭式引流管切口；第 2、3 个切口根据病变部位尽量选在开胸切口附近。

3. 手术操作要点　最常用的手术方法是用 Endo-GIA（腔内直线切割缝合器）从病灶的两侧或同侧进行切除。但是，当病灶较大，需要切除的肺组织太厚时，需要用多个 Endo-GIA 从病灶周围进行蚕食切割。组织太厚 Endo-GIA 不能夹闭，U 形钉不能正确成型，不能进行满意地切割钉合，同时也是造成肺撕裂、引起出血漏气的主要原因之一。

为了节省 Endo-GIA 的用量，节约开支，可以在肿瘤周围、肺浅表部位、无大血管和支气管的区域，将肺组织用电刀或激光刀切开，电灼止血，最后在肿块的基底部形成一个

“蒂”，用 Endo-GIA 将“蒂”切断，或者用线将“蒂”结扎，缝扎后切断。

肺创面漏气严重时可以用3-0聚丙烯线（prolene）在长针持和长血管钳帮助下做连续缝合，特别注意将创面周围的脏层胸膜缝合，以加速创面愈合，缩短术后肺漏气的时间。有小支气管残端漏气时，应仔细缝合或用 Endo-GIA 闭合。小针眼漏气可用纤维蛋白胶涂抹封闭。

检查楔形切下的标本是否满意，切缘是否干净。

VATS 肺楔形切除时，一般是病灶越小，定位越困难；病灶越大，切除越困难。肺楔形切除的难易程度与病灶所在的位置有关，术者对难以切除的肺内病灶应有对策，这与术者的经验和技巧有关。对处理困难，VATS 处理不满意的出血、漏气，切除病灶不彻底等问题，应当机立断，扩大手术切口，彻底切除病灶，彻底止血和缝合肺创面。

二、解剖性肺叶切除术

（一）手术适应证

1. 直径 <4cm 周边型，Ⅰ期原发性肺癌。

2. 接近肺门或深在肺实质内，不能做楔形切除的肺转移癌。

3. 不能做局部切除的肺良性肿瘤，包括错构瘤、炎性假瘤、结核球、脂肪瘤等。

4. 支气管扩张症、肺隔离症、肺囊肿等病变。

5. 肺动－静脉瘘等先天性畸形。

（二）手术禁忌证

1. 直径 >5cm 原发性肺癌，>4cm 的肺内肿块。VATS 移动病变不方便，容易造成肺实质和肿瘤组织的挤压及器械损伤，从效果考虑，不宜做 VATS。

2. 支气管腔内肿瘤或病变，合并肺不张，有可能做支气管成形术者。

3. 肺叶间裂在高分辨率 CT 上显示慢性炎性反应，淋巴结肿大伴有钙化以及肿瘤跨叶间裂生长，与叶间裂血管关系十分密切时。

4. 纵隔、肺门淋巴结肿大，融合呈冷冻状态，无法解剖分离肺门血管者。

5. 肿瘤侵犯胸壁，需要做大块切除及胸壁重建者。

（三）手术方法

1. 体位和麻醉　通常采用侧卧位，腋下用气垫或软枕垫高，头部和骨盆下降，使患者呈侧弯弓形，防止骨盆和肩部妨碍胸腔镜及手术器械的自由移动而影响手术操作。术者和器械护士站在患者的背后，第一助手站在患者前面与术者面对面而立。第二助手面对器械护士掌管胸腔镜。患者前后两侧各站两个人，电视监视器分置两边。为方便手术操作，术者与第一助手站位可以互换。

麻醉采用双腔支气管插管，全身麻醉。

2. 手术切口　取腋后线第6或第7肋间做1.0cm的第一切口，切开皮肤、皮下组织，电烧切开肌肉，仔细止血，切口达一定深度后，用手指钝性分离胸膜，探查胸膜腔有无粘连。证实胸膜腔无粘连之后，令术侧停止通气，充分肺萎陷，放入胸腔镜，仔细观察胸内情况。如果胸膜腔内有轻或中度粘连，肺萎陷不满意，或其他原因需做小切口开胸辅助手术者，可以在标准开胸切口线的腋下做5.0cm小开胸切口。在腋下做切口，无胸大肌和背阔肌等大块肌肉损伤，此处肋间隙较宽，胸壁软组织较薄，损伤小，入胸容易，同时手术后瘢痕也可被上肢遮挡，美容效果好。

第5肋间以上的腋下切口，应注意保护好背阔肌前缘的胸长神经，免受损伤，以免引起术后肩部疼痛和功能障碍。女性患者也可将5.0cm小开胸切口做在乳腺下方，特别是平卧位患侧垫高体位时，更方便手术操作，乳腺下垂遮住手术瘢痕，美容效果好。通过此小切口，电烧分离粘连，只有分开粘连，术侧肺才能完全萎陷，才容易看清肺的全貌，清楚地了解病变部位、大小与性状，肺门大血管与病变之间的关系，肺门及纵隔淋巴结有无肿大，有无肿瘤细胞胸膜转移、胸内播散以及肺叶间裂发育情况。如果为肺癌做肺叶切除，这是一个确实的分期过程，纵隔、肺门、肺叶间裂以及血管和支气管条件是最常见的中转开胸原因。探查结果如果不适合做VATS，可以延长小开胸切口为标准开胸切口，术后，在切口放入胸腔闭式引流管，不增加患者的损伤。

3. 手术操作要点

（1）肺叶间裂分离解剖：肺叶间裂的分离解剖有时比肺门的解剖更困难，不但位置深，而且常有肺裂发育不全，炎性粘连和淋巴结肿大附着在血管周围。肺叶血管分支可以有变异，年轻人可以看到动脉的搏动，老年人却不易判定血管分支的位置。因此，在肺叶切除术时，肺叶间裂内游离动脉就成为关键性步骤，常因慢性炎性反应使肺叶间裂紧密粘连，淋巴结肿大伴钙化，肿瘤跨叶间裂生长，在叶间裂分离时出血不能控制而被迫中转开胸。

首先用两把无创环钳将上、下叶肺组织轻轻提起向相反方向牵拉，胸腔镜移近叶间裂，看清间隙之后，再解剖叶间裂粘连。如果叶间裂完整，两肺叶之间只是粘连束带或膜状疏松粘连，可以用电刀切开或用干纱布球做成的“花生米”推开疏松粘连，电凝止血。发育不全和粘连紧密的叶间裂应当用Endo-GIA处理。例如，左侧肺斜裂发育不全，解剖分离先从左肺动脉进入叶间裂的部位开始。向前上方牵拉左肺上叶后段，向后下方牵拉左肺下叶背段，打开肺门后面的纵隔胸膜，找到左肺动脉干，剪开动脉外膜，顺动脉外膜下的疏松间隙用“小干纱球”钝性分离。先处理动脉鞘上的不全叶间裂，如果组织不厚，可以用“L”形电刀挑起，离开动脉壁之后烧断。逐渐分开肺叶间裂，显露左肺动脉的各分支。如果组织太厚，血管太多，也可以用Endo-GIA或Linear Cutter（直线切割缝合器）切开。又例如，右侧叶间裂不全时，可以先将右肺下叶背段向前牵拉，剪开后面的纵隔胸膜，紧贴右肺上叶支气管的下面、中间干支气管和右肺动脉中间干的外侧，穿过分离钳，引过牵引吊带，抬起叶间裂的融合部分，用Endo-GIA切断，以便显露右肺动脉分支。组织太厚时，在放入Endo-GIA前先用大弯钳压缩太厚的肺组织，然后再放入Endo-GIA，以免不适当的闭合，“U”形钉不能正确成型，致使肺复张之后出血、漏气。不影响分离解剖血管和支气管的叶间裂也可留在最后处理。

（2）肺血管的解剖分离方法：肺血管的解剖分离方法与常规开胸手术相同，也是先剪开血管外膜，沿血管外膜内疏松结缔组织间隙，钳夹“花生米”大小的小干纱布球向肺方向稍用力，推开疏松结缔组织粘连，将血管分离一周，用直角钳抬起血管，绕过牵引线。使用器械闭合血管时要求血管解剖分离得更充分，有足够的长度和空间能插入较粗厚的血管闭合器械。较粗的血管支用血管夹不安全，应当用腔内闭合器（Endo-Stapler）处理。使用Endo-GIA处理血管时要注意，Endo-GIA是长而硬的器械，由于肋骨和肋间隙的限制，使Endo-GIA不能自由移动，放入Endo-GIA时需要选择适当角度的皮肤切口将Endo-GIA放入胸腔，在胸腔镜的指引下，放入需要闭合的血管下面，动作要轻、准确、血管游离太短时不要强力通过，也不能用力牵拉，特别是老年人肺动脉脆且弹性差，易损伤破裂出血，插入Endo-GIA之后，击发之前，要移近胸腔镜，检查闭合是否涵盖整个血管，严防血管钉合不全，击发后引起血管出血。Endo-GIA使用正确时，应在激发之后，血管两端立即落下并断开，有时仅留很少血管外膜相连，可用剪刀剪断。为防止机械故障出血，有人主张在血管的近心端先留置结扎线，也有人主张将 Endo-GIA 的切割刀片去掉，击发后检查 4 ~ 6 排"U"形钉的成形情况，血管钉合满意后再剪断血管。全肺切除时，左、右肺动脉主干和较粗短的上、下肺静脉主干处理，用 Endo-GIA 血管钉闭后剪断也是安全可靠的。

（3）支气管的处理方法：通常支气管最后切断，但为了方便操作也可以提前处理。支气管的处理方法可以分很多种，但我们的体会是，用支气管残端闭合器处理支气管方便可靠。

支气管周围常有粘连和肿大淋巴结附着，通过钝性和电烧分离，支气管周围的淋巴结可随肺叶标本一并切除。解剖分离过程中的小出血点，可以通过电凝止血。支气管完全显露之后上支气管残端闭合器，拧紧闭合器，使闭合器尽量靠近支气管分叉处，支气管残端不能过长，以防支气管内分泌物潴留。麻醉医师膨肺，证实健康保留肺叶支气管未受影响，可切除病叶。支气管残端用碘伏消毒后，冲水、膨肺，压力达到 30cmH_2O，确认支气管残端不漏气，用带有血供的健康组织包盖。如果用 Endo-GIA 处理支气管残端，应选用支气管专用钉夹（一般为绿色）。青少年肺叶支气管细且弹性好，用3.5mm Endo-GIA 钉夹可以完成肺叶支气管钉合切断。但对支气管硬化的老年人，支气管壁异常增厚者和全肺切除时的主支气管必须用4.8mm 的 Endo-GIA。下叶切除时，如果背段支气管开口很高，与中叶支气管开口相对时，应将下叶基底段支气管和下叶背段支气管分开钉闭。支气管钉闭后如仍有漏气，可以用 4-0 聚丙烯线做连续缝合，直到不漏气为止。对异常脆弱的支气管残端，针孔漏气不止者，用4-0 聚丙烯线做连续缝合。

（4）肺门和纵隔淋巴结肿大的处理：肺门和纵隔淋巴结肿大，VATS 处理较困难。尽管 VATS 也能够解剖分离肺门和纵隔内肿大的淋巴结，但目前仍有学者认为有淋巴结清扫不干净之嫌。Ⅰ期的肺恶性肿瘤患者理论上无淋巴结转移问题，但是在既往有肺结核、肺结节病、肺硅沉着病和长期慢性肺感染的患者中，在纵隔、肺门和肺叶间裂的血管、支气管旁常有肿大的淋巴结，这些肿大的淋巴结不一定是肿瘤细胞转移引起的肿大，很多是炎性淋巴结肿大，因此，不能遇到淋巴结肿大就放弃 VATS 肺叶切除手术，应当切除这些肿大的淋巴结送冷冻病理切片。另外，术前 CT 扫描未发现淋巴结肿大，但在肺叶切除，解剖分离血管和支气管的过程中遇到肿大的淋巴结也应切除送冷冻切片，病理检查结果如果是淋巴结阴性（N_0），VATS 肺叶切除仍可继续进行。如果证实淋巴结内有转移（N_1 或 N_2）除不适合开胸做淋巴结清扫的高危患者外，应停止 VATS，中转开胸，完成肺叶切除和淋巴结清扫。所谓高危患者，是指患者有心、肺、肝、肾等器官功能障或有严重的糖尿病等，即便是常规开胸手术也只能是切除瘤体，明确诊断，术后再给予放、化疗。

VATS 切除淋巴结之前，应首先看清淋巴结与肺血管之间的关系。如果肿大的淋巴结与肺血管紧密粘连，分离切除淋巴结的过程中随时可造成血管意外损伤、出血，术者应有相应的准备。不能控制的出血，应中转开胸。在分离淋巴结时，术者应双手操作，左手持血管分离钳、绝缘鸭嘴钳或无损伤血管钳，右手持小干纱布球做成的"花生米"钝性分离推开粘连。用血管分离钳从下面挑起淋巴结，用血管钳夹持淋巴结周围粘连，分成很多小束，再用电刀烧断淋巴结周围的粘连。右手持钳牵开淋巴结周围的组织，暴露术野、方便操作。

移除左纵隔和左侧气管旁淋巴结时，要特别注意保护左迷走神经和左喉返神经，以防术后患者声音嘶哑。切除右侧气管旁淋巴结时，如果有困难可切断奇静脉弓，或将奇静脉弓解剖分离开之后，用牵引带向下拉开，增加对淋巴结的显露。隆嵴下淋巴结常融合成团块状，切除困难，需要耐心和细心。手术台向前摇，使患者稍呈俯侧卧位，肺向前方牵拉，从后边分离隆嵴下淋巴结更方便。从隆突下方将左、右主支气管和下面的心包显露之后，隆嵴下淋巴结也随之显露。与重要神经血管粘连不能完整切除的淋巴结，可用勺形胸膜活检钳活检，送冷冻切片病理检查。在淋巴结活检时非常重要的一点是根据肺肿瘤位置，了解淋巴管走行、肿瘤细胞转移及跳跃式转移的方式和途径。右上叶肿瘤应在第3组和右第2、4组淋巴结活检取样；右中叶在第7、9组和右第2、4组；右下叶在第7、8、9、10组；左上叶在第5、6组；左下叶在第7、8、9、10组活检取样。注意左下叶肿瘤还容易向右上纵隔第2、4组淋巴结转移。

（5）下叶切除术：VATS肺下叶切除较容易，左肺下叶切除与右肺下叶切除相似，先电灼分离切断下肺韧带，对小出血点电凝止血。下肺韧带一直向上分离达下肺静脉的下缘。用无创环钳夹持肺下叶向上牵拉，助手帮助暴露下肺静脉，钝性、锐性分离下肺静脉。可以先处理下肺静脉，但为了减少肺创面渗血，也可以待肺动脉分离之后再处理。

处理肺下叶动脉必须先打开斜裂。在右侧必须解剖分离到右肺中叶动脉水平，才能看清右肺下叶背段动脉分支；在左侧，必须打开斜裂，沿左肺动脉于显露出左上叶舌段动脉后才容易处理左下叶背段和基底干动脉。可以先处理下叶动脉分支再处理下叶静脉，也可以先处理下叶静脉再处理动脉分支。血管处理之后向前牵拉肺下叶，暴露下叶支气管，分离解剖支气管周围的粘连，然后钉闭支气管并切除肺下叶。

（6）中叶切除：右肺中叶切除比较简单，可以先解剖分离右肺中叶静脉和动脉，然后用Endo-GIA切开右肺中、下叶之间的斜裂，也可先切开水平叶间裂。右中叶动脉经常有2支，要完全解剖出来，然后将中叶静脉、动脉和支气管逐一处理。

（7）右上叶切除：VATS上叶切除比下叶切除困难。血管和支气管处理顺序可以根据患者的具体情况决定。有人建议肺叶间裂完整的患者中，先解剖分离右上叶后升支（后段）动脉并切断，然后处理右上叶支气管。切断右上叶支气管之后，将右肺上叶向前下方牵拉，解剖分离右肺上叶动脉的尖前支并结扎切断。最后完成右上肺静脉及水平裂的离断。这种手术方法是先扎动脉、后扎静脉，肺动脉压低，术野出血少。

也有人建议先处理右上肺静脉，小开胸切口在腋前线第4肋间，正对着右肺门，助手用五爪拉钩或无创环钳夹住右肺上叶向后下方牵拉，胸腔镜视野中显示上腔静脉和右肺上叶的主要血管。先解剖分离上肺静脉，将去往右肺上叶和中叶的肺静脉分支分离出来，注意肺静脉后面的右肺中间干动脉不要损伤，可以先绕过粗线将肺静脉提起。然后再放入Endo-GIA切断。先切断肺静脉可以为解剖分离肺动脉分支提供方便，也可以减少手术操作造成的肿瘤细胞播散。肺静脉切断后，肺动脉压升高，手术创面出血增加。另外，禁忌切断肺静脉后探查发现肺叶不能切除，动脉无法处理，这将造成术后咯血、肺叶梗死。所以术者要权衡利弊，是先处理右上叶肺静脉还是先切断右肺上叶尖前支动脉，完全根据具体情况决定。

如叶间裂完整，可以将右上叶支气管放在右上叶后段后升支动脉之后处理，很细小的后升支动脉可以用血管夹夹闭后剪断。异常粗大的后升支动脉不能用血管夹夹闭，应当用丝线结扎后剪断或用Endo-GIA处理，以防脱落后出血。如果叶间裂不全，右上叶后升支动脉解剖分离非常困难，最好先用Endo-GIA切断右上叶支气管，最后用Endo-GIA或Linear Cutter（直线切割缝合器）将叶间裂及后段回升支动脉一起切断钉合，完成右肺上叶切除。

（8）左肺上叶切除：对叶间裂完整的患者，可以先解剖切断上叶舌支动脉，然后继续向上分离，处理前段和尖后段动脉支。分离左上叶支气管并钉闭切断，最后用Endo-GIA切断左上肺静脉。

对叶间裂不完整、左上叶动脉解剖分离困难的患者，应先解剖分离左上肺静脉。术者就站在患者的前方，经腋前线第4肋间小开胸切口，先打开纵隔胸膜，助手将左肺上叶向后牵拉，术者双手持钳，解剖分离左肺上叶静脉分支。左肺上叶静脉的前面和两侧面被分开之后，用直角钳轻柔地分开左肺上叶静脉的后面，要记住，上叶支气管和左肺动脉主干就在左肺上叶静脉的后面紧紧相贴。分开后用粗丝线环绕左上叶肺静脉，并用 Endo-GIA 切断。当左肺上叶静脉被切断之后，左肺上、下叶支气管就显露出来了。分离左肺上叶支气管时要特别小心，避免损伤上面、下面和后面的左肺动脉干。要紧贴支气管壁分离，用钳子小心轻柔地扩开左上叶支气管周围的粘连，引导穿过一根牵引线作为吊带，一旦吊带绕过支气管，就可以钉闭并切断支气管。左肺上叶支气管切断之后只有左肺上叶动脉分支和叶间裂粘连。左肺上叶细小的动脉分支可以用血管夹夹闭后剪断，但较粗大的分支，例如尖后段分支应结扎、缝扎后剪断或用 Endo-GIA 切断。

（9）左、右全肺切除：全肺切除比肺叶切除相对容易，因为动脉和静脉异常变异少，没有肺叶间裂解剖分离和叶间裂中血管处理上的困难，第一肺门的解剖也相对简单。但是 VATS 全肺切除的适应证少，常见的适应证是：①上、下叶肺实质内肿瘤；②一个小肿瘤位于上、下叶支气管分叉处并且不能用支气管成形术切除，只有全肺切除才能达到根治目的；③肺实质内肿瘤直径 >4cm，术前在高分辨率 CT 上显示，跨叶间裂生长，上、下叶均被侵犯；④局限于同一侧的肺实质内肿瘤转移。但是预期的 VATS 肺叶切除遇到难以克服的困难时，不是 VATS 全肺切除的适应证，应中转开胸。

VATS 全肺切除与上叶切除站位相似，术者站在患者前面，小开胸切口做在腋前线第4～5肋间。小切口正对着肺门，有紧急情况时，术者可以通过开胸小切口放入常规开胸手术器械，控制肺门血管出血。解剖分离先从下肺韧带开始，切断下肺韧带，打开肺门周的纵隔胸膜，解剖游离上肺静脉，当上肺静脉切断之后，动脉就显露出来。左侧肺动脉总干较长，在解剖分离时，为了看清动脉上、下各方向的结构，术者可以中途改变位置。右侧肺动脉总干短，将右上叶尖前支和中间干动脉分别处理更方便。一旦动脉解剖分离完成之后，立即用粗丝线绕过肺动脉并吊起肺动脉，这样不但方便进一步解剖分离，而且缩小了血管口径，便于放入 Endo-GIA。如果用粗丝线结扎、缝扎动脉，在老年血管硬化的患者中，应把结扎线的力量掌握在适当水平，既不能结扎不紧，又不能用力过大，防止结扎线割断血管。下肺静脉的处理并无特殊。左、右主支气管的处理应注意，应选用钉长 4.8mm 的闭合器及 Endo-GIA，钉闭主支气管应尽量靠近隆嵴，残端不可留的过长。胸膜腔冲水膨肺不漏气后，支气管残端可以用附近的胸膜片（右侧可用奇静脉弓）包盖。

三、淋巴结清扫

（一）肺叶切除与淋巴结清除的顺序安排　淋巴结清除可以在肺叶切除之前，也可以在肺叶切除之后。如果肺癌伴有肺门和纵隔淋巴结肿大，不能确定是炎性淋巴结肿大还是肺癌转移引起的淋巴结肿大时，在肺叶切除之前应做系统的淋巴结解剖分离，术中送冷冻切片病理检查，N_1 或 N_2 阳性患者，如果患者一般情况好，能够耐受开胸肺叶切除和淋巴结清扫手术，应中转开胸；如果患者一般情况差，不能耐受开胸肺叶切除和淋巴结清扫的高危患者，应当用 VATS 切除病灶，在有淋巴结转移的部位，用银夹做标记，术后根据银夹标记做放射治疗，并辅以化疗。凡 VATS 探查没有发现明显淋巴结肿大和 VATS 容易完成肺叶切除的患者，应先做肺叶切除。在切除肺叶过程中，解剖分离血管和支气管时遇到肿大淋巴结则切除，不专门探查寻找切除淋巴结。例如做右肺上叶切除术时，分离纵隔第 2、3 组淋巴结暴露肺动脉，右上叶尖前支肺动脉切断之后即可解剖清扫上叶支气管和气管支气管（第 4 组）淋巴结。待肺叶切除之后，手术野变得更敞亮，操作更方便时，再彻底清扫纵隔和肺门的所有淋巴结。

（二）淋巴结摘除操作要点　清除淋巴结时首先要认清淋巴结所在的解剖位置，与周围重要神经、血管和重要脏器间的关系，并妥善保护好这些重要结构。

首先将胸腔镜移近要切除的淋巴结，术者双手操作，先用“L”形电刀或剪刀切开胸膜，左手用血管钳夹住淋巴结外面的脂肪、胸膜或纤维结缔组织，将淋巴结轻轻提起，右手用止血钳在淋巴结下面最疏松部位轻轻分离，透过淋巴结的下面，用止血钳将淋巴结抬起。淋巴结与周围的粘连可以先用钛夹夹闭后剪断，也可以用绝缘蚊式止血钳将淋巴结周围的粘连分束钳夹后电凝烧断，或用“L”形电刀直接烧断，取出肿大的淋巴结。有人喜欢用干纱布球做成“花生米”推擦淋巴结，将一些小的毛细血管擦断，虽然小毛细血管擦断之后有少量出血，但经干纱布压迫之后多数能停止出血。对不能自凝的小血管出血点，可以用止血钳夹住，将止血钳提起之后电凝止血。

（三）特殊部位的淋巴结清扫

1. 不一定将被切除肺叶周围的淋巴结单独切除取出，可将影响血管和支气管分离解剖的淋巴结分离后推向需要切除的肺叶一侧，将来淋巴结随同切除的肺叶一起取出。

2. 清扫右上纵隔淋巴结。首先切开肺门至胸顶的纵隔胸膜，保护好右侧膈神经，清除右肺门前方的脂肪组织，暴露右上肺静脉，自下向上清除，并解剖游离奇静脉弓，如果脂肪组织中的淋巴结小而软，容易清除，奇静脉弓可以套带后牵开；如果淋巴结融合成团，肿块巨大，侵犯周围组织或有严重粘连，也可以结扎后切断奇静脉，彻底显露上腔静脉后面和气管右侧，升主动脉的右侧壁也可得到部分暴露。钛夹夹闭后切断纵隔脂肪组织中汇入上腔静脉的小静脉属支，将无名静脉和上腔静脉向前内侧牵开，用剪刀、“花生米”和“L”形电刀清除右上纵隔的淋巴结。

3. 清除左上纵隔淋巴结与清除右上纵隔淋巴结基本相同，所不同的是在解剖右上纵隔时，几乎不会遇到因为淋巴结转移而不得不损伤喉返神经的情况。但在解剖左上纵隔时，必须从暴露左头臂静脉（无名静脉）和主肺动脉窗开始，时时注意保护左膈神经、迷走神经和喉返神经。暴露左头臂静脉后，朝肺门方向清除所有脂肪及脂肪中的淋巴结。半奇静脉影响操作时，可结扎后切断。胸导管位于左颈总动脉和左锁骨下动脉之间，在主动脉弓上方，它由后纵隔向前纵隔走行，注意预防胸导管及其分支的损伤。左上纵隔淋巴结清除的重点是主动脉下区淋巴结（第 5 组）和主动脉旁区淋巴结（第 6 组），这两组淋巴结发生肿瘤转移的机会较多。

4. 清除隆突下淋巴结比较困难，因为显露欠佳，淋巴结常融合成团，并且周围血管丰富，需要耐心和细心。首先将手术台向前摇动，使患者体位呈俯侧卧位。将肺向前上方牵拉，从后方分离解剖气管隆嵴下方更方便。当右侧开胸时，先从后纵隔切断迷走神经肺支，打开纵隔胸膜，显露心包，沿心包从下向上并向左分离。从气管分叉至右主支气管后壁的支气管动脉分支用钛夹夹闭后切断。解剖分离显露左主支气管软骨环的内侧缘，在解剖分离过程中可以发现，有时隆突下淋巴结（第 7 组）与左、右主支气管淋巴结（第 10 组）以及右上叶支气管淋巴结（第 12 组）互相连接。经左侧清扫隆嵴下淋巴结更困难，因主动脉弓和降主动脉的遮挡，术野暴露困难，左喉返神经和食管需要细心保护。经左侧清除隆突下淋巴结可以从解剖游离左下肺韧带淋巴结（第 9 组）开始，打开后纵隔胸膜，保护好左迷走神经，从下向上解剖左主支气管，游离其周围的淋巴结，直达气管分叉处，在此处将迷走神经肺支切断，向右侧分离显露右主支气管内侧壁。从左、右两侧主支气管向上分离，在隆嵴处用钛夹夹闭并剪断左支气管动脉分支，清除隆嵴下脂肪及淋巴结。

（四）如何处理不能清除的转移淋巴结　有一些肿大的淋巴结即使是开胸手术也难清除，淋巴结能否被清除与淋巴结所在的位置及外侵程度密切相关。当转移淋巴结侵犯周围器官结构的实质时，想清除这些严重外侵的淋巴结而又不伤及受侵器官是不可能的。遇到这种情况时出路只有三条，①扩大手术切除范围；②变根治性切除为姑息性切除；③中转开胸，改做血管和/或支气管袖式切除术以及其他类型的手术。以左肺上叶癌为例，如果左肺门出现肿大的转移淋巴结，左肺上叶动脉分支被肿大的淋巴结包绕侵犯，无法解剖分离，但肺动脉总干和上、下肺静脉可以解剖分离。患者能耐受全肺切除，可将左肺上叶切除改为左全肺切除，彻底切除病灶和转移淋巴结。如果患者不适合做左全肺切除，也不适合中转开胸，可以将转移淋巴结用银夹标记，术后放疗。对肺周边病灶做楔形切除。病灶靠近肺门，不能做楔形切除者，可以先处理能够解剖分离的血管，对不能处理的血管，根据距离宽窄选用 TL60 或 THT30 将左上叶支气管和血管一并钉闭，姑息切除左肺上叶。适合做血管和/或支气管袖式切除者，应中转开胸手术。中转开胸还可以将受侵血管的上、下两端肺动脉主干暂时阻断，齐根切断左肺上叶动脉分支后，用 3-0 或 4-0 无损伤线缝闭血管裂口。

（五）手术注意事项　清除和活检淋巴结时要注意完整切除整个淋巴结，如果有可能，应连同淋巴结周围的脂肪组织一起清除，做到干净彻底。淋巴结包膜薄，组织脆，不能用钳子直接夹持肿大的淋巴结，这样容易损伤或夹碎淋巴结。碎裂的转移淋巴结会造成肿瘤细胞扩散和种植，污染手术野，因此，应当用止血钳夹住含有淋巴结的脂肪组织和纤维结缔组织，将淋巴结与周围的血管、支气管、神经和食管等脏器分离开。遇到淋巴结肿大、融合、外侵和紧密粘连时，损伤淋巴结，使其碎裂的情况很难避免，手术结束时，应当用无菌蒸馏水反复冲洗浸泡创面和胸膜腔，预防肿瘤细胞种植。

在做淋巴结清扫时要注意与周围的解剖关系。淋巴结多在血管和支气管周围分布，纵隔内更是淋巴结转移的常见部位，因此在做淋巴结清扫时，必须首先看清周围的解剖关系，注意保护好膈神经、迷走神经、喉返神经、胸导管及其分支。避免和减少神经损伤和乳糜胸的发生。重要的神经、血管必须牺牲时，术前或术中应征得患者或家属的同意，减少医疗纠纷的发生。在分离解剖淋巴结时不慎损伤或撕破了大血管壁，引起大出血时，不要惊慌，术者应立即用内镜无创血管钳夹持血管破口，或用环钳夹干纱球用力压住出血部位，立即扩大手术切口，改善照明和手术野显露，根据血管损伤的部位和性质决定做血管结扎切断或用 3-0 或 4-0 无损伤线做连续缝合，修补破口。

肺癌的淋巴结转移有一定规律。例如右肺上叶肺癌，容易向右侧第 2、3、4 组淋巴结转移，而食管周围淋巴结（第 8 组）和肺下韧带淋巴结（第 9 组）转移较少见。右肺中叶应清除第 7、9 组和右第 2、4 组淋巴结。右肺下叶肿瘤容易向右第 7、8、9、10 组淋巴结转移。左肺上叶要特别注意第 5、6 组。左肺下叶和右肺下叶一样，仍是第 7、8、9、10 组淋巴结。因此，熟悉肺癌淋巴结分区，淋巴结转移途径、顺序和方向对淋巴结清除是十分重要的。1967 年日本 Naruke 报道了肺癌区域淋巴结命名，1980 年被日本肺癌学会和国际抗癌联盟采纳，沿用至今。淋巴扫描研究提示了每个肺叶的淋巴引流模式及淋巴结转移方向。淋巴结清除的原则是干净、彻底，尽快完成整体解剖。对淋巴结跳跃式转移方式和淋巴反流也必须引起足够重视，肺门淋巴结阴性者，纵隔淋巴结也可以出现阳性转移。淋巴管近端阻塞，淋巴液还可以通过吻合支绕过阻塞部位而出现反流和不符合一般规律的转移。因此，在淋巴结清扫治疗肺癌的过程中，需不断总结提高和全面考虑问题。

第三节　电视胸腔镜肺叶切除术的难点解析

20 世纪 90 年代以来，电视胸腔镜手术（VATS）越来越普遍地用于肺部良恶性疾病的治疗。虽然手术费用比传统开胸手术高，但 VATS 手术后在术后疼痛、肺部并发症、住院天数方面都有优势。

新的外科操作由于需要新的手术技巧，所以有独特的学习曲线。对原发性肺癌行 VATS 肺叶切除手术就是这样。

一、术前评估

对于心肺功能良好的早期（ⅠA 和ⅡB）原发性肺癌患者，肺叶切除是标准的手术方式。本节主要着重于手术的操作技巧，而不是患者生理及肿瘤学方面的准备。一般来说，所有术前一般情况良好、心功能储备好、拟行肺叶切除手术的患者都可以耐受 VATS。外科医师术前复习胸部 CT，以确定肿瘤可以经所选的操作切口取出，且距离肺门及无需切除的结构有足够的安全解剖空间。

对有些病例，VATS 也可用于探查，以明确那些局限进展期疾病（如ⅢB 或 T_4 期），使患者避免不必要的开胸手术。为明确诊断所行的肺楔形切除活检及为明确分期的淋巴结切除都可以行 VATS。广泛的胸膜纤维化或肺组织无法萎陷都有可能使 VATS 无法进行。

二、总的手术考虑

患者取侧卧位，使肋间张开。有几种有效的方法可供选择，实行选择性单肺通气，但必须确定所选的方法可以在术中行支气管镜检查，以发现插管是否到位，或由于解剖肺门使插管位置有所改变时，及时纠正以保证有效的单肺通气。

VATS 肺叶切除术的严重并发症是致命性的血管损伤。邻近肺组织及其他器官的不可逆损伤也是 VATS 肺叶切除术相关的并发症。使用有角度或可弯曲的镜头更好地暴露，选择合适的切口可以减少这些并发症发生。

手术切口处器械的过度旋转、扭曲可能造成肋间血管神经的损伤，引起术后疼痛。一般这类患者不需硬膜外麻醉，但是胸膜表面麻醉（如快速推注或持续点滴 0.25% 布比卡因）可以减少胸管引起的不适感。

手术中必须检查漏气，特别注意支气管残端有无漏气。因为术后没有跨肋间缝合关闭肋间切口，气体容易溢出形成皮下气肿，因此如果考虑术后漏气比较多，操作孔可以用来置另一根胸管。否则的话，可以缝合关闭操作孔。

三、相关操作

因为术前的影像学资料通常比较充分，所以术前一般可以定位比较小及深的肿瘤。术中一定要设法尝试直接触及病变部位。胸腔镜下松解粘连、探查胸腔有无转移、诊断性楔形切除、淋巴结切除都是常规操作。

四、手术操作的核心思想

以下所说的核心思想代表首选方法，其原理是基于一个 6cm 的切口及另外两个约 1cm 的切口。另外，头部可旋转的闭合器（articulating staplers）也减少了从肺门后进路的需要。通常最好有一个放置镜头的孔道可以多角度地从后面或前面观察肺门，一个与斜裂走形一致的操作孔道（约位于第 6 肋间），这个切口要尽量靠前，这样闭合器可以处于与肺门结构垂直的位置，进入切口选择便于直视下处理切除部位的解剖操作。30°胸腔镜（或者可弯曲的镜头）可以提供比开胸手术更广阔的手术视野。

首先，在第 7 或第 8 肋间腋中线处做放置镜头的切口，通常经这一切口进行胸腔探查明确有无 VATS 手术的禁忌证。其他的切口（直视及操作口）根据探查结果和上面提及的原则定位。深部触诊及在预测的部位插入针头有助于明确最佳手术入路。

内镜用直线切割缝合器可用于分离所有肺组织，包括支气管。应该避免用血管钳夹脆弱的肺动脉分支，因为这种的钳夹力不规则，可能损伤血管，或是以后的操作把血管夹撕脱而造成不必要的出血。标准的操作还包括用强韧的尼龙网袋将标本取出胸腔，以避免肿瘤细胞在切口的种植。

尽管能用内镜器械用于手术操作，也可以用我们更熟悉的传统手术器械，因为我们更熟悉这些器械的钳夹力量及手感。大的直角钳（Herrington）在分离组织的时候特别有用。弯头的 Badcock 钳可以到达不同的方向，而且由于其角度，操作时不会影响直视的视野。

使用内镜闭合器闭合血管时，因为闭合器的铁砧是直的，不像有弯度的器械可以完全绕过血管。通常用一橡皮管绕过血管做导引，使闭合器的砧完全通过肺血管，以保证切割完全；切割不完全很危险，可能会导致大出血，因此必须注意。

有学者认为移动镜头会浪费时间，并会干扰手术操作，也有学者更喜欢改变镜头位置来暴露术野，特别是在处理尖前部的结构时，镜头最好从前面进入。与开胸手术不一样，手术医师位于患者前面，特别是作上叶直视切口时。

五、肺叶手术的步骤

在 VATS 手术中，每一步操作用的暴露途径（内镜、肺的抓钳、分离器械）常会有改变。为了避免写得太冗长，肺叶切除的步骤归纳为表 18-1。随着时间的积累，外科医师慢慢会有各自的操作方式，但对于初学者来说，这张表及难点解析仍是一个有用的参考。

目前世界上已有部分医疗中心成功并安全地施行了 VATS 肺叶切除手术。术中危及生命的并发症并不常见，总的住院死亡率（0.5%～3.6%）和中转开胸术率（2%～3%）都比较低。对于复杂的、高危的患者来说，VATS 手术结果要比开胸手术更好一些。术后疼痛的减轻、住院时间的缩短、功能的改善并不是以牺牲肿瘤手术效果为代价。事实上，有数据表明早期肺癌患者行 VATS 手术的长期生存率不比常规手术差。VATS 手术很少影响免疫系统，这能很好地治疗进展期恶性肿瘤切除术后引起的微小残留病灶。

表 18-1、18-2 所提到的方法为外科医师改开胸肺叶切除手术为 VATS 手术提供了简要的途径。VATS 肺叶切除手术比以前所学的肺楔形切除活检的操作落后了，因为楔形切除活检死亡率低，很快成为了胸外科手术标准术式。这种落后的部分原因是这一手术对光学及工具的要求更高。现在有了这些光学仪器及操作器械，没有广为传播的经验就成为限制手术推广

的一个因素。从很大程度上讲，需要反复学习这一手术操作，即使已经掌握了基本的操作技术，但由患者个体差异决定的小的技术改进则要在外科工作实践中慢慢学习。

表 18-1　电视胸腔镜肺叶切除术演示步骤

	步　骤	器　械
右上肺叶切除术	分离胸膜	LB，RA
	解剖分解右上肺静脉分支	2.0mm ELC，RA
	分解尖段肺动脉分支	2.5mm ELC
	在斜裂处找到肺动脉主干	LB，SF，SS，PD
	处理部分不全的水平裂——从周围向肺门处（将肺拉伸展）	3.5mm ELC，RA
	在肺门处找到到中叶及下叶的肺动脉	PD
	用大的钝头直角钳从肺门到斜裂分离解剖出肺动脉上缘边界	RA，RR
	在上一步操作的水平上以直线切割缝合器完全分离水平裂，完全暴露肺动脉	3.5mm ELC，RA
	分离上叶肺动脉的残余分支，包括后升支	2.5mm ELC，RA
	处理斜裂的后半部分叶裂	3.5mm ELC，RA
	解剖并分离右上叶支气管	TR，PD，4.8mm ELC
	将标本装袋	5×8 吋 LS，TR
	分离肺下韧带	LB
	肋间神经阻滞	LN
	放置胸管，确定肺膨胀，检验漏气，封闭可能肺残面	
	将活动度大的中叶与下叶缝合防止扭转	3.5mm ELC
右肺中叶切除术	分离胸膜	LB，RA
	分离上肺静脉的中叶支	2.0mm ELC，RA
	在斜裂处找到并分离中叶肺动脉	LB，SF，SS，PD
	处理水平裂——从周围向肺门处（将肺向周围拉伸展）	3.5mm ELC，RA
	如果在斜裂处未找到肺动脉，在肺门处分别找到中叶及下叶的肺动脉	PD
	用大的钝头直角钳在肺动脉上缘分离血管，从肺门到斜裂肺动脉处	RA，RR
	在上一步操作水平上以直线切割缝合器分离水平裂，暴露肺动脉全长	3.5mm ELC，RA
	分离到中叶的肺动脉分支	2.5mm ELC，RA
	处理中叶与下叶之间的斜裂	3.5mm ELC，RA
	解剖分离右肺中叶支气管	TR，PD，4.8mm ELC
	将标本装袋	5×8 吋 LS，TR
	分离肺下韧带	LB
	肋间神经阻滞	LN
	放置胸管，确定肺膨胀，检验漏气，封闭可能的肺残面	

续　表

	步　骤	器　械
下叶切除术（左或右）	分离胸膜	LB，RA
	在斜裂处找到肺动脉	LB，SF，SS，PD
	分离肺动脉到下叶的分支，注意保护到上叶舌段的分支	2.5mm ELC，RA
	分离肺下韧带	LB
	分离下肺静脉	2.0mm ELC，RA
	处理前面及后面的斜裂	3.5mm ELC，RA
	分离解剖下叶支气管	TR，PD，4.8mm ELC
	将标本装袋	5×8 吋 LS，TR
	肋间神经阻滞	LN
	放置胸管，确定肺膨胀，检验漏气，封闭可能的肺残面	
左上肺叶切除术	分离胸膜	LB，RA
	分离上肺静脉	2.0mm ELC，RA
	分离尖段肺动脉分支	2.5mm ELC，RA
	在斜裂处找到肺动脉主干	LB，SF，SS，PD
	处理后面的斜裂	3.5mm ELC，RA
	分离上叶肺动脉的残余分支，包括舌叶的分支	2.5mm ELC，RA
	处理前面的叶裂	3.5mm ELC，RA
	分离解剖左上叶支气管	TR，PD，4.8mm ELC
	将标本装袋	5×8 吋 LS，TR
	分离肺下韧带	LB
	肋间神经阻滞	LN
	放置胸管，确定肺膨胀，检验漏气，封闭可能的肺残面	

注：ELC：内镜用直线切割器；LB：长的电凝头；LN：腹腔镜所用的针头；LS：腹腔镜所用的将标本取出的囊袋（厚尼龙）；PD：“花生米”分离器；RA：直角钳；SF：标准的钳状骨针；SS：标准的剪刀；TR：三角形的牵引器

表 18-2　电视胸腔镜肺叶切除术难点解析

困　难		解决措施
有关暴露问题		
切口的选择	镜头	取腋中线第八肋间切口
	前面的操作孔	由胸腔镜引导定位，针头或手指测定 尝试在第六肋间取切口，越靠前、与斜裂位于同一层面越好 前面的切口要尽量靠前以改善闭合器进入时角度的问题
	直视切口	由胸腔镜引导、针头或手指测定引导下取 4～8cm（经典为 5cm）的切口
	上叶	取第四肋间腋前线切口，有助于上肺静脉和动脉分支的暴露和解剖
	下叶	取第 5～6 肋间腋中线切口，直接与叶裂处的肺动脉相对，如果伤口较长要避免损伤胸长神经

续　表

困　难		解决措施
干扰分离部位的观察	镜头的运作	选择另一个孔道或直视切口来放置镜头
		使用30°镜或是可屈曲的胸腔镜
		在开始电视胸腔镜肺叶切除手术前彻底培训握镜头的助手
	患者体位	尝试反屈式位使膈肌下降；试着倾斜手术床使肺组织离开术野
		使患者轻微后仰或使手术台向后倾斜以更好地看清前面
	牵引	试着在膈肌较强韧的膜部位缝牵引线，经镜头的孔道拉出
		经操作孔道用5mm的牵引器将横膈挡开或者再取一5mm切口
		用一橡皮导管绕过肺门再经直视切口收回来
		用5mm的环形肝脏拉钩经前面的操作孔道将肺实质环住（这在提起整个肺明确下面无其他血管相连时是很有用）
		尝试用有角度的工具如弯的Badcock钳
		试着用各种扇形拉钩
	肺的操作	吸引或钝性压迫使肺萎陷
		分解粘连
		将肺门拉向直视切口来分离
		试着分几次分离叶裂
		减少潮气量（纵隔下垂可改善操作空间）
		考虑使用封闭式套管，注入 CO_2 来帮助肺萎陷
		在行右上叶切除术时，不要过早地处理水平裂，防止右中叶的摆动影响手术
	直视切口	使用儿科的拉钩来拉开伤口的软组织而不撑开肋骨
		改变手术台的位置来改善观察角度
		延长切口（最长到8cm）
		使用横向的自动拉钩
保持镜头清洁的困难		使用不同的孔道
		经直视切口喷生理盐水来清洗镜头
		在套管切口部位以纱布来擦渗出的血液
		使用有角度的镜头
		孔道内用纱布敷料清洁
分离解剖的困难		
	通常遇到暴露的问题	第一步先分离肺门处胸膜
		从静脉开始，然后动脉，然后支气管
		使用“花生米”
		“花生米”上缝线以防丢失
		操作困难时使用其他的孔道来暴露
		试着分离部分或全部的叶裂
		在靠后的位置加一个切口（对清扫第7组淋巴结是有用的）
		尽量使用有弯度的器械
		首先完成后面的解剖以防止处理前面时肺翻转
		在镜头旁协同使用另一个器械来帮助暴露和分离
	肺下韧带	用30°镜向下看
		可以用电凝从操作孔开始从直视切口结束
		经中间的孔道将其拉出横膈
		避免烧灼到心包

续 表

困	难	解决措施
暴露的困难	斜裂	在直视下分离
		用拉钩从操作孔将肺门拉向直视切口
	肺门前上部分	用30°镜或经中间的切口用0°镜
		行上叶切除术时先分离肺静脉来暴露肺动脉
		行右上叶切除术时要保留中叶的静脉
	后面的肺门	用30°镜从中间看
	处理被包绕的血管	用“花生米”分离增加可处理的血管长度
		用标准的或长的直角钳
		尝试将直角钳由中间前面的切口进入
		分离叶裂使操作空间增大
		经不同的孔道来观察分离
闭合器钳夹组织的困难	一般的问题	用全角度有关节的闭合器——在结构后方轻轻转动便于通过结构
		在铁砧上套一8~14F橡皮导管，首先以直角钳将导管穿过，然后用导管引导闭合器铁砧穿过
		注意在穿导管时不要用暴力以免红色橡皮导管与铁砧脱开
		将周围的其他组织分离开
		确定没有将其他不需要和没有看到的组织夹住
		使用合适型号的闭合器
	上肺静脉	闭合器经放置镜头的孔道进入
	下肺静脉	闭合器经中间的孔道进入
	尖段肺动脉	闭合器经放置镜头的孔道或中间的孔道进入
	斜裂处的肺动脉	闭合器经中间的孔道进入
		注意不要损伤上段肺动脉到下叶的分支
	支气管	确定没有漏掉的肺动脉分支
		闭合器经放置镜头的孔道（上叶切除）或中间的孔道（下叶切除）进入
		用橡皮导管环形绑住支气管远端，经直视切口拉开以暴露解剖近端支气管
		尝试在直视下用常规使用的开放性支气管闭合器（TA-30，4.8mm）。用长柄的15号刀片在胸腔镜引导下切断支气管；同样可以使用橡皮导管来引导闭合器的钳夹
		在闭合器激发前余肺部分通气
分解粘连的困难		首先以钝头的钳子在放置镜头的孔道分解形成一个“口袋”
		一旦“口袋”形成，放入胸腔镜分解疏松的粘连；在分离粘连后的胸壁上取操作孔
		经操作孔置入电凝棒及其他分离器械
		使用有角度的器械
		将两个孔道联合起来交替操作，这样使分离变得更方便
中量出血的处理		用凝血材料压迫止血数分钟，用周围组织压迫止血，先分离其他组织
		尝试使用生物封闭剂
		对易碎的组织尝试使用 Harmonic 刀
		如果有任何问题，延长直视切口直接处理

续　表

困　　难		解决措施
更严重出血的处理		如果出血是发生在闭合器拿走后，再用一个闭合器钳夹
		用“花生米”压迫止血
		如果出血量大要中转开胸，要边开胸边用海绵钳或纱布压迫止血
		尝试合适的血管夹（标准的或腔镜下使用的）
		用 4-0 的 Prolene 线缝，线节以夹子固定
		避免使用钳子
其他	将肺叶装入标本袋时的困难	在袋子上缝线，使标本袋成三角形张开，然后取出镜头等；三角形的一个角可以经直视切口用器械抓住，或者 5mm 的三角形肝脏拉钩可以帮助打开标本袋
		首先通过器械的交替动作将标本的小的一头放入标本袋，始终保持有一把器械抓住标本，转动手中器械，把标本放入
		标本袋中装满生理盐水使其张开
		确定装入袋子的是正确的肺叶
		将袋子的边缘缝到合适的取出装置的环上
		调整袋子的方向确定其他组织不会影响操作
		切除标本大则用大的标本袋
	将标本袋经切口取出时的困难	首先吸出标本袋里的水，确定在吸出水及空气时标本袋是打开的
		拿走直视切口的所有拉钩
		调整标本袋使其开口长轴与肋骨平行
		再次调整标本袋里的标本，使肺叶较薄的一部分先出来
		拉标本袋的一边缝，然后再拉另一边（或者两边轮流），可能要用几分钟把整个标本取出
		对抗牵引固定胸壁
		少数情况下要延长皮肤或肋间的切口
漏气及残面处理的问题	一般问题	在水下使残余肺组织膨胀
		使用闭合器、缝补或肺封闭剂来封闭漏气
		维持 20cmH_2O 的通气压检查支气管残端有无漏气
		使用流水来发现漏气
		检查
		用足够粗的胸管来引流漏气，负压吸引不要太大
		考虑在中间切口处再放一根胸管
		胸管可能要经一比较长的隧道
		发现
		使用厚的支气管闭合器（4.2～4.8mm），仔细检查闭合器避免两次击发
	大的残面	分解下肺韧带
		考虑顶部覆盖
		如果残腔很大可以考虑气腹
	皮下气肿	可以考虑缝合直视切口处的组织，减少胸腔游离气体进入皮下（因为肋间切口不像标准开胸手术那样关闭）

续 表

困 难	解决措施
术后疼痛的处理	行经胸膜或后面的肋间神经阻滞
	放胸管处局部麻醉
	避免肋间撑开及术中操作器械的过度转动
	使用酮洛酸氨丁三醇（toradol）或其他非激素类的镇痛药而不是使用麻醉药

难点解析指南代表了一种不同的外科教育形式。我们的手术技巧有些来自老师的教导，有些是个人经验积累，有些是会议交流经验，将这些技巧汇编有助于节省学习时间。

第四节 肺癌胸腔镜放射性粒子植入术

^{125}I 粒子发射一种低能 γ 射线，其能量随距离衰减特别明显，因此可给予靶组织较放疗更高的剂量，而周围正常组织损伤小，是一种理想的局部综合治疗手段。放射性粒子组织间近距离治疗肿瘤具有精度高、创伤小和疗效肯定等优势，临床应用显示了广阔的前景。

近距离放射治疗是把放射性核素源按一定的治疗布源规则置于肿瘤表面或肿瘤内的放射治疗，其基本特征是放射源可以最大限度地贴近肿瘤组织，使肿瘤组织得到有效的杀伤剂量，而周围正常组织受量最低。近距离放射治疗自 1898 年居里夫人发现镭元素后被应用到临床，至今刚逾百年，但其发展相当迅速。1903 年 Strebel 曾将一根导管插入肿瘤中，然后将镭元素送入，进行治疗，此举应为最原始的手工后装组织间照射治疗。1905 年居里夫人与 Damlos、Dominici 发明把镭元素用铂金封成管状线源治疗皮肤癌和宫颈癌，此举应是最早的敷贴治疗和近距离腔内治疗。1914 年由 Forssell 奠基，后由 Heyman 和 Kottmeier 继承和发展的斯德哥尔摩法，此法以含镭 43mg 至 74mg 不同长度的宫腔管和含镭 50mg 至 75mg 的不同宽度的阴道容器，进行腔内分次治疗，每次治疗 20 ~ 24 小时，被称为“大剂量、短时间的分次治疗”。1919 年 Regelld 和 Lacassagme 等创造和发展的巴黎法，此法以宫腔管含镭 33. 3mg，穹隆部阴道容器 2 个，各含镭 13. 3mg，连续治疗可达 120 小时，被称为“低剂量、长时间连续治疗”。1932 年 Paterson 和 Parker 建立了曼彻斯特法，把当时的伦琴剂量概念引入近距离照射中来，创立了 Pterson-Parker 剂量计算法，制定镭针插植规则。在宫颈腔内镭疗中，又提出了 A 点和 B 点作剂量参考点的剂量学概念，并一直沿用至今。但以伦琴表示的剂量概念，现已被吸收剂量 Gray（Gy，戈瑞）所代替。1953 年 Hensehke 在介绍放射性金籽植入治疗时，描写了“后装技术”，使用了“Afterloading”这一词，后被广为接受，并沿用至 20 世纪 60 年代出现了远距离控制的后装治疗机，其治疗方式可因布源方法、核素源剂量率大小、与外照射配合的先后等不同而异。近距离放疗根据布源方法可分为以下几种方式：①表面贴敷照射；②腔内照射治疗；③间质照射治疗，又称组织间照射，^{125}I 粒子植入即为组织间照射；④术中近距离照射；⑤内用放射性核素应用等。由于早期放射性粒子治疗肿瘤使用的多是高能核素，如^{60}钴、^{226}镭等，这些核素释放 γ 射线防护颇难处理，对患者和医务人员造成严重损伤，同时由于缺乏治疗计划系统和相关的引导定位设施，使治疗精度大打折扣，临床应用进展缓慢。近 20 年来，由于新型低能核素，如^{125}I，^{103}钯相继研制成功以及计算机三维放疗计划系统的出现和超声、CT引导系统的发展，使粒子治疗焕发了青春。

^{125}I粒子放射源为1965年引入，外形为圆柱形，钛合金封装体，长度为4.8mm，直径为0.8mm。^{125}I粒子平均能量27.4keV，组织穿透能力1.7cm，粒子种植间隔无特殊标准，半衰期59.4天，开始剂量7cGy/h，RBE 1.4，衰变模型e-电子俘获，空气比释动能转换1.27OU/mCi，剂量率常数0.88cGy/h. u，初始剂量率7.7cGy/h。^{125}I放射性密封源由高密度钛合金内置全杆标记的钯丝经激光焊接而成，主要发射35.5keV的γ射线和27.4、31.4keV的X射线。对铅的半价层是0.025mm，对细胞组织的半价层为20mm。

一、放射性粒子治疗的理论基础

γ射线具有破坏肿瘤细胞核DNA的作用，使肿瘤细胞失去繁殖能力而凋亡。肿瘤的生长过程中，只有一小部分细胞在持续繁殖（活跃期细胞）。繁殖周期分为四个时相，DNA合成前期（G_1期）、DNA合成期（S期）、DNA合成后期（G_2期）及有丝分裂期（M期）。繁殖周期中，在DNA合成后期及有丝分裂期阶段，只需少量的γ射线（3cGy）即能破坏肿瘤细胞核的DNA，使肿瘤细胞失去繁殖能力，而其他阶段的肿瘤细胞对γ射线敏感度较差，静止期的肿瘤细胞对γ射线相对不敏感。外放疗分次短时照射只能对肿瘤繁殖周期中部分时相的细胞起治疗作用，照射结束后，其他时相的肿瘤细胞仍能很快恢复繁殖能力；肿瘤细胞受任何刺激，都能激发静止期细胞转为活跃期细胞，而且细胞的倍增时间明显缩短，因此在两次照射的间隙内肿瘤细胞仍能迅速生长，直接影响外放疗的治疗效果。肿瘤组织间植入放射粒子所产生的γ射线能量虽然不大，但能持续地杀死肿瘤干细胞，同时在放射性粒子持续照射过程中，当肿瘤细胞被杀死后，缺氧细胞可以变成氧合细胞，敏感性增加。经过软件计算的剂量和足够的半衰期，能使肿瘤细胞全部失去繁殖能力，当细胞死亡超过细胞分裂时，增殖不再发生，从而达到较彻底的治疗效果。^{125}I放射粒子的有效半径为1.7cm，通过调整组合的放射粒子之间距离，重叠的γ射线能量可以有效覆盖肿瘤全部，以及与肿瘤边缘正常组织内的亚临床区域。随着离放射源的距离延长，γ射线能量迅速衰减，对周围的正常组织影响也明显减少，因而不会发生外放疗通常引起的全身并发症。

二、^{125}I粒子应用的安全性

根据马旺扣等对^{125}I种子源治疗前、后周围辐射剂量监测表明：^{125}I的γ射线能量低、穿透力较弱，对于植入术操作的医务人员和接受治疗的患者及家属安全性均很高，植入术后不会给周围环境和人员带来放射性污染，故不需要采取特殊的防护措施。尽管如此，作为放射性工作者，仍应严格按放射防护工作的要求进行操作，防止粒子脱落的放射性事件发生。①严格检查、严格操作，防止粒子破损和泄漏，植入术中动作应轻缓，不能过度压迫粒子，否则可能损坏粒子壁或密封端而导致^{125}I泄漏到环境和体液中。如已被损坏，应立即封入容器中做放射性污物处理，并检查污染区域。尽量避免将粒子植入到大血管、肠壁等部位；②所有植入程序应预先计划，以便最大限度减少工作人员辐射剂量；规范操作，提高操作技术水平以缩短辐射时间；与患者必须接近的话，尽量保持在1m以外；操作时穿戴薄铅衣、铅眼镜；工作人员应佩戴个人剂量监测仪。向患者介绍有关^{125}I粒子植入的特点和植入后应该注意的放射性预防措施，同时应告知患者术后可能会发生粒子脱落事件，如有发生应仔细检查并及时找到粒子，用工具捡起，放入容器中保管好并立即报告医务人员。

三、^{125}I粒子植入术的防护措施

（一）术前防护

1．源的运输保管　^{125}I种子放射源属于Ⅰ类低比活度放射性物质，运输时，源应装入铅罐，用A型包装后，包装表面剂量率小于国家允许的辐射水平（<5μSv/h），包装箱表面标有A型标志，可与非放射性物质一起运输、携带或邮寄。保管时应装入铅罐内锁入保险箱由专人保管。

2．术前准备　在空气介质中，近距离操作^{125}I种子放射源，辐射量较大，操作者应在有机玻璃防护屏后操作，或穿0.25mm铅当量橡胶防护衣及戴防护眼镜。取放种子源时，要使用长度在10cm以上的镊子或颗粒源简易机械手。

（二）术中防护　根据马旺扣等对手术室监测结果，手术主刀医生为最强辐射位。在乳腺癌植入较浅的情况下，植入4.4×108Bq，主刀医生位剂量率为（20.45±6.55）μSv/h，虽低于国家标准所规定的放射工作人员限值25μSv/h，但遵照防护最优化原则，医师仍应穿带有围脖的0.18～0.25mm铅当量含铅防护衣，主刀和第一助手应戴防护眼镜。监测显示0.18mm～0.25mm铅当量橡胶防护衣，可屏蔽90%～99%的^{125}I种子放射源辐射剂量。

（三）术后防护

1．术后护理　术后一般护理（如观察病情），不需特殊防护，只有在近距离（<50cm）护理时，需在患者施源部覆盖0.18～0.25mm铅当量橡胶布或工作人员穿铅橡胶衣。

2．出院　临床监测显示，无屏蔽情况下距患者体表1m剂量率均在国家标准规定的公众限值25μSv/h以下，故出院患者无需特殊防护，与家属之间采用1m距离防护即可。6个月后无需防护。术后定期检查，种子源有无移位、脱落。

3．早期死亡　根据中华人民共和国国家标准GB16360-1996《临床核医学放射卫生防护标准》规定，无需特殊防护而处理含放射性核素尸体的上限值：^{125}I的标准为，死后防腐40MBq，掩埋400MBq，火化4000MBq，故植入^{125}I的放射性在3.7×10^9Bq以下时，早期死亡火化的尸体无需特殊防护。

四、放射性粒子治疗的基本条件

1．放射性粒子　放射粒子是指用钛合金外壳将低能量放射性同位素密封制成短杆状固体放射源，目前有^{125}碘放射粒子（直径0.8mm，长度4.5mm），^{103}钯放射粒子及^{198}金放射粒子等。钛合金外壳隔绝了能参与人体代谢的放射元素与人体内环境的接触，避免了放射源的丢失以及对环境的核污染，因而能精确控制放射源的治疗剂量。

2．治疗计划系统（treatment plan system，TPS）　治疗用放射粒子必须要严格的测量，TPS软件实施放射粒子的剂量计算，制订精确的临床治疗计划。TPS软件系统的功能主要是：①不同肿瘤需要的放射治疗剂量不同，需计算不同放射等剂量曲线；②计算放射粒子位置与敏感组织的安全距离；③计算微创治疗中亚临床病灶范围剂量分布；④配合手术应用的相关计算（姑息切除及部分切除等布源计算）。

3．放射粒子植入器　放射粒子非常细小，手术中散放在操作台上，增加医护人员的照射，也容易丢失。金属制成的放射粒子植入器在手术前将放射粒子管理起来，集中消毒，且具有防辐射的功能。手术中应简化操作，减少医护人员辐射剂量。

4．放射性活度测量仪。

5. CT及B超定位设备。

6. 铅手套、铅裙、铅颈套、铅眼镜等防护设备。

7. 粒子仓、粒子植入针等植入设备。

五、放射性粒子治疗的方法

1. 与手术配合应用　手术中能整块切除肿瘤时，可以在淋巴回流途径上植入放射粒子，甚至在更远的淋巴通道上植入放射粒子，替代甚至扩大了肿瘤区域的淋巴结清扫，减少手术创伤，缩短术后康复周期，实施手术内放疗同步进行的综合治疗；手术中仅能切除肿瘤的情况，在肿瘤边缘的亚病灶区域和淋巴回流途径上植入放射粒子；手术中部分切除或不能切除肿瘤的情况，在残留肿瘤内、亚病灶区域和淋巴回流途径上植入放射粒子。

2. 与胸腔镜配合应用　在实施胸腔镜的检查和治疗中，穿刺针经仪器的活检孔道穿刺到肿瘤内植入放射粒子；或胸腔镜定位，穿刺针经皮穿刺到肿瘤内植入放射粒子；或胸腔镜配合小切口开胸植入放射性粒子。

六、^{125}I粒子治疗胸部肿瘤的临床应用

目前^{125}I近距离治疗种子源在国外主要用于前列腺癌的治疗，在美国放射性粒子组织间种植治疗早期前列腺癌已成为标准治疗手段。除了前列腺癌外，对其他部位不同类型的肿瘤治疗研究也取得了一定的成就。但对胸部肿瘤的治疗仅有少数报道。Lee报道33例肺癌患者术中不适合肺叶或全肺切除，仅进行了局部切除，将^{125}I种子源植入到切缘，防止肿瘤局部复发。随访20～98（81）个月，结果5年生存率为47%，T_1N_0为67%、T_2N_0为39%，其中5年肿瘤相关生存率T_1N_0为77%和T_2N_0为53%，10例患者出现复发，2例在局部，6例局部区域复发（5例纵隔，1例胸壁），Lee认为局限切除肺癌后在切除边缘植入^{125}I可降低局部复发和延长生存期。Chen等用^{125}I术中植入近距离治疗手术高风险的Ⅰ期非小细胞肺癌共23例患者（1997～1998年），这些患者由于心肺并发症、风险大而行胸腔镜手术治疗Ⅰ期非小细胞肺癌，术中切除肿瘤，然后于肿瘤床植入^{125}I，总剂量100～120Gy，靶区平均48cm^2（40～72cm^2），粒子总活度17.2～28.2mCi（22）。随访11个月，术后CT检查，粒子没有脱落，未发现局部复发，3例出现远处转移，1例出现同侧复发，3例死亡。进行手术前、后肺功能试验对比：术前FEV 1.3～3.0L（2.3），术后1.1～3.9L（2.2）；术前FEV_1 0.71～2.2L（1.2），术后0.8～2.9L（1.5）。

术中植入^{125}I治疗具有手术高风险的Ⅰ期非小细胞肺癌是有效的，且肺功能方面有很好的耐受性，也没有增加术后并发症，长期随访需确定局部控制率和生存期。Lewis等报道了近距离治疗肺和纵隔恶性肿瘤的作用，他们总结了过去7年103例的治疗经验，认为近距离放疗对于手术中不能切除的肺和纵隔肿瘤在没有其他办法时，是一个有用的治疗。Mittal等1993年报道了采用CT介导的^{125}I植入法，对3例胸壁肿瘤（2例是无法切除的肺癌侵犯胸壁，1例是复发的乳腺癌侵犯胸壁）进行治疗。植入后患者明显感到局部疼痛减轻，3个月时CT图像显示胸壁肿瘤体积明显减小；在植入过程中，疼痛较轻，出血较少，也未见其他明显的并发症。胡建林等报道在模拟定位机或CT定位下，通过穿刺针将^{125}I粒子植入肺癌病灶内治疗20例，18例患者观察2个月以上，CR（完全缓解）27.8%（5/18），PR（部分缓解）66.7%（12/18），NC（无变化）5.6%（1/18），近期有效率（CR+PR）高达94.4%（17/18），并发气胸20%（4/20），咳少量血痰25%（5/20），胸膜腔内明显出血5%

(1/20)，粒子脱入胸膜腔5%（1/20）。d' Amato 等对14例有明显心、肺功能不良的Ⅰ期（$T_1N_0M_0$）周围型肺癌患者进行了电视胸腔镜肿瘤楔形切除，同时在切缘放置有Vicryl缝线固定的^{125}I粒子，结果显示没有出现典型的放射性肺炎，随访2~12（7）个月没有发现局部复发，他们认为放射性粒子植入对于肺癌楔形切除后的辅助治疗来说是一个安全、有效的方法。近几年，放射性粒子结合支架治疗食管癌、气管肿瘤多有报道，张韧等报道国产支架捆绑粒子治疗食管癌8例，巧妙地结合了放疗和介入的优势，具有操作简便、损伤小、并发症少、效果满意的特点。Raben等回顾了在治疗非小细胞癌及其他胸部肿瘤方面的指证、技术和结果，研究认为，近距离放疗将不断提供极具魅力的、可供选择的、完善的治疗途径，提高患者的局部控制率和生存率。

组织间植入放射粒子治疗恶性肿瘤方法的出现，为手术治疗提供了能减少手术创伤的肿瘤整体杀灭的方法，弥补了化疗和常规外放疗的不足，而且以简单的穿刺技术，明显减少传统手术治疗中因不能切除肿瘤而带来只能“开开关关”的遗憾。微创的方式能为难以治疗的恶性肿瘤或部分晚期的肿瘤患者提供了生存的机会，提高了患者的生活质量。

随着影像技术的发展（CT、MRI、术中B超等）和近距离治疗技术的完善，使靶区的确定更加准确，通过计算机控制的剂量优化措施，使靶区的剂量分布更加满意，近距离放疗的应用将更加广泛。但是目前仍存在一些问题亟待解决：①^{125}I粒子近距离放疗在国际或国内各研究机构间尚无一个方法学和计量学分次方面的规范或标准；②不同增殖速率的肿瘤如何选择不同放射性核素，以获得最大的杀伤效应；③近距离放疗的晚期损伤尚不明确；④^{125}I粒子植入后周围正常组织如气管、支气管、上腔静脉、主动脉、食管、胃等对^{125}I粒子耐受的强度、距离及时间等尚无明确标准，需要进一步更深入的研究。

第五节 肺癌的电视胸腔镜治疗效果评价

欧美主要肿瘤治疗中心完成的一系列临床研究结果显示，胸腔镜手术治疗非小细胞肺癌的疗效与常规开胸手术相似。McKenna等1998年发表的一项收治了298例Ⅰ~Ⅲ期（78%为Ⅰ期）非小细胞肺癌的多中心回顾性分析结果显示，所有患者的4年总存活率达70%，与开胸肺叶切除手术的疗效相近。2000年发表的一项由日本学者完成的临床试验结果显示，204例Ⅰ期非小细胞肺癌接受胸腔镜手术治疗后的5年总存活率高达97%，且术后患者的肺功能保留较好。2006年Mc Kenna等总结了美国洛杉矶Cedars Sinai医院在12年内完成的1100例胸腔镜手术（包括肺叶切除、全肺切除与肺段切除）发现：胸腔镜手术的死亡率为0.8%，且无因术中出血而死亡的病例，该组患者中仅10例出现术中出血，95.9%无需输血，84.7%患者无任何术后并发症，术后平均住院日少于5天，其中20%患者于术后1~2天出院。研究结果表明，胸腔镜手术下的肺叶切除术在减少术后并发症，缩短住院时间等方面具有优势，没有证据表明胸腔镜手术出血更多或更难控制。因此，对经验丰富的医师而言，应用胸腔镜手术行肺叶切除的风险较低。

虽然目前已完成并发表的大量临床研究结果已证实了胸腔镜手术切除非小细胞肺癌的可行性、安全性及其疗效，但必须指出的是，目前有关胸腔镜手术的大部分临床研究为回顾性总结，尚缺少严格的前瞻性随机对照研究，故临床上开展非小细胞肺癌胸腔镜手术切除时不可盲目跟从。此外，目前尚无足够的前瞻性研究结果证明VATS肺叶切除术较标准的开胸手术更优越。尽管 VATS 肺叶切除术的手术切口短，术后镇痛药的需要量减少，但 VATS 对纵隔淋巴结的完全廓清尚具困难，对肺癌患者而言，住院时间、术后并发症和生存期并没有因为应用 VATS 而改善。

（陈海泉　罗晓阳）

参 考 文 献

1. Daniels LJ, Balderson SS, Onaitis MW, et al. Thoracoscopic lobectomy: A safe and effective strategy for patients with stage I lung cancer. Ann Thorac Surg, 2002, 74:860-864.
2. Swanson SJ, Herndon J, D' Amico TA, et al. Results of CALGB 39802: feasibility of VATS lobectomy for lung cancer. Proc Am Soc Clin Oncol, 2002, 21:290a.
3. Demmy TL, Curtis JJ. Minimally invasive lobectomy directed toward frail and high-risk patients: A case control study. Ann Thorac Surg, 1999, 68:194-200.
4. Mckenna RJ Jr, Houck W, Fuller CB. Video-assiated thoracic surgery lobectomy: experience with 1100 cases. Ann Thorac Surg, 2006, 81:421-425.
5. Nagahiro I, Andou A, Aoe M, et al. Pulmonary function, postoperative pain, and serum cytokine level after lobectomy: A comparison of VATS and conventional procedure. Ann Thorac Surg, 2001, 72:362-365.
6. Nomori H, Horio H, Naruke T, et al. What is the advantage of a thoracoscopic lobectomy over a limited anterior thoracotomy procedure for lung cancer surgery? Ann Thorac Surg, 2001, 72:879-884.
7. Yim APC, Wan S, Lee TW, et al. VATS lobectomy reduced cytokine responses compared with conventional surgery. Ann Thorac Surg, 2000, 70:243-247.
8. Yim APC. VATS major pulmonary resection revisited-Controversies, techniques, and results. Ann Thorac Surg, 2002, 74:615-623.
9. McKenna RJ. 肺癌微创治疗新技术现状——胸腔镜在肺癌治疗中的应用. 中国癌症杂志，2005，15:209-212.
10. Roviaro G, Varoli F, Vergani C. Long-term survival after videothoracoscopic lobectomy for stage I lung cancer. Chest, 2006, 3:725-732.
11. Kaseda S, Aoki T, Hangai N, et al. Better pulmonary fanction and prognosis with video assisted thoracic surgery than with thoracotomy. Ann Thorac Surg, 2000, 70:1644-1646.
12. Mckenna RJ Jr., Houck W, Fuller CB. Video-assiated thoracic surgery lobectomy: experience with 1100 cases. Ann Thorac Surg, 2006, 81:421-425.
13. Sugiura H, Morikawa T, Kaji M, et al. Long-term benefits for the quality of life after video-assisted thoracoscopic lobectomy in patients with lung cancer. Surg Lap Endo, 1999, 9:403-410.
14. Hoksch B, Ablassmaier B, Walter M, et al. Complication rate after thoracoscopic and conventional lobectomy. Zentralblatt fur Chirurgie, 2003, 128:106-110.
15. Nakajima J, Takamoto S, Kohno T, et al. Costs of videothoracoscopic surgery versus open resection for patients with of lung carcinoma. Cancer, 2000, 89:2497-2501.
16. 王俊杰. 放射性粒子组织间近距离治疗脑胶质瘤. 放射治疗学新技术进展. 北京：北京科学技术出版社，2003:161.
17. 马旺扣，许运龙，山常起，等. ^{125}I 种子源治疗前后周围辐射剂量监测。中华放射医学与防护杂志，2003，23:52-53.
18. 查金顺. 恶性肿瘤术中组织间永久植入^{125}I 粒子放疗. 国外医学. 放射医学核医学分册，2002，26:227-230.
19. GB16360-1996. 临床核医学放射卫生防护标准.
20. Chen A, Galloway M, Landreneau R, et al. Introperative ^{125}I brachytherapy for high-risk stage I non-small cell lung carcinoma. Int J Radiat Oncol Biol Phys, 1999, 44:1057-1063.
21. 张钢，王伟时，汪海生，等. 支架捆绑放射粒子近距离治疗食道癌的临床应用. 实用肿瘤学杂志，2003，17:

236 - 237.

22. Mittal BB, Nemcek AA, Sider L. Malignant tumors invading chest wall: Treatment with CT-directed implantation of radioactive seeds. Radiology, 1993, 186:901 - 903.
23. 胡建林，杨和平，李前伟，等. 经皮穿刺瘤体内植入[125]I粒子治疗肺癌的初步评价. 重庆医学，2002，31：774 - 775.
24. Lee W, Daly BD, Dipertrillo TA, et al. Limited resection for non-small cell lung cancer: observed local control with implantation of I-125 brachytherapy seeds. Ann Thorac Surg, 2003, 75:237 - 242.
25. Lewis JW Jr, Ajlouni M, Paul A, et al. Role of brachytherapy in the management of pulmonary and mediastinal malignancies. Ann Thorac Surg, 1990, 49:728 - 732.
26. Mittal BB, Nemcek AA, Sider L. Malignant tumors invading chest wall: Treatment with CT-directed implantation of radioactive seeds. Radiology, 1993, 186:901 - 903.
27. d'Amato TA, Galloway M, Szydlowski G, et al. Intraoperative brachytherapy following thoracoscopic wedge resection of stage I lung cancer. Chest, 1998, 114:1112 - 1115.
28. Raben A, Mychalczak B. Brachytherapy for non-small cell lung cancer and selected neoplasms of the chest. Chest, 1997, 112:276S - 286S.
29. 金护申，徐怀德. 组织间永久性放射粒子植入治疗恶性肿瘤. 中国微创外科杂志，2002，2：75 - 78.
30. McKenna RJ, Wolf RK, Brenner M, et al. Is lobectomy by video-assisted thoracic surgery an adequate cancer operation? Ann Thorac Surg, 1998, 66:1903 - 1908.
31. Walker WS. Video-assisted thoracic surgery (VATS) lobectomy: the Edinburgh experience. Semin Thorac Cardiovasc Surg, 1998, 10:291.
32. Nomori H, Ohtsuka T, Horio H, et al. Difference in the impairment of vital capacity and 6-minute walking after a lobectomy performed by thoracoscopic surgery, an anterior limited thoracotomy, an antero-axillary thoracotomy, and a posterolateral thoracotomy. Surg Today, 2003, 33:7 - 12.
33. Nakata M, Saeki H, Yokoyama N, et al. Pulmonary function after lobectomy: video-assisted thoracic surgery versus thoracotomy. Ann Thorac Surg, 2000, 70:938 - 941.
34. Li WW, Lee RL, Lee TW, et al. The impact of thoracic surgical access on early shoulder function: video-assisted thoracic surgery versus posterolateral thoracotomy. Euro J Cardio-Thorac Surg, 2003, 23:390 - 396.
35. Landreneau RJ, Mack MJ, Hazelrigg SR, et al. Prevalence of chronic pain following pulmonary resection by thoracotomy or video-assisted thoracic surgery. J Thorac Cardiovasc Surg, 1994, 107:1079 - 1085.

第十九章 肺转移瘤的电视胸腔镜治疗

◆内容提要◆

1. 介绍肺转移瘤的概况，包括病因、诊断和鉴别诊断
2. 胸腔镜治疗肺转移瘤的进展
3. 肺转移瘤电视胸腔镜治疗手术指征
4. 电视胸腔镜治疗肺转移瘤的技术要领、具体操作方法
5. 术后并发症和处理
6. 电视胸腔镜治疗肺转移瘤的争论与展望

一、病因

肺是全身恶性肿瘤转移的好发部位，其转移方式可以是血行播散、淋巴转移或邻近器官直接侵犯。据统计在死于恶性肿瘤的病例中20%~30%有肺转移。肺转移瘤发生率高与肺的血液循环有关。肺有体循环和肺循环双套循环系统，全身血液均在肺内进行气体交换。肺的血管结构复杂，形成巨大的网状，全身各脏器的恶性肿瘤，癌细胞和癌栓均可通过血行转移或扩散，停留在肺继续生长，颈部和纵隔的恶性肿瘤也可以通过淋巴管逆行转移到肺，肺的原发恶性肿瘤还可经气管内直接播散转移到同侧或对侧肺叶。

转移到肺的恶性肿瘤多来自乳腺癌、绒毛膜癌，软组织恶性肿瘤、肝癌、骨肉瘤、消化道恶性肿瘤次之，还有甲状腺癌、泌尿生殖系统肿瘤如肾癌、前列腺癌和肾胚胎癌等。肺转移瘤大多为遍及两肺的多发性病灶，大小不一，密度均匀，对于晚期肿瘤病例，尚无有效的治疗方法。少数病例肺内只有单个孤立的转移病灶，可考虑外科治疗。

二、胸腔镜治疗肺转移瘤的进展

肺转移瘤多为全身恶性肿瘤的原发肿瘤在肺部的表现，治疗方法应采取以全身化疗为主的综合治疗。单个肺转移瘤传统开胸手术行肺楔形切除或肺叶切除术，取得较好的临床治疗效果。但常规开胸手术需要较大手术切口，导致呼吸功能降低，机体免疫力下降和生活质量降低，术后胸部疼痛和胸壁结构改变等发生率较高术后并发症，影响手术治疗的开展。早期胸腔镜限于设备、操作技能和医师的认识，仅能进行简单的胸腔疾病的诊断和治疗。20世纪90年代，由于高精度光学技术、高清晰度摄像系统、高技术内镜手术器械，使电视胸腔镜手术在临床广泛应用和快速发展。仅在胸壁做2~3个小切口，借助胸腔操作器械，可以完成肺楔形切除、肺段切除、肺叶切除等胸腔内手术。胸腔镜手术保持了胸廓结构的完整性，减

少术后痛苦，较低的手术后并发症，术后恢复较传统手术快，美容效果好。

肺转移瘤基础理论的研究，为转移瘤手术治疗提供了理论依据。研究认为单个肺转移瘤多位于肺胸膜下，早期多为膨胀性生长，常不伴纵隔淋巴结转移，手术切除无需行肺叶切除、纵隔淋巴结清扫。纵隔淋巴结的清扫是否有必要，存在不同意见，有的研究者认为，淋巴结摘除不能改变术后生存，仅能对患者预后进行判断。同时胸腔镜因摄像系统和操作器械的改进、手术技巧的提高，纵隔淋巴结清扫已经不是难事。

现代电视胸腔镜设备的快速发展，为临床开展提供了技术支持。相关学科的发展，如CT、B超等，能对3～5mm的肺部病灶进行扫描，提高了转移瘤的早期诊断、准确诊断率，帮助制定手术治疗方案，提高电视胸腔镜手术治愈率。

三、诊断

（一）临床症状与体征　较小的肺转移瘤病变一般无症状，只是随诊过程中或常规体格检查时发现肺部病变。到临床晚期，多发性肺转移时，尤其是转移肿瘤位于支气管或段支气管时，或转移瘤增大，压迫气管或支气管后，可出现咳嗽、咯血和气促症状，尤其是淋巴转移容易出现上述症状。肺转移瘤侵犯胸膜时，出现胸腔积液，有胸闷、胸痛、呼吸困难症状。合并肺部感染，有发热和胸部疼痛等。肺转移瘤通常起病隐匿而进展较快，在数周内迅速加重。大部分肺转移瘤患者，有肺外原发性肿瘤病史，少数病例肺部转移瘤的发现先于原发肿瘤。

肺转移瘤患者一般胸部体征阴性。当胸膜有转移病灶，产生胸腔积液，出现呼吸音减低或消失。气管受压时，可出现哮鸣音。

（二）胸部影像学表现　根据原发性肿瘤部位不同、转移方式不同，胸部的影像学表现有所不同。

1．血行转移　依发生概率依次为绒癌、乳癌、骨肉瘤、胃癌、肾癌及其他恶性肿瘤。

（1）X线表现：①单发结节及肿块，边缘清楚，密度均匀；②多发结节，直径几毫米至数厘米不等，边缘多清楚、密度均匀；③多发片状密度增高影，边缘模糊，密度较浅；④多发粟粒结节，其大小往往比粟粒结核的结节要大，3～5mm；⑤少数转移瘤可发生空洞；⑥除上述表现外，尚可累及胸膜出现胸水或骨质破坏等。

（2）CT表现：①肺转移瘤通常位于肺野周围，67%见于胸膜下，25%发生在肺野外1/3；②多数肺转移瘤呈结节状，粟粒大小至直径5cm；③多发是肺转移瘤特征，在多发肺结节中，转移瘤占70%～80%；④转移瘤密度均一，呈软组织密度，有5%转移瘤发生坏死而密度不均匀，甚至形成空洞。偶见转移瘤钙化，多为骨肉瘤、软骨肉瘤或黏液性结肠癌转移；⑤肺小叶间隔不规则增厚，呈结节状或串珠状，见于肺野外1/3。

（3）MRI表现：①对肺周围及胸膜下小转移结节的显示MRI检查不如CT，但对肺门附近的结节，由于流空效应，MRI检查易显示；②T_1加权像，表现为肺内单发或多发结节状肿块，信号强度近于或高于肌肉。T_2加权像，其信号强度有所增高。

2．淋巴转移　淋巴转移以癌性淋巴管炎及淋巴结肿大为特征，多见于胃癌和乳腺癌。

（1）X线表现：淋巴结增大轻微者识别困难。此外，若肺部或其他部位恶性肿瘤，合并淋巴结炎症性病变者，虽能确定淋巴结增大，但定性困难。癌性淋巴管炎为肿瘤在淋巴管内生长，而肺内淋巴管主要位于小叶中心、小叶间隔，自肺门向外呈放射状不规则索条状阴影，沿索条影可见细微的小串珠状致密阴影。

（2）CT 表现：①支气管血管束不规则或结节状增厚，呈串珠状改变；②小叶间隔不规则增厚，呈多边形表现，小叶中心有点状致密影；③合并有肺门淋巴结增大，以单侧为主。

3. 邻近肿瘤直接侵犯

（1）纵隔、胸膜和胸壁的恶性肿瘤直接蔓延到肺部，表现为大小不等的转移灶。

（2）CT 和 MRI 可以显示肺内转移灶与原发灶的关系，肋骨、胸膜的侵犯情况。

胸部 CT 扫描是确定肺部转移瘤的数目、部位、大小、分布情况和切除可能性的重要依据，对已经有恶性肿瘤切除手术史的患者，直径 1cm 以下的肺内结节 90% 为转移瘤。薄层高分辨率的螺旋 CT 检查，可以检测出 3～5mm 的病灶，因而可相对更早地发现、确定肺转移瘤。

（三）痰细胞学检查　对大部分血源性肺转移瘤的阳性率均低，但对淋巴管型和支气管腔内型病灶的检出率可达 50%。

（四）纤维支气管镜检查　据统计约 25% 的肺转移瘤可累及支气管腔，而支气管受累的范围又关系到手术切除的方式，因此肺转移瘤患者在手术前应做支气管镜检查，适用于多个较大的（>2cm）或多发性转移病灶，其阳性率高达 50%～60%。

（五）PET 检查　鉴别转移病灶的性质，全身转移情况，PET 对恶性肿瘤的敏感性达到 95%。

（六）其他　放射性核素检查如甲状腺核素扫描、肝癌检查 AFP、绒癌检查 HCG 等均有助于转移病变的定位及肺转移瘤的性质的确定。

四、鉴别诊断

（一）肺转移瘤与其他肺肿瘤性疾病的主要鉴别点　有原发肺外肿瘤病史，肺转移瘤变化快，短期内可见肿瘤增大、增多，其肿瘤部位多位于肺野的外带。有的病例在原发肿瘤被切除，经放、化疗后，肺内转移灶有时可缩小或消失。

（二）原发性肺癌　周围型肺癌局部小结节，其临床表现无症状，胸部 X 线检查和 CT 检查仅发现肺部一小肿瘤，与转移性肺肿瘤鉴别困难，完全依赖病理细胞学检查进行鉴别，手术切除快速冷冻切片和常规病理学检查进行确诊。

（三）癌性淋巴管炎需与结节病鉴别　前者多为单侧病变或限于某一叶、段，而结节病通常为双侧性，小叶间隔不规则增厚也主要见于癌性淋巴管炎。

五、肺转移瘤的电视胸腔镜手术指征

近年来，肺转移瘤的积极外科治疗已越来越受到人们的重视，较为统一的认识是，肺恶性肿瘤的病灶究竟是转移性或是原发性并不重要，只要有手术适应证，无重要脏器官严重功能障碍能耐受手术者，在积极治疗原发病灶和在充分化疗的基础上，均应积极行手术切除。肺转移瘤的外科治疗适应证，至今尚无一个统一标准。手术治疗原则倾向于局部、肺段或肺叶切除，最大限度地保留健康肺组织和维持较好的肺功能，也可以再次出现肺转移瘤时留有再切除的条件。双侧单发转移瘤，机体一般状态差者，一般采取分期手术切除，机体状态较好，能耐受手术者，可同期胸腔镜下手术切除。

目前多数学者认同的肺转移瘤电视胸腔镜手术治疗的指征：

1. 原发恶性肿瘤已经控制或能够控制。

2. 除肺以外其他脏器未发现转移瘤，或其他脏器（部位）的转移瘤已经得到控制。

3. 转移瘤的数目小于4个。
4. 肺转移瘤估计能够全部或大部分切除。
5. 无严重内脏、器官功能障碍，能耐受电视胸腔镜手术。
6. 其他治疗方案效果较逊色，手术风险不大。

六、技术要领

电视胸腔镜手术只是一种全新的手术方法，不是新的手术方式，它改变了胸外科医师传统的手术视觉观念和手术操作方法。胸外科医师要改变传统开胸直视手术、大切口的观念，逐步适应电视监视器，在二维图像环境下，利用器械进行手术操作。手术医师应熟练掌握胸部解剖结构和传统胸部手术技术，以及具备处理术中并发症的能力，经过严格内镜手术操作培训后，才能进行电视胸腔镜手术。

电视胸腔镜手术时，要求全组手术医师全力配合，了解胸腔镜手术器械的特性，合理使用操作器械，操作轻巧、准确，操作区始终处于监视器屏幕中央，器械离开监视器不能有操作动作，术野尽可能清晰。第一切口在穿插时，应用示指指腹分离壁层胸膜，气体进入胸腔，肺萎陷后再放入穿插器为佳。其他穿插点在胸腔镜指导下设置，根据病变的部位，选择不同的手术切口，防止操作器械在胸腔内相互干扰。分离肺粘连时，应遵循先凝后切、先扎后断的原则。广泛性粘连分离时，要立体性、全方位性，不能单方向、隧道式分离。较粗大的索带，其内多有新生血管，先电凝后剪断或先结扎后切断；叶间裂胸膜粘连分离时难度较大，寻找肺叶间间隔时，用两把胸腔镜钳分别提取叶间裂的两侧，轻轻分离叶间裂，在薄弱处电刀电凝后锐性切割分离；有条件时，应用内镜切割缝合器，从外至内，逐渐切割，直至肺裂完全分离。胸膜致密性粘连，尤其是胼胝状粘连，分离难度大，要有耐心，必要时辅助切口或中转开胸手术，避免出现大出血、神经损伤和/或其他脏器损伤。合并肺气肿的肺组织分离，切勿用锐性器械强行分离，减少肺组织损伤。

肺漏气的处理技巧：胸腔镜手术后产生肺漏气也是较多见的现象，特别是用电凝器分离粘连。检查肺漏气的方法是在手术完毕时，应用水泡试验（加水鼓肺法）。腔内缝合切割器切割肺组织时，应选用合适的缝合器钉夹，使肺组织缝合切割后成型良好。根据切割缘漏气程度采用不同处理方法，用电凝烧灼肺组织切割边缘，使肺组织缘烧灼至乳白色并起皱褶即可。应用丝线结扎、简易打结器结扎法、Roeder结外打结法、内打结法和商品Roeder结圈套结扎法等处理切割缘两端，结扎时要在胸腔镜的监视下完成操作过程，结扎要可靠，同时要双重结扎；用无损伤缝线缝合结扎，适用于小块肺组织漏气的缝合；生物胶喷洒漏气肺组织表面以及氩气刀和激光对漏气组织烧灼等。

胸腔镜治疗肺部转移瘤，手术成功的关键是肺转移瘤的诊断如转移瘤的数目、部位、分布、手术切除的可行性、患者对手术的耐受性等。缩短麻醉时间，减少术后并发症。使用缝合切割器时，插入的角度要适当，有时需要从不同操作孔反复插入比较，选择最佳角度，避免切除过多的正常肺组织。

电视胸腔镜手术过程中以下几点是极其重要的：①图像与视觉，手术组人员间的相互配合；②二维图像下的操作技能；③胸膜粘连的解剖学处理；④术中肺部转移瘤的准确定位；⑤手术方式的选择。

七、手术操作

（一）术前准备

1. 患者的准备

（1）病史和体格检查：全面而准确的病史采集是术前准备的第一步，除了询问主要的疾病史以外，还要详细地了解患者的既往病史，如肿瘤病史及肿瘤的治疗史（肿瘤的治疗方式、方法、治疗结果）。既往胸部疾病史如胸膜炎、结核、胸部外伤、血气胸等，因为这些疾病可能改变胸膜腔的正常解剖结构，给胸腔镜手术带来困难或胸腔镜下无法完成手术。吸烟患者停止吸烟2周以上，并进行深呼吸锻炼。

（2）实验室检查：术前检查与常规开胸手术相同。血、尿、便常规检查，血液生化分析，动脉血气分析，出、凝血功能检查，肝、肾功能检查，血糖检测，糖尿病患者血糖控制在8mmol/L以下为宜；合并冠心病者，术前还需检查心肌酶谱、心功能。呼吸功能检查，可了解肺功能，为手术方式的选择提供依据，据Mountain报道，将肺功能分为3级：Ⅰ级：第1秒呼气量$FEV_1 \geqslant 2.5L$或85%预计值；Ⅲ级：第1秒呼气量$FEV_1 < 1L$；Ⅱ级：Ⅰ、Ⅲ级之间，肺功能Ⅲ级以上患者胸腔镜手术应慎重。

（3）辅助检查：胸部X线检查是了解胸内情况快捷而有效的方法，进一步胸部CT检查，了解肺部转移结节的部位、数目、在肺野的大致部位；纵隔淋巴结转移否，和转移的具体组、数。肝、脾、胰、双肾、肾上腺等实质脏器B超检查；头部CT、肾上腺CT，全身骨扫描，PET-CT检查。

（4）特殊检查：目前有些实体肿瘤可以通过相关肿瘤酶学检查随访，肿瘤标志物的检测，有助疾病的诊断、治疗以及术后疗效的随访。如原发性肝癌可查AFP，绒毛膜癌可查HCG，前列腺癌可查（血清前列腺特异抗原PAS）等。

2. 心理准备　术前的告知是极其重要的。手术医师术前应对患者和家属进行详细的告知，对患者的思想顾虑和问题进行耐心、必要地解释，介绍电视胸腔镜手术的主要步骤和方法、手术后可能出现的一些不适和出现不适的解决办法、手术对患者病情治疗的必要性和重要性、疾病的治疗效果，使患者增强对胸腔镜手术治疗的了解和信心，同时调动患者的主观能动性，更好地配合电视胸腔镜手术治疗。

3. 胸腔镜器械方面准备　手术前一日，手术医师应与手术室器械护士一起，检查电视胸腔镜系统和其他相关仪器设备，清点手术中应用的器械，将清查的器械常规消毒处理（戊二醛熏）如：套管（Trocar）10.5mm两支，5mm一支、抓钳两把、分离钳两把、剪刀两把、施夹器、内腔镜缝合切割器、5爪形拉钩一把、持针器一把、冲洗吸引器、组织切割缝合器一把、推结器一支、塑料标本袋一支；准备一次性材料，如钉夹、Prolene/4-0缝线数支等。还需术前常规准备好开胸手术器械，以备术中辅助胸部切口或中转开胸手术急用。

（二）麻醉　双腔气管插管静脉复合全身麻醉，患者搬动摆放并固定体位后，用7号纤维支气管镜经气管插管确定插管的位置，用呼气末二氧化碳监测仪监测呼出二氧化碳浓度，如果二氧化碳浓度过高，则需要间断进行双肺通气，以保证手术过程中麻醉的平稳，以便术中麻醉的管理。在手术开始后，第一个胸腔镜观察孔置入胸腔前，实行单肺通气，患侧呼吸道处于开放状态，使操作侧肺组织充分萎陷，给手术创造更清晰的视野。

电视胸腔镜手术过程中可能需要检查肺表面或手术切缘情况，麻醉医师应给予配合，鼓肺时呼吸道内压力逐渐增加至30cmH_2O，检查肺漏气和支气管残端漏气、渗血等。

（三）体位和切口的选择

1. 体位 胸腔镜手术，体位摆设与常规开胸手术时基本相同。侧卧位是最常用的体位，患侧抬高，适用于单侧胸腔内病变的胸腔镜手术，标准侧卧位还可进行相应的调整（图19-1）。一旦电视胸腔镜手术无法完成病变切除时，可以即时转换成常规开胸手术，无需再重新摆放体位、铺巾及消毒。一般常规体位摆放包括：

（1）正侧卧位：分左侧卧位和右侧卧位，视手术病灶而定，通常在正侧躺卧后，胸腰部垫高，或将手术台中部抬高，使患者胸腰间区上升有助于加宽胸部肋间隙，方便器械自由进入操作。

（2）仰卧位：仰卧位主要用于双侧胸腔内病变的同期手术。身体摆放和固定基本和胸骨正中切口体位，但胸部背后垫一较厚且窄的软垫，双上肢水平外展并略举向头侧，有利于胸腔镜手术操作。手术时，手术台向一侧适度倾斜，有利于手术侧病变的显露和处理。

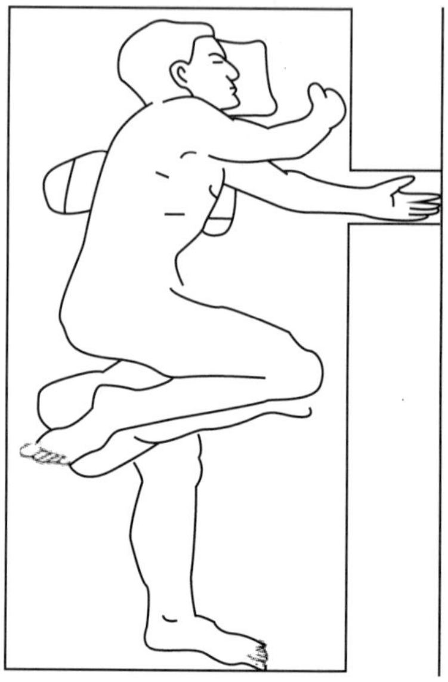

图 19-1 侧卧位

2. 切口设计 切口的设置为胸腔镜手术或胸腔镜辅助下微创胸外科手术中最重要的项目之一，也是关系到胸腔镜手术操作舒适性和手术可能成败的关键步骤之一。不合适的切口会增大手术难度，增加手术并发症的发生率，甚至无法继续进行胸腔镜手术。切口的位置常常取决于病变的部位和手术的方式。手术中切口通常应用2～3个切口，具体手术切口设置如下（图19-2）。

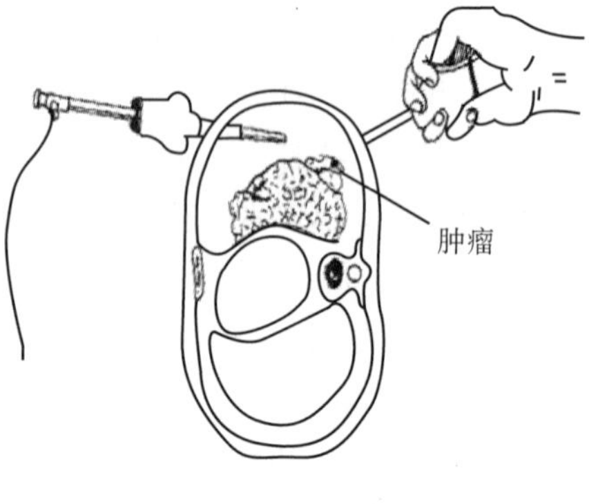

图 19-2 胸腔镜下定位穿插

（1）第一切口：一般将胸腔镜放入的切口位于患侧腋中、后线第6或第7肋间。首先切开皮肤和皮下10～15mm，应用电刀切开浅筋膜，用血管钳或手指将肌群分开，进入胸腔或用带内芯的套管（Trocar）穿插进入胸腔。第一切口是胸腔镜置入口，根据病灶位置设计第2个或第3个切口位置。手术完毕后利用这个切口放置胸腔引流管用。

（2）第二切口：通常为锁骨中线第4或5肋间切口，切开皮肤和皮下10～20mm，逐层切开胸壁进入胸腔。多靠近病灶（转移肿瘤）处，这个切口也容易与第一个切口形成交通，便于分离胸腔内粘连，若单纯胸腔镜手术困难，随时可以进行手术切口延伸，改为胸腔镜辅助小切口，以利手术安全完成。通常这个切口为手术时的主要操作口。

（3）第三切口：切口位于为腋后线第7肋间，多在第一或第二切口完成后进行，切开皮肤和皮下5～6mm，应用套管穿插进入胸腔，置入操作器械协助进行手术。这一切口主要是为显露手术区病灶组织而设计的一个切口，若病灶位于肺表浅，容易切除的部位，第三切口也可以不做，从而减少手术创伤。这个切口的部位多与前两个切口形成一个三角形。

电视胸腔镜手术过程中，实际手术切口的位置、数目、长度随患者体型、胖瘦不同而有所差异，手术不须太拘泥于形式而勉强操作。手术者可以根据手术的方式和病灶的部位弹性调整三个切口的位置，必要时可以增加切口的数目及延长切口长度，尤其是进行复杂胸腔镜手术，如肺叶切除术或胸腔粘连分离困难时。一切以患者手术安全性、完全性及手术者本身操作的舒适、方便来决定，不须太计较多一个或两个切口或多几厘米长度。

初学电视胸腔镜手术时，在设计切口时必须先具备如下基本观念：①第一切口不可以过低，以免伤及腹腔内脏器；②手术切口间不可以互相太靠近，以免器械相互碰撞，影响手术操作；③内镜切口与器械切口要能平行操作。

一般说来，通常三个切口间呈三角形排列，与病灶呈倒三角形状，构建成一个三锥体。

（四）胸腔内探查

1. 总体探查 双腔气管插管全身麻醉，单肺通气，常规健侧侧卧位。患侧第7、8肋间腋中线处做第一切口，10～12mm放置开放型戳卡（Trocar），经套管放置入0°或30°电视胸腔镜。单肺通气，胸腔无粘连时，肺组织逐渐完全萎陷，贴附于肺门纵隔面。电视胸腔镜放入胸腔后，监视器屏幕上清楚呈现整个胸膜腔结构。胸膜粘连时，先进行胸膜粘连分离。胸腔探查方法与传统开胸手术方法大致相同。首先由胸腔顶部开始，逐渐由上而下、由前到后，最后是肺底部，完整探查胸膜腔，壁层胸膜、脏层胸膜、肺组织及其他相关组织结构。胸腔探查时，首先用卵圆钳将肺尖段顶部夹持向后下方牵引，显露上叶肺野区、上肺纵隔面和上纵隔，观察脏层胸膜和壁层胸膜肿瘤转移、纵隔淋巴结肿大（2、3、4、5、6组）；将斜裂夹持，向上、下推开上、下叶肺组织，显露肺裂处组织，将肺上、中、下叶边缘夹持，推向后方，显露肺门区，前、中纵隔面和纵隔淋巴结（7、8、9、10组），纵隔面脏层胸膜、壁层胸膜；将肺的后缘用卵圆钳夹持，牵向前方，显露后中、下纵隔面、肋面脏层胸膜和纵隔淋巴结（7、8、9、10组）；最后将肺膈边缘提起，向上方牵引，显露膈肌全部和膈面脏层胸膜。对肺裂的观察，也要按肺表面的探查一样进行仔细地探查，不留盲区。对肺转移瘤进行全面胸腔内探查，有时要做第二操作孔，放入相应器械，显露病变部位，协助胸腔内探查。

2. 肺表面及肺组织的探查 在肺组织未完全萎陷前，检查脏层胸膜的表面是否有凹陷的“脐”征或“火山口”样征，在肺组织完全萎陷后则可见肺表面突出的肿瘤结节。如果肺部转移瘤结节位置较深，常规肺表面探查难确定病灶部位，可根据术前CT扫描结果，可在第一操作切口放入卵圆钳配合，脏层胸膜及肺表面应用卵圆钳或胸腔分离钳轻触诊肺组织和表浅的肺转移瘤，或将相应肺段组织用胸腔肺持物钳或卵圆钳夹持，推至第二操作孔周围，借用手指进行深部肺块探查。对中央型肺转移瘤可在卵圆钳配合下检查肺门结构中各血管，如肺动脉、静脉及肺门、纵隔内淋巴结是否有侵犯或转移，必要时放入内镜剪刀和内镜钳打开心包，将胸腔镜放入心包腔内探查心脏及相连血管，是否有侵犯，确认是否有手术切除机会。

3. 纵隔的探查 肺转移瘤患者，少数患者合并纵隔淋巴结的转移。胸腔镜检查时，首先将萎陷的肺牵引放置于后、下纵隔位，将上纵隔胸膜用操作钳提起，用电钩或带电灼的剪刀切开纵隔胸膜，解剖上纵隔血管、气管和淋巴结，显露相应各组的纵隔淋巴结；探查下纵隔时，将肺组织推放置于后、上纵隔部位，解剖下纵隔胸膜，游离下肺韧带，分别游离第7、8、9、10组淋巴结，有时调整胸腔镜位置，探查肋膈角和膈肌面。经胸腔镜操作孔，将相应组增大的淋巴结分别摘除，同时送病理细胞学检查，协助确定手术切除的方式和方法。

（五）胸膜腔粘连的处理 胸膜腔粘连是手术中极其常见的问题。胸腔粘连时外科处理方法是关系手术成功的关键，应尽可能仔细分离，胸膜粘连的妥善处理能提高手术成功率，缩短手术时间，减少术中和术后并发症。胸膜粘连分为条索状粘连和纤维素膜状粘连。胸腔粘连好发生于胸膜顶、纵隔胸膜面和膈胸膜面。较粗的索状带粘连中，常常伴有新生血管。胸膜腔条索状粘连，根据病变性质和粘连情况，采用以下两种方法比较容易处理：①锐性分离法，用电凝器或电钩烧灼后，用内镜剪刀切断；对电凝不满意的出血或有较粗大的血管时，可用钛夹止血；②内镜切割缝合器法：宽大的索状粘连、明显粗大血管存在粘连，用内镜切割缝合器分离。膜状粘连分致密性粘连和疏松性粘连，疏松纤维素性粘连，因较少有血管或较小的血管，一般应用分离钳、卵圆钳、圆头吸引器头或电钩等器械钝性分离，切口周围的粘连也可应用手指分离，分离时可结合电凝器锐性分离；有索状带时，用电凝器烧灼离断或剪刀锐性分离，有较粗的血管，应用钛夹钳钳夹后再剪断。致密性胸膜粘连，周围有炎性渗出者，尤其是胼胝样宽大粘连，若分离难度较大，可能出现严重并发症，则中转为传统剖胸手术较好。

（六）转移瘤手术

1. 肺转移瘤的定位　肺部转移瘤手术定位是非常重要的，是手术成功与否的关键问题。大于10mm位于脏层胸膜下的肿瘤，一般定位多无困难；小于10mm的肿瘤，尤其是位于肺组织深部的小转移瘤，术中定位常常出现极度困难局面，若定位不准确，可能给手术增加许多困难，有时导致手术失败或转移瘤残留。转移瘤的定位可采用以下几种方法。

（1）手术前定位法：手术前胸部X线和CT检查，进行肺部转移病灶定位是最基本的要求。一般X线胸片可以发现肺内10mm以上的转移瘤结节，常规胸部CT检查可以发现8～10mm的肺部结节，螺旋CT或薄层扫描CT可以发现5mm左右的肺肿瘤结节。5～10mm大小、位于深部肺组织的转移瘤，考虑电视胸腔镜术中有时不易发现，术前可在CT、B超引导下，肺穿插并用美蓝0.05ml进行病灶注入标记；或胸部CT、B超指引下用细针插入肿物内，再套入钢丝小钩固定留置定位（图19-3）。术中寻找标志物，确定肺转移瘤的位置。目前，术前胸部CT检查，进行转移瘤的CT或B超引导下定位，对患者无任何副作用。

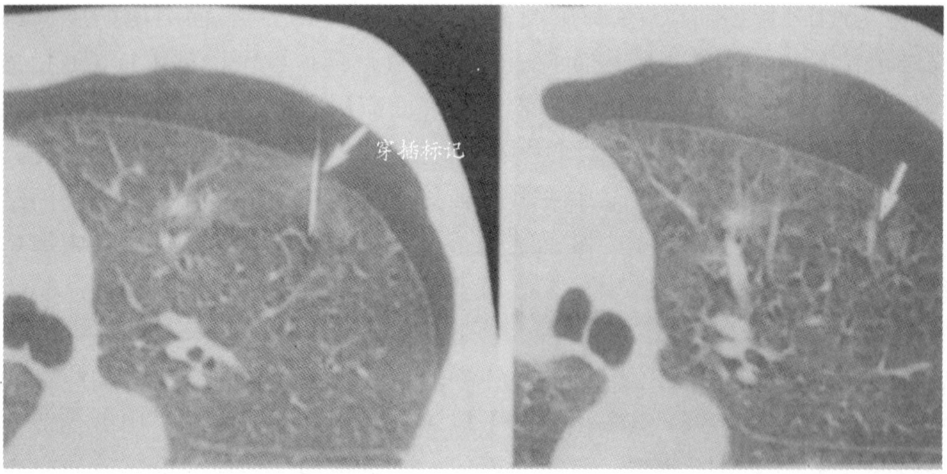

图19-3　CT引导下穿插

（2）手术中定位法

1）肉眼观察法：当单肺肺通气，肺萎陷后，经胸腔镜观察孔将胸腔镜放入胸腔。由于肺肿瘤多位于脏层胸膜下或肺组织边缘，胸腔镜可以初步直视肿瘤，得到肿瘤的数目、位置、大小、形态和转移瘤的分布。肺组织未完全萎陷时，位于脏层胸膜下或肺表面的转移瘤多表现为了肺表面出现“凹征”、“火山口”样征或“脐征”，这是可靠的恶性肿瘤肺表面征象之一；肺组织完全萎陷后，肺表面胸膜也可出现肿瘤凸出“膨胀征”，“膨胀征”不是恶性肿瘤的特有特征。

2）术中器械触诊：如果肺部小肿瘤位于肺内较深处，由第二切口放入无创卵圆钳，碰触感觉肺内结节感或异物感，也可夹持肺组织，感触肺内有无病变结节。第三个切口放入其他胸腔操作器械做配合，协助远离胸部第一操作孔的肺组织靠近，使被检查肺部组织接近第一操作切口，卵圆钳应对被检查肺部逐叶检查，确定病变部位、数目、大小及形态，从而决定施行手术切除的范围。

3）术中单指触诊或双指合诊：手指触诊（图 19-4）是目前术中最敏感、准确和直接的定位方法，如器械触诊失败，从第三个切口放入无创卵圆钳将肺组织推近第一操作切口，单指伸入胸腔，直接触诊肺内结节，如结节很小（5～10mm），单指触诊较难感觉到肺内结节，则应延长第一操作切口约 3cm，容放入示指、中指，被检查部位的肺组织夹在两指之间，进行双指合诊，全面检查肺组织。这样两指放入胸腔内检查方法，一般都能找到肺内转移瘤。

4）术中 B 超定位：术中超声检查需要肺萎陷，放入 10mm 胸腔内镜 B 超，紧贴萎陷肺组织，在必要时使用生理盐水增强清晰度，可能发现 <10mm 的深部肿瘤。如果通常硬管不适用，可改用软管放入胸腔内，经萎陷肺组织探测，比硬管转向灵活且能垂直定位。96% 的患者，肺转移瘤能被胸腔内超声检查获得明确诊断。

电视胸腔镜手术时，为了便于估计手术难度程度，决定手术方式，一般将肺肿瘤根据部位又分为以下四型：①锐边周围型：肿瘤位于肺外带 1/3 区，并靠近肺叶的叶间边缘处；②钝边周围型：肿瘤位于肺外带 1/3 区，但肿瘤位于肺的肋面或膈面；③基底中心型：肿瘤位于肺下叶基底部近膈顶处。虽然靠近肺组织的表层，但是由于肺基底面向内凹陷，肺瘤不易被牵离肺表面，显露和楔形切除比较困难；④中央型：肺瘤位于肺内带的 2/3 处或肺组织的深面，甚至靠近肺门，行胸腔镜手术极为困难。可行胸腔镜辅助下行肺叶切除术。

2. 手术方法　电视胸腔镜手术根据肺转移瘤的位置、大小、分布情况，设定手术治疗方案如肺转移瘤的切除、肺楔形切除、肺段切除或肺叶切除。

（1）肺转移瘤切除：肺转移瘤属于锐边周围型，瘤体位于脏层胸膜下，瘤体较小 < 20mm，可平行状切除肺组织，也可以“V”形切除肺组织。切除方法：胸腔镜完全显露转移瘤，将瘤体在显示器中央，经第二切口置入胸腔镜分离钳或肺叶钳，提取锐边肺组织或瘤体表面肺组织。第一切口置入大号胸腔镜直角钳，距转移瘤边缘 5～10mm 处轻轻钳夹，做拟切割标志线，退出大直角钳，将腔内切割缝合器（Endo-GIA）经第一切口插入胸腔，打开缝合切割器，沿标志线伸入缝合切割器，夹持拟切除的肺组织。第二切口器械协助调整切除的肺组织，反复观察切割器内肺组织位置，确定满意后推开保险，击发切割缝合器，切割缝合肺组织，松开切割缝合器，切割的肺组织即可自动分离（图 19-5）。退切割出缝合器，经第一切口放入标本袋，将切除标本装入标本袋，经第一切口取出。检查肺组织切割缘钉合良好，切割缘有无渗血、无漏气，置胸腔引流管，结束手术。

（2）肺楔形切除术：肺转移瘤为较大的锐边周围型、钝边周围型或基底中心型，但病变比较浅者，做“V”形切除肺组织。根据胸腔镜探查结果，在患侧锁骨中线第 4、5 肋间做第一切口 15～20mm，用胸腔穿插套管（Trocar）或直接逐层切开进入胸腔，导入操作器械（抓钳、分离钳等），在肿瘤操作近距离部位，位于腋后线第 5 肋间做第二切口，切口 5～6mm，将 5.5mm 穿插套管（Trocar）插入胸腔内。用肺叶钳或卵圆钳在萎陷的肺组织病灶部位，将转移瘤的周围肺组织夹持，更换操作钳夹持肿瘤凸起的肺组织，向上、后方牵引部分肺组织，使其形成一个圆锥状，然后再从在第一切口置入胸腔大直角血管钳，在转移肿瘤下方放置大直角血管钳，距肺转移肿瘤边缘 5～10mm 试夹肺组织，并轻轻钳夹，做切除标志线；确定切割线后，退出大直角钳，将腔镜内切割缝合器置入胸腔，打开切割缝合器，从肿瘤下方插入，沿切除部位伸入并钳夹，扣紧缝合切割器开关，旋转缝合切割器手柄，查看切割组织边缘，确认未夹住其他组织；同时切割线在拟切割缘上，推动切割器缝合保险，并击发，切割缝合肺组织完毕后，松开缝合切割器，肺组织切割缘相互分离，将切割缝合器退出胸腔，根据切割组织的多少，选用切割缝合器钉夹（60mm×4.5mm、60mm×3.5mm 钉夹），重复使用缝合切割器，从同侧或对侧分别插入内镜切割缝合器，直至肿瘤完全切除。检查肺组织的切割缘双排“B”型钉钉合成形状态（图 19-6）。钉合的肺组织表面渗血，应用电钩或电棒进行电凝固止血。如果位于边缘部位缝合切割器不能完全切割时，可以应用直角血管钳或组织分离钳钳夹后，用胸腔镜剪刀剪开，应用丝线结扎，这样可以节约器械费用。经切口放入标本袋，将切割的肺组织放入标本袋内，经切口取出，术中行快速冷冻切片病理检查，术后送常规病理检查。胸腔内操作完成后，再次检查创面缘的渗血和漏气情况，放置胸腔引流管，缝合胸壁切口，结束手术。

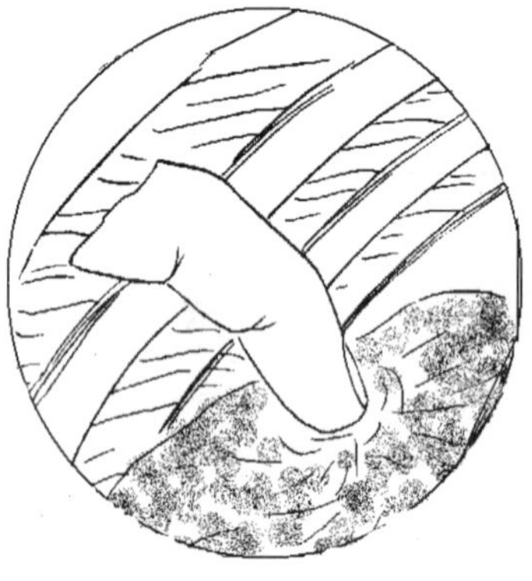

图 19-4 手指触诊定位法

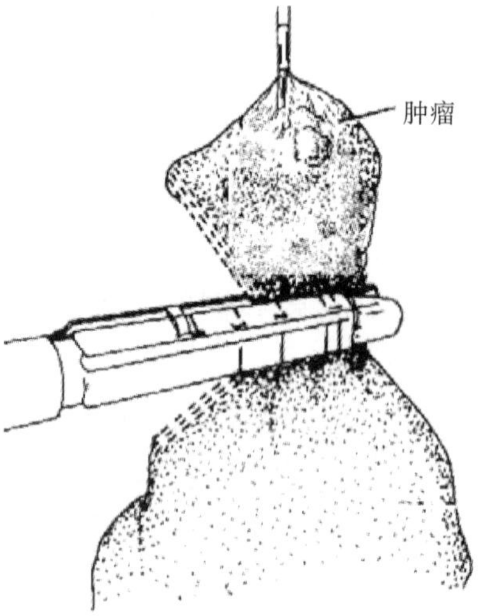

图 19-5 内镜缝合切割器切除转移瘤

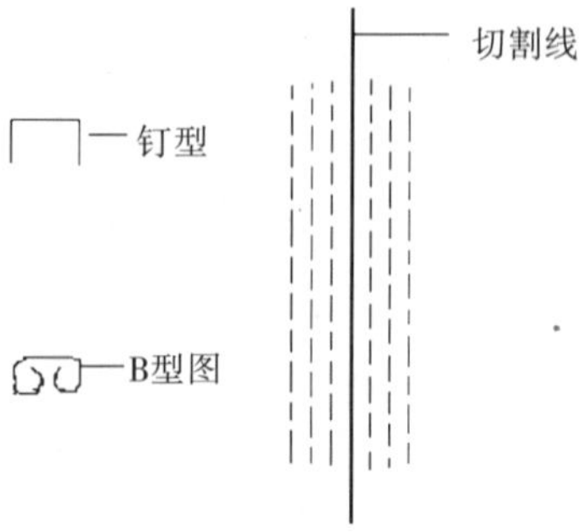

图 19-6 腔内缝合切割器钉夹及成形图

肿瘤为钝边周围型或脏层胸膜下较深层时，应用胸腔镜手术，可先在切口探查确定后，经第二切口放入胸腔镜抓钳，将肿瘤处的肺组织抓紧向上方提起，若上提困难时，经操作孔进行缝合牵引线，将肺组织经第二切口提起，这类部位的肿瘤切除应为“V”形方式切割肺组织。首先在拟切割距离肿瘤边缘 5～10mm 处，放置直角钳，轻轻挤压，取出直角钳，将直线切割缝合器经操作孔插入，将切割缝合器放置拟切割线部位，选用 60mm×3.5mm 钉夹或可旋转钉夹，扣紧缝合切割器，将肺组织两侧缘反复观察，确定为肿瘤的切割缘时，打开缝合切割保险，缝合切割肺组织，松开切割缝合器，肺切割缘组织自动分离，在“V”形的另一边，同样应用切割缝合器，进行肺组织切割，直至肿瘤和肺组织完全切割并与保存的肺组织分离。为防止肺复张时产生缝合切割缘血管滑脱，在“V”形尖端用无损伤线进行“U”形缝扎。将切割的肺组织放入标本袋经切口取出。冲洗胸腔，缝合胸壁切口，结束手术。

（3）肺段切除：肺转移瘤位于舌段、外侧段、背段等部位，肺段切除是最好的方法。麻醉成功后，常规放置体位。在患侧腋中线第7、8肋间做10～12mm的第一切口，穿插10.5mm戳卡（Trocar），放置电视胸腔镜，锁骨中线第4、5肋间切口10～15mm，胸腔探查，腋后线第5、6肋间切开5～6mm切口，穿插5.5mm套管，用胸腔操作钳将病变肺段向上、后提起，仔细分离叶间裂，显露肺段的转移病灶。肺叶间裂粘连时，根据肺段结构，提起转移病灶的肺段，应用电灼、电凝剪锐性解剖学分离肺裂间的粘连。当肺裂发育不全时，单纯分离出血较多，应用切割缝合器（Endo-GIA Ⅱ）进行肺裂解剖。经第二切口提起转移瘤的肺段，经第一切口放入内腔镜缝合切割器，沿肺段血管结构，应用切割缝合器（Endo-GIA Ⅱ）进行肺段切除。将切除的肺组织装入标本袋或手套内，经第一切口取出。其余手术步骤与传统手术方式相同。

（4）肺叶切除：中央型转移瘤、一个肺叶内多发性转移瘤、单发性转移瘤>50mm、转移瘤位于叶支气管周围、肺楔形切除或肺段切除困难时，多做肺叶切除。患侧第7、8肋间腋中线处做10～15mm的切口，依次切开皮肤和胸壁组织，放入10.5mm开放性套管（Trocar）至胸腔，置入0°或30°电视胸腔镜。第4、5肋间锁骨中线切口3～5cm，在腋后线第7肋间做6mm切口，这个切口协助游离胸膜粘连、分离组织用，可协助操作。左、右肺叶切除术是不完全一样的，肺叶切除时，肺裂的处理同前述方法。

肺血管的处理方法：首先解剖出肺静脉，用胸腔镜解剖钳将肺牵引，推压向后、外方，提起纵隔胸膜，用电灼分离纵隔胸膜，解剖肺静脉血管鞘，用直角钳将静脉血管后壁疏松组织间隙分离，游离出通道至足够长度，分离出肺静脉，结扎肺静脉可以用腔内血管型切割缝合器Endo-GIA 30mm×2.5mm、30mm×2.0mm和30mm×3.5mm，在插入血管型缝合器时，先用直角血管钳引出索带，轻轻提取索带，帮助缝合切割器插入并定位，当缝合切割血管时，取出索带，完成血管的切割缝合；丝线双重结扎法：先用胸腔游离钳将结扎线导入，在胸腔外打结，应用推结器将线结推至胸腔内结扎处（同开胸手术结扎法），结扎确切；或钛夹和扣夹结合丝线双重结扎，再剪断肺静脉。肺动脉的处理方法同肺静脉处理。

支气管的处理：肺门血管处理后，支气管已被游离，在支气管周围可能有纤维组织和淋巴组织，用胸腔剪或电灼切断支气管旁组织，用Endo-GIA 30mm×4.8mm缝合切割支气管；辅助小切口时，用TA30钉合支气管，用内镜剪剪断支气管，将切除肺装入标本袋内，由辅助切口取出肺叶组织。检查肺门血管和支气管残端渗血或漏气，胸腔内注水，由麻醉师膨肺，协助检查，放置胸腔闭式引流管，关胸结束手术。

转移瘤肺叶切除术不同于原发性肺癌的肺叶切除术，因选择病例多为单肺叶，同时转移瘤无明显跨叶生长，进行肺门区的游离相对容易，术中发现肺转移瘤跨叶生长或肺门区有致密性粘连，这类患者则不能应用单纯电视胸腔镜下肺叶切除术，而要中转开胸手术或扩大切口电视胸腔镜辅助下行肺叶切除术。

电视胸腔镜下肺叶切除术时需要注意以下的问题。

1. 肺裂发育不全或粘连的处理方法

（1）电灼：肺裂发育好但距离较近者，用电灼切开胸膜和粘连带。

（2）切开缝合肺裂：对肺裂发育不良，按以上方法分离出肺实质内的隧道后，用两把直角钳钳夹，然后切开形成人造肺裂，用内镜针持夹4/0 prolene线连续“8”字缝合保留的肺组织，以防漏气、漏血。但操作难度较大，费时较多。

（3）直线切割缝合器：肺发育不良但距离较远者，以肺静脉定位肺裂的位置，先剪开肺门的前后胸膜，用卵圆钳在肺静脉表面肺实质内分出肺裂，使之完全分开、形成通道，然后在通道处压扁肺实质，用Endo-GIA（30～60）mm×3.5mm一次性切开和钉合肺实质，形成人工肺裂。

2. 游离和结扎肺门血管　术者必须熟悉肺门解剖，尤其是肺血管的走向。先找出肺静脉，拉近镜头，清晰放大血管及血管后壁，用直角钳在肺血管鞘周围疏松间隙分离，轻轻游离出通道，分离出肺静脉，这样误伤出血的机会较少。同样按以上方向游离肺动脉的各分支，尽可能使游离的长度足够长，游离出血管后，处理方法如下：使用Endo-GIA 30mm×2.5mm、30mm×2.0mm或30mm×3.5mm。它的特点是：长度适中，在胸腔内能灵活地达到各个部位，对较厚的组织夹闭效果好，能同时夹闭血管的两端，在处理肺静脉干时，采用这一规格的Endo-GIA，切割后的血管夹闭紧密，效果满意，对于肺动脉干的处理，一般采用Endo-GIA 30mm×2.0mm，因为肺动脉壁较肺静脉壁薄，使用Endo-GIA 30mm×3.5mm处理的血管夹闭不紧。应用血管缝合切割器处理肺血管，价格昂贵。结扎法，与常规开胸手术结扎血管相同，只是应用推结器将线结推至血管结扎处。

（七）胸腔引流　胸腔引流管多放置在低位的胸腔镜观察孔，因这个位置切口较低，同时也无需更大切口，操作方便，一般引流效果良好。

胸腔引流的管理：电视胸腔镜术后，手术出血较少，术后引流通常也较少，术后胸腔引流的拔出与普通开胸术后基本相同，胸腔引流管一般于术后24～48小时拔除。若伴有胸膜广泛转移，术后胸腔渗液多，胸腔引流管的拔除时间可适当延长。

八、术后并发症和处理

胸腔镜手术后并发症的发生率是非常低的，有报道术后并发症的发生率为1.3%。胸腔镜术后并发症与胸腔手术的方式有关，常见的并发症有以下几种：

1. 胸腔出血　术后出血原因：胸腔粘连，剥离创面渗血；切割缝合器选择不当，切割缝合完毕后，缝合针成“B”型不完善，残留面出血；术中电凝痂脱落；患者本身有凝血功能障碍，出现继发性出血。

2. 漏气　肺楔形或“V”形切除术后，缝合切割缘夹闭不全，分离肺裂粘连时致肺组织损伤；肺叶切除者，气管残端漏气。

3. 肺不张或合并肺部感染　传统胸腔手术后，最常见的术后并发症多为肺不张和肺部感染，其发生率高达25%～50%。电视胸腔镜术后，肺不张或肺部感染的并发症的发生率明显减少，但并发症的危险性依然存在。其治疗关键在于术前准备和术后早期护理，如深呼吸训练、协助咳嗽排痰、术后适应用当的镇痛药物等。

4. 肿瘤复发和转移　肺部转移瘤切除术后，肺切除部位肿瘤复发、其他肺叶转移，近期发生者，多与手术前肿瘤的漏诊或转移瘤较小未能发现有关。

5. 循环系统并发症　如术中出现心律失常，术后发生心房颤动、心肌梗死等。治疗首先为去除诱因，再给予对症治疗。

6. 组织损伤　胸腔镜套管穿插引起的纵隔损伤、膈肌损伤、肺组织损伤、食管损伤等。

一般按原则给予处理。

7. 其他　机械缝合失败，皮肤感觉异常。

九、治疗效果与预后

肺转移瘤切除术后的治疗效果，各组病例报道均不同。郑如恒等报道，转移瘤非手术患者的平均生存时间为（10±9.5）个月，5年生存率为0；而转移瘤同期手术患者的平均生存时间为（20±14.2）个月，5年生存率高达34%。文献报道肺转移瘤外科治疗5年生存率达24%~68%，肺转移瘤手术后死亡率为0~4%。肺转移瘤外科治疗预后影响因素较多，不同脏器或不同类型的原发肿瘤肺转移术后生存率有明显的差异。一般以绒癌、肾癌、骨肉瘤、睾丸癌、子宫癌、结肠癌等肺转移瘤的手术效果较好，而乳腺癌的肺转移瘤手术效果稍差，肝癌、黑色素瘤肺转移瘤手术治疗效果最差。有报道认为肺转移瘤的大小、转移瘤的数目，并不是独立的预后影响因素。转移瘤切除完全性对预后有明显影响。转移瘤与原发肿瘤间的无瘤间期、肿瘤倍增时间与转移瘤手术的效果呈正相关性。电视胸腔镜治疗肺转移瘤的效果报道差异较大，5年生存率为18%~60.4%。北京协和医院胸腔镜手术治疗肺转移瘤3年、5年生存率分别为38.6%、34%。目前文献资料多为回顾性分析，无大规模病例报道，缺乏临床对照研究，其结果有一定的临床意义。胸腔镜手术后，患者恢复快，手术并发症发生率很低，术后患者胸部疼痛症状减轻，不影响美容等。特别是呼吸功能比较差的患者，不能耐受常规开胸手术，而胸腔镜手术能给予适当的治疗并获得良好治疗效果。

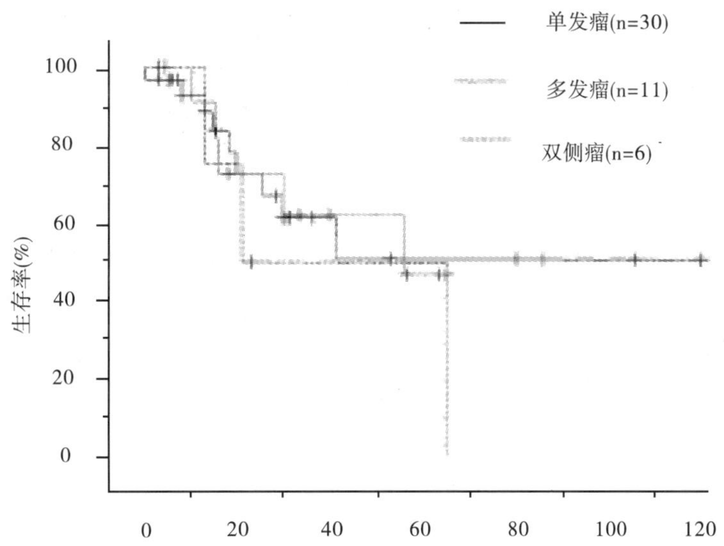

图19-7　Kaplan-Meier生存曲线图

十、争议和展望

传统观念认为：恶性肿瘤患者一旦发生肺部转移，大多数患者治疗结果不良，一般中位生存期9个月左右，临床多采用保守治疗，如化疗或中医药等治疗。近年来，随着肿瘤基础学和相关临床医学的研究，国内、外学者对转移瘤的治疗采取积极手术治疗态度，并取得较好的效果。越来越多的研究证明，肺转移瘤患者外科手术治疗，不仅可以提高患者的生活质量，延长他们的生命，而且阻止肺转移瘤作为传播源进一步向身体其他脏器或组织转移。开胸手术由于损伤大，术后并发症较多，患者畏惧手术损伤，部分患者放弃开胸手术，或由于患者呼吸功能低下，而失去开胸手术治疗机会。

电视胸腔镜手术近十年来迅速发展，一些单纯胸腔疾病已成为一种标准手术方式，如肺楔形切除、肺段切除术等。肺转移瘤患者进行相应的手术治疗，能获得良好的治疗效果，使一些肺功能低下患者完成了胸腔手术。转移瘤手术后 5 年生存率为 30.4%，平均生存了 48 个月，手术死亡率为 0，甚至双肺转移瘤患者一期胸腔镜下进行手术治疗。

Hazelrig 等主张结合电视胸腔镜切除肺转移瘤。电视胸腔镜手术具有创伤小，恢复时间短等优点，胸腔镜术后仅有的并发症为局部复发。肺转移瘤切除术后复发是一个极其严重的问题，再次手术存在着争论。McAfee 等报道肺转移瘤切除术后，19 例复发瘤患者也进行了胸腔镜下再次手术切除，5 年生存率约 30.2%。但也有研究者认为，电视胸腔镜手术治疗肺转移性肿瘤效果较常规开胸手术效果差，认为电视胸腔镜手术过程中，医师在监视器下配合进行手术，缺乏传统开胸手术的立体感；器械操作，失去手对病变的感知，容易造成转移瘤的漏诊；肺楔形切除或单纯肿瘤切除时，切割缘距肿瘤边缘过近，手术切除不全肿瘤残存，导致转移瘤复发，手术效果差；再就是电视胸腔镜手术，应用大量手术耗材，治疗费用较高，常规开胸手术有明显的优势。

大多数学者相信，胸腔镜手术是对常规开胸手术的补充和提高，是一种真正意义上的微创外科手术，胸腔镜手术不是全新的手术方式，只是一种手术方法的改进。随着对肺转移瘤的基础研究的不断深入，肺转移瘤诊断水平的提高，胸腔镜设备的不断完善，手术器械的更新与应用和手术技巧的提高；严格掌握手术适应证，肺转移瘤外科治疗的效果及生存质量将进一步提高。但准确评价胸腔镜手术治疗效果，需要开展较大规模的前瞻性随机的临床研究。

电视胸腔镜手术由于受设备仪器、手术器械、诊断水平等的影响，提高治愈率、减少复发率是肿瘤治疗领域的难题。另外胸腔镜手术难度大，技术要求高，术中应用耗材多，费用高，给患者治疗增加经济负担，影响胸腔镜手术的开展。但我们相信，随着手术器械的改进，手术经验的积累，以及手术方法和治疗原则的规范化，作为胸部微创外科代表性手术的电视胸腔镜手术将会得到进一步的普及和发展。

（余国祥）

参 考 文 献

1. Davidson RS, Nwogu CE, Brentjens MJ, et al. The surgical management of pulmonary metastasis; current concepts. J Surg Oncol, 2001, 10 : 35 - 42.

2. Sortini D, Feo CV, Carrella P, et al. Thoracoscopic localization techniques for patients with solitary pulmonary nodule and history of malignancy. Ann Thorac Surg, 2005, 79 : 258 - 262.

3. Eichfeld U, Dietrich A, Ott R, et al. Video-assisted thoracoscopic surgery for pulmonary nodules after computed tomography-guided marking with a spiral wire. Ann Thorac Surg, 2005, 79 : 313 - 316.

4. Torre W, Rodríguez-Spiteri N, Villalobos W, et al. Medium and long-term results of the use of videothorascopy in surgery of pulmonary metastasis resection. Anales del sistema sanitario de Navarra, 2005, 28 : 93 - 102.

5. 郑如恒，葛棣，石美鑫，等. 转移性肺瘤的外科治疗及预后影响因素. 中华结核和呼吸病杂志，2002，25 :

214 - 216.

6. Belad A, Salah E, Hajjar W, et al. Pulmonary metastatectomy for soft tissue sarcomas: is it valuable? J Cardiovasc Surg, 2001, 42:835 - 840.

7. Shirakusa T, Tsutsui M, Motonaga R, et al. Resection of metastatic lung tumor: the evaluation of histologic appearance in the lung. Am Surg, 1998, 54:655 - 658.

8. Sakamoto T, Tsubota N, Iwanaga K, et al. Pulmonary resection for metastases from colorectal cancer. Chest, 2001, 119:1069 - 1072.

9. McAfee MK, Allen MS, Trastek VF, et al. Colorectal lung metastases: results of surgeric excision. Ann Thorac Surg, 1992, 53:780 - 786.

10. 余国祥，杨祉雷，曹建军，等. 电视胸腔镜手术治疗转移性肺肿瘤. 中国微创外科杂，2005，5:619 - 620.

11. 于振涛，张汝刚，张大为，等. 肺转移瘤的外科治疗：附 106 例报告. 中华胸心血管外科杂志，1999，15:282 - 284.

12. 徐兵河，周际昌，周爱萍，等. 乳腺癌肺转移的临床病程及治疗研究. 中华肿瘤杂志，1997，19:274 - 276.

第二十章 食管良性疾患的电视胸腔镜治疗

◆内容提要◆

1. 电视胸腔镜治疗食管平滑肌瘤
2. 电视胸腔镜治疗食管憩室
3. 胸腔镜先天性食管闭锁及气管食管瘘
4. 胸腔镜治疗贲门失弛缓症
5. 胸腔镜食管裂孔疝修补术

随着电视胸腔镜外科（VATS）技术的推广应用，食管疾病的 VATS 手术正在向纵深发展。已经开展的手术涉及多种食管疾病，包括食管平滑肌瘤、食管憩室、贲门失弛缓症、食管裂孔疝和食管癌等，尤其食管良性疾病已经成为 VATS 手术的主要适应证，并取得了较好的治疗效果，表明胸腔镜技术用于这些食管疾病是可行的，它同样能体现出 VATS 手术的共同优点，即对患者创伤小、疼痛轻、恢复快、并发症少，容易被患者接受。但 VATS 食管外科仍处于发展阶段，VATS 所获得的较好近期效果还需要随访和进一步经验总结，同时还应当不断提高操作水平、改进器械，以求积极稳妥地推动食管疾病 VATS 手术。

第一节 食管平滑肌瘤

一、病因及传统治疗方法

食管平滑肌瘤为食管良性肿瘤中常见的一种，占食管良性肿瘤 70%～80%。肿瘤多位于食管黏膜下或食管壁间组织内，有些肿瘤突向管腔，致局部黏膜呈球形或半球形凸出，黏膜正常。食管平滑肌瘤可发生于食管任何部位，多见于食管中段，占 59.3%；下段占 25.8%；上段最少，占 14.9%。食管平滑肌瘤 93.4% 为单发，5.4% 为两发瘤，三发瘤占 1.2%。食管平滑肌瘤的大小差别很大，从最小者纵径 0.3～10.0cm 以上，50% 纵径 3～6cm。食管平滑肌瘤大体形态呈圆形或卵圆形，亦有不规则形状者，如生姜形、马蹄形。肿瘤表面有完整的包膜，螺旋形，质硬，切面为灰白色编织状，有时肿瘤内囊变或钙化等，显微镜下为分化良好的平滑肌细胞，有出血、液化、无间变及核分裂象。由于肿瘤发生于食管肌层向食管外周生长，出现哽噎症状较晚。

食管平滑肌瘤的治疗采取手术切除。不论黏膜下或是壁间肿瘤均做肿瘤摘除术，位于上段或是中段食管选择右胸途径，位于贲门部或下段食管选择左胸途径。切开纵隔胸膜，游离肿瘤部位食管，纵行切开食管肌层，包膜内切除肿瘤，不损伤黏膜。如果肿瘤与黏膜致密粘连，可将黏膜与肿瘤一并切除，可吸收线间断缝合黏膜及肌层。有下列情形之一者应行部分食管切除、食管重建：

1. 肿瘤直径大于10cm，切除黏膜缺损较大无法修补者。
2. 怀疑癌变者。
3. 弥漫性食管平滑肌瘤。

二、胸腔镜治疗食管平滑肌瘤的进展

1992年Bardini首次成功报道VATS摘除3例食管平滑肌瘤。此后胸腔镜外科技术开始用于食管疾病手术，近年来平滑肌瘤摘除术已成为VATS的主要手术之一，以小的创伤，可以达到与常规开胸同样的治疗效果。目前公认的看法是食管平滑肌瘤经VATS摘除比开胸手术具有更多的优点。

三、手术指征

外科手术是治疗食管平滑肌瘤唯一有效方法。胸腔镜手术适合于肿瘤直径2cm以上胸段食管各部位单发或多发平滑肌肿瘤。巨大食管平滑肌瘤食管肌层萎缩菲薄或已破坏，瘤体摘除后，肌层缺损范围较大无法修补，常需要做食管切除。

1. 直径≥2cm胸段食管各部位单发或多发平滑肌肿瘤。
2. 肿瘤形态以圆形、卵圆形为主，螺旋形等不规则形平滑肌瘤手术时容易损伤食管黏膜。
3. 行食管切除重建者不适合胸腔镜手术。
4. 肿瘤<2cm，术中寻找肿瘤较困难，可以观察。
5. 食管黏膜完整，无腔内病变及梗阻性病变。

四、技术要领

1. 术中定位病变　术中寻找病变较为重要，一般来讲大多数病变可以见到局部食管肌层隆起，但是对于较小的平滑肌瘤，食管表面无明显改变。因此经口置入纤维食管镜，在内镜的定位及支撑下，很容易找到病变，也有助于多个病变的定位，以免遗漏。

2. 预防食管黏膜损伤　这种并发症多见于术前曾经进行食管镜黏膜活检，局部黏膜与肿瘤粘连，形成了瘢痕，或者肿瘤形态不规则挤压黏膜扭曲的病例。术中遇到这种情况，做肿瘤缝线牵拉，能更好地显示肿瘤与黏膜的关系，有利于肿瘤与黏膜剥离。术中分离肿物时尽量少用或不用内镜电刀或电烙，以防损伤黏膜。切除肿瘤后，经胃管或纤维食管镜食管腔内注气，检验有无漏气，可以明确食管黏膜有无损伤及损伤的程度，以便及时处理，可以有效防止术后食管瘘的发生。

3. 食管黏膜破裂修补　一旦发现黏膜破裂，分层缝合黏膜及肌层，并用纵隔胸膜覆盖局部，起到加固作用。

五、手术操作

（一）术前准备　为了明确肿瘤的准确部位，X线钡餐、纤维食管镜及胸CT检查是必要的。其他准备同常规胸外食管手术。

（二）麻醉 双腔气管插管或单侧支气管插管、健侧肺通气，静脉复合全身麻醉。

（三）体位及切口选择 VATS 食管平滑肌瘤摘除术可以经右胸切口手术，也可以经左侧径路完成，主要取决于肿瘤的部位。中上段食管平滑肌瘤在主动脉弓右侧，经右胸手术操作方便；下段食管平滑肌瘤大多数主张经左胸手术。

（四）手术操作

1. 右胸 VATS 食管平滑肌瘤摘除术 在右侧腋中线第 6 肋间切口 1. 5cm，同时麻醉改双侧肺通气为左侧单肺通气。经切口插入带内套管的套管针，拔出内套管，30°胸腔镜经套管插入胸腔，检查胸腔内有无粘连。在监视器显示下选择其他切口：第 2 个切口选择在腋前线第 3 或第 5 肋间，用于置入肺牵拉钳或肺拉钩；第 3 个切口设在腋后线上，为不同功能器械操作口，具体位置取决于病变部位，有时需要增加 1 ~ 2 个切口，以利于观察和操作。操作时胸腔镜光束对准后纵隔，经第 2 个切口置入五爪肺牵拉钳，将右肺向前下方挤压，暴露食管床。在经口置入的纤维食管镜配合下，判定肿瘤具体部位（图 20-1）。食管镜操作者将镜先端向右转动，食管镜支撑并带动食管也向右侧移动，显示在视野下，内镜分离钩或剪刀经腋后线切口插入纵行剪开纵隔胸膜，在覆盖肿瘤表面肌层最薄部位分开肌层，灰白色质硬韧的平滑肌瘤会部分膨出，继续行钝性分离，直至将肿瘤剥出（图 20-2）。如果肿瘤形态不规则或与食管黏膜有粘连，用缝线贯穿缝合肿瘤作为牵拉线，并用内镜抓钳提起，能更容易进行肿瘤与黏膜的分离，防止损伤食管黏膜。也有人环周游离食管后，在病变上、下端套入吊带，控制食管转动，然后进行肿瘤剥离。位于奇静脉后方的平滑肌瘤，手术时首先要进行奇静脉的游离，用内镜血管夹夹闭血管的两端，然后剪断，以免手术误伤奇静脉，并有利于操作。摘除肿瘤装在胶袋内经切口拉出，如果肿瘤较大，可将胶袋内肿块剪碎或扩大切口拉出。肿瘤摘除后，经食管镜检查黏膜有无破损，也可经食管镜注水或注气证实黏膜完整性。如果黏膜有破裂，需要仔细缝合修补，肌层对拢缝合，并用纵隔胸膜包埋加固，必要时可加大某一切口，直视下进行修补。如黏膜完整无损，间断缝合肌层，防止术后食管黏膜膨出或粘连。手术结束拔出食管镜后，经鼻置入胃管，术后胃肠减压。

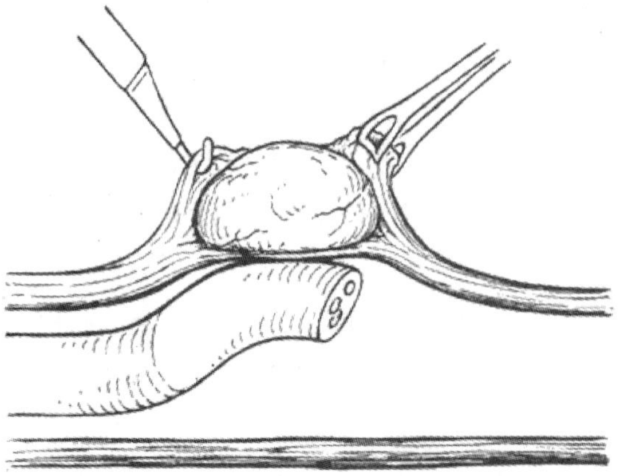

图 20-1 纤维食管镜支撑肿物，切开肌层

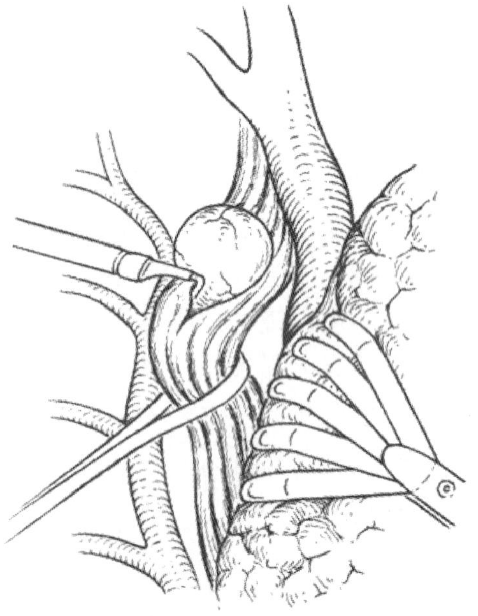

图 20-2 吊带环绕牵引食管，分离肿物

2. 左胸VATS食管平滑肌瘤摘除术　解剖学上，食管下段向左偏移，该部位平滑肌瘤在暴露和操作方面，经左胸切口要比右胸方便。具体手术步骤同右胸切口。只是置入胸腔镜切口比右侧高1~2肋间，这样胸腔镜可以从上向下观察。为了便于操作，内镜手术器械置入切口应当适当下移，接近病变组织。

（五）术后观察及处理　如果术中无黏膜损伤，术后胃肠道功能恢复后即可进食。其他同胸外科常规术后处理。

（六）治疗效果　VATS手术可以达到传统开胸手术的治疗效果。

第二节　食管憩室

一、病因及传统治疗方法

食管憩室是食管壁向外膨出的覆盖上皮的盲袋，按照发病机制分为两种类型：膨出型憩室的囊壁由复层扁平上皮和黏膜下层构成，囊壁缺乏食管肌层；牵引型憩室的囊壁由食管壁的全层构成。按照部位分为三种：咽食管憩室（Zenker憩室）、食管中段憩室、膈上食管憩室。

1. 咽食管憩室主要采取憩室悬吊术、食管上括约肌（UES）切开术和憩室切除术两种手术方法。

2. 食管中段憩室是指位于气管分叉平面或其附近的憩室，多为牵出型憩室，病因为气管隆嵴下方淋巴结纤维化或结核病变与食管相连，逐渐向外牵拉所致。此类憩室开口大，容积小，很少出现食物存积。绝大多数此类憩室无症状或症状轻微，可对症处理，无需手术治疗。只有出现明显症状或是食物淤积时采取外科治疗。传统的手术方式有两种：一是食管憩室黏膜内翻缝合术，适用于容积小且没有合并食管憩室炎者；二是憩室切除术。

3. 膈上食管憩室多为膨出型，常位于膈上5~10cm，半数合并食管运动功能失调性疾病，包括食管裂孔疝、反流性食管炎、食管失弛缓症及弥漫性食管痉挛。因为膈上憩室多为膨出型，在食管压力增大时会逐渐增大，因此需要手术治疗，采取憩室切除术，合并食管运动功能障碍疾病应一并解决，否则复发机会很大。

二、胸腔镜治疗食管憩室的进展

传统的食管憩室切除术是典型的“大切口、小手术”，其创伤大，对患者呼吸、循环系统干扰大，因此患者多不愿接受手术治疗。以往认为食管中段憩室仅在下列情况时才考虑手术：①有穿孔、出血倾向；②合并癌变的可能；③症状明显；④憩室巨大；⑤继发严重疾病。显然这些手术适应证过于严格，一旦食管憩室发生感染、炎症溃疡、穿孔、大出血，甚至癌变，此时再进行手术治疗，许多患者可能已失去了最佳的治疗时机，甚至危及生命。1996年Stuart首先介绍了VATS食管憩室切除术，获得成功。但是直到目前为止，文献报道的例数不多，但是结果是令人鼓舞的，术后患者自觉症状消失，复查上消化道X线钡餐造影，憩室消失，食管无狭窄，憩室无复发。

三、手术适应证

外科手术是食管憩室的主要治疗方法。VATS 手术创伤小，恢复快，手术指征较传统手术有所放宽。

1. 食管中段憩室症状明显及有穿孔、出血倾向者。

2. 怀疑癌变及合并其他严重疾病者，可能施行食管切除重建不适合 VATS 手术。

3. 膈上食管憩室大多合并贲门失弛缓症、食管痉挛等疾病，应同时解决，以免术后复发。

4. 憩室小于 2cm 或憩室基底较宽，无食物潴留者可以观察。

四、技术要领

1. 钝性游离食管，慎防损伤气管膜部或食管黏膜。

2. 充分游离粘连，清晰显露憩室全貌。

3. 经口置入纤维食管镜，术中操作应在食管镜监视下完成。

4. 贴近憩室根部切除，既不残留憩室，也不造成狭窄。

五、手术操作

（一）术前准备　行 X 线钡餐造影、纤维食管镜及胸 CT 检查，明确病变部位是必要的。术前 3 天行食管冲洗并口服链霉素，病变呈囊袋状，食物积存多。感染重者可行胃镜下冲洗，以减少术后局部感染机会，降低食管瘘的发生。其他准备同常规胸外食管手术。

（二）麻醉　双腔气管插管或单侧支气管插管、健侧肺通气，静脉复合全身麻醉。

（三）体位及切口选择　食管中段憩室大都位于气管隆嵴水平，靠近主动脉弓，经右胸手术操作方便；膈上食管憩室主张经左胸手术，同时可以解决贲门失弛缓症、食管痉挛等原发疾病。

（四）手术操作

1. 右胸 VATS 食管憩室切除术　在右侧腋中线第 7 肋间切口 1.5cm，同时麻醉改双侧肺通气为左侧单肺通气。胸腔镜经套管插入胸腔，检查胸腔内有无粘连。在监视器显示下选择其他切口。第 2 个切口选择在腋前线第 3 或第 5 肋间，用于置入肺牵拉钳或肺拉钩；第 3 个切口设在腋后线上，为不同功能器械操作口，具体位置取决于病变部位，有时需要增加 1 个切口以利于观察和操作。操作时胸腔镜光束对准后纵隔，经第 2 个切口置入五爪肺牵拉钳，将右肺向前下方挤压，暴露食管床。经口置入纤维食管镜判定憩室具体部位。如果病变位于奇静脉后方，首先要进行奇静脉的游离，用内镜血管夹夹闭血管的两端，然后剪断，以免手术误伤奇静脉，并有利于操作。内镜分离钩或剪刀经腋后线切口插入纵行剪开纵隔胸膜，钝性游离食管全周，套带悬吊食管；仔细分离憩室与隆突下及气管旁淋巴结的粘连，充分游离憩室；用内镜直线缝合切割器自憩室颈部将其切除，食管肌层向切缘对拢并游离纵隔胸膜覆盖憩室切缘。向胸腔内注水，在纤维食管镜适当充气的情况下，观察食管是否漏气、出血。整个操作过程在纤维食管镜监视下完成，手术结束拔出纤维食管镜后，经鼻置入胃管，术后胃肠减压。

2. 左胸 VATS 食管憩室切除术　具体手术步骤同右胸手术。只是置入胸腔镜切口比右侧高 1 ~ 2 肋间，这样胸腔镜可以从上向下观察。为了便于操作，内镜手术器械置入切口应当适当下移，接近病变组织。如合并贲门失弛缓症、贲门痉挛、食管裂孔疝等原发病，一并手术治疗，具体手术操作见相关章节。

（五）术后观察及处理　术后处理同胸外常规食管术后处理。

第三节　先天性食管闭锁及食管气管瘘

一、病因及传统治疗

先天性食管闭锁及食管气管瘘是一种常见的食管发育畸形，是在胚胎期发育异常而形成的食管隔断，与消化道不连通。据国外文献统计，其发生率为1∶4000～1∶2000。

根据Gross分类法，分为以下五型：

Ⅰ型：食管上、下段均闭锁，无食管气管瘘，两段距离较远。此型占4%～8%。

Ⅱ型：食管上段有瘘管与气管相通，食管下段盲闭，两段距离甚远。①食管闭锁合并远端食管气管瘘；②单纯性食管闭锁，不合并食管气管瘘；③单纯性食管气管瘘，不合并食管闭锁（“H”形）；④食管闭锁合并食管近端与气管相通；⑤食管闭锁，食管远近两端均与气管相通，占5%～10%。

Ⅲ型：食管上段闭锁，下段有瘘管与气管相通。此型最常见（85%～90%）。有些病例上、下两段的距离较远，超过2cm，称为ⅢA型，在这种情况下，食管一期吻合术就相当困难；另一些病例两段的距离小于2cm，称为ⅢB型，食管一期吻合术多能成功。

Ⅳ型：食管上、下两段皆与气管相通成瘘。此型约占1%。

Ⅴ型：无食管闭锁，但有瘘管与气管相通，即单纯型食管气管瘘。亦称“H”形食管气管瘘，占2%～5%。

传统治疗方法：先天性食管闭锁及气管瘘婴儿出生后的生存因素与婴儿的体重和成熟程度，是否合并其他严重畸形，以及呼吸道并发症的情况有关。根据患儿的一般情况、病理类型而选择急诊手术、近期手术或姑息手术。

手术有两种方法：

1. 胸腔内径路食管重建术　患儿取左侧卧位，沿右侧第4或第5肋间后外侧切口入胸腔，在肺门后侧切开纵隔胸膜，必要时切断奇静脉，解剖食管上部盲端并缝线作为牵引。再寻找食管远端，同样再缝线牵引。瘘管近气管端缝扎切断。牵拉游离后的食管两盲端，使上、下食管端对拢，进行端端吻合。若两端不能直接吻合或估计吻合后有张力时，可在食管近端作肌层切开术，以增加食管的长度，缩短食管间的间距。

2. 经后纵隔胸膜外径路食管重建术　胸膜外径路由Lanman 1940年提出来的，由于不进入胸腔，对呼吸功能影响较小。如术后发生吻合口瘘，又不与胸腔相通，可以从后纵隔直接引流，因而可降低手术死亡率。此法目前应用较广泛，方法是采用右后侧第4肋间隙切口，不切除肋骨（亦可切除肋骨）。切开肋间肌后沿第4～5肋骨上、下、前、后从胸膜外轻轻分离胸膜。将肺向前推开，以牵开器撑开肋间切口，显露奇静脉予以切断结扎。其余操作同前。

二、胸腔镜治疗先天性食管闭锁及食管气管瘘的进展

食管闭锁及食管气管瘘的病例较少，患儿常常合并其他畸形，传统手术都面临较大的困难，胸腔镜手术更是面临较大挑战，1999 年 Rothebberg 和 Lobe 首次报道后，目前病例报道不多，仅限于几个大的胸外科中心。传统开胸手术易出现明显的并发症，如肋骨融合、脊柱侧凸、胸廓畸形、女婴乳房发育不良及肋间神经损伤。胸腔镜手术仅需要 3 个 3 ~ 5cm 的切口，术后疼痛轻，并明显减少了上述远期手术并发症。VATS 手术仅能施行胸膜内手术，一旦发生吻合口瘘可能导致纵隔炎的严重并发症，但是目前尚无明确的证据证实胸膜外手术优于胸膜内手术。由于病例较少，VATS 手术的效果有待观察。

三、手术指征

外科手术是先天性食管闭锁及食管气管瘘唯一有效方法。

1. Gross Ⅲ型患儿；食管盲端距离小于 2cm。

2. 患儿体重大于 1.5kg，否则患儿胸廓较小，无法放置多个 Trocar，不能应用胸腔镜手术。

3. 择期手术的患儿。

4. 不合并其他肺内病变，患儿的肺顺应性较好。

四、手术操作

（一）术前准备　患儿一般情况较差或合并其他器官明显畸形者，先在局麻下做胃造瘘以加强营养，精心护理，促使婴儿在 1 ~ 2 周内情况好转后再做食管重建术。

（二）麻醉　气管插管静脉复合全身麻醉。

（三）体位及切口选择　左侧倾斜 45°卧位，有利于暴露后纵隔，便于手术操作；右上肢固定在头部以暴露右侧腋窝；术者站在手术台左侧，助手站在右侧；两个监视器面对术者分别放在手术台两侧。第 1 个切口位于肩胛骨下缘，第 2 个切口位于腋后线，第 3 个切口位于脊柱与肩胛骨下缘之间的七、八肋间。

（四）手术操作

1. 游离奇静脉，用结扎器结扎后切断。

2. 游离气管食管瘘，夹闭瘘管后膨肺，防止将右主支气管误认为瘘管予以结扎；确认无误后缝扎瘘管，暂不切断，防止远端食管盲端游离后回缩进腹腔。

3. 由胸廓入口处开始游离近端食管，直至食管盲端，注意不要过度捻挫食管盲端。当近端食管游离满意后，远端的瘘管以斜面方式切开，目的是于食管后壁缝合一针，然后用 5-0 丝线间断缝合后壁（图 20-3），后壁吻合结束后，将胃管送至远端食管内，间断缝合食管前壁（图 20-4）。所有的缝合线都采用切口外打结。

4. 在最低的切口放置一根 12 号引流管。

（五）术后观察及处理　呼吸道管理十分重要，预防和治疗肺炎、肺不张。要保持呼吸道通畅，定时将婴儿翻身、拍背、吸痰，及时吸净咽部及呼吸道内的分泌物。术后 3 天，可行持续的肠内营养，术后第 6 天如果气管插管已拔除，可行上消化道造影检查，排除吻合口瘘的情况后可以经口进食，并拔出胸腔引流管。

（六）治疗效果　VATS 手术术后的并发症与传统手术比较无明显差别，传统手术死亡率

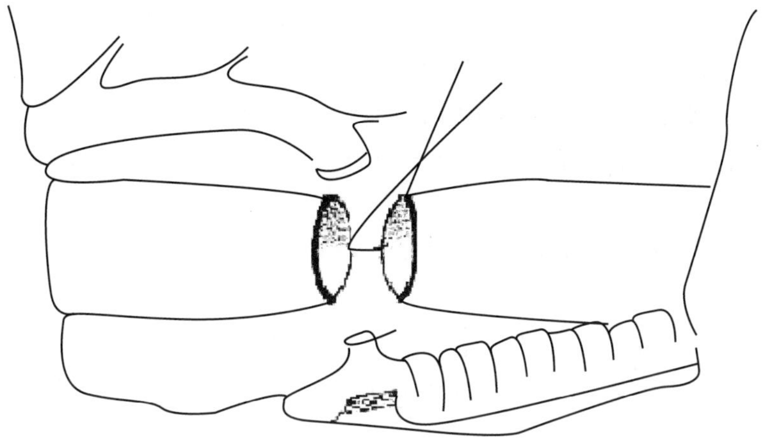

图 20-3　食管后壁吻合

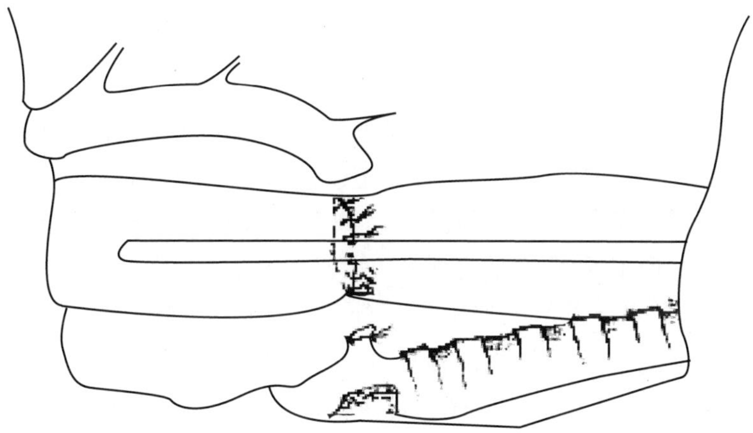

图 20-4　吻合后留置胃管

为3.1%，吻合口瘘发生率为10%~20%，吻合口狭窄18%，15.0%~32.2%的患儿需行 Nissen 手术解决食管反流问题。VATS 手术术后死亡率为1.1%，吻合口瘘发生率为7.6%，吻合口狭窄为33.8%，24.0%需行 Nissen 手术。

第四节　贲门失弛缓症

一、病因及传统治疗

贲门失弛缓症是一种食管运动功能障碍性疾病，特点是下段食管括约肌不能松弛，造成食管排空受阻。贲门失弛缓症的病因复杂，目前尚不完全清楚。研究表明食管中肠肌层神经丛退化，一氧化氮合成酶缺乏是主要原因；遗传机制、内分泌及免疫系统的病变也在贲门失弛缓症中起一定的作用。

贲门失弛缓症治疗目的是解决进食困难，改善食管排空，治疗方法有药物治疗、扩张治疗及手术治疗。短效及长效的硝酸盐类制剂、钙离子通道阻滞剂和抗胆碱能类药物具有降低下食管括约肌和增加食管平滑肌收缩力的作用，能暂时缓解症状，适用于症状轻微或外科手术、扩张治疗有禁忌的患者。食管扩张术常用的方法有机械扩张、气囊扩张及流体静力扩张。食管扩张操作方法简单，患者吞咽困难的症状能得到一定缓解，但维持时间短，常需多次扩张，而且有食管穿孔和出血的危险，治疗效果远不如手术，有逐渐被外科手术替代的趋势。

贲门失弛缓症手术治疗开始于19世纪末，至今已有百余年历史，手术方法繁多，包括食管贲门黏膜外肌层切开术（Heller手术）、贲门纵行切开、横行缝合术，食管胃侧侧吻合术、贲门成形术等。但是Heller手术及其改良方法应用最广泛。Heller手术是一种解除贲门括约肌梗阻、扩大贲门通道的手术，这种手术方法简单、并发症少、死亡率低，实践证明治疗效果满意，已经成为贲门失弛缓症手术治疗的主要方法。

二、胸腔镜治疗贲门失弛缓症的进展

Heller手术需要经胸或经腹完成，但是无论经胸或经腹手术创伤大，给患者带来一定痛苦，患者多不愿意接受。1991年Pellegrini首先将胸腔镜外科技术应用于贲门失弛缓症的治疗。经胸腔镜食管肌层切开手术，具有胸腔镜手术的共同优点，手术创伤小、痛苦轻、恢复快，可达到常规开胸Heller手术相同的治疗效果。同时VATS食管肌层切开术避免了对食管裂孔大范围的游离，减少了对膈食管韧带的损伤，使抵御反流性食管炎的机制得到保护。就此点而言，VATS食管肌层切开术比经腹腔切口或腹腔镜食管肌层切开术有更大的优点，这种推测尚需要经术后食管pH和压力监测才能做最后的结论。同开胸或开腹Heller手术治疗贲门失弛缓症一样，行Heller手术需追加抗反流手术者，最好经腹途径，在腹腔镜下完成。VATS食管肌层切开术是否需要追加抗反流的手术，也存在不同的看法。目前在美国，经胸腔镜或腹腔镜的食管肌层切开术已经替代了传统的开胸、开腹Heller手术。近年来，随着科技的发展，胸腔镜下机器人行贲门失弛缓症Heller手术获得成功，但是由于费用高，手术时间长，与胸腔镜或腹腔镜下手工操作在治疗效果上无明显差异，因此机器人手术还显示不出其优势。

三、手术指征

贲门失弛缓症需开胸手术的绝大多数患者都可以列为VATS手术的适应证，包括：

1. 内科保守治疗症状改善不明显者，或贲门扩张术后哽噎症状复现者。
2. 患者心肺功能储备差，不能耐受常规开胸或开腹手术。
3. 经腹切口Heller手术失败者，可以有选择地进行VATS贲门肌层切开术。

四、技术要领

1. 术晨置胃管，如果术中食管和胃黏膜未损伤者，24小时拔出胃管，并经口摄入流质饮食。如黏膜破裂者，术后禁食时间应当延长5~7天。

2. 术中食管黏膜破裂常发生在食管胃黏膜交界处，这个部位食管肌层方向发生了改变，胃黏膜变薄，血运丰富，结构显示不清，容易误伤胃黏膜。手术视野暴露清楚十分重要，操作要仔细。一旦发生黏膜损伤，可以经胸腔镜黏膜修补或扩大某一切口直视下进行修补。

五、手术操作

（一）术前准备　由于贲门失弛缓症患者的食管内有食物潴留，患者术前48小时开始进流质饮食，每日早、晚2次冲洗食管。术前3天口服抗生素，以防术中食管黏膜破裂引起感染。其他准备同传统手术。

（二）麻醉选择　静脉复合全身麻醉，双腔气管插管。呼吸道狭窄者使用单腔管气管插管，术中手控呼吸或单腔管插入健侧支气管，保证单侧肺通气。

（三）体位及切口选择　右侧卧位稍前倾，下胸部垫高。

（四）手术操作步骤　手术开始前，沿腋后线第7肋画线，以备术中改开胸手术做标记。手术在左胸部切3～5个1.5cm的小口。第一个切口位于腋中线第5肋间，是胸腔镜插入孔。左肺萎陷后，在监视器显示下选择其他几个切口。第2和第3切口分别在腋后线第7肋间和腋前线第5肋间，用于内镜手术器械和肺牵拉钳进出口，有时肺萎陷不全还需要补充做1～2个切口。手术时，胸腔镜光束对准贲门，经腋前线切口插入内镜肺牵拉钳，将左肺下叶向前上方牵拉，剪断肺下韧带，剪开纵隔胸膜（图20-5），电烙止血。纤维食管镜经口插入食管腔内，食管镜顶端向左侧倾斜，使下段食管显露在监视器上。解剖食管表面的脂肪和结缔组织，在贲门及下肺静脉间食管表面选择一点，用内镜电烙分离钩画一表浅直线，沿此线纵行切开肌层，逐渐向深层延伸，当达到食管环行肌层时，用90°剥离钩挑起一束环行肌纤维切断，然后沿食管上下两个方向缓慢分离剪断环行肌束（图20-6），达黏膜层。一旦黏膜膨出，食管肌层切开会顺利进行，切开长度要达到5～6cm，当施行食管胃交界处肌层切开时，用内镜抓钳上提食管，牵拉钳挤压膈肌，充分暴露贲门。胃侧肌层切开0.5～1.0cm。一旦贲门环行肌被切断，食管镜操作者会感到食管胃交界处管腔突然变得宽阔通畅，证明肌层彻底切开，这是Heller手术成功的关键。此外，切开肌层的切缘间要有足够的宽度，抓钳提起食管肌层，在肌层和黏膜间向两侧钝性分离食管（图20-7），达到食管周径1/3～1/2，确保黏膜膨出，防止术后切缘肌肉对拢粘连愈合再度出现吞咽困难。

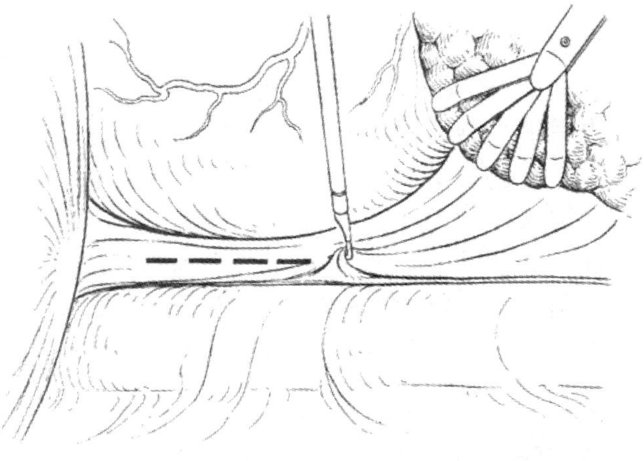

图20-5　沿食管纵行画线剪开纵隔胸膜

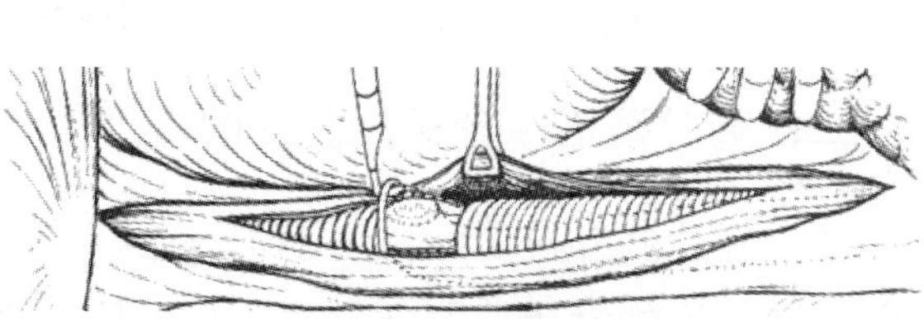

图20-6　电烙分离钩切开纵行肌和环行肌

六、并发症预防与处理

胸腔镜食管肌层切开主要并发症有黏膜损伤和术中出血。

1. 食管黏膜破裂 如果术中损伤了黏膜，经扩大胸部切口直视进行食管黏膜缝合，术后应禁食一周。术后一旦发现食管瘘，可尽早手术，否则形成脓胸，只能行胸腔闭式引流，营养支持。

2. 出血 同其他脏器胸腔镜手术一样，切口下容易发生肋间血管损伤。在确定出血部位后，一般用电凝或钛钉夹闭止血。有时分离食管裂孔或食管周围组织也会有小的出血，这些小血管容易止血，来自食管动脉等大的血管分支出血，需要用钛钉夹闭，但食管黏膜下出血，忌用钛钉，以防损伤食管黏膜。

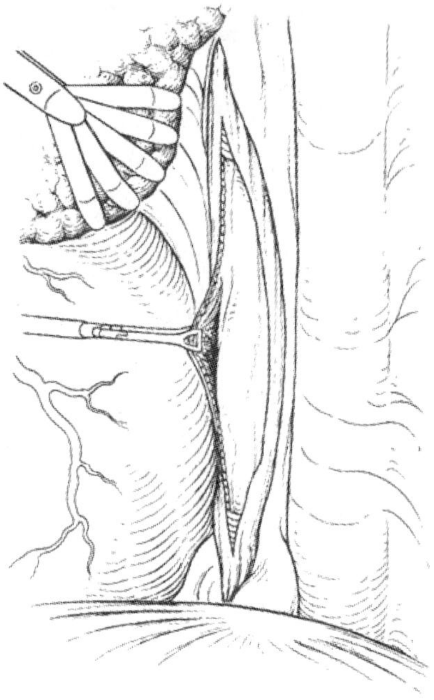

图 20-7 沿食管肌层和黏膜间向两侧分离食管

第五节 食管裂孔疝

一、病因及传统治疗

食管裂孔疝是由胃或腹腔其他脏器经食管裂孔突入胸腔纵隔内所形成，常伴有反流性食管炎。食管裂孔由膈肌角的肌纤维围绕食管而成。食管下端的纤维结缔组织与膈下的腹膜返折相连，形成膈食管韧带。在正常情况下，这两种解剖结构对贲门食管下端起相对固定作用。由于发育不全及长期腹腔压力增高，膈食管韧带逐渐松弛，食管裂孔扩大，丧失对贲门和食管的固定作用，部分胃体、贲门向上滑动进入裂孔，即形成滑动型食管裂孔疝，这种疝约占食管裂孔疝95%。倘若胃的前侧壁、结肠或大网膜等通过扩大的食管裂孔疝入胸腔，腹膜覆盖其上形成疝囊，这就形成食管旁裂孔疝，约占5%。由于胸膜腔内压低于腹内压，膈食管韧带不能限制胃体上移，使疝囊扩大，而贲门部固定在原位，极易形成胃扩张、扭转或绞窄。

治疗方法有内科治疗和外科手术。内科治疗适用于小型滑动疝及反流症状轻者。手术治疗目的缩小食管裂孔、切除疝囊恢复腹段食管位置、根据病情加抗反流术。手术方法有经胸及经腹两种：经胸手术适合于肥胖、短食管、食管狭窄及严重食管狭窄和疝囊大复发性疝。经腹手术适合于高龄、体质差及食管炎轻者，同时可加抗反流手术。

二、胸腔镜治疗食管裂孔疝的进展

食管裂孔疝外科治疗是用手术方法修补食管裂孔，使其恢复正常的解剖位置，解除反流性食管炎。传统方法需要开胸或经腹完成手术。随着胸腔镜技术的深入发展，将 VATS 手术用于膈疝的修补，为裂孔疝的外科治疗开辟了新的手术途径。

三、手术指征

1. 食管旁裂孔疝。

2. 食管裂孔疝反流性食管炎症状反复发作，经内科治疗无效者。

3. 裂孔疝并发食管黏膜溃疡、出血或瘢痕等。

4. 巨大裂孔疝有压迫症状或幽门梗阻。

四、手术操作

（一）术前准备

1. 改善患者营养状态，控制呼吸道症状。

2. 术前经鼻腔插入胃管，充分吸出胃内容物。手术前一日晚灌肠。

3. 术后保持胃管通畅，肠鸣音恢复后经口进食。

（二）麻醉　双腔气管插管或单侧支气管插管、健侧肺通气，静脉复合全身麻醉。

（三）体位及切口选择　右侧卧位稍前倾，下胸部垫高。第一个皮肤切口，选择在腋中线第5肋间，进行胸腔内检查。监视器显示下选择另外两个切口，一个位于腋前线第5肋间，另一个在腋后线第8肋间。

（四）手术操作　麻醉平稳后改右侧肺通气。第一个皮肤切口1.5cm，选择在腋中线第5肋间，插入内镜套管，并经套管插入0°胸腔镜，进行胸腔内检查。监视器显示下选择另外两个切口，一个位于腋前线第5肋间，另一个在腋后线第8肋间。腋前线切口置入内镜肺牵拉钳将左肺下叶向前上方牵拉和挤压，暴露纵隔胸膜和裂孔疝，经腋后线切口插入电烙、剪刀沿疝囊顶剪开纵隔胸膜，暴露疝囊和下段食管。为了便于操作，一般需要将腋后线切口扩大4～6cm。具体修补方法如下。

1. 滑动型食管裂孔疝修补术　在监视器显示下，内镜分离钳或剪刀进行下段食管游离，套吊带牵引食管，吊带经切口拉出。剪开松弛的膈食管韧带，并环形切断该韧带。食管吊带向上提，显露食管裂孔内、外侧角，7号丝线间断缝合膈肌角两缘，内镜线结推进器结扎线结。注意裂孔缝合勿过紧或过松，以防术后食管梗阻或疝复发。食管裂孔紧缩缝合后，行膈食管韧带与裂孔褥式缝合，以同样方式结扎固定。电刀或氩气束止血，经胸腔镜切口置闭式引流管。

2. 食管旁裂孔疝　手术方法与滑动型食管裂孔疝基本相似。监视器显示下直视切开疝囊，内镜牵拉钳提起疝囊壁，分离钳和剪刀锐、钝性分离疝囊粘连，剪除多余疝囊，并将疝内容物送回腹腔，用不可吸收线间断缝合闭锁疝囊，吊带提起食管下端，间断缝合膈肌内、外侧角，缝合松紧度为胸腔镜头能通过为适宜。食管左前侧壁与裂孔行间断褥式缝合3～4针固定。食管裂孔疝进行疝修补解剖复位后，有时尚需要抗反流手术。正常食管贲门角（His角）为锐角，能防止胃酸反流进食管。裂孔疝破坏加大His角，则应予重建。手术时将游离的胃底用丝线间断折叠缝合于下段食管前侧壁，构成240°的包绕，再将膈肌与距贲门上方4～5cm的食管间断褥式缝合，进一步固定食管（图20-8、图20-9）。

（五）并发症预防与处理　VATS食管裂孔疝修补术中要注意防止副损伤。行疝囊切除、缝合膈肌脚时容易损伤腹腔脏器，食管肌层和膈食管韧带缝合固定，可能发生食管损伤。操作中应当在监视器显示清楚后再进针缝合，食管壁进针不宜过深，避免穿透食管黏膜，造成食管损伤。如果出现副损伤，要扩大胸部切口或开胸手术，在直视下进行。

（六）术后观察及处理　同传统手术。

（曲家骐　童向东）

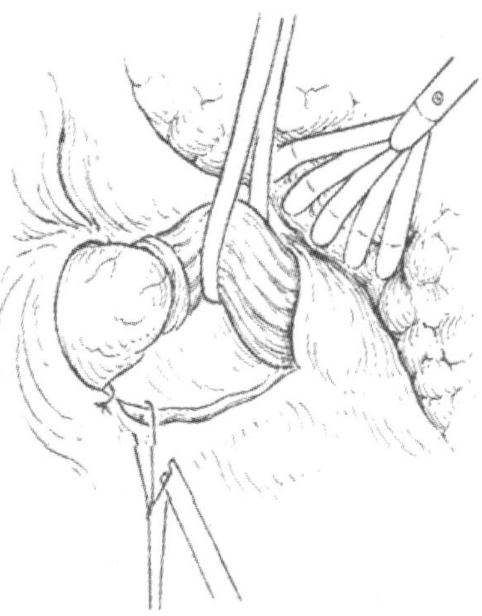

图 20-8　间断缝合膈肌脚两缘

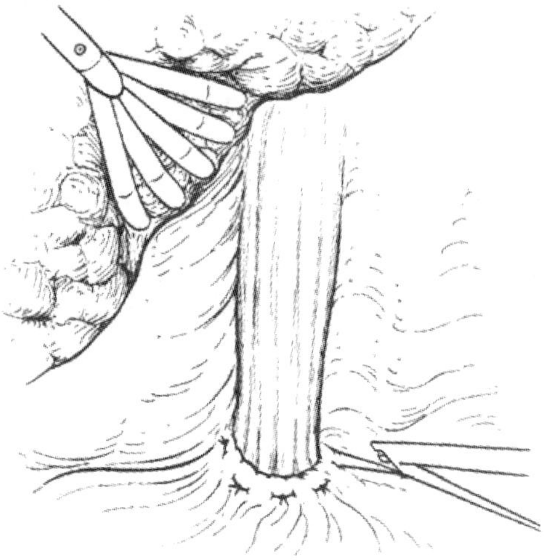

图 20-9　膈食管韧带与裂孔褥式缝合

参 考 文 献

1. Qu JQ, Gao X, Hou WP, et al. Video-assisted thoracic surgery: clinical experience among 1264 patients. Chin M J, 2006, 86:2309-2311.
2. Haraguchi S, Hioki M, Hisayoshi T, et al. Enucleation of esophageal leiomyoma with azygos continuation of the inferior vena cava: report of a case. Surg Today, 2006, 36:722-726.
3. Kajiyama Y, Iwanuma Y, Tomita N, et al. Surgery for benign submucosal tumors of the esophagus (leiomyoma and hemangioma) Nippon Geka Gakkai Zasshi, 2003, 104:593-596.
4. Samphire J, Nafteux P, Luketich J. Minimally invasive techniques for resection of benign esophageal tumors. Semin Thorac Cardiovasc Surg, 2003, 15:35-43.
5. Infante M, Alloisio M, Massone PB, et al. Thoracoscopic resection of an esophageal stromal tumor through the left pleural cavity. Surg Laparosc Endosc Percutan Tech, 2001, 11:273-276.
6. Beckerh IP, Kriwanek S, P ramhas M, et al. Video-assisted resection of pulsative midesophagus diverticula. Surg Endosc, 2001, 15:720-722.
7. Fernando HC, Luketich JD, Samphire J, et al. Minimally invasive operation for esophageal diverticula. Ann Thorac Surg, 2005, 80:2076-2080.
8. Allen MS. Treatment of epiphrenic diverticula. Semin Thorac Cardiovasc Surg, 1999, 11:358-362.
9. Nguyen T Zainabadi K, Bui T, et al. Thoracoscopic repair of esophageal atresia and tracheoesophageal fistula: Lessons learned. J Laparo-endoscop Adv Surg Tech, 2006, 16:174-178.
10. Mariano ER, Chu LF, Craig T. Successful thoracoscopic repair of esophageal atresia with tracheoesophageal fistula in a newborn with single ventricle physiology. Anesth Analg, 2005, 101:1000-1002.
11. Holcomb GW Ⅲ, Rothenberg SS, Bax KMA, et al. Thoracoscopic repair of esophageal atresia and tracheoesophageal fistula. Ann Surgery, 2005, 242:422-430.
12. Krosnar S, Baxter A. Thoracoscopic repair of esophageal atresia with tracheoesophageal fistula: anesthetic and intensive care management of a series of eight neonates. Pediatric Anesthesia, 2005, 15:541-546.
13. Tarvinse K. Thoracoscopy-assisted Heller myotomy for the treatment of achalasia: results of a minimally invasive technique. Ann Thorac Surg, 2004, 77:385-391.
14. Modlini A, Bellr K. Surgical treatment of achalasia: current status and controversies. Dig Surg, 2004, 21:165-176.

15. Jordan Ph Jr. Long-term result of esophageal myotomy for achalasia. J Am Coll Surg, 2001, 193 : 137 – 145.

16. Patti MG, Fisichella PM, Perretta S, et al. Impact of minimally invasive surgery on the treatment of esophageal achalasia: a decade of change. J Am Coll Surg, 2003, 196 : 698 – 703.

17. Codispoti M, Soon SY, Pugh G, et al. Clinical results of thoracoscopic Heller's myotomy in the treatment of achalasia. Eur J Cardiothorac Surg, 2003, 24 : 620 – 624.

18. Luketich JD, Fernando HC, Christie NA, et al. Outcomes after minimally invasive esophagomyotomy. Ann Thorac Surg, 2001, 72 : 1909 – 1912.

19. Yamaguchi M, Kuwano H, Hashizume M, et al. Thoracoscopic treatment of Bochdalek hernia in the adult: report of a case. Ann Thorac Cardiovasc Surg, 2002, 8 : 106 – 108.

第二十一章 食管癌的电视胸腔镜治疗

◆内容提要◆

1. 胸腔镜下混合术式食管癌切除术
2. 完全腔镜下食管癌切除术

1877 年，Czerny 首先成功地为一例颈部食管癌患者进行了手术，患者术后活了 15 个月。而后 Torek 在 1913 年为一个患中段食管癌的老年女性成功地进行了经胸部的手术。Denk 在 1913 首先采用了经食管裂孔行食管癌切除术，随后 Turner 在 1931 年将该术式进行了改进，20 世纪 60 年代以后，该术式得到了广泛的应用。Ohsawa 第一次成功地进行了胃代食管的手术。1946 年，Ivor Lewis 首次经右侧开胸和开腹两切口行食管癌切除取得了成功，从此以后，该术式成为了应用最广的术式。到目前为止，对于可切除的食管肿瘤，食管切除术仍然是首选的治疗方法。经过多年的发展，形成了许多术式，包括 Ivor Lewis、经食管裂孔、左侧胸腹部、三切口及左侧胸腹部 + 颈部切口。早期食管癌手术的死亡率相当高，在 20 世纪 40 年代，其手术死亡率高达 72%，而在 20 世纪 60 年代，其死亡率降至 29%，80 年代则降至 13%，到目前为止，虽然手术技术，麻醉技术及围术期护理技术都有了不小的进步，使食管切除术的风险进一步降低，但围术期并发症和死亡率仍旧较高，其大大小小的并发症的发生率仍接近 70%~80%，围术期的死亡率更是达到 4%~7%。为了减少围术期并发症的发生，人们想了很多办法来减少手术创伤，确保食管 - 胃吻合口牢靠。微创手术因为从理论上来讲对患者的创伤较轻，在减少手术并发症方面具有潜在的优势，自从 Cuschieri 将胸腔镜应用到食管手术中以来，人们逐渐开始注意到胸腔镜在食管手术中的作用。随着科技的发展和技术的进步，越来越多的微创手术被应用到了食管外科当中。

总的来说，微创手术的发展可以分为两个阶段，第一个阶段为混合（hybrid）术式阶段，第二个阶段为完全经腔镜手术阶段。

第一节 胸腔镜下混合术式食管癌切除术

一、胸腔镜经胸部、腹正中、颈部切口行食管癌切除术

1992 年，Cuschieri 报道了使用胸腔镜对胸腔食管进行游离和淋巴结清扫，然后经过腹部切口游离胃，最后经颈部切口行胃 - 食管吻合。1995 年，Gossot 等报道了 29 例此类手术，

术中5例因故取消，在完成的病例中，21%发生肺部并发症，21%发生吻合口瘘，喉返神经麻痹者超过10%。他们认为胸腔镜手术的方法是可行的，但是与开胸手术相比，优势并不明显。Collard等对患者进行研究后也得出了相似的结论。在1995年发表的评论中，Pemiceni总结了114例手术后，认为超过20%有肺部并发症，其并发症与传统术式相比无明显优势。

二、胸腔镜 Ivor Lewis 食管切除术

此术式是在两个术野操作的Ivor Lewis法。先做腹部手术游离胃，再经右胸入路胸腔镜游离食管，再借助双层闭合切割器（double staple）在胸内完成吻合术的方式。Robertson等用这种方法做了17例手术，其中24%中转开胸，手术死亡率为12%，吻合口瘘占18%，肺部并发症占30%。他认为胸腔镜经两个术野做食管切除术的方式无明显优点。

三、胸－腹腔镜 Ivor Lewis 食管切除术

Perniceni等对电视胸腔镜Ivor Lewis食管切除术不满意，并认为开腹手术是术后并发症的主要原因，故他们改良了手术方法，先做腹腔镜手术，再做右前外侧开胸术。

四、颈部内镜下解剖食管切除术

为方便经食管裂孔做食管切除术，并改良游离食管方法，从而减少术中出血和喉返神经损伤，1989年，Buess在完成标准的颈部切开游离食管后，在可视情况下，用自创的铃形纵隔镜从颈部游离食管；为缩短手术时间，可让另一手术组同时做开腹手术。此术式平均手术时间3小时20分，平均出血量84ml。并发症有大出血、气管破裂等，需中转开胸。死亡率为8%，其中2/3是吻合口瘘引起败血症导致的死亡。呼吸系统并发症、喉返神经损伤、吻合口瘘的发生率均为20%。

这项操作技术尤其适合气管以上水平的食管解剖，目前主要用于切除早期较小的食管肿瘤。此方法可行，并且可以同时进行腹部和纵隔解剖，因此缩短了手术时间。但此术式难以清扫淋巴结，且可发生大出血、呼吸道损伤及喉返神经损伤等严重并发症。吻合口瘘后导致的死亡率较高，可能是由于长器械自上而下游离胸廓入口和纵隔时创面较大，发生颈部吻合口瘘后，渗漏物积聚在创面深处，难以低位充分引流。

随着医生手术技术的进步和经验的增加，最近的一些研究表明，腔镜手术与传统手术相比，其潜在的优势逐渐显现出来。Osugi等将73例胸腔镜手术患者和72例传统开胸手术患者进行了比较，结果发现胸腔镜手术的时间较长（227分钟对186分钟），两种手术淋巴结清扫数量相似（33对32），而胸腔镜手术者的肺活量减少较传统手术者明显降低（15%对22%，$P=0.016$），而两种术式的3年及5年生存率相似（70%、55%对60%、57%）。他们还强调学习曲线在缩短手术时间减少并发症的重要性，并将刚开始做的34例手术与后来做的46例手术进行了比较，后者在出血量、手术时间、术后呼吸系统的并发症，以及淋巴结清扫数量方面较前者明显好转。

微创手术的第二个阶段即为完全经腔镜手术操作阶段，医生对腔镜的使用经验越来越多，技术越来越成熟，已经完全可以通过腔镜完成手术操作，下面对目前主要的几种腔镜技术进行详细介绍。

第二节 完全内镜下食管癌切除术

一、腹腔镜经食管裂孔食管切除术

该术式是通过腹腔镜进行腹部手术游离胃，并经食管裂孔在腹腔镜帮助下游离食管，在颈部行胃食管吻合。这种术式的缺点是进行纵隔解剖及纵隔淋巴结清扫时比较困难，其优点是患者不需要转换体位，节省了时间，由于不用进胸腔，不需要插双腔管进行单肺通气，心肺功能较差的患者尤其适于采用此种术式。

（一）手术适应证　对于肿瘤位于食管、贲门，或对于需要切除整段食管特别是对于肿瘤位于中、上段的患者，可以考虑做腹腔镜经食管裂孔食管切除术。

（二）手术方法

1. 体位　患者取平卧位，两腿分开，头部向右侧过伸，术者站在患者的两腿之间，一助站在患者的右侧，二助站在患者的左侧，洗手护士站在患者左侧下方。

2. 戳卡（Trocar）的位置　通常使用5个戳卡，在脐上2cm放一个10mm戳卡，在左肋缘下锁骨中线放一个10mm戳卡，在前两个戳卡之间放一个5mm戳卡，在右侧锁骨中线肋骨下缘放一个5mm戳卡，在剑突下放一个10mm戳卡。通过这些孔分别放入一个30°镜头，一个肝拉钩，一个电钩和2个抓钳。

3. 暴露食管　二助用肝拉钩将肝钳开，暴露食管裂孔，通过肝胃韧带，膈肌右脚很容易看到。肝硬化或肝大是该手术的相对禁忌证，因为向头侧牵拉肝脏很容易造成肝损伤，而且不容易看到食管裂孔。而对于肥胖的患者，尤其是女性，则没有什么问题，因为他们的脂肪更多的是分布在外周。

4. 分离胃食管交界部　从胃右动脉的左侧开始分离小网膜，到达肝门、肝的左部，一直到达食管裂孔的右脚。分开胃食管和膈食管韧带后，从上到下分离食管裂孔的右脚，注意切除一部分肌纤维以确保与肿瘤有足够的安全距离，并将食管裂孔开得足够大，最后一直向下分离到降主动脉。

5. 游离胃大弯　在胃网膜右动脉的侧方打开胃结肠韧带和小网膜囊，从下到上游离胃大弯，注意不要损伤胃网膜动脉。分离胃脾韧带至胃膈韧带，扩大小网膜囊的口和胃窦的后部至幽门的水平。分开结肠系膜和大网膜。

6. 清除腹腔淋巴结并结扎胃左动脉　将胃窦部向下拉，可以清楚地看到胰尾、腹腔干以及肝蒂。用电钩分开腹膜和胰尾相连的部分。注意保留胃右动脉及肝蒂，清除从胰尾到肝所有的淋巴组织。分离出门静脉及肝蒂。助手抓住血管周围的脂肪向左上牵拉，分离出肝总动脉直至腹腔干。分离出胃左动静脉用两个钛夹夹闭后在它们之间切断。分离出腹腔干，将胃完全游离。

7. 制作管状胃　在进行胸腔纵隔内游离前要制作好管状胃，以缩短手术时间，减少对心肺功能的影响。制作管状胃需要几个切割缝合器，第一个缝合器打在胃窦水平与小弯垂直，以同样的方法与胃大弯平行打第二个缝合器，以此类推，将管状胃与要切除标本缝2针固定。

8. 纵隔内游离　打开膈脚暴露纵隔，分离的范围包括前面，到心包和左侧下肺静脉；

后面，到主动脉；两侧，到壁层胸膜。用电刀或电钩进行分离均可，将食管尽量向上分离，直到隆突水平。做这样的分离时需要用肝拉钩向前压迫心脏，有些患者的耐受能力较差，需要间断进行以尽量减轻对心脏的影响。

9．颈部胃食管吻合　将患者头偏向右侧，在胸锁乳突肌前缘做一切口，切开皮肤、颈阔肌和颈部腱膜，助手帮忙将甲状腺左叶向右拉，避免损伤喉返神经，用手钝性分离并向上牵拉远端食管，在腹腔镜帮助下将其连同肿瘤和管状胃从颈部切口拉出，然后根据肿瘤的具体情况决定食管及胃的切除范围并行食管胃手工吻合或器械吻合。

10．胸内胃食管吻合　将管状胃连同要切除的标本送入胸腔，距肿瘤足够安全距离处将食管横断，将标本装入标本袋以避免造成污染，从一个戳卡孔将吻合器头放入食管断端，并将一个戳卡孔扩大放入吻合器，行胃食管器械吻合，将吻合口缝合几针加固。常规放双侧胸腔引流防止胸膜破损。

（三）结果　DePaula 首先报道了 12 例行此术式进行食管切除术的结果，有 1 例患者转开胸（8.3%），1 例患者发生吻合口漏（8.3%），平均手术时间为 256 分钟，失血很少，平均住院天数为 7.6 天。Shmuel 等报道了 22 例行腹腔镜经食管裂孔食管切除术的患者，平均手术时间为 380 分钟，平均失血 220ml，1 例患者术后发生吻合口漏（4.3%），2 例发生肺不张（8.6%），2 例发生胃排空障碍（8.6%），1 例发生腹腔感染（4.3%），1 例术后因呼吸功能衰竭死亡，平均住院天数为 8 天。

二、胸腔镜联合腹腔镜食管切除，食管－胃颈部吻合术

联合腔镜食管切除术（combined VATS/laparoscopic esophagectomy，VATL）患者术前须行 CT、食管超声（EUS）和腹腔镜分期等检查，除外肿瘤转移且证实食管癌可切除性。Luketich 等临床证明：对于非影像学进展期的病例，联合腔镜分期中 VATS 分期的结果不会影响临床治疗，故对于可切除的、N_1 或 EUS 发现淋巴结肿大的病例，主要依赖腹腔镜的结果，若腹腔淋巴结转移，有人建议首先选择化疗。

（一）手术适应证　开始认为其适应证主要为 Barrett 高度不典型增生和一些小的肿瘤，后来发展到有局部淋巴结转移而肿瘤可以切除的患者。新辅助放、化疗并不是微创手术的禁忌证。在一些情况下，肿瘤巨大和有广泛淋巴结转移或以前做过手术的患者都可以用胸腔镜和腹腔镜切除或姑息切除。

（二）手术方法

1．游离食管　通常患者取左侧卧位，也有的术者喜欢俯卧位，如果肿瘤位于食管中上段，则需要事先单腔插管行支气管镜检查，以明确肿瘤是否侵犯气管或左主支气管，然后行左双腔气管插管，单肺通气，通常采用四戳卡入路。第一个孔即观察孔（10mm，30°镜）选在腋中线第七肋间，另外一个 10mm 孔选在腋前线第四肋间以分离时牵拉肺和食管，另外两个操作孔分别选在肩胛下角（5mm）和肩胛下线第八肋间（10mm）。为了更好地暴露远端食管，可以在膈肌上缝一针牵引线帮助显露。

用扇形牵开器将肺向前上方牵拉，用超声刀松解下肺韧带；打开两边食管上的纵隔胸膜至奇静脉上方；用血管闭合器切断奇静脉弓；游离食管至肿瘤上缘合适长度后将食管套带并用 Endo GIA 切断。用超声刀清除隆突下和食管旁淋巴结，注意不要损伤左、右主支气管。将食管与奇静脉和胸导管游离开时，注意多使用一些钛夹以避免术后出现乳糜胸，比较大的来自于主动脉的供血血管也需要用钛夹处理。将食管一直游离至胸廓入口，右侧的迷走神经

也要上钛夹切断。然后转向下游离食管至裂孔周围，但不要超过食管裂孔，因为做腹部操作时制造气腹时气体会通过食管裂孔进入右侧胸腔，造成操作困难。最后，当胸腔内食管充分游离后，可将套带经胸廓入口送至颈部，这样可以使颈部的操作更加容易。膨肺，确认没有气管损伤后，放置胸腔引流管，完成胸部手术操作。

2. 游离胃 中转为仰卧位，可将双腔插管改为单腔插管。

用 Veress 针制造气腹，因脐部位于腹中心位置，皮下脂肪组织少，脐部正下方为单层融合筋膜，紧贴腹膜，无腹膜外脂肪，故脐部是吹气首选部位。患者置于反 Trendelenburg 体位(头高脚低)，用巾钳或手在脐周提起腹壁，以两把巾钳沿腹中线夹住脐周，显露脐窝。提起腹壁可避免穿刺中损伤血管，也可使穿刺针进入腹腔的同时开始注气。

在脐下缘或垂直切开皮肤，止血钳或刀柄分离皮下组织至筋膜，Veress 针帽注满生理盐水，关紧阀门，拇指和中指握紧针柄，控制穿刺深度。也可拇指和另四指平握针，手腕依托腹壁作支撑，逐步进针。

由于穿刺点腹壁被提起，筋膜形成斜面，故穿刺针应以稍垂直的方向进入筋膜，特别是肥胖患者。一旦阀门打开，生理盐水滴出，说明针已进入腹腔。然后朝盆腔方向进针，避免损伤内脏，远离主动脉分叉。

进针要保持45°穿刺角，动作稳定、均匀，在穿透深筋膜和腹腔时会出现明显的落空感，针在腹腔时滴出的生理盐水清澈透明，接上空针回抽不应有血、肠液、胆汁或粪便，注入生理盐水不会有阻力，注入的生理盐水也不能被回抽出来。

气腹压设定为15mmHg，入路采用前腹壁5mm 戳卡入路，类似腹腔镜食管切除术，右上腹置一个 10mm 戳卡，两侧肋下、左上腹和右侧腹分别置4 个5mm 戳卡，用 Diamond-Flex 牵开器将肝左叶向上牵拉，显露食管裂孔，并用自固定装置将之固定。患者置于最大反 Trendelenburg 体位，首先开始分离肝胃韧带，显露右侧膈脚，用超声刀和大号腔镜钛夹离断胃短血管，胃侧血管断端不能放置钛夹，以免牵拉胃时造成损伤。继续沿胃大弯游离，保留胃网膜右血管弓，将胃向上牵拉以分离腹腔干和胃左血管附近的淋巴结。暴露出胃左动静脉后，用 Endo GIA Ⅱ血管闭合器将之切断。

幽门成形：用超声刀完成幽门纵切口，2-0 缝合线缝两针牵引线，用约4 针2-0 缝合线横缝幽门切口，完成幽门成形术。

整块切除胃小弯脂肪及淋巴组织，用4.8mm 切割缝合器从胃小弯的远端开始制作管状胃，保留胃右血管，将管状胃与口侧端的食管胃标本缝合两针固定，管状胃近端前壁加缝一针以防将胃提到颈部时发生扭转。

空肠造瘘：在腹中线右侧再置一个 10mm 戳卡，距 Treitz 韧带远端 20 ~ 25cm 将一段空肠用一针 2-0 缝线缝合在前腹壁。在腹腔镜直视下用穿刺针经皮穿入腹腔进入到空肠袢，然后置入导丝和营养管。将这段空肠用3 ~4 针 2-0 缝线固定在前腹壁，然后再在营养管远端几厘米缝合一针防止空肠扭转。将营养管用2-0 丝线固定在皮肤上。腹部手术的最后一步是游离左、右膈脚区，使胸、腹腔相通，分离左、右膈脚以加宽食管裂孔，防止胃排空障碍。将打开膈裂孔的步骤放在最后完成是为了使气腹的气体最少地进入纵隔、胸膜腔。

3. 上提胃 偏中线左侧的颈部低领式切口4 ~6cm 长，游离颈段食管，继续用手指向远端分离直到与胸腔相通。用自动荷包缝合器切断食管并将其拉出切口。一人将标本从颈部往上拉，而另一人则通过腹腔镜引导将标本按照其正确位置送入胸腔。之后将标本切除，从胃切口用21 号或25 号吻合器行食管胃吻合或用手工缝合。然后在腹腔镜引导下将胃退至腹腔用3针2-0腔内缝线将其从前面和两侧固定在膈肌上。

（三）结果 Luketich等用胸腔镜结合腹腔镜对222例患者进行了食管切除术，是迄今为止最大的一组病例报道。7.2%的患者转开放手术，吻合口漏的发生率为11.7%，肺炎的发生率为7.7%，平均ICU时间为1天，平均住院时间为7天，手术死亡率为1.4%。Nguyen等对46例患者进行了手术，其严重并发症发生率为17.4%，吻合口漏的发生率为8.6%，平均住院天数为8天，死亡率为4.3%。目前认为这种手术方法可行，相对传统手术来说，其在减少肺部并发症及住院时间方面有优势。

三、胸腔镜联合腹腔镜 Ivor Lewis 手术

微创Ivor Lewis手术是由Jagot在1996年首先报道的，他先通过腹腔镜游离胃，先后行右侧开胸胃食管胸内吻合。所有患者都没有转为开放手术，术后恢复顺利。Watson首先报道了胸腔镜及腹腔镜Ivor Lewis手术，Nguyen对3例患者进行了完全胸腔镜结合腹腔镜Ivor Lewis手术。

（一）手术适应证 对于累及贲门的和食管下段的肿瘤，适合做胸腔镜及腹腔镜Ivor Lewis手术。因为这种手术为了残端阴性，需要切除近端贲门，有时还要包括胃底，在这种情况下，进行颈部吻合可能会张力过高，而在胸部进行胃食管吻合则可能更为合适。对于中上段食管肿瘤，则不适合行胸腔镜及腹腔镜Ivor Lewis手术。

（二）手术方法

1. 腹腔镜游离胃并制作管状胃 与前面介绍的方法类似，患者取平卧位，切断胃左动脉和胃短动脉，将胃完全游离，用切割缝合器从胃小弯的远端开始制作管状胃。将管状胃缝在要切除的标本上，环行游离远端食管，游离满意后，将远端食管套带并送入胸腔以便将其上提至胸腔。

2. 胸腔内行胸腔镜胃食管吻合 患者改为左侧卧位，采用前面介绍的四戳卡入路进行胸腔镜操作，将肺牵开暴露纵隔，松解下肺韧带，切开食管前的纵隔胸膜暴露食管，将之前留在胸腔的套带拉上来作牵引用，用切割缝合器切断奇静脉。从食管裂孔到奇静脉水平环行游离食管，同时清除周围的淋巴结。在奇静脉上方切断食管，将要切除的标本及胃管拉到胸腔，将标本与管状胃的缝线剪断，将其中一个戳卡孔扩大，去除标本。食管断端放入25mm吻合器头，并用荷包缝合固定。在胃壁上切一个小口，将吻合器从口内放入，在胃的最高点行胃食管吻合。在直视下放入胃管，缝合胃的切口，放入28F胸管引流。

（三）结果 Bizeks等对50例患者行微创Ivor Lewis手术后发现，5例发生肺炎（10%），5例发生胸腔积液（10%），3例发生胃排空障碍（6%），7例发生心房颤动（14%），3例发生吻合口瘘（6%），死亡率为6%。死亡的患者与肺炎和吻合口漏无关，作者认为微创Ivor Lewis手术是可行的，其并发症的发生率，包括吻合口瘘，肺炎和迷走神经损伤并不高，特别是行完全胸腔镜结合腹腔镜的方法，但还需要长期随访观察其效果。

随着Da Vinci机器人操作系统的发明，越来越多的手术可以通过机器人操作系统来完成。由于机器人可以在狭小的空间进行精细的操作，有更好的三维影像，对术野的观察更加清晰，使其在食管手术中具有独到的优势。

四、机器人辅助经食管裂孔食管切除术

在2003年，Horgan等首先报道了机器人辅助经食管裂孔微创食管切除术。

（一）手术适应证　同腹腔镜经食管裂孔食管切除术。

（二）手术方法　患者双腿分开，取反 Trendelenburg 位，双腔气管插管，采用 5 戳卡入路，三个戳卡用来放置机器人操作臂，另外两个戳卡用来放置其他器械。具体来说，在脐部左上两指处放一个 12mm 戳卡用来放镜头，这个位置最适合观察胃食管交界部位。另外两个 8mm 戳卡分别放在左右锁骨中线肋缘下一指处。在左侧腹壁放一个 10mm 戳卡用来进行胃和食管的操作，在右侧腹壁放一个 5mm 戳卡用来帮助吸引或进行电凝操作。另外在剑突下通过一个小口放入 Nathanson 肝拉钩帮助牵拉肝脏暴露术野。助手站在患者的两腿之间帮助操作。Da Vinci 机器人操作系统置于患者的头侧。

首先用传统胸腔镜的方法常规制造气腹，通过机器人操作臂，在电钩和抓钳的帮助下，从小网膜囊靠近肝脏的部位开始游离，一直到胃食管交界部位，打开两侧膈肌脚进入下纵隔。在食管远端套带以利于显露可进一步操作。仔细分离裂孔上方的膈静脉，将其钳夹并切断，扩大膈肌裂孔以便有充足的空间进行胸部操作。用电钩分离食管周围的软组织，注意保护双侧胸膜和主动脉，用这种方法，食管下段及中段的纵隔淋巴结很容易清扫。随着食管继续向上游离，手术难度也开始加大了，在这个时候，机器手臂灵活性的优势就体现出来了，通过它可以一直游离到隆突以上，胸骨切迹以下两指的位置。

用传统的腹腔镜方法制作管状胃。注意保护胃网膜右血管弓，用超声刀游离胃大弯，然后将胃向上向右侧牵拉，清除腹腔干周围的淋巴结，用血管闭合器切断胃左动静脉。用切割缝合器从幽门开始，沿胃大弯制作管状胃，不要将胃完全切断，以便将其拉到颈部进行吻合。

在颈部胸锁乳突肌前缘行纵切口，游离出食管，在腹腔镜直视下将其连同管状胃从颈部拉出，行胃食管颈部吻合。

（三）结果　Espat 等在 2005 年报道了 15 例机器人辅助经食管裂孔手术，无死亡病例，平均 ICU 时间为 1 天，在开始的 6 例手术，平均时间为 342 分钟，而后来的 7 例手术平均时间缩短为 216 分钟，他们也强调了学习曲线的重要性。用机器人辅助的方法，由于器械较长，有优秀的三维视角，活动更加灵活，相对于腹腔镜经食管裂孔手术，对于胸部和接近颈部术野的暴露更加充分。

五、机器人辅助胸腔镜食管切除术

因为在腹部进行一些幅度比较大的操作用机器臂并不是很方便（如游离胃大弯时），因而腹部操作用腹腔镜就可以完成，那么用机器人辅助胸腔镜进行食管切除可能比经食管裂孔更加直观和方便。Kernstine 等首先进行了机器人辅助下胸腔镜食管切除术。

（一）手术适应证　与开胸手术相同。

（二）手术方法　患者采用左双腔插管，左侧卧位并左转 45°，在这个体位，采用单肺通气后不用牵引右肺，也不会影响术野操作。机器人放在患者的右侧头上方，助手站在前边。在腋后线的后边第六肋间放一个 10mm 戳卡放置镜头。在肩胛骨的下缘第四肋间和更后一点第八肋间分别放一个 8mm 的戳卡，在腋后线的后边第五、七肋间分别放一个胸腔镜辅助戳卡，用以帮助吸引、牵拉和钳夹。

切断下肺韧带后，在前面打开壁层胸膜至奇静脉水平；将奇静脉结扎并切断。保留奇静脉上方的纵隔胸膜，并将其相上牵拉，清除气管旁淋巴结；然后在奇静脉和胸导管的后方切开壁层胸膜。在膈肌上方夹闭胸导管以防止发生乳糜胸。整块游离肿瘤和周围的淋巴结，钳

夹并切断主动脉到食管的供血血管。在隆突下方找到右侧的迷走神经并将其分离出来。食管套带以方便牵拉。用这种方法从胸廓入口到膈肌水平游离食管。最后，清除隆突下淋巴结，淋巴结的清除范围包括中下纵隔、隆突下、右侧气管旁和术肺动脉窗。放置胸腔引流，查右肺无漏气后，患者改为平卧位。

若采用辅助开腹手术，则上腹正中切口，游离胃大弯和胃小弯，用切割缝合器制作胃管，结扎并切断胃左动静脉并清除周围的淋巴结。可以同时在 Treitz 韧带的远端放置空肠营养管。采用颈部纵切口游离颈部食管，并行颈部胃食管吻合。若采用腹腔镜辅助手术，则先在颈部游离食管并将其横断，腹腔镜采用前面所述的 5 戳卡入路，气腹压力维持在 15mmHg，用超声刀游离胃小弯和胃大弯，切断并结扎胃左动静脉并同时游离周围的淋巴结。扩大食管裂孔，在膈肌的左脚和右脚游离远端食管。将气腹压力降为 5mmHg 以防止胸腔内压力过高。在 Treitz 韧带的远端作放空肠营养管标记，在腹腔镜直视下将食管和周围的淋巴结拉入腹腔。将脐周的戳卡孔扩大，将标本拉出腹腔。用切割缝合器制作胃管，包埋浆肌层。将胃管拉至颈部后放置空肠营养管，在颈部行胃食管吻合。

（三）结果　机器人辅助微创手术可以允许在有限的术野内进行精细的分离和操作。这种技术对进行腔镜下淋巴结清扫很有帮助。Van Hillegersberg 等采用这种方法做了 21 例手术，18 例完成了手术，1 例因为胸腔粘连，1 例因为肿瘤与周围组织粘连，1 例因为在主动脉弓水平食管供血血管出血而改为开胸手术，肺部并发症发生率为32%，吻合口瘘发生率为5%，死亡率为5%。随着经验的增加，胸腔手术的时间从开始 10 例手术的 228 分钟缩短至后 11 例手术的 168 分钟，出血量为 400ml（150 ~ 700ml）。作者认为机器人辅助食管切除是可行的，可以对纵隔进行精细的解剖，这种术式在减少术后并发症方面有潜在的优势。

综上所述，经过 10 年的发展，已经证明微创手术在技术上来讲是可行的，用胸腔镜和腹腔镜操作代替传统的开胸开腹手术操作从理论上来讲可以减少对患者的创伤，减少肺部并发症，减少出血，缩短住院时间，机器人操作系统的发明更是使微创操作具有更加广阔的前景。目前有很多术式可供选择，可根据病变的位置、范围和术者的经验灵活选择某种术式。微创手术对术者的要求很高，医生必须在开放手术和胸腔镜腹腔镜方面有丰富的经验才能进行微创手术。将来在选择最佳术式，术者的培训，以及长期预后的观察方面仍有很多工作要做。

（刘洪生　戈　烽）

参 考 文 献

1. Czerny V. Neue operationen. Zentralbl-Chir, 1877, 4:433.
2. Torek F. The first successful case of resection of the thoracic portion of the esophagus for carcinoma. Surg Gynecol Obstet, 1913, 16:614.
3. Denk W. Zur radikaloperation des oesophaguskarzinoms. Zentralbl-Chir, 1913, 40:1065.
4. Turner G. Excision of thoracic esophagus for carcinoma with construction of extrathoracic gullet. Lancet, 1933, 2:1315.
5. Ohsawa T. Esophageal surgery. J Jpn Surg Soc, 1933, 34:1318 – 1950.
6. Lewis I. The surgical treatment of carcinoma of the esophagus with special reference to a new operation for growths of the middle third. Br J Surg, 1946, 34:18 – 31.
7. Millikan KW, Silverstein J, Hart V, et al. A 15-year review of esophagectomy for carcinoma of the esophagus and cardia. Arch Surg, 1995, 130:617 – 624.

8. Orringer MB, Marshall B, Iannettoni MD. Transhiatal esophagectomy: clinical experience and refinements. Ann Surg, 1999, 230:392-400.
9. Putnam JB, Suell DM, McMurry MJ, et al. Comparison of three techniques of esophagectomy within a residency training program. Ann Thorac Surg, 1994, 57:319-325.
10. Cuschieri A, Shimi S, Anting S. Endoscopic esophagectomy through a right thoracoscopic approach. J R Coll Surg Edinb, 1992, 37:7-11.
11. Gossot D, Cattan P, Fritsch S, et al. Can the morbidity of esophagectomy be reduced by the thoracoscopic approach? Surg Endosc, 1995, 9:1113-1115.
12. Collard JM. Update: En bloc and standard esophagectomies by thoracoscopy. Published in 1993; updated in 1996. Ann Thorac Surg, 1996, 61:769-770.
13. Perniceni T, Gayet B. Videochirurgie et cancer de l' oesophage: quell avinir? Gastroenterol Clin Biol, 1995, 19:173-175.
14. Robertson GS, Loyd DM, Wicks AC, et al. No obvious advantages for thoracoscopic two-stage oesophagectomy. Br J Surg, 1996, 83:675-678.
15. Buess GF, Walter DH, Becker HD. Endoscopic microsurgical dissection of the esophagus (EMDE). In: Brown WT, ed. Atlas of video-assisted thoracic surger. Philadelphia: WB Saunnders, 1994.
16. Osugi H, Takemur M, Higashino M, et al. A comparision of video-assisted thoracoscopic esophagectomy and radical lymph node dissection for squamous cell cancer of esophagus with open operation. Br J Surg, 2003, 90:108-113.
17. Osugi H, Takemur M, Higashino M, et al. Learning curve of video-assisted thoracoscopic esephagectomy and extensive lymphadenectomy for squamus cell cancer of the thoracic esophagus and results. Surg Endosc, 2003, 17:515-519.
18. DePaula AL, Hashiba K, Ferreira EAB, et al. Laparoscopic transhiatal esophagectomy with esophagogastroplasty. Surg Laparos Endosc, 1995, 5:1-5.
19. Shmuel A, Natan Z, Samuel S, et al. Laparoscopic tanshiatal esophagectomy for esophageal cancer. Am J Surg, 2005, 190:69-74.
20. Luketich JD, Alvelo-Rivera M, Buenaventura PO, et al. Minimally invasive esophagectomy: outcomes in 222 patients. Ann Surg, 2003, 238:486-494.
21. Nguyen NT, Roberts P, Follette DM, et al. Thoracoscopic and laparoscopic esophagectomy for benign and malignant disease: lessons learned from 46 consecutive procedures. J Am Coll Surg, 2003, 197:902-913.
22. Jagot P, Sauvanet A, Berthoux L, et al. Laparoscopic mobilization of the stomach for esophageal replacement. Br J Surg, 1996, 83:540-542.
23. Watson DI, Davies N, Jamieson GG. Totally endoscopic Ivor Lewis esophagectomy. Surg Endosc, 1999, 13:293-297.
24. Nguyen NT, Follette DM, Lemoine PH, et al. Minimally invasive Ivor Lewis esophagectomy. Ann Thorac Surg, 2001, 72:593-596.
25. Bizekis C, Kent MS, Luketich JD, et al. Initial experience with minimally invasive Ivor Lewis esophagectomy. Ann Thorac Surg, 2006, 82:402-406.
26. Horgan S, Berger R, Elli E, et al. Robotic-assisted minimally invasive transhiatal esophagectomy. Am Surg, 2003, 69:624-626.
27. Espat J, Jacobsen G, Horgan S, et al. Minimally invasive treatment of esophageal cancer: laparoscopic staging to robotic esophagectomy. Cancer J, 2005, 11:10-17.
28. Kernstine KH, DeArmond DT, Karimi M, et al. The robotic, 2-stage, 3-field esophagolymphadenectomy. J Thorac Cardiovasc Surg, 2004, 127:1847-1849.
29. Van Hillegersberg R, Boone J, Draaisma WA, et al. First experience with robot-assisted thoracoscopic esophagolymphadenectomy for esophageal cancer. Surg Endosc, 2006, 20:1435-1439.

第二十二章　手辅助电视胸腔镜食管癌切除术

◆内容提要◆

1. 手辅助电视胸腔镜食管癌切除发展史
2. 手辅助电视胸腔镜食管癌切除、胃－食管颈部吻合术
3. 手辅助电视胸腔镜食管癌切除、胃－食管胸内吻合术

第一节　发　展　史

电视胸腔镜外科技术是最近十几年来胸外科领域的一个重大进步，其发展速度惊人，目前已经涉及胸外科领域的几乎所有疾病。任何一个新的手术方式的诞生都会经历一个艰辛的过程，都会经历一个由实践中来再到实践中去检验的过程，这个过程是曲折的，同时也是一个不断完善、改进的过程。在一个新手术的诞生过程中运用科学的思维方式尤为重要。相信借助现代高科技技术，通过不断的临床实践一定能够不断发现治疗疾病新方法，点滴进步积累起来形成质变，最终实现向微创外科的极致——“无创”诊疗技术发展。

一、电视胸腔镜食管外科的发展历史

1910 年著名瑞典斯德哥尔摩医院内科教授 Jacobaeus 首次在局麻下利用单筒胸腔镜治疗一例结核病患者获得成功。当时在德国慕尼黑医学杂志上发表后未引起医学界的广泛关注。直到 1922 年后，该项技术在欧美大陆迅速推广，然后在非洲、亚洲等地广泛传播，传统胸腔镜外科进入全盛阶段。1945 年链霉素及 20 世纪 50 年代异烟肼（雷米封）相继问世，使结核病的治疗进入新的化疗时代，从而结束了传统胸腔镜外科的全盛时期。整个胸腔镜外科发展水平处于停滞或倒退阶段。1980 年前传统的胸腔镜还只用于胸部疾病的诊断。1986 年首次将微型摄像机与腹腔镜结合起来，1991 年 Nathanson 和 Lewis 分别报告了电视胸腔镜手术治疗肺大疱和恶性胸腔积液，这是现代电视胸腔镜手术的开端。现代电视胸腔镜兴起后仅一年多就被中国医生所接受，1992 年我国开始了现代电视胸腔镜手术。1994 国内出现第一篇有关胸腔镜手术的论文，1993 年之后，国内相继开始尝试胸腔镜肺癌切除术和食管癌切除术。

1992 年以来被绝大多数开展胸腔镜食管癌切除术的医生采用的手术方法主要包括三大步

骤：①患者左侧卧位，于右胸壁做4~5个1cm小切口，通过胸腔镜完全依赖器械操作完成食管及肿瘤的游离，需要切断奇静脉；完成胸部操作后放置引流管、关胸；②患者翻身后取平卧位，重新消毒后做上腹正中切口，游离胃体并清扫淋巴结，腹腔内切断食管；③做颈部切口，食管和胃经食管床提至颈部完成吻合。这种术式是微创胸外科的发展，但也存在缺点：①手术适应证十分有限，只能适用于早期患者，仅仅依赖器械操作影响了手术的根治性和安全性；②过长的手术时间会增加术后心、肺并发症发生的机会，有违“微创”的初衷。但无论如何，胸腔镜食管癌切除术的出现为广大患者提供了一个微创治疗的选择。

1993年Collard报道对13例患者在胸腔镜下行食管部分切除术，7例食管整块切除及淋巴结广泛清扫成功，耗时240~390分钟，比常规手术耗时长，操作困难。1994年，北京解放军总医院崔忠厚、孙玉鹗等报道了国内第一例电视胸腔镜食管癌切除术；1996年曲家骐报道电视胸腔镜食管癌切除术8例，同年Akaishi等、Dexter等也报道了胸腔镜食管癌切除术；1998年何建行报道15例电视胸腔镜食管癌根治术；Luketich等2000年报道54例胸腔镜食管癌切除术，手术时间平均为7.5小时，2003年再次报道手术时间缩短为平均5.5小时。这个时期胸腔镜下食管的游离技术上比较困难，手术时间远超过常规手术。由于单纯的胸腔镜食管癌切除术费时长，并且存在技术上的较大困难，国内一些医生实施了胸腔镜辅助的小切口食管癌切除术，使手术时间缩短、手术难度下降。尽管手术创伤较常规手术减小，但并非真正意义的胸腔镜食管癌手术。

胸腔镜治疗各种良性肿瘤和恶性胸腔积液、肺周围结节、食管良性疾病不存在争议。争议之处主要在于胸腔镜手术治疗食管癌和肺癌能否达到常规手术对局部肿瘤和淋巴结的切除效果。因为食管解剖的特殊性，其胸腔镜手术难度甚大，胸腔镜食管癌切除术遭受的质疑远比胸腔镜肺癌切除术多，这就在一定程度上制约了胸腔镜食管癌切除术的发展，2003年前的10年间国内所见胸腔镜食管癌切除术的报道不足100例。

二、手辅助电视胸腔镜食管癌切除术的诞生

山东省是食管癌高发区之一，每年大量患者需要接受外科治疗。多年以来大家一直致力于寻找一种切实可行的微创手术方式。这个新的胸腔镜食管癌切除术应该满足以下几个条件：首先是以人为本，这里的“人”是专指患者，对患者能够达到根治获得与常规手术相同的手术效果，使患者乐意接受这个手术方式；其次还是以人为本，这里的“人”是专指医生，医生采用具有很好的可操作性、手术难度小，使医生乐于接受这个手术方式；另外这个手术方式必须便于推广，能够应用于大多数患者。

传统开放术式显露好、手术效果有保证，但是创伤大、恢复慢；原有的胸腔镜食管癌切除术手术创伤小、恢复快，但是难度大，应用困难，适应证十分有限。这两种手术客观上都不是一种更具“人性化”的手术方式，在这个治疗过程中主体是医生，而非以患者为本。常规手术方式和微创手术方式之间有没有一个桥梁？有没有一个能够结合两者优点的手术方式？这个手术方式必须具有创伤小、恢复快、能根治、难度小等一系列优点。我们试图解决这个问题。问题提出来以后如何解决？我们决定从分析胸腔镜食管癌切除术的缺点入手，克服了该手术的缺点就能得到一个满意的解决办法。胸腔镜食管癌切除术之所以操作十分困难是因为食管周围解剖关系十分复杂，食管被心脏、主动脉、脊柱、支气管、肺等组织和器官包围，其周围自然间隙狭小，仅仅依靠单纯的器械操作暴露十分困难，手术往往有很大的盲目性和风险，手术者的恐惧心理影响了手术的根治性和安全性，同时肿瘤稍有外侵就不能切

除。单纯胸腔镜食管切除过程中如果立足保证切除的根治性，则安全性大打折扣；过分保证安全性则根治性受到影响，这个过程中根治性和安全性产生了不可调和的矛盾。如何能够兼顾矛盾的两个方面？如何保证安全性和根治性的统一？如果在胸腔镜手术中能够保留“手”的作用问题就可以迎刃而解。手的参与意味着常规手术方式不能放弃，保留的这个“手”不能经过胸壁进入胸腔，否则就还是常规手术的翻版和改进，而不是根本的方法改变。必须实现采用微创手术手段达到常规手术的效果，矛盾才能解决。手应该如何辅助胸腔镜完成手术治疗？这是一个从来没有人解决过的问题。

中上段食管癌的常规手术方式和胸腔镜食管癌切除术都必须切开腹腔，经腹腔游离胃用来代替切除的食管，既然现阶段腹腔切开不可避免，能不能经过腹腔让手术者的一只手进入胸腔辅助胸腔镜手术？这个问题解决了，一个新的手术方式就能诞生。腹腔和右侧胸腔之间为右侧膈肌，膈肌之下是肝脏，胸、腹之间唯一的薄弱点就是食管裂孔，这是最容易想到的一个经路。

2002 年 2 月，我们开始尝试一个全新的手术方式——手辅助电视胸腔镜食管癌切除术。在此后实施的 12 例手术中，我们采用一只手经扩大食管裂孔进入胸腔的方式辅助胸腔镜手术，由于手的介入能够迅速切除肿瘤、清扫淋巴结，因此获得了满意的临床效果，由于没有胸部切口的切开和缝合，并且借助高科技设备超声刀完成食管游离，整个手术过程中成功地避免了胸腔内繁琐的结扎等操作，手术时间比常规手术还要短。但是，出现了一个新问题，由于手经过膈肌裂孔对邻近的心脏和下腔静脉造成压迫，手术中每过 5 ~ 10 分钟患者血压就会下降，同时裂孔紧邻下腔静脉，一旦造成下腔静脉撕裂，后果就只有一个——死亡。手术被迫终止了。

人们的认识水平在实践中不断进行检验，每一次进步或者失败都是一笔可贵的财富，都是下一次飞跃的基石。医学是一门实践科学，困难的出现逼迫我们还要从实践中去寻找答案。2002 年 10 月我们通过尸体解剖终于发现了胸腹腔之间的另外一个可能的通路。切断肝脏和膈肌之间的韧带，将肝脏下压，显露右侧膈肌，在膈肌中央做一 6cm 切口，手经此进入胸腔进行操作。这个经腹进胸的路径经过 10 例患者的临床应用证明比经食管裂孔操作要容易得多，而且几乎没有任何风险，胸内操作流畅，手术时间进一步缩短。在操作过程中由于无需顾及心脏受压，操作可以一步完成，更加符合常规手术的要求。至此手辅助胸腔镜食管癌切除术逐渐走向了成熟。

科学的发展没有止境，认识的水平也在不断提高。在手术方式得到同行认可的同时，也有人提出了一些不同的意见：切开膈肌毕竟带来新的损伤，术后膈肌呼吸运动势必受到影响，使本术式的微创性受到影响。胸、腹腔间还有没有更好的通路？2003 年 1 月一个偶然的机会发现了胸腔和腹腔之间的另外一个可能的通路，经过腹壁切口腹膜外直接向上与胸腔相通，其操作性和实用性与膈肌切开通路相同，因无需切开膈肌，对内环境的稳定和呼吸功能的影响更小，手术创伤的进一步减小。自 2003 年 1 月至 2004 年 5 月间的 79 例手术中，我们更多地采用了这个通路，经扩大食管裂孔通路停止使用。

在不到一年的时间里，手辅助胸腔镜食管癌切除术的关键步骤——手经胸入腹经过了 3 个阶段，经扩大裂孔（后路）为第一阶段，经膈肌切开（中路）为第二阶段，经腹膜外（前路）为第三阶段。每一次创新都是在大量临床实践和不断探索中完成的，每一次创新都使这个新的手术方式更加具有实用性。这个不断创新的过程不是偶然的，主观上强烈的愿望、灵感机遇、艰辛探索、敏锐的观察分析、科学的想象力、坚实的常规手术经验基础都是不可或缺的。

三、手辅助电视胸腔镜食管癌切除术的进一步发展

手辅助胸腔镜食管癌切除术技术上取得了突破，经过2年多的推广，截至目前，全国28个省市自治区的400多名学员参加了学习，20家大型综合性医院已经开展了这项工作。我们自己和采用这项技术的其他医院医生也在思考同一个问题：采用本术式治疗食管癌意味着所有患者都必须接受颈部吻合，这与常规手术中根据肿瘤高低位置不同采用颈部或胸内吻合存在矛盾。原来常规手术方式能在胸内吻合的患者，现在必须将食管与胃的吻合部位提升到颈部，虽然并不违反肿瘤的治疗原则，却不符合多年的工作习惯。这个手术方式要经得起时间考验，必须突破胸内吻合的难关。在解决了手经腹入胸这个关键技术以后，我们的注意力转向了胸内吻合。胸腔镜食管癌切除胸内吻合是国际上没有人尝试过的一个新挑战，没有经验可以借鉴，没有成型的器械可以拿来应用。胸内吻合有两个难点：一是在常规手术中采用的食管荷包缝合器无法在微创手术中使用，荷包缝合制作困难；二是在常规手术中使用的吻合器长度不够，不能完成吻合。经过反复摸索，我们确定采用胸腔镜肺大疱切除术中采用的圈套器完成荷包缝合，先是在常规手术中用圈套器取代荷包钳制作食管荷包，实践证明圈套器比荷包钳更加方便、经济。现在我们不仅在胸腔镜手术中采用圈套器，常规手术中也放弃了荷包钳的使用。经向腹腔镜专家咨询，我们借鉴使用了腹腔镜专用加长吻合器完成胸内吻合，虽然角度上存在缺陷，但是只要在使用中加以注意并无太大困难。2003年6月我们完成了首例胸腔镜食管癌切除胸内吻合术。与颈部吻合术相比，胸内吻合术可以根据肿瘤位置选择吻合的位置，从而达到了常规开胸术式对吻合位置选择的要求，大大减少在颈部吻合的机会，对多数食管癌患者来说，创伤进一步减小，更加符合常规手术的手术原则和大多数胸外科医生的手术习惯。但是胸内吻合技术目前还不是十分过关，有关器械还需要进一步的改进。

四、手辅助电视胸腔镜食管癌切除术的前景

随着电视胸腔镜技术和手术器械的不断完善，胸腔镜手术的临床应用越来越广泛，将会取代更多的标准开胸手术。但是，应该看到胸腔镜手术有其局限性，尚不能完全替代开胸手术。任何一项技术都有其局限性，应用不当同样达不到预期的目的，胸腔镜手术也不例外，必须全面分析患者状况，根据实际情况选择合理的治疗手段。当然，所谓的手术适应证和禁忌证都是相对于所处年代的医疗技术水平而言的，今天的手术禁忌可能会随着医学的进步、经验的积累、技术的改进而不再是治疗的障碍，同样，今天的手术适应证也会因同样的原因而被新技术所取代或被新理论所禁忌。目前看手辅助胸腔镜食管癌切除颈部吻合术已经成熟，但是胸内吻合还存在一些技术上不完善的地方。我们期望通过进一步的努力在未来几年能够实现对任何位置的食管癌和贲门癌患者进行胸腔镜手术切除并且能够在任何位置完成吻合，这一目标的实现将标志着食管癌外科治疗发展史上一个新时代的到来。

第二节 食管癌切除、胃－食管颈部吻合术

患者行全身麻醉（全麻），双腔气管插管，取右侧躯体抬高45°位，颈、胸、腹部同时

消毒。

手术包括3个主要部分：开腹游离胃、胸腔镜游离食管、颈部或胸内吻合。上腹正中切口游离胃，以超声刀切断胃大、小网膜，整个手术过程除胃左动脉外无需结扎。将下段食管游离并拉至腹腔6～8cm。于贲门部切断食管，食管断端用双10号线结扎，贲门侧以30mm直线闭合器闭合，在胃壁靠近顶端处浆肌层缝2针牵引线。清扫贲门及胃左动脉淋巴结。

沿下段食管右侧壁钝性打开右侧纵隔胸膜，使胸、腹腔相通。单肺通气，于右侧第6肋间腋后线处做第1个1cm的切口，置入套管（Trocar）后，胸腔镜进入胸腔探查，在右侧第4肋间腋后线和腋前线各做1个1cm的切口，分别置入超声刀和卵圆钳。术者一只手（辅助手）经腹腔进入胸腔有3个途径。本组早期的12例经扩大食管裂孔（后路），29例经切开右侧膈肌（中路），4例经腹部切口右侧肋弓下腹膜外（前路）进入胸腔。食管结扎线经裂孔推入胸腔，经第4肋间腋前线处牵出体外，使食管保持一定张力。辅助手经腹进入胸腔扒压萎陷的右侧肺，显露后纵隔，以超声刀切开食管旁纵隔胸膜至胸顶部。辅助手钝性游离食管及肿瘤，遇到条索组织避免撕扯，以超声刀切割，无需结扎。充分游离奇静脉弓，食管由奇静脉弓下牵至上纵隔。行左颈部切口，经食管后间隙钝性分离与胸腔接通，食管由颈部牵出。器械操作和手法操作相结合进行食管旁、隆突下等部位淋巴结清扫，严格止血并注意胸导管有无损伤。监视器监视下胃经裂孔提入胸腔再提至颈部，一组手术者以25mm吻合器（SDH-25，美国强生公司）完成颈部胃－食管器械吻合或手法吻合。后路手术者扩大的食管裂孔无需修补，中路手术者需缝合切开的膈肌，前路手术者可以直接缝合腹膜。放置胸腔闭式引流管，缝合胸部3个小切口，关腹。

记录患者的胸部手术时间、胸部失血量、术后胸腔引流量、术后心肺并发症和术后住院天数；记录术中摘除的食管旁淋巴结、隆突下淋巴结和贲门旁淋巴结、胃左动脉周围淋巴结的数目。

电视胸腔镜手术治疗肺癌及食管癌等恶性疾病一直存在争议，焦点是肿瘤局部及区域淋巴结能否得到根治性切除。国内、外原已经采用的电视胸腔镜食管癌切除术开展较为缓慢，手术有相当难度并且十分繁琐，术中需翻身，仅仅依赖器械操作影响了手术的根治性和安全性，过长的手术时间会增加术后心肺并发症发生的机会；广州肿瘤医院在第5肋间前外侧增加了一个8～10cm小切口，使手术者能够在直视下完成手术治疗，提高了手术的根治性并使手术时间缩短为4个小时。

我们在借鉴上述术式基础上，采用手辅助电视胸腔镜行食管癌切除术，实现了器械操作和手法操作的结合的。该术式有以下优点：①手术时间缩短，创伤进一步减小：同一体位完成手术，无需再次翻身消毒。辅助手提供良好的解剖显露，食管周围条索保持一定张力，超声刀直接完成切割无需结扎。保留奇静脉弓解决了单纯电视胸腔镜食管癌切除术中的难题。本组后期患者的胸部手术时间鲜有超过40分钟者；②扩大了电视胸腔镜治疗食管癌的手术指征：即使是T_3期患者，肿瘤存在轻度外侵但尚未固定，均可采用本术式。淋巴结显露清晰程度超过常规开胸手术，切除并不困难；③提高了手术根治性：由于辅助手的介入使食管周围解剖间隙增大，肿瘤周围情况明了，沿主动脉外膜钝性分离，在肿瘤侵犯范围之外将条索组织切断，食管旁淋巴结及纵隔淋巴结一并整块切除；④提高了手术安全性：辅助手的介入使术者能够迅速判断手术是否能够完成治疗，辅助手推开食管周围组织，超声刀切割直径在3mm以下的血管安全可靠，切割过程中不易损伤其他器官组织。

笔者体会：采用辅助手经前路进胸途径，损伤较另外两个途径更小，几乎不会造成额外的组织损伤，后路手术风险较大，今后不宜采用。随着超声刀使用熟练程度和技巧的不断提高，组织分离和凝固更加可靠，胸部失血量会更少。只有具备了坚实的常规手术基础并且经过正规胸腔镜技术培训的医生才可以开展这个术式。本术式也存在一些缺点，还需要进一步改进：经后路进胸者手术中易导致心脏受压、血压下降；中路切开膈肌者术后影响膈肌功能。本术式虽然能够进行胸内吻合，但难度极大，也缺乏安全性保障，所有食管癌患者均采用颈部吻合也不符合多数外科医生接受的手术习惯。

第三节 食管癌切除、胃－食管胸内吻合术

全麻，行双腔气管插管；右侧躯体抬高45°，同时消毒颈、胸、腹部。

上腹正中切口约8cm，以超声刀游离切断胃大、小网膜，遇有网膜血管直接行分段凝固切断，除胃左动脉外无需结扎。清扫贲门及胃左动脉淋巴结。经腹钝性游离下段食管，并将下段食管拉至腹腔6～8cm，沿食管外纤维膜仔细分离切断周围条索组织。于贲门部切断食管，食管断端用双10号线结扎，贲门侧以30mm直线闭合器缝闭，在胃壁靠近顶端处浆肌层缝2针7号线为牵引线。沿下段食管右侧壁，以手指钝性打开右侧纵隔胸膜，胸腹腔相通。单肺通气，于右侧第6肋间腋后线处作1cm小切口（第1孔），置入套管后进入胸腔镜进行探查；在胸腔镜监视下在第4肋间腋后线（第2孔）和腋前线（第3孔）各作1cm小切口，分别进入超声刀和卵圆钳。术者的一只手经腹腔进入胸腔，经中路，肝右叶前切开右侧膈肌进入；或经前路，腹部切口右侧肋弓下腹膜外进入胸腔；或经后路，扩大食管裂孔进入（现已很少使用）。将食管断端结扎线经食管裂孔推入胸腔，经第4肋间腋前线进入卵圆钳将结扎线牵出体外，牵拉牵引线使食管保持一定张力。操作手经腹进入胸腔，向前扒压萎陷的右肺，充分显露后纵隔，以超声刀切开食管旁纵隔胸膜至预计进行吻合的位置。内操作手可轻松到达胸顶处，钝性游离食管及肿瘤，超声刀切割条索组织，无需结扎。食管由奇静脉弓下牵至上纵隔。食管游离至待吻合处后，清扫食管旁、隆突下等部位淋巴结，严格止血。

操作手平托食管，由膈肌切口牵出食管牵拉线并保持食管处于紧张状态。在吻合处远侧2cm处切开食管前壁至黏膜层，经由第3孔进入卵圆钳轻轻夹持切开处食管的内侧壁，将吻合器底座放入食管腔并上推至吻合处。食管牵引线回纳胸腔，由第3孔送入特制荷包结扎器，食管远端送入结扎器中，向上推送圈套线至底座下方，检查无误后收紧圈套线完成荷包制作。距荷包线0.5cm处剪断食管，取出食管和肿瘤。经腹在幽门上8～10cm处切开胃前壁约2cm，送入加长弯杆吻合器，套杆由胃底最高处相对乏血管区戳出，以套杆为中心用4号丝线做一直径1cm的荷包缝合，结扎在套杆上以防止胃戳孔处撕裂。最后套杆安放配套的塑料保护帽。扩大食管裂孔后将吻合器连同胃一起送入胸腔，操作手摘去保护帽，完成底座和套杆对合，听到“咔嗒”声后旋紧吻合器，使游标处于绿区中央位置。胸腔镜和操作手配合检查吻合口周围没有夹持其他组织，并且对合良好后击发吻合器，完成吻合。退出吻合器，检查两个“甜甜圈”是否完整。检查吻合口四周确定吻合满意后将胃置于食管床内。冲洗胸腔，第1孔放引流管，其他两孔缝合。胃切口两层缝合关闭后缝合腹壁。

与颈部吻合术相比，胸内吻合术可以根据肿瘤位置选择吻合的位置，从而达到了常规开胸术式对吻合位置选择的要求，大大减少在颈部吻合的机会，对多数食管癌患者来说创伤进一步减小，更加符合常规手术的手术原则和大多数胸外科医生的手术习惯。胸腔镜右胸内吻

合可以分为奇静脉弓上吻合和奇静脉弓下吻合。由于奇静脉弓上缘水平相当于主动脉弓上缘，故奇静脉弓上吻合相当于左胸主动脉弓上吻合，若吻合位置再稍高即是胸顶吻合。奇静脉弓下缘较主动脉弓下缘高4～5cm，故奇静脉弓下吻合较左胸主动脉弓下吻合水平高。胸下段食管癌和位置偏下的胸中段食管癌可以选择奇静脉弓下吻合，位置偏上的胸中段食管癌可以选择奇静脉弓上或胸顶吻合，胸上段食管癌患者则可选择颈部吻合。

由于游离肿瘤时贲门已经切断并且牵引线已经牵出体外，操作手推开食管周围组织，食管周围解剖关系明了，切割过程中不会损伤其他器官组织。这一点是单纯胸腔镜手术不能达到的。总之，该术式对肿瘤局部和淋巴结的切除根治性丝毫不逊于常规开胸手术，手术创伤大大减低，此术式适用于绝大多数的胸上段和胸中段食管癌患者。

2002 年 4 月我们开始实施胸腔镜食管癌切除、胃食管颈部吻合术。尽管这种选择并不违反手术原则，甚至更加符合肿瘤的根治性原则，但是与大家接受的常规吻合位置选择并不一致，尤其对胸下段食管癌患者采用颈部吻合是否还能称其为微创手术存在争议。胸腔镜辅助的胃食管胸内吻合术，达到了常规开胸术式对吻合位置选择的要求，大大减少在颈部吻合的机会，对多数食管癌患者来说创伤进一步减小，更加符合常规手术的手术原则和大多数胸外科医生的手术习惯。但是胸内吻合技术目前还不是十分过关，有关器械还需要进一步的改进。

手辅助电视胸腔镜食管癌切除、胃－食管颈部吻合术与右胸内吻合术选择使用能够实现对任何位置的食管癌进行胸腔镜手术切除，并且能够在任何位置完成吻合。

（杜贾军）

参 考 文 献

1. 徐志飞，吴彬，仇明，等. 胸腔镜在食管癌根治术中的应用（附 40 例报道）. 中华胸心血管外科杂志，2006，22（6）：361－361.

2. 杜贾军，孟龙，刘奇，等. 手辅助电视胸腔镜食管癌切除术的诞生. 医学与哲学，2005，3.

3. 杜贾军，孟龙、陈景寒，等. 胸腔镜辅助经膈肌食管癌切除术. 中华胸心血管外科杂志，2004，1.

4. 杜贾军，孟龙、陈景寒，等. 手辅助电视胸腔镜食管癌切除. 中华外科杂志，2005，6.

第二十三章 电视胸腔镜胸交感神经链切除治疗手汗症

◆内容提要◆

1. 手汗症的流行病学
2. 手汗症的治疗，包括电视胸腔镜治疗

多汗症是一种病理状态，其特点为汗液分泌异常增多，远远超过身体正常生理需要，出汗部位以躯干、手掌、腋窝、足底部多见。以手掌出汗为主者，多自幼儿时期出现症状，到青春期逐渐加剧，原因不明，称为原发性手汗症。患者双手汗液分泌过多，且常在精神紧张、感情冲动、手部活动增加及外界温度升高时加重，有的甚至出现明显汗滴，呈洗手样，严重影响日常工作和生活，甚至不少青少年出现精神方面的障碍，给社会和家庭造成沉重的负担。因此，正确认识、积极治疗原发性手汗症，便成为当务之急。多年临床实践证明，胸腔镜胸交感神经切断（除）术是目前唯一持久有效的治疗手段。

一、手汗症的流行病学调查

手汗症可分为继发性和原发性两类，继发性手汗症常有明确的病因，如中枢神经系统的损伤、恶性肿瘤、慢性感染、内分泌系统疾病如甲状腺功能亢进症等；而原发性手汗症则原因不明。Adar 报道多汗症的发病率在 0.6%～1.0%；美国的一个大宗调查显示，在 15 万普通家庭中，多汗症的发病率为 2.8%，男女发病率相同，平均发病年龄 25 岁；其中手汗症患者占 25%，82% 的患者自幼儿时期出现症状，平均发病年龄为 13 岁，到青春期逐渐加剧，50 岁以后症状可逐渐减轻；Kopelman 报道手汗症在西方年轻人中多见，发生率 0.15%～0.3%；我国台湾学者认为，在东方民族的年轻人族群中，原发性手汗症相当常见，发病率约为 0.3%，且这部分患者有高达 12.5% 的家族倾向；而 Motoki 报道有 27% 的患者有家族史；国内涂远荣曾报道手汗症在福州市大、中学生中的患病率为 4.59%，首发症状均在 16 岁以前，27.6% 的患者伴有手部皮肤症状，15.3% 的患者有家族史。

二、汗液分泌的生理

皮肤有两种功能性汗腺，小汗腺和大汗腺。小汗腺即外分泌腺，也就是我们平常所说的汗腺，占人体汗腺的大多数，总量约 3 百万左右，遍布全身，但其分布的密集程度不一样，分布最多的部位为腋窝、手掌及跖部。小汗腺属皮肤附属器官，来自胚胎时期的表层上皮，每一腺体均由位于真皮层深部的一螺旋形分泌部及包绕其周围的、丰富的毛细血管组成，由交感神经节后胆碱能纤维支配，其分泌液为低渗稀薄的浆液，如分泌过多就会产生多汗症。大汗腺即顶分泌腺，数量较小汗腺少得多，主要分布在腋窝和会阴部，一般在青春期开始活动，受肾上腺素能神经支配，其分泌加上细菌的生长可产生十分难闻的气味，而手汗症的发生与大汗腺无关。汗液主要是由小汗腺分泌的，其功能主要是调节体温，另外其还通过湿润皮肤以及对皮肤的牵引作用，维持皮肤的弹性，保持其完整结构和生理健康。一般情况下，仅有少数汗腺进行分泌活动，所排出的汗液少，不为人感觉，称为不显性出汗。体温升高或精神刺激可使全身汗腺活动增强，排汗增多，在心理和生理压力增加的情况下，汗液的分泌亦会增加。汗液分泌的调节是由下丘脑控制的，接受体内温度变化的传入信号，经过反射，通过交感神经的节后胆碱能纤维，刺激汗腺分泌。在原发性多汗症患者中，不但其基础分泌量有所增加，而且对其他正常刺激的反应亦会增强，尤其精神刺激，会更快地使掌跖、额部及腋部的汗腺分泌增加，这在原发性手汗症患者中表现得特别明显。

三、手汗症的治疗

临床上治疗原发性手汗症的目的是将双手汗液分泌的程度降低到患者可以接受的程度，因此在制定治疗计划时了解患者的意愿和期望，以及让患者知晓此种治疗的并发症与局限性十分重要。目前治疗的主要方法包括保守治疗和手术治疗。

（一）保守治疗　对于手汗症的患者，保守治疗是一个非常重要的治疗方法，多数患者均有较长的就医史，对于一些出汗较轻的患者，通过适当的保守治疗可以避免手术。当然，这种治疗无法提供一个持久的疗效，但其具有并发症较少、创伤小、痛苦少的优点，正确的治疗也可以达到一定的效果。

1. 局部治疗　有多种局部治疗方法用于手汗症，包括阻断外分泌腺的分泌管道，也包括作用于腺体的收敛剂。常用的外用药有10%～30%氯化铝无水乙醇溶液、5%～10%甲醛溶液、2%～10%戊二醛溶液、0.5%醋酸铅溶液、4%～5%鞣酸溶液等。其中临床上最常用的是氯化铝无水乙醇溶液。Simpson证实其是一种治疗局部性多汗如手掌、脚底、腋窝等部位多汗的有效方法，并应用此方法取得了一定的疗效。这种治疗方法可能的机制为阻断了汗腺的分泌管道或破坏了分泌细胞。用氯化铝无水乙醇溶液治疗的疗效比较短暂，如要取得长期效果，必须坚持每24～48小时重复治疗，一般中等程度出汗的患者在治疗3周内可见症状改善；也有文献报道，20%的氯化铝无水乙醇溶液可在48小时内减少手掌出汗，但其疗效在停止治疗48小时后即消失。皮肤局部烧灼、刺痛、过敏是潜在的并发症，但多发生于腋窝部，严重时患者无法耐受。另外，这种溶液外用于患处后，需6～8小时后才可以清洗掉，既影响个人卫生又浪费时间，过长的治疗时间令患者很难坚持长期治疗，而且有一部分患者对此种治疗毫无反应。

2. 口服药物治疗　汗腺的分泌受交感神经支配，而乙酰胆碱是其神经递质，因此抗胆碱能药物可以作为降低汗液分泌的一种选择，其在手汗症的治疗中也确实取得了一定的疗效，但要达到一定的疗效必须要坚持长期服药才可能维持，而长期服用该类药物可产生口干、视物模糊、尿潴留、便秘等副作用，限制了抗胆碱能药物的临床应用。

地西泮（安定）可以降低焦虑及其他一些情绪刺激，从而对某些多汗症患者有益，而此类药物只是短期内服用有效，如遇到较大压力时提前服用，但长期服用可产生依赖性，很多患者因此类药物总是产生昏昏欲睡的情况而无法耐受。

3. 中医中药治疗　中医中药是我国特有的治疗手段，许多患者也曾试用过中医中药治疗，亦取得了一定的疗效，但多数中医中药治疗的患者属轻中度出汗。我国学者认为自发性多汗症其病因病机以肝郁、脾虚、湿阻、表气不固为关键，宜采用疏肝祛湿，益气固表治疗为主。在对照研究中显示中药组与西药组的近期有效率相接近，中药组的远期有效率、临床治愈率高于西药组。亦有学者使用中药口服配合针灸治疗，也取得了较好的疗效。但目前中医中药治疗原发性手汗症的报导国内较为少见，且治疗的病例数有限，临床上仍需进一步深入研究。

4. 电离子渗透治疗　电离子治疗的定义就是通过直流电将离子化的物质渗透入完好的皮肤而达到治疗目的。1952 年应用于临床，目前已证实它是一种有效的治疗局部多汗的方法，其确切的机制尚不十分清楚，据推测可能是电离子渗透疗法可使治疗区的皮肤过度角化，汗腺的导管被阻塞，汗腺的分泌和排出被阻断；另一种可能的机制是对汗液分泌电化学梯度及生物反馈机制的损伤。直流电通过电极送到身体的靶区，贴电极的肢体要浸入自来水中，一般情况下，每只手需要 10 ~ 20mA 的直流电流通过，持续 30 分钟。电离子渗透治疗要连续治疗 10d 以上才能取得明确的疗效。在最初治疗时，手汗症状会暂时有所加重，但在 3 ~ 5 次治疗后，手汗症状会逐渐减轻，如果停止治疗，症状会在1 ~ 2周后复发，因此这种方法需要多次重复治疗才能获得满意疗效，且需要维持治疗。有一项 30 例患者的研究显示，每个患者平均需要 15 次治疗才能达到无汗，而停止治疗后可维持 2 ~ 14 个月。在水中加入抗胆碱能药物，如阿托品，可能对治疗有益，但要警惕过量的阿托品可能会造成中毒，因此 30ml 自来水中加入阿托品的量不要超过 1mg。电离子治疗的并发症较轻微，主要与个人的易感性，较高的治疗电流及较长的治疗时间有关，包括治疗局部皮肤发红、疼痛、短暂的小疱疹及感觉异常，另外在既往有损伤的皮肤上可出现轻度灼伤。禁忌证包括带心脏起搏器患者、孕妇及金属矫形器置入者。这种治疗的优点是操作方便，患者自己在家即可使用。此种方法在手或脚心出汗的患者有较好的疗效，但对腋窝出汗的患者疗效欠佳。

5. 肉毒杆菌毒素　肉毒杆菌毒素是由厌氧性肉毒梭状杆菌产生的一种强有力的神经毒素，它是一种锌依赖性内切蛋白酶，有 8 个不同的血清型，临床上应用的是 A 型肉毒杆菌毒素，可以阻断神经传导。在多汗症的治疗中，毒素阻断了支配汗腺的交感神经接头处的神经递质——乙酰胆碱的释放，因此它阻断了突触传递而使腺体产生了化学性去神经作用，从而使汗腺分泌减少。Swartling 的研究提示肉毒杆菌毒素治疗可诱发汗腺去神经的长效功能，以此来解释其抗汗液分泌的作用。肉毒杆菌毒素的使用方法是通过皮下注射进行的，且需要在出汗区多次多点注射，注射时可间隔 1 ~ 2.5cm 距离，剂量因产品的不同而不同，大约 50U 的肉毒杆菌毒素可使一只手掌取得很好的效果。随诊发现经治疗后手掌出汗量降低 26% ~ 31%。缓解时间与个体差异及给药量有关，有报道可达 3 ~ 8 个月。Naumann 等报道注射后 24 小时出汗减少，1 周后出汗停止，随访 14 周无复发。Schnide 等报道注射 3 周后治疗侧出汗减少 26%，8 周后减少 26%，13 周减少 31%。肉毒杆菌毒素注射治疗手汗症的并发症一般均较少或是暂时的，其中患者手部小肌肉的肌力减弱是一个不容忽视的问题，因它可降低手的握持力，因此在征得患者治疗同意前要强调这一点。但有报道注射肉毒杆菌毒素侧的肌力减弱程度一般较轻，且多为暂时性，持续 2 ~ 5 周后可减轻或缓解。为了减轻注射后手肌力减弱现象，肉毒杆菌毒素的注射可浅一些。其他不良反应包括注射部位血肿及感觉异常等。多次注射肉毒杆菌毒素可促进体内抗体的生成，而抗体可对抗毒素，降低治疗的疗效。此种治疗的主要缺点是多次治疗带来的不适，尤其在手掌等敏感部位注射带来的疼痛使很多患者无法耐受，外科医生亦不愿接受此种治疗方式。也有人主张在注射肉毒杆菌毒素前，先作正中神经及尺神经的阻滞麻醉，可以有效缓解疼痛。但对于腋窝多汗患者注射治疗是可以耐受的，疗效较为确切，临床应用亦较为广泛，因此多数学者认为腋窝多汗是肉毒杆菌毒素应用的最好指证。

6. CT 引导下经皮穿刺交感神经阻滞术　随着对胸交感神经切断术的不断了解，Adler 采用 CT 引导下行化学性交感神经切除术获得成功，即经背部皮肤穿刺到胸交感神经部位注入化学物质以阻滞交感神经，达到治疗的目的。患者侧卧位，局部麻醉或基础 + 局麻下，在拟注射化学药物的胸椎棘突旁垂直进针，然后斜行向椎体正中行进，触及横突后，针尖稍向上（或向下），直至针尖抵住椎体，回抽无血液、脑脊液或空气抽出，行 CT 扫描定位，调整穿刺针位置，确定针尖位置正确后，注入石炭酸，拔出穿刺针，再行 CT 扫描以明确胸腔内有无漏气及出血等并发症。然后进行对侧穿刺治疗。Wang 报道用此方法治疗原发性手汗症及腋窝出汗的患者，左、右两侧穿刺成功率分别为 83.7% 和 91.8%，术后有 80% 的患者疗效满意，双手手温升高 5.3 ~ 5.4℃，即使在疗效不甚满意的患者中，其双手温度亦升高 1.3 ~ 2.7℃。且方法更简便，创伤更小，有效率与胸腔镜手术相似，认为完全可以替代胸腔镜胸交感神经切断（除）术。但是在 CT 引导下经背部皮肤穿刺很难准确定位并掌握好穿刺深度，因此出血及气胸等并发症的发生不可避免，且需要技术熟练的胸外科医生操作，临床推广较为困难，因此，多数学者目前仅用于胸腔镜下胸交感神经切断（除）术后复发及胸膜严重粘连而无法手术的患者。

（二）外科手术治疗

1. 胸交感神经切断（除）术的微创原理及发展过程　19 世纪时人类就有了自主神经的概念，至 19 世纪后期逐渐明确了交感和副交感神经。到 20 世纪初，发现切断交感神经后可明显增加上肢的血流，因此交感神经切除术被用来治疗上肢远端缺血性疾病，以改善供血、缓解疼痛等，后来，越来越多的学者将交感神经切除术用来治疗心绞痛、癫痫、周期性偏头痛、高血压等疾患。虽然上述疾病的疗效并不确切，但在治疗的同时，发现交感神经切断后可明显抑制手部出汗。随着对交感神经的进一步了解，证实汗液的分泌是通过交感神经的节后胆碱能纤维来控制的，交感神经切断后，可以有效地减少汗腺的分泌；同时还可以解除交感神经对血管的控制，如对小动脉和细小动脉血管壁肌层的作用，从而来改善皮肤和四肢、甚至骨骼的血液循环的作用。因此，胸交感神经切除术逐渐被用来治疗多汗症。

1920 年 Kotzareff 行交感神经切除术治疗双手多汗，从而证实其是原发性手汗症持久有效的治疗方法。但是当时手术方式多经锁骨上、经后背部切除部分肋骨或经腋窝等入路开胸进行，且需两次手术完成双侧胸腔交感神经切除，手术创伤大，并发症多。后来内镜技术被用于胸部手术，开始时是用来切除胸腔内纤维粘连，形成人工气胸来治疗肺结核。1940 年 Kux 用这种原始内镜行胸交感神经链切除术治疗手汗症取得成功，但因光源、电视摄像放大技术等的限制，手术野狭窄而暗淡，又没有有效的术中交感神经功能的监测，如手温的实时监测，交感神经准确而充分地切除无法得到保证，因此，这种手术方式未能被普遍接受。至 20 世纪 80 年代后期，电视胸腔镜技术迅速发展，1990 年第 1 例电视胸腔镜胸交感神经切除术获得成功，此后这项技术因其操作简便、创伤小、安全可靠，且两侧胸腔可同时进行手术而广泛用于临床。

2. 胸交感神经干的解剖　交感干位于脊柱两侧，由交感干神经节和节间支组成，呈串珠状，左、右各一条。交感干神经节借交通支与相应的脊神经相连，交通支分为白交通支和灰交通支，白交通支是由脊髓侧角细胞发出的具有髓鞘的节前纤维，进入交感干；灰交通支是由椎旁节内的神经元发出的无髓鞘的节后纤维至脊神经。颈交感干神经节分颈上、颈中及颈下神经节，其中颈下神经节位于第7颈椎横突前方，常与第1胸神经节合并，称颈胸（星状）神经节。上述各节发出的节后纤维可支配头颈及上肢的血管、汗腺和竖毛肌、瞳孔开大肌以及形成心上、心中和心下神经，下行进入胸部，参加心丛。胸交感干神经节有10～12对，位于肋骨小头的前方。胸神经节发出分支分布于胸腹壁血管、汗腺和竖毛肌，参加心丛、肺丛、主动脉丛及食管丛以及形成内脏大、小神经。颈胸神经节位于第1肋骨的底部，而第1肋骨常被软组织覆盖，在胸腔镜下不易分辨。有研究显示有33.3%颈胸（星状）神经节下缘低于第2肋上缘，但其与T_1脊神经的交通支均高于第2肋上缘。颈胸（星状）神经节主要用于头颈部交感神经作用，其下1/3，在某些人也作用于上肢；第2胸神经节则作用于手部；第3神经节除了手部外，还作用于前手臂和手臂；第4神经节主要作用于腋下；而第5神经节也对腋下交感神经产生作用。另外Kuntz发现由T_2发出一束旁路纤维，绕过颈胸（星状）神经节，进入臂丛神经，称为Kuntz纤维。目前，Kuntz纤维已成了所有胸段交感旁路传导纤维的代名词，而在上胸段各个节段都发现有这种纤维的存在。

3. 术前检查及准备的注意事项　原发性手汗症尤其是选择手术的患者以青年人多见，双侧胸交感神经切断（除）术虽然是目前唯一有效的治疗手段，但交感神经的离断对其生长发育以及将来是否会对内脏器官产生不良影响这方面，目前国内外资料较少，因此术前应让患者充分了解上述情况及该手术的风险和可能的并发症，确实做到知情同意。术前还应注意询问其是否有胸膜炎的病史，因胸膜炎会造成胸膜的广泛粘连，使手术操作非常困难，有时甚至会因此而放弃手术，因此术前胸部X线检查亦要常规进行；另外术前要重视凝血时间、心电图等检查。因切断交感神经后，偶可见心率及血压降低，我们曾在手术中见到切断左侧交感神经后，心率降至35～40次/分，静脉应用阿托品后，心率才逐渐恢复正常。因此对于有心动过缓、传导阻滞等患者手术要十分慎重；胸交感神经链走行靠近血管和神经，壁层胸膜下的血管亦十分丰富，如左胸交感神经干靠近胸主动脉、锁骨下动脉、迷走神经、胸导管等，右胸交感神经干贴近奇静脉及其分支，其表面往往有纵横交错的小静脉穿过，遇到较大的血管、神经，术者往往较为谨慎，损伤的可能性较小，但较小的血管常被忽略，如患者凝血时间异常，损伤的小血管就可能造成严重的后果。有报道术中出血的发生率为0.4%，有少数患者需要中转开胸止血。交感神经切除术的术前准备与常规的胸腔镜手术没有太大差别，但术前给予阿托品肌注，再加上麻醉后血管扩张等原因，患者手温会在切断交感神经前即有明显升高，对术中切断神经的效果判断造成困难，因此我们在术前常规应用东莨菪碱（654-2）作气管插管准备。

4. 胸交感神经切断（除）术的麻醉　由于胸内交感神经位于左、右胸椎旁，手术要根据不同情况切断第2～5对交感神经，绝大多数手汗症患者需同时行双侧手术，由于手术部位的特殊性，术中要求术侧肺完全萎陷，以充分暴露胸交感神经，同时要维持血氧及其他生命体征的稳定，因此，麻醉采用双腔气管插管应该更为合理。而双腔气管导管单肺通气时，肺能否完全萎陷与两肺隔离程度密切相关，有报道，在没有纤维支气管镜引导的情况下左型管比右型管隔离更容易，因此，手术宜采用以左型管为主的双腔气管插管。

亦有不少学者在手术中采用单腔气管导管，同样能取得良好的麻醉效果。据报道在胸腔镜胸交感神经切除术中，单、双腔气管导管的应用除在SPO_2有显著差异外，其余如心率、血压、动脉血氧分压（PaO_2）、动脉血氧饱和度（PaO_2）等指标均差异无统计学意义，因此，胸腔镜下交感神经切除时，单腔和双腔气管插管在保证手术视野的情况下均能较好地保证术中患者的通气功能和生命体征。基于此，我们目前也采用单腔气管插管，为保证术侧良好的术野，在腔镜套管进入胸腔后，立即向胸腔内注入1～2L的CO_2气体，形成人工气胸，并通过屏幕观察肺萎陷情况，保持胸内压力在3～6mmH_2O。注入气体时要十分小心，密切注意生命体征变化，注入气体量在保证手术顺利操作的前提下尽可能少，以避免纵隔高压引起不良后果。Cameron报道因胸内注入高压CO_2后引起脑水肿2例，其中1例死亡，另1例留下严重后遗症。手术时麻醉师要适当手控呼吸，尽可能维持血氧饱和度等生命体征的稳定，如肺膨胀明显，可暂时停止呼吸2～3分钟，快速使肺萎陷，清楚显露交感神经；如血氧饱和度过低，可暂停手术，恢复通气，直到血氧饱和度正常后，再继续手术。与以往双腔气管插管手术病例相比较，手术时间并无明显延长，且术后病人咽部及前胸部不适感明显减轻。因此单腔气管插管+人工气胸具有操作简单、创伤小、术中不影响术野、麻醉费用低等优点，尤其对于年龄较小、体形瘦小、气管畸形或其他原因导致无法插入双腔气管导管的患者更加适合。

5. 胸交感神经切断（除）术的手术操作

（1）体位：早期开展此类手术时，患者多采用标准的胸腔镜操作体位，即侧卧位，做完一侧手术后变换体位，重新消毒，再做另一侧，操作十分复杂，随着对此类手术的不断探索及技术交流。目前大多数学者均采用平卧，上半身抬高30°～45°，双臂外展90°的体位，这种体位可以同时完成双侧手术，术中不需换体位，操作简便。如果是仅行单侧交感神经切除或分次切除术，则以侧卧位为佳。

（2）切口：对于交感神经切除术切口的选择不尽相同，但总的原则应该是，在满足手术的要求下尽可能减少切口数量及长度，同时位置的选择要注意美观。目前，手术主要有“一孔法”及“二孔法”两种，既往标准胸腔镜手术所需的三孔或四孔等手术方式，已被绝大多数学者放弃。

一孔法：于第2或3肋间腋中线或腋前线作1个1.0～1.5cm切口，将10.5mm的胸腔穿刺器（Trocar）穿入胸腔，插入5mm胸腔镜镜头，从穿刺器中插入电凝棒进行操作。

二孔法：常用5mm穿刺器。两个套管切口分别选择在平胸骨角水平，胸大肌外侧缘或腋前线，一般为第3肋间和第3、4或5肋间腋中线，分别供电钩及胸腔镜进入。我们目前也采用二孔法手术，经过对文献的复习及手术实践，我们对切口的位置做了部分改进，第1个切口选择在锁骨中线第2肋间，切开皮肤后，用小血管钳分离皮下组织及肋间肌肉，在穿透胸壁进入胸腔前，嘱麻醉师拔下呼吸机套管，使术侧肺稍萎陷后，刺透胸壁，将胸壁略撑开，让少许气体进入胸腔，然后刺入胸腔镜穿刺套管，以避免损伤肺组织造成出血及漏气；同时无论是小血管钳还是腔镜穿刺套管，操作时均要在肋间隙中间且与胸壁垂直进入，以避免损伤肋间血管及神经。两侧切口平行对称，尤其年青女性，切口尽可能在内衣吊带能掩盖的位置，腔镜也可选择更为细小的3mm腔镜，这样，手术切口更为细小，愈合后不留瘢痕，即使有瘢痕体质的女性患者，小的瘢痕亦被内衣所掩盖。第2个切口选择在腋下偏前第3肋间，切口为5mm，供电凝钩进入。操作时要在屏幕监视下，明确穿刺位置，确定不会损伤肺、血管及神经后进行穿刺。同时腋下切口的切开及进入穿刺管时要注意避免损伤胸长神经，尤其腋中线切口更应如此。

如为侧卧位，第1个切口通常在腋中线第4、5或6肋间做5mm切口置入5mm胸腔镜，在胸腔镜监视下于第3或4肋间腋前线做5mm切口为器械孔，置入套管并放入电凝钩进行操作。

（3）手术方法：术中切断（除）交感神经干方法不尽相同，但综合起来主要有以下几种。

第1种方法是用内镜剪刀于交感干一侧剪开壁层胸膜后，钝性分离交感神经，用双极电凝处理交感神经节交通支后，在要切除的交感神经干的两端先用钛夹双道钳夹，然后在钛夹中间剪断交感神经干，包括切除神经节；还有学者直接剪断拟切除交感神经干而无需应用钛夹。

第2种方法是电烧灼方法，目前应用较为广泛，用电凝钩分离壁层胸膜，分离出交感神经后，直接用电凝钩烧断要切除的交感神经干，将交感神经干包括神经节一起切除；更多的学者是在确定拟切断的交感神经干后，在肋骨表面直接电凝切断而无需切除交感神经节，即所谓的切断术。

第3种方法是在拟手术的神经节段处，用电钩钩开神经链旁边的壁层胸膜，将神经干与肋床分离，在 T_2、T_3 或 T_4 肋床处的胸交感神经干上各夹一枚10mm钛夹。此手术方式主要是考虑有些患者术后双手特别干燥甚至完全无汗、身体其他部位严重的代偿性出汗或出现霍纳综合征，致使患者较手术前更难忍受而后悔，可以在术后近期再次行胸腔镜手术取下钛夹而使症状能重新恢复。Lin等的临床手术结果表明，取出夹闭神经的钛夹，可以使部分患者恢复神经的传导功能。但也有研究显示交感神经链单纯夹闭疗效不稳定，可能的原因包括：Kuntz纤维未阻断；交感神经链主干夹闭不确切，主要为局部粘连严重或脂肪较多的患者，其交感神经链往往相对较细，并包埋在脂肪内，难以显露或显露不全，导致夹闭不全；钛夹夹闭的压力不够，Denny-Brown报道钛夹施力超过44g才可阻断交感神经冲动的传导，但目前测试此种钳夹压力尚无确切的方法，因此夹闭交感神经干的压力不够，导致未能完全阻断神经传导，可能是术后手汗症状复发的原因之一。

第4种方法为近年来刚出现的使用激光切除交感神经，所用的激光器有准分子激光、CO_2 激光等。它的优点是不需分离胸膜和神经，避免因之带来的出血等并发症；能够精确地切除交感神经干，所需的能量远远少于电刀切除，避免电刀的高能量所导致的要切除区域外的交感神经节甚至颈胸（星状）神经节受热凝固损伤，产生意外的并发症，如霍纳综合征等；简化手术过程，缩短手术时间；同时还能减少术后疼痛和避免神经瘤的形成。虽然至今激光切除胸交感神经的临床应用例数不多，但总的效果都令人满意，未发现有任何严重的并发症。

6. 胸交感神经的切断（除）范围　对于胸交感神经的切除范围，目前国内、外的意见并不统一。有人主张切除 $T_2 \sim T_4$ 交感神经节以及其间的节间纤维及交通支，即所谓的广泛性切除，认为此种手术方式，疗效确切且持续有效，复发率低；而对于限制性交感神经切除，切除范围仅限于第2胸交感神经节（T_2）及其上、下的交感神经干即能有效地治愈手汗症，能减轻头与躯干代偿性多汗，且大多数腋下多汗明显减轻。Glaes等认为仅电灼 $T_2 \sim T_4$ 交感神经节而保存其间的神经链已足够；颜松龄等认为在 $T_2 \sim T_4$ 之间切除1～2枚神经节即可达到有效治疗的目的；但国内有研究显示，上胸段脊髓发出的交感节前纤维以白交通支的形式进入交感干后，部分纤维在干内上行至颈胸（星状）神经节或其他颈神经节换元，再发出节后纤维支配头面、上肢及颈项部器官，所以，用于手汗症的交感神经手术，只要切断上胸段交感神经链中的节间束纤维即可，对于胸内的交感干神经节，切除或切断非但没有意义，还会无谓地扩大去交感的范围。车成日等则主张常规电切 $T_2 \sim T_3$ 交感神经节及其间的交感神经链治疗手汗症。但现在不少学者已认识到，交感神经切除范围与术后代偿性多汗密切相关。Motoki 报道 T_2、T_3 神经节切除较单纯 T_2 神经节切除，有较高的代偿性多汗发生，但术后手汗症状的复发率明显减低。因此多数人采用折中办法，如为单纯性手汗，可切除 T_2、T_3 交感神经节，或仅切断 T_2、T_3 交感神经干，如腋窝出汗明显，再加做 T_4 切除或切断，避免损伤颈胸（星状）神经节。同时切除 Kuntz 纤维，因 Kuntz 纤维易造成手术后的失败，有人建议在肋骨表面电灼的距离应在 5cm 左右，使得烧灼形成一侧"U"字形。亦有人认为向交感链外侧延伸切开达到 15～20mm 就能保证切断所有旁路纤维。目前，我们采用单纯胸交感神经干切断术，既根据患者双手出汗程度及术中具体情况，选择性切断 T_2～T_4 胸交感干，即节间束。我们认为此手术方式有如下优点：①手术中交感链切断位置选择肋骨水平，电凝时以肋骨为支撑，既可保证完全切断交感干，又可避免伤及肋间血管及神经，一定程度上保证了手术的安全性；②手术效果明确。至今手术已逾百例，尚未发现术后复发者；③严重代偿性多汗发生率较低，仅 1 例患者在夏天温度较高时背部出汗明显。

7. 术中操作注意事项　胸腔镜进入胸腔后，首先要观察是否有胸膜粘连，如有粘连带可用电凝钩烧断，有因胸膜顶粘连，在分离粘连时致索带血管断裂出血的报道，因此，对于粘连带电凝要充分，避免遗留后患。

于腋下套管进入胸腔镜探查，如为单腔气管插管可嘱麻醉师暂时拔下气管导管套管，用向后下轻压肺组织，将肺内气体排出，使肺充分萎陷。此时麻醉师应减少潮气量，并适当手控呼吸，避免术侧肺膨胀，影响手术操作。

手术成功的关键是对交感神经干及要切除或切断的部位准确的定位，很多手术效果不佳、术后复发或术后发生严重并发症如霍纳综合征，很大程度上与术中定位不准确有关。约有 1/3 病例无法在胸腔镜下清楚地分辨出胸交感神经干，尤其是肥胖的患者，肉眼分辨交感神经更加困难。交感神经干是在肋骨颈部和脊椎横突交界处，自胸膜顶直行向下，且微突的白色条索状物，可用探条或电凝钩头在肋骨颈部内外滑移白色条索状物而感知；如仍不确定，可先将肋骨小头外侧肋胸膜电灼切断，然后用电凝钩将壁层胸膜挑起电切开，再用电凝钩头仔细滑移条索状物即可确知；也可以通过电生理方法探查交感神经，通过对可疑的交感干进行试验性治疗，如确为交感神经干，治疗后数分钟内同侧手指皮肤微血管循环流量增加 50% 以上，并同时伴有皮肤温度上升。一般情况下，胸顶最高位能见到的常为第 2 肋，而第 1 肋常被黄色脂肪组织覆盖，可用腔镜探条轻触脂肪组织证实第 1 肋的存在；有时我们也可根据奇静脉弓或主动脉弓的位置来确定要切除的交感神经的部位，通常奇静脉弓或主动脉弓水平位于第 4 胸椎处，亦即第 4 肋骨处，由此可确定手术切除部位。

要彻底切断交感神经干，术中监测手掌皮肤温度，并根据温度变化来判断交感神经切断与否。当交感神经相应节段被切断，手温上升 2～3℃时，表示支配手掌的交感神经已被充分切断，可保证获得确实的疗效。有学者曾报道仅切断 T_2 交感神经干分支，主干未完全切断的病例，术毕多次测量手掌皮肤温度不升高，被迫再次气管插管手术。有研究发现，切断交感神经主干后，不仅手掌皮肤温度立即上升，而且经彩色多普勒超声检查显示肱动脉内径增宽，血流量增多。因此，可以把手掌皮肤温度上升以及肱动脉内径增宽、血流量增多作为 T_2 交感神经主干切断的重要依据。即使交感神经完全切断，仍有部分病例术后手汗症状复发，有人将之归因于 Kuntz 交感神经侧支，因此，我们在术中在切断交感神经干后，常规沿肋骨向外，电灼部分肋胸膜，以切断可能的交感神经侧支，经此手术方式，我们至今未发现术后复发病例。

避免损伤重要的血管与神经。前面已提及左、右胸交感神经干靠近胸主动脉、奇静脉等重要血管及神经，一旦损伤，后果严重。Gossot 报道 1 例锁骨下动脉撕破，需大量输血及紧急开胸修补；2 例乳糜胸。Cameron 报道 1 例锁骨下动脉撕破。Lange 报道 1 例严重臂丛神经损伤。另外，交感神经干表面及邻近常有横跨或并行的血管，尤其是右侧静脉血管较多，因此，术中操作时应十分谨慎小心。我们的体会是，如无横跨交感神经的血管或仅有较为细小的静脉且数量不多，可在肋骨中间直接电凝将交感神经完全切断，同时电凝小血管止血；如在神经干附近有较多或较粗血管，可选择靠近神经干的一侧无血管区域或稍远离神经干的肋骨表面区域，电灼壁层胸膜，然后用电凝钩挑起壁层胸膜向交感神经侧电灼，将隐约可见的神经干用电凝钩挑出电灼切断；或者在肋骨中间，神经干的一侧，紧贴神经干，用电凝钩头稍用力将神经干向另一侧推移，避开血管后电灼，且边电灼边旋转，也可挑出神经干。一旦出血，可用电凝钩弯处轻轻电凝止血或用内镜钳钳夹电凝或用钛夹夹闭止血，切忌用电凝钩尖端电凝止血，避免电凝过深，造成更大出血。术中操作要轻巧，且所有操作要在肋骨表面处进行，因 $T_2 \sim T_5$ 交感神经节最常出现在相应肋间隙水平，节间束则位于肋骨水平，旁路纤维最常出现在第 2 肋骨水平，所以在肋骨水平操作，可有效避免伤及肋间血管及神经，保证手术的安全性。

避免在肋间操作，电灼 T_2 时应尽可能远离第 2 肋骨上缘，同时电灼要快速，以免热能沿神经传导损伤颈胸（星状）神经节。另外，在上胸段交感神经链的内侧，还有一些由其发出并沿椎体前外侧斜向内下方走行的神经纤维，是形成心丛、肺丛等支配胸内器官的交感节后纤维。因此，在较高水平交感干切断后不要向交感链内侧过多延伸，以避免损伤这些神经分支，尤其在 T_2 水平切断左侧交感干后，容易出现心率变慢及血压下降，我们在临床上观察到 1 例病人在切断 T_2 交感干后，心率迅速下降，最低时达到 38 次/分，血压降至 60/40mmHg，术中快速推注阿托品后，心率、血压逐渐恢复正常，成功完成手术。因此，在切断交感神经干前后，尤其切断左侧交感干后，要特别注意心率及血压的变化，并准备好急救药品，以防意外情况发生。

手术完成后，确认手温达到手术要求，可由器械操作孔置入一普通导尿管，导尿管外接负压吸引器，将胸腔内气体吸出，同时请麻醉医师将患者萎陷的肺复张，肺叶膨胀的情况可从电视屏幕上看得很清楚。胸腔内气体充分排出，肺叶完全恢复膨胀后，拔除胸腔镜套管及导尿管，不需再放置胸腔引流管，皮下用小针细丝线缝合 1 针，皮肤切口用无菌敷贴拉紧并覆盖。对侧手术完毕后重复上述操作。术后拔除气管导管前常规触、听诊，明确是否有皮下气肿及双侧呼吸音情况，有条件时或有出血、气胸等可疑情况时，术后根据需要行心电监护及床边胸部 X 光检查，以排除胸腔内出血、漏气等并发症的发生。

8. 胸腔镜交感神经切断（除）术术后并发症及预防

（1）代偿性多汗：代偿性多汗是交感神经切除术后最常见的并发症，因患病人群的地理分布、人种的不同以及调查时的季节、患者生活、工作环境的温度与湿度不同等原因，其发生率有较大的差异，多数报道在 20%~98.5%，但也有术后未见代偿性多汗发生的报道。代偿性多汗的发生部位大多发生于躯干，以前胸、后背及大腿内侧多见。术后出现代偿性多汗的患者，多数症状轻微，不致造成日常活动的明显不便，且大多数患者的代偿性多汗会随着时间逐渐缓解或适应；术后严重代偿性多汗的发生率为 1.2%~10%。至于发生代偿性多汗症的机制，至今仍不清楚，目前多数人认为其发生与交感神经切除的范围有关，因此目前多主张缩小交感神经切除的范围，认为仅切除 T_2 交感神经节或切断交感神经干即可达到治愈手汗症的目的，且能减少术后代偿性多汗的发生。有人认为从幼年即出现手汗症状的患者术后较少出现代偿性多汗，而原来全身出汗较为亢进的患者，术后容易并发代偿性多汗，而且程度都比较重，因此有学者主张行交感神经干钛夹夹闭术，这样如遇到术后严重代偿性多汗患者，可再次手术取出钛夹，交感神经功能有一定的恢复。

（2）霍纳综合征：是最严重的并发症，由于颈胸（星状）神经节受到损伤导致的一侧瞳孔缩小，颜面无汗，眼睑下垂，发生率为0%～3.5%。支配眼部的交感神经主要来自于脊髓 T_1 段，节前纤维分出白交通支进入颈胸（星状）神经节，沿交感链上传到颈上节换元后支配靶器官。只要不损伤来自 T_1 脊神经的白交通支及其以上部分的交感神经链（节），就可从理论上避免眼睑下垂的发生。但有学者研究发现，颈胸（星状）神经节的位置变化较大，但大部分位于第2肋骨上缘以上，星状节下缘低于第2肋骨上缘的概率约33.3%，因此在第2肋骨上缘切断交感神经链时，可能会切断一部分颈胸（星状）神经节，但一般不引起霍纳综合征中的眼部症状，这一点也已被临床所证实。同时电凝切断交感神经干时，速度尽可能要快，且切断后不要再去电凝向上内缩的交感干断端，以免热传导损伤颈胸（星状）神经节。

（3）气胸：术后气胸并不多见，多数报道与术中分离胸膜粘连或术中不慎损伤脏层胸膜有关，亦可能是术后胸腔内气体未完全排净的原因，一般程度并不重。如无继续漏气，胸腔内气体可自行吸收，不需做处理；如有持续漏气，可放置细管行闭式引流，1～2天即可治愈，基本不影响住院时间。

（4）双手及头面颈部干燥：术后25%的患者感到手干，一般在几个月后得到改善。但少部分患者在寒冷季节手部干燥明显，皮肤粗糙，有时有皲裂现象。完全无汗的患者少见。另有一部分患者术后觉胸部乳头以上干燥无汗，尤其在运动后，身体其他部位正常排汗散热，而头面部及颈部因不排汗无法有效散热，患者有头晕、闷胀感。

（5）其他少见并发症：术后背部或上肢隐痛，可能电凝时影响肋间神经背支或臂丛神经有关；胸部及上肢麻木，少数患者可持续1年以上。其他偶见并发症如手肿、疲劳、失眠等。

9. 胸腔镜交感神经切断（除）术的术后复发率及远期疗效

目前，胸腔镜胸交感神经切断（除）术治疗手汗症的效果已得到国内、外学者的一致认同，多数学者报道其有效率超过95%，甚至达100%。大多数患者在术后双手出汗症状会立即减轻，效果显著，但亦有部分患者在术后几天内双手出汗症状会逐渐减少，只有少部分患者术后症状改善不明显。Takeshi 总结了7017例多汗症患者，其中6777例手汗及腋汗患者，术后满意及较为满意的患者占97.7%，7例患者无效；国内涂远荣报道108例患者随访1年以上，有效率达100%。另外随着时间的延长，特别是代偿性多汗、手干等并发症的存在，患者术后长期的满意度有所下降。Herbst 报道270人480侧手术，98.1%的患者在术后或术后数天内，双手出汗症状明显减轻，患者较为满意；1.9%的患者手术效果不佳，患者对手术的结果不满意；但经过平均16.4年（9个月～27.1年）的长期随访后，患者的满意度降至93.3%，不满意者升至6.7%，但差异无统计学意义。

已有较多报道交感神经切断术后，有少部分患者出现手汗症状复发，复发多见于术后1年内，术后3年后复发者明显减少，复发率0%～16%，有些患者症状并不严重，不需要再行外科治疗，这部分患者的复发症状可能与被烧断的交感神经纤维再生有关；但术后复发的病例，多数因为术中交感神经干切断不充分，如 Kunts 纤维未切断或位置不当造成的，此种原因引起的术后症状复发，再次手术治疗，可取得同样的效果。

随着医学科学技术的发展，胸腔镜下胸交感神经切断术亦在不断地发展，包括更细的腔镜、更隐蔽的伤口、更短的手术及治疗时间，如现在有些地方交感神经切断术均可在门诊进行。当然亦有很多事情我们了解得还不甚清楚，如术后较高的代偿性多汗的发生率如何避免，对青少年来说，切断交感神经后远期对其生长发育及内脏器官的影响等，还需要进一步深入研究。

（蒋仲敏 王 伟）

参 考 文 献

1. Adar R, Kurchin A, Zweig A, et al. Palmar hyperhidrosis and its surgical treatment. Ann Surg, 1977, 186:34-41.
2. Strutton DR, Kowalski JW, Glaser DA, et al. US prevalence of hyperhidrosis and impact on individuals with axillary hyperhidrosis: Results from a national survey. J Am Acad Dermatol, 2004, 51:241-248.
3. Haider A, Solish N. Focal hyperhidrosis: diagnosis and management. CMAJ JAN, 2005, 172:69-75.
4. Kopelman D, Hashmonai M, Ehienieich M, et al. Upper dorsal thomcoscopic sympathectomy for palmar hyperhidrosis: unproved intermediate-term results. J Vase Surg, 1996, 24:194-199.
5. 高明见. 儿童手汗症的微侵袭疗法. 中国微侵袭外科杂志，2002，7:245-247.
6. Yano M, Kiriyama M, Fukai I, et al. Endoscopic thoracic sympathectomy for palmar hyperhidrosis: Efficacy of T_2 and T_3 ganglion resection. Surgery, 2005, 138:40-45.
7. 涂远荣，李旭，林敏，等. 福州市大中学生手汗症患病情况及其相关因素. 福建医科大学学报，2005，39:465-466.
8. Simpson N. Treating hyperhidrosis. Br Med J, 1988, 296:1345.
9. Holzle E, Kligman AM. Mechanism of antiperspirant action of aluminum salts. J Soc Cosm Cbem, 1979, 30:279-295.
10. Goh CL. Aluminum chloride hexahydrate versus palmar hyperhidrosis, evaporimerer assessment. Int J Dermatol, 1990, 29:368-370.
11. 胡学军. 中西药对照治疗自发性多汗症61例. 湖南中医药导报，1995，1:21-23.
12. 齐柏，董宇翔，齐兵，等. 针刺配合中药治疗原发性多汗症45例疗效观察. 中国社区医师，2002，18:35-36.
13. Thomas I, Brown J, Vafaie J, et al. Palmoplantar hyperhidrosis: a therapeutic challenge. Am Fam Physician, 2004, 69:1117-1120.
14. Shrivastava SN, Singh G. Tap water iontophoresis in palmo-plantar hyperhidrosis. Br J Dermatol, 1977, 96:189.
15. Swartling C, Naver H, Pihl-Lundinl, et al. Sweat gland morphology and periglandular innervation in essential palmar hyperhidrosis before and after treatment with intradermal botulinum toxin. J Am ACAD Dermatol, 2004, 51:739-745.
16. Carner W. Review of the use of botulinum toxin for aesthetic improvement. Ann Plast Surg, 1996, 36:192.
17. Naumann M, Flachenecker P, Brocker EB, et al. Botulinum toxin for palmar hyper-hidrosis. Lancet, 1997, 349:252.
18. Schnider P, Binder M, Auff E, et al. Double-blind trial of botulinum A toxin fox the treatment focal hyperhidrosis of the palms. Br J Dermatol, 1997, 136:548-552.
19. Fujita M, Mann T, Mann O, et al. Use of nerve blocks for botulinum toxin treatment of palmar plantar hyperhidrosis. J Am Acad Dermatol, 2001, 45:587-589.
20. Adler OB, Engel A, Rosenberger A, et al. Palmar hyperhidrosis CT guided chemical percutaneous thoracic sympathectomy. Rofo Fortschr &b Rontgenstr Nellen Bildgeb Uerfahr, 1990, 153:400-403.
21. Wang YC, Wei SH, Sun MH, et al. A new mode of percutaneous upper thoracic phenol sympathicolysis: report of 50 cases. Neurosurgery, 2002, 51:519-520.
22. Lee KS, Chuang CL, Lin CL, et al. Percutaneous CT-guided chemical thoracic sympathectomy for patients with palmar hyperhidrosis after transthoracic endoscopic sympathectomy. Surg Neurol, 2004, 62:501-505.
23. Lee DY, Hong YJ, Shin HK. Thoracoscopic Sympathetic Surgery for Hyperhidrosis. Yonsei Med J, 1999, 40:589-595.
24. Ueyama T, Ueyama K, Ueyama K, et al. Thoracoscopic sympathetic surgery for hand sweating. Ann Thorac Candiovasc

Surg, 2004, 10:4-8.

25. Robert A, Edmondson FRCS, Anjan K, et al. Endoscopic thoracid sympathectomy in the treatment of hyperhidrosis. Ann Surg, 1991, 215:289-293.
26. 刘彦国，石献忠，于恩华，等. 上胸段交感神经链切断手术的应用解剖研究. 中华胸心血管外科杂志，2005，21:75-77.
27. 周乃康，崔忠厚，梁朝阳. 胸部微创外科手术学. 北京：人民军医出版社，2005.
28. Kuntz A. Distribution of the sympathetic rami to the brachial plexus: its relation to sympathectomy affecting the upper extremity. Arch Surg, 1927, 15:871-877.
29. Klein U, Karzai W, Bloos F, et al. Role of fiberoptic bronchoscopy in conjunction with the use of double-lumen tubes for thoratic anesthesia. Anesthesiology, 1998, 8:346-350.
30. 楼小侃，严美娟，葛云芬，等. 单双腔插管对胸腔镜下交感神经切除的血气对比. 实用医学杂志，2004，20:1379-1381.
31. Cameron AE. Complications of endoscopic sympathectomy. Eur J Surg Suppl, 1998, 580:33-35.
32. 颜松龄，姜杰，黄孕西，等. 胸交感神经节切除数目与手汗症疗效关系探讨. 腹腔镜外科杂志，2004，9:189-190.
33. 车成日，韩京军，李星云，等. 胸腔镜下胸交感神经切断治疗手汗症 95 例. 中华胸心血管外科杂志，2004，20:56.
34. 涂远荣，李旭，林敏，等. 胸腔镜下胸交感神经干切断术的临床研究（附 200 例报告）. 中国微创外科杂志，2005，5:993-994.
35. Lin TS, Huang LC, Wang NP, et al. Video-assisted thoracoscopic T2 sympathetic block by clipping fox palmar hyperhidrosis: analysis of 52 cases. J Laparoendosc Adv Surg, 2001, 11:59-62.
36. 姜冠潮，刘彦国，赵辉，等，T2 交感神经链夹闭术与加切断术治疗头面多汗症效果对比. 中华胸心血管外科杂志，2006，22:9-11.
37. Denny-Brown D, Brenner C. Lesion in peripheral nerve resulting from compression by spring clips. Arch Neurol Psychiat, 1944, 52:1-19.
38. O'Riordain DS, Maher M, Waldron DJ, et al. Limiting the anatomic extent of upper thoracic sympathectomy for primary palmar hyperhidrosis. Surg Gynecol Obstet, 1993, 176:151-154.
39. Claes G, Drott C, Gothberg G. Thoracoscopy for autonomic disorders. Ann Thorac Surg, 1993, 56:715-716.
40. Chung HI, Oh CS, Koh KS, et al. Anatomic variations of the T2 nerve Root (including the nerve of Kuntz) and their implications forsympathectomy. J Thorac Cardiovasc Surg, 2002, 123:498-501.
41. 周冰，严志焜，朱理，等. 胸腔镜下胸交感神经切除术治疗手汗症 110 例. 中国胸心血管外科临床杂志，2003，10:134-135.
42. Lai YT, Yang LH, Chio CC, et al. Complications in patients with palm ax hyper-hidrosis treated with transthoracic endoscopic sympathectomy. Neurosurgery, 1997, 41:110-114.
43. Ramsaroop L, Partab P, Singh B, et al. Thoracic origin of a sympathetic supply to the upper limb: the "nerve of Kuntz" revisited. J Anat, 2001, 199:675-682.
44. Ahn SS, Wieslander CK, Ro KM. Current developments in thoracoscopic sympathectomy. Ann Vase Surg, 2000, 14:415-420.
45. Gossot D, Kabiri H, Caliandro R, et al. Early complications of thoracic endoscopic sympathectomy: a prospective study of 940 procedures. Ann Thorac Surg, 2001, 71:1116-1119.
46. Lange JF. Inferior brachial plexus injury during thoracoscopic sympathectomy. Surg Endosc, 1995, 9:830.
47. Bonjer HJ, Hamming JF, Dubois NAJJ, et al. Advantages of limited thoracoscopic sympathectomy. Surg Endosc, 1996, 10:721-723.
48. Telaranta T. Reconstruction of the sympathetic endoscopically post ETS. Clin Autom Res, 2003, 13:150.
49. Herbst F, Plas EG, Fugger R, et al. Endoscopic thoracic sympathectomy for primary hyperhidrosis of the upper limbs. A critical analysis and long-term results of 480 operations. Ann Surg, 1994, 220:86-90.

第二十四章 胸腔镜处理胸部创伤

◆内容提要◆

1. 胸腔镜应用于胸部创伤的外科技术
2. 胸腔镜在胸部创伤的诊断和治疗方面的应用

胸部创伤是胸外科急诊最常见的状况之一，其处置方式随着诊断和治疗技术的进步有了很多发展。应用胸腔镜的方法处置选择性胸部外伤，由于其安全、有效、创伤小而被广泛接受。

胸部创伤对于外科医生来说是一个很大的挑战，面对胸部创伤的患者，外科医师必须充分认识胸部创伤所引起的变化多端的临床表现，才能对其进行正确的评价和适当的处置。创伤是人类40岁之前死亡的主要原因，而要正确诊断和适当处置胸部外伤，很大程度上取决于外科医师对胸部创伤机制和相关损伤类型的认识。

绝大多数受伤的患者是外力作用在胸壁或穿透胸壁，造成肋骨或胸骨损伤，肺或其他胸内脏器的损伤。

大部分胸部创伤是不需要进行手术治疗的，安放胸管一般为基本治疗方法。在这种情况下，可以应用外科胸腔镜技术对胸腔内的状况作出快速诊断和简单治疗。

1910年瑞典Jacobeaus首先在人体进行胸腔镜探查。1946年Branco JMC首先描述了胸腔镜在胸部创伤中的应用。近些年，胸腔镜有替代开胸手术对胸部创伤进行诊断和治疗的趋势，如评价和处理膈肌损伤、胸腔内出血的诊断和治疗等。

一、胸腔镜应用于胸部创伤的外科技术

所有患者均在全麻双腔气管插管下进行。连续监测外周氧饱和度、心电图、血压和呼气末CO_2。患者采用的体位与常规开胸手术相同。在腋中线第七肋间做一2cm切口，小心经此切口进入胸腔，先用手指探查胸内是否有粘连，并仔细检查伤口的出血情况。如果没有粘连，遂插入11mm的Trocar，引入胸腔镜。通过胸腔镜摄像系统在监视器上观察，认真探查整个胸膜腔。根据损伤的部位和准备进行的操作的类型，另外做1~2个切口，使操作器械能够进入胸腔。通常手术操作需要三个切口，使镜头和器械在胸内构成三角空间。手术结束前要检查各个切口胸内面的出血情况，手术结束后，在第七肋间切口安放胸腔引流管，然后再仔细关胸。

（一）胸部创伤胸腔镜手术指征　随着胸腔镜技术的不断进步，电视胸腔镜（VATS）在

胸部外伤方面的应用范围越来越广，其是：

1. 控制胸膜腔内的出血。
2. 早期取出血胸造成的胸腔内凝血块。
3. 评价和修复膈肌损伤。
4. 治疗较明显的肺表面气体漏出。
5. 取出胸腔内异物。
6. 缝合部分肺损伤。
7. 治疗创伤后脓胸和乳糜胸。

（二）胸部创伤 VATS 的禁忌证　尽管 VATS 的指征在逐渐扩展，但是仍然要注意其禁忌证。

1. 活动性出血和有开胸探查指征的患者。
2. 继发于脓胸、肉芽肿性感染、胸膜炎或开胸手术后的胸腔粘连。
3. 由于既往对侧肺切除而不能耐受单肺通气或侧卧位的患者。
4. 急慢性呼吸功能不全，机械通气条件要求较高的患者。
5. 出血倾向。

二、VATS 在胸部创伤的诊断和治疗方面的应用

1. 膈肌损伤　膈肌损伤在创伤后即刻很难做出诊断。穿透性创伤造成的膈肌损伤的发生率为 10%～15%。前胸乳头下的穿透性创伤，其膈肌损伤的发生率为 30%。90% 的胃肠道的绞窄性问题发生在创伤后。

由于在诊断上需要应用大量的检查技术，因此，确定胸部创伤后的膈肌损伤对外科医生来讲是一个挑战。非侵入的方法如 X 线胸片和 CT 的诊断准确率小于 50%。消化道造影等技术对于认识慢性膈肌损伤的诊断有价值，但是在急性膈肌损伤中的诊断价值有限。侵入性检查方法有人工气胸和气腹。然而，在应用这些方法诊断膈肌损伤时存在很大比例的假阴性率。应用胸腔镜来认识胸部创伤中的膈肌损伤首先是由 Ochsner 及同事报道的。

VATS 最常用来评价膈肌损伤是否存在，尤其是在穿透性胸部创伤时。如果在评价下胸部创伤时证实膈肌损伤的存在，就要除外腹腔内脏器的损伤。VATS 在胸部创伤后的膈肌损伤有非常好的敏感性、特异性和准确性。膈肌损伤也有可能在胸腔镜下进行修复。

2. 由创伤引起的肺持续漏气　胸部创伤后引起的持续漏气的原因可以是肺实质直接穿透，肺撕裂、钝性创伤造成的肺泡破坏，在胸膜腔内负压的作用下，漏气会加重。4%～23% 的患者在胸部创伤后会有持续漏气和反复发作的气胸。持续性漏气无论是在自发性气胸或创伤性气胸中均可使肺膨胀不全，导致较严重的合并症。VATS 可以对损伤的肺组织进行修补或胸膜摩擦，使胸部创伤后持续漏气的患者胸管的安置时间缩短。

3. 持续出血和早期清除凝血块　对于血流动力学稳定而速率较慢的持续出血（< 150ml/h），VATS 可以发现出血点，通常应用电灼、钛钉或缝合技术可以控制出血。

对于创伤后出现胸腔积液的患者，VATS 有助于确定胸腔内容物的性质，并将其彻底引流和清除，尤其是胸腔内有较多血凝块的患者，单纯安置胸腔闭式引流，有可能由于引流不彻底，胸腔内残留较多血凝块，导致凝固性血胸、机化性血胸、纤维胸或脓胸的发生。Helling 等发现大约 18% 的最初用安置胸管引流进行治疗的血胸患者，发展为凝固性血胸，约 39% 的患者最终需要胸膜剥脱。早期清除血胸对预防脓胸和机化性血胸至关重要。

4．支气管胸膜瘘　支气管胸膜瘘在临床上处理很棘手。对于内镜如支气管镜栓堵治疗失败的患者，VATS 可能有益，通过持续呼吸道内正压，可以确定漏气的部位，从而确定进一步治疗策略。

5．心脏和纵隔结构　VATS 可以很好观察纵隔结构，包括食管、气管、大血管、心包破裂时的心脏和心脏压塞。如果心包撕裂后引起心脏疝，可以在 VATS 下切开心包，并还纳心脏。

近两年中，我们有 11 例胸部创伤的患者应用 VATS 进行诊断和治疗。所有患者均为男性。平均年龄 23（21～28）岁。全部患者均血流动力学稳定。VATS 下止血 3 例，早期清除血胸患者胸内血凝块 2 例，评价和修补膈肌损伤 2 例，缝合肺实质损伤 4 例。住院时间 3～8 天，平均住院日 5 天。

综上所述，开胸手术是治疗胸部创伤的主要手段，但有一定的并发症和死亡率。VATS 并发症很少，可以早期直接观察胸内器官和胸壁，可以去除不确定因素，缩短决定治疗措施前的等待时间。对于很多容量补充后持续出血的患者还能及早明确治疗方案。

VATS 能全面观察到膈肌、胸腔、纵隔和心包，也能很容易确定和评价残存血胸和脓胸。通过胸腔镜修补膈肌损伤很容易。

在血胸后早期 VATS 直接评价胸膜腔内血凝块存留情况，可以减少并发症，也能减少由于开胸所带来的并发症。

（任　华）

参考文献

1. Jacoboeus HC. The practical importance of thoracoscopy in surgery of the chest. Surg Gynecol Obstet, 1922, 34: 289-293.
2. Branco JMC. Horacoscopy as a method of exploration in penetrating injuries of the chest. Dis Chest, 1946, 122: 330-335.
3. Avatan L. The role of thoracoscopy in thoracoabdominal trauma. Ulusal Travma Dergisi, 2001, 8:41-84.
4. Spann JC, Nwariaku FE, Wait M. Evaluation of Video-Assisted Thoracoscopic Surgery in the diagnosis of diaphragmatic injuries. Am J Surg, 1995, 170, 628-631.
5. Freeman RK, Al-dossari G, Hutcheson KA, et al. Indication for using Video-Assisted Thoracoscopic Surgery to diagnose diaphragramtic injuries after penetrating chest trauma. Ann Thorac Surg, 2001, 73:342-347.
6. Schermer RC, Matteson BD, Demarest Ⅲ GB, et al. A prospective evaluation of Video-Assisted Thoracoscopic Surgery for persisted air leak due to trauma. Am J Surg, 1999, 177:480-484.
7. Helling TS, Gyles NR, Eisenstein CL, et al. Complications following blunt anf penetrating injuries in 216 victims of chest trauma requiring tube thoracostomy. J Trauma, 1989, 29:1367.
8. Liu DW, Liu HP, Lin PJ, et al. Video-Assisted Thoracic Surgery in treatment of chest trauma. J Trauma, 1997, 42: 670-673.

第二十五章　纵隔疾患的电视胸腔镜治疗

◆内容提要◆

1. 纵隔的解剖特点
2. 前纵隔肿瘤胸腔镜切除术
3. 胸腺切除治疗重症肌无力
4. 后纵隔病变胸腔镜手术

临床解剖将纵隔分为前、中、后三个区，其中含有许多重要脏器和组织，如心脏、大血管、气管和主支气管、食管、胸腺，以及大量的脂肪、神经和淋巴组织。纵隔病变的性质与纵隔不同区域内的组织结构有关，根据纵隔肿瘤所在位置大致可以判断其性质和特点。电视胸腔镜（VATS）能对部分纵隔内疾患进行诊断和治疗。

VATS 在纵隔疾患的诊断上，主要集中于切除病灶的组织和纵隔淋巴结活检。对于术前估计为恶性，但未得到明确的病理诊断，临床上需要切取病变组织定性，以指导制定进一步治疗方案；对一些疑难的纵隔疾病，如结核、结节病或淋巴瘤进行诊断，都可以通过胸腔镜完成。但是，随着放射介入技术，如 CT 引导下经皮胸内病变穿刺活检技术的不断提高，临床上胸腔镜活检诊断纵隔疾患有逐渐被取代的趋势。同样通过胸腔镜进行纵隔淋巴结活检，也被创伤更小的纵隔镜淋巴结活检所替代。

VATS 在纵隔疾患治疗上有独到之处，手术适用于边界清楚、包膜完整的纵隔良性肿瘤和囊肿的切除，尤其适用于前纵隔孤立的胸腺瘤、后纵隔神经源性肿瘤、中纵隔囊肿等，这些病变一般与周围组织结构分界清楚，与纵隔内的大血管、神经、胸导管等结构无密切关系，病变包膜完整，一般无大的供应血管，容易分离。

第一节　前纵隔肿瘤性病变

前纵隔最常见的肿瘤是胸腺瘤、畸胎瘤、淋巴瘤和生殖源性肿瘤等，通常良性胸腺瘤、畸胎瘤可以用电视胸腔镜手术切除；恶性胸腺瘤、恶性畸胎瘤直径小于5cm，且无明显外侵，也可以通过胸腔镜完整切除。胸腺增生、胸腺瘤或正常胸腺并有重症肌无力，原则上需要完整切除双侧胸腺，必要时还要进行前纵隔脂肪组织清扫，均可经胸腔镜手术完成。

一、胸腔镜胸腺切除术

胸腺切除与重症肌无力有密切关系。很多学者进行了广泛的研究，据报道，10%~30%的胸腺瘤患者并发重症肌无力，而重症肌无力患者中10%~15%合并胸腺瘤。在重症肌无力手术中，85%~90%为正常或增生胸腺，而并无肿瘤存在。

重症肌无力是一种自身免疫性疾病，其发病的可能机制是胸腺由某些诱因提呈抗原，使机体产生一些抗体，其中抗乙酰胆碱受体抗体，作用在神经末梢与肌肉接头处，使神经信号的传导发生障碍，不能转化为肌肉的运动。胸腺及胸腺瘤切除治疗重症肌无力属于临床经验治疗，确切机制尚不完全清楚，可能与终止胸腺在产生自身抗体过程中的抗原提呈作用有关，但是胸腺切除不能阻止抗乙酰胆碱受体抗体产生，也不能去除业已生成的抗体，所以胸腺及胸腺瘤切除对重症肌无力症状的缓解率在60%~70%。

重症肌无力症状和体征的根本原因是神经肌肉传导障碍，从而引起骨骼肌无力。任何横纹肌均可受累及，并常累及多个肌群，重复活动后加重，休息后缓解。在病程进展中，由颅神经支配的肌肉常首先受累，如眼睑下垂、复视、面部缺乏表情、笑容改变（肌无力紊乱）。腭肌轻瘫引起的构音障碍、音质下降、发音困难等常在病程早期出现。患者能咬动食物，但在咀嚼过程中产生咬肌无力，甚至不能吞咽。颈部、背部肌肉常受累，患者的头部需用手支撑或因活动而后背部疼痛。四肢无力，表现为手中物品掉落或步态不稳。呼吸肌无力常是最严重和最危险的，随着肋间肌和膈肌的瘫痪，咳嗽无力，肺泡通气量减少，严重时，可导致体内 CO_2 蓄积、动脉血氧饱和度下降、气管支气管内分泌物潴留、肺部感染，以致死亡。

重症肌无力的症状是频发的，难以预料的，可自发加重，也可暂时缓解。发生上呼吸道感染和月经前期，症状常加重；妊娠或非胸腺手术而暂时缓解。偶尔，妊娠可使症状加重，特别是在产后期。甲状腺功能低下可伴发重症肌无力，并可使后者症状加重。

胸腺切除后，20%~30%患者的症状未获缓解，有些学者认为是胸腺切除不够完全，或有胸腺组织残留和存在异位胸腺组织的缘故，建议胸腺切除手术一定要求切除整个胸腺及周围脂肪组织。最易残留的胸腺为两个上极，个别病例甚至全胸腺上极伸至颈部。异位胸腺组织，常位于前纵隔脂肪组织中，故应清除所有胸腺周围脂肪组织，这是提高手术成功率的关键。而在临床实践中，前纵隔脂肪组织范围很广，量也很大，与胸膜外脂肪、心包外脂肪垫、主动脉窗脂肪组织很难完全区分，即便在直视下完全切除前纵隔脂肪也是不可能的，所以也不能对胸腔镜下的胸腺切除做太多苛求。胸腔镜下胸腺切除手术，从技术上是可行的，但疗效及远期结果，尚有待于长期随访及观察。

VATS下胸腺切除具有损伤小、安全性大、手术结果与胸骨正中切口胸腺切除同样有效等优点。但有人认为，胸腔镜对于对侧和颈部胸腺显露较差，故胸腺瘤不推荐这种方法。我们的解决办法是加作颈部切口或双侧胸腔入路的VATS胸腺切除，故除了巨大侵袭性胸腺瘤外，胸腔镜切除胸腺（瘤）并没有太多限制。

（一）手术适应证　传统的胸腺切除术适应证：有重症肌无力症状的成人均应行胸腺切除术，特别是55岁以下的患者。对于单纯眼肌型的青少年患者是否应手术治疗，目前存在争议，一些文献报道手术是有效的。VATS胸腺切除术适合所有的以上传统适应证，手术既可经右胸入路也可经左胸入路完成。经左胸VATS胸腺切除术的相对禁忌证：胸膜粘连病史、严重的心脏扩大表现的。这些病例可经右胸完成VATS胸腺切除。

伴有胸腺瘤的重症肌无力，一般手术选择正中劈胸骨入路，但对于VATS术中意外发现的、肿瘤小于5cm、包膜完整的病例，可继续胸腔镜切除，一般可完整切除。

（二）器械准备 柔性胸腔镜戳卡（Trocar）（15mm两个、7mm两个）、0°直光镜一个、超声刀、内镜剪刀、内镜剥离器、腔镜扇形牵开器、卵圆钳、内镜分离棉签、小号内镜钛夹、取物袋等。

（三）麻醉和体位 双腔气管插管静脉复合全身麻醉。重症肌无力患者对非除极肌松药物高度敏感，应当避免使用。有些麻醉医师应用镇静药物持续静脉泵入并加大吸入麻醉药物剂量，来达到较满意的麻醉效果。

一般采用患者45°侧仰卧位，以右侧经胸入路更为常用，此入路可以避免心脏和主动脉弓对术野的影响。但根据术前CT片上胸腺瘤所在的位置，肿瘤偏向左侧，也可采用左侧入路。

（四）手术步骤 为便于术中分离和缩短手术时间，在术前24小时内常规行人工纵隔气肿。操作方法：在胸骨上切迹处，局麻下用Veress针刺入胸骨壁后方，然后以25ml/min的速度吹入400～600ml无菌过滤气体。采用这一简便、安全的方法，可有效地将胸腺与组织结构分开。

双腔插管麻醉成功后，患者仰卧，术侧抬高30°～45°，插入3～4个软性胸腔镜戳卡，在第6或7前肋间放置胸腔镜，乳房下缘皱褶处的2个工作口之一作为操作口。如果需要，可以加用颈部切口。完整显露半侧胸腔，特别需清晰显示主动脉弓、锁骨下动脉、心包和膈神经。沿膈神经的前缘、由远端向近端打开纵隔胸膜，因术前的人工纵隔气肿，纵隔的脂肪组织与胸腺间被气体分离，且胸腺与心包和胸骨部分分离，因此，用两个剥离子钝性分离胸腺，既简便又快速。膈神经前方的所有纵隔组织，包括脂肪组织及覆在心包左下方的软组织，均应分离出来。接着分离胸腺与胸骨后区域，需紧贴胸廓内血管束下方，并向右侧分离直到见到右侧胸膜，胸腺的右下角应充分游离到峡部。将胸腺的下部分向上牵拉，显露胸腺的背侧，以便分离胸腺静脉，一般有2～3根，用钛夹夹闭，也可用超声刀切断。然后向头侧分离，达无名静脉，进入头颈区。胸腺的上极仍钝性分离，并向下方轻拉胸腺以便剥离，直到完整分离出胸腺的两上极。将切除的胸腺标本放入取物袋内，经最前方的戳口孔取出，并检查确认切除的胸腺完整。

最后，将乳内血管束周围、气管前间隙内、主肺动脉窗及左右侧心膈角所有可及的脂肪组织切除，因这些脂肪组织内可能含有异位的胸腺组织。术毕，在中心的戳卡处插入胸腔引流管，多数患者术后即可拔除气管插管，在ICU观察24小时，24小时后拔除胸管，36～48小时后，如神经科检查病情允许，即可出院。

（五）手术技巧 做VATS胸腺切除术的术者，应有做正中切口扩大胸腺切除术的经验，了解前纵隔和颈部解剖。初次手术应选择年轻、较瘦小的患者，且胸腺不是很大。

长时间电烧或扇形牵开器牵拉心包，会引起室性心律失常，应尽量避免。如果分离中使用超声刀，会明显较电刀的危险性小。

应小心避免内镜手术难以控制的出血，为此，在接近像无名静脉这样的大血管时，钝性分离较锐性分离安全，另一方面，小血管的分离也应仔细内镜止血。

在VATS胸腺切除时也应避免神经损伤，特别是在分离左心膈角周围脂肪组织时，应避免损伤膈神经，在分离主肺动脉窗时应避免损伤喉返神经。

（六）疗效 术中中转开胸的比例约为3%，平均手术时间是2小时，平均住院时间5天。无手术死亡，约3%患者术后需二次气管插管，呼吸机辅助通气。目前认为：VATS胸腺切除术的创伤小、术后肺功能恢复快，术后远期疗效也比较满意。约87%的患者术后无明显症状，个别病例手术区疼痛可持续半年，但无持续1年者。左或右侧进胸切除胸腺的疗效相似，约有95%的症状缓解率。总之，VATS胸腺切除的远期疗效仍有待大组病例的观察，但是，作为治疗性胸腺切除治疗重症肌无力，此手术方式会发挥越来越大的作用。

二、经颈－剑突下电视胸腔镜扩大胸腺切除术治疗重症肌无力

该微创术式可“最大化”切除胸腺，共有四个切口：5～8cm长的颈横切口、4～6cm长的剑突下切口和两个1cm长的胸腔镜戳卡切口。颈部切口操作采用开放术式，而胸内操作经VATS下完成。可切除完整的胸腺连同可能含有异位胸腺的周边脂肪组织，避免了正中劈胸骨术式。尽管有多种技术用于胸腺切除治疗重症肌无力，如经胸骨入路、经颈部入路、VATS或联合入路，但目前尚无法确定哪种术式最佳。由于胸腺切除不完全，常不能达到治疗目的，故胸腺切除治疗重症肌无力的目的是完全去除所有的胸腺组织，胸腺外的胸腺组织灶广泛分布于颈部和纵隔脂肪组织内，把胸腺及其周围组织一并切除的术式被称为扩大胸腺切除术，传统术式经劈胸骨正中切口完成，有明显的缺点，“最大化”经颈－剑突下－VATS胸腺切除术，可用最小创伤最大限度切除胸腺。

（一）手术操作 术者可分为两组或一组完成手术。患者仰卧位，一圆枕垫在胸椎处以抬高纵隔，颈部过伸。全麻双腔气管插管，非术侧通气。从下颌至脐、两侧达腋后线皮肤消毒。

颈部操作：5～8cm长的胸骨切迹上颈横切口，分离颈阔肌和颈浅筋膜，游离并结、缝扎颈前静脉，向上游离颈阔肌皮瓣，用巾钳固定在手术单上保护。沿中线劈开带状肌并牵向两侧。此时可见气管前甲状腺，结扎、切断甲状腺中静脉即可搬动甲状腺。显露右喉返神经：右颈动脉鞘用剪刀分离，显露右颈总动脉，清理动脉壁，将用手指将甲状腺、气管和胸腺牵向左侧、右颈总动脉牵向右侧，用花生米钝性分离出右喉返神经，其在无名动脉起始部上行至喉，保留覆盖在喉返神经上最深的筋膜层，看到神经即可，不要解剖，以避免损伤。显露左喉返神经：剪刀分离左颈总动脉的动脉鞘，左颈总动脉牵向左侧，用手指将气管推向右侧，在胸腺左上极的中、侧方用花生米钝性分离，走行在气管食管沟内与气管并行的左侧喉返神经即可显露。分离、结扎甲状腺下静脉，从甲状腺下极分离出包绕胸腺右上极的脂肪组织，保护好右喉返神经，从气管右侧壁上剥离胸腺及其周围脂肪组织。胸腺左上极从甲状腺下和气管旁剥离，并从左颈总动脉和无名动脉上分离胸腺组织，此时将连接有固定架的胸骨牵拉器插入胸骨柄后，将胸骨柄拉高数厘米，以改善前纵隔的显露。紧邻左无名静脉分离、结扎、切断甲状腺下静脉和胸腺静脉，将无名静脉充分游离。切除被称为“主动脉－腔静脉沟”区的脂肪组织，此间隙的边界是无名动脉和主动脉（中）、气管（后）和右无名静脉、右纵隔胸膜（外侧）和右主支气管、奇静脉、上腔静脉。为了更充分显露主肺动脉窗，解剖并结扎、离断左乳内静脉和副半奇静脉。显露紧邻左乳内静脉的膈神经和左颈总动脉侧旁的迷走神经，用“花生米”钝性剥离，从神经、主动脉和左纵隔胸膜上剥离开主肺动脉窗内的脂肪组织，在主肺动脉窗的底部可见左肺动脉。对于操作困难的病例，主肺动脉窗区的操作可在此后的胸腔镜下完成。最后，颈部的游离延伸到左无名静脉下方数厘米。

剑突下操作：在剑突上方做4～6cm长横切口，切断皮下组织，腹直肌在靠近其插入肋弓处切断，横断剑突，不需切除。开始左肺通气使右肺塌陷。在胸骨下方打开前纵隔，将第二个胸骨牵拉器置于牵引架上以牵开胸骨下段显露前纵隔，同样的一个用于牵开胸骨柄。

10mm 腔镜戳卡经腋前线第6肋间置入右侧胸腔，锐性分离右膈上脂肪垫，近胸骨面剪开右侧纵隔胸膜向上达乳内静脉水平，锐性分离右膈上脂肪垫和心包脂肪垫，沿右膈神经边缘游离，从升主动脉向上分离胸腺，胸骨下方剪开左侧纵隔胸膜，经右侧胸腔镜显露左侧胸膜腔，此时尚未游离的胸腺仅剩左下极，此时右肺通气、左肺塌陷，同右侧操作在左胸腔插入一10mm 戳卡，左侧抬高手术床以压低纵隔、扩大左胸膜腔。胸腔镜下切除左侧心包前脂肪垫，注意保护膈神经，摘除标本。探查术野，切除残留脂肪和胸腺组织，并彻底止血，拔除戳卡，经戳卡切口放置胸腔引流管，恢复双肺通气，常规缝合颈、剑突切口。

（二）结果　无手术死亡，术后并发症率为14.0%，可能因意外发现胸腺瘤而中转正中劈胸骨切口。70%的病例发现胸腺组织灶性异位，异位灶最常见于胸腺周边和主肺动脉窗区（各约30%），术后一年肌无力症状缓解率为25%、两年为37.5%、3年为40%。术后并发症包括：机械辅助通气（6%）、大出血（3%）、切口并发症（1%）、一过性喉返神经损伤（<1%）、上腔静脉撕裂（<1%）、肺部感染（<1%）、气胸（<1%）等。

第二节　后纵隔神经源性肿瘤

成人纵隔神经源性肿瘤通常为良性，因此而适合 VATS 切除。VATS 主要适用于无椎管内生长的、瘤体较小的神经源性肿瘤。由于其发病率低，目前 VATS 切除的准确适应证尚较混乱，手术方式也各不相同，既可采用不使用肋骨牵开器的 VAMT 术式，也可采用 VATS 术式。禁忌证主要考虑肿瘤的大小、部位和生长方式三大因素，目前认为：瘤体直径大于6cm、位于胸膜顶或后肋膈角及椎管内生长（所谓“哑铃型”）者不适于 VATS 切除。文献报道，大于6cm 的胸膜顶肿瘤不适于 VATS 切除，因“盲目”游离神经、血管非常危险，相反，小的胸膜顶部肿瘤可经 VATS 安全切除。位于后肋膈角接合部的肿瘤，可能因切除时损伤 Adamkiewitz 动脉造成截瘫，故所有位于 T_9 或更低水平的瘤体，不论大小，均必须做血管造影以确认 Adamkiewitz 动脉未受累。

椎管内生长的肿瘤并非 VATS 切除的绝对禁忌证。有两种与神经外科联合完成手术的方法。方法一：首先采用俯卧位，由神经外科行椎板切除，完整切除椎管内瘤体，再中转为侧卧位，VATS 切除胸腔内瘤体，也可数日后再行 VATS 切除术。方法二：神经外科与胸外科医生同时手术，患者采用侧卧位，双腔气管插管，神经外科医生经后入路行椎板切除术，椎板切除术后，可直视瘤体，切除受累的脊神经，将肿瘤推向胸膜腔内。在椎管内切除的同时，胸外科医生经胸行 VATS 切除胸腔内瘤体，最终，经胸部游离瘤体至受累的椎间孔，引导椎管内切除的操作，完整切除肿瘤。

术后并发症有喉返神经损伤（切除胸膜顶肿瘤）、Horner 综合征（瘤体位于 $T_1 \sim T_2$ 水平交感链）等。“哑铃形”肿瘤术前有脊髓压迫症状者，术后脊髓压迫症状多可消失。术后随诊：生长活跃的神经源性肿瘤术后第1、3、5年分别拍 CT 复查，完整切除者术后一般无局部复发，

后纵隔肿瘤以神经源性肿瘤为主，其他病变还有食管憩室、食管囊肿、食管平滑肌瘤、胸膜肿瘤等，有良性亦有恶性。胸腔镜手术适用于良性病变的切除，如术中证实病变为恶性，应中转开胸手术。对后纵隔病变，既可用作诊断亦可治疗。

患者年龄、CT 及 MRI 检查有无肿瘤侵及椎间孔对是否适用胸腔镜手术切除神经源性肿

瘤有较大帮助，如果术前证实肿瘤侵及椎间孔，则不适合使用胸腔镜治疗。胸腔镜手术通常适用于成年人，而儿童因恶性肿瘤发病率较高常需中转开胸手术。

患者取侧卧位，悬吊术侧上肢；术中行单肺通气。手术时应根据肿瘤所在位置的不同调整胸腔镜孔、操作孔的位置。通常胸腔镜孔定于腋中线第5、6肋间，两个操作孔选择腋前线第3、4肋间及腋后线第4、5肋间。一般神经源性良性肿瘤剥离并无太大困难，主要应注意要用钛夹夹闭供应血管。而食管良性肿物，通常选择右侧径路，必要时可用7号丝线双道结扎并切断奇静脉弓。术中用胃镜辅助定位食管肿物将帮助很大。切除食管良性肿物之后应在食管内打气以确认食管黏膜有无破裂。通常食管良性肿物与黏膜多无紧密粘连，钝性游离即可完整剥离肿物，但胸腔镜不适用于近期食管肿物食管镜活检或食管内穿刺活检的患者。

以切除中上段食管平滑肌瘤为例，术前用食管超声行平滑肌瘤定位十分重要。如果平滑肌瘤位于左侧，用胸腔镜手术切除平滑肌瘤难度大。患者取侧卧位，悬吊术侧上肢；术中行单肺通气。胸腔镜孔选择腋中线第5、6肋间，两个操作孔选择腋前线第3、4肋间及腋后线第4、5肋间。用电钩切开奇静脉弓下的纵隔胸膜，游离奇静脉弓，并用打结器以7号丝线结扎奇静脉弓两端，两端各结扎两道。

此时，如果用胃镜轻轻顶起平滑肌瘤，则胸腔内较易找到较小的肿物。根据需要决定是否游离一小段食管，并绕细带牵拉食管，用电钩切开肿物表面的肌层。显露肿物后，用抓钳牵起平滑肌瘤一端，或用丝线缝合牵拉平滑肌瘤。钝性游离肿物，通常较易游离并去除肿物。如果肿物与黏膜粘连紧密，要考虑是否应中转开胸，以免黏膜破裂。取出肿物后，通过胃镜食管内打气以确认有无黏膜破裂，缝合肌层，并置胸管。

食管肿物切除术后应放置胸腔引流管，其他肿瘤根据止血满意程度而定。

（戈　烽　任　华）

参 考 文 献

1. 梁正，刘丹丹，沈祯云，等. 胸腔镜纵隔肿瘤的诊断和治疗. 中国微创外科杂志，2003，3（3）：222－223.
2. 郑加恒，王群，葛隶，等. 胸腔镜切除纵隔良性肿瘤22例. 中国肿瘤临床，2003，30（11）：789－790.
3. 王京弟，刘桐林，陈鸿义. 电视胸腔镜手术诊治纵隔肿瘤26例. 中国内镜杂志，2001，7（2）：38－40.
4. Todd CD, Ark JK, Frank CD, et al. Multicenter VATS experience with mediastinal tumors. Ann Thorac Surg, 1998, 66: 187－192.
5. Rcciaro G, Varoli F, Nucca O, et al. Video thoracoscopic approach to primary mediastinal pathology. Chest, 2000; 117: 1179－1184.
6. 戈烽，王志勇，曹智理. 用胸腔镜切除纵隔肿瘤. 基础医学与临床，2007；27：1057－1058.
7. Kitami A, Suzuki T, Usuda R, et al. Diagnostic and therapeutic thoracoscopy for mediastinal disease. Ann Thorac Cardiovasc Surg, 2004, 10: 14－18.
8. 李剑锋，王俊，张克录，等. 电视胸腔镜治疗胸腺瘤和重症肌无力. 中华胸心血管外科杂志，2003. 19（2）：77－79.
9. Bril V, Kojic SK, Ilse W, et al. Long-term outcome after transcervical thymectomy for myasthenia gravis. Ann Thorac Surg, 1998, 65: 1520－1522.
10. 刘会平，李剑锋，吴怡成，等. 电视胸腔镜胸腺扩大切除治疗重症肌无力107例临床分析. 中华外科杂志，2005，43：625－627.

第二十六章　电视胸腔镜治疗膈肌疾患

◆内容提要◆

1. 膈的解剖
2. 胸腔镜治疗膈疝
   应用胸腔镜诊断和治疗创伤性膈疝
   胸腔镜诊断和治疗食管裂孔疝
3. 胸腔镜治疗膈肌膨出症
4. 胸腔镜治疗膈肌肿瘤

第一节　膈的应用解剖

膈呈穹隆状，界于胸腹之间，是参与呼吸的主要肌肉，也是形成胸腔低压系统和腹腔高压系统的肌肉结构和器官。膈肌共分为 3 个部分。胸骨部分起于胸骨剑突及腹横肌的后面；肋骨部分起于第 7 ~ 12 肋的内侧，为膈肌起点的最广大部分；腰椎部分以左、右膈脚起于上 2 ~ 3 腰椎两侧及腰大肌上端的内侧弓状韧带和腰方肌上端的外侧弓状韧带。三部分肌肉纤维向中央集中止于中心腱。正是由于这种解剖关系，这三部分肌肉往往由于发育不正常而形成缺损或弱点，成为先天性膈疝的解剖学基础。胸骨部之间的缺损或弱点叫胸骨旁裂孔，经此裂孔的膈疝称为胸骨旁疝，也称胸骨后疝。肋骨部与腰椎之间的缺损或弱点叫胸腹裂孔，经此裂孔的疝，在先天性膈疝中较为多见，临床上称为胸腹裂孔疝或椎体旁疝。

在膈肌上有 3 个主要裂孔，分别为主动脉裂孔、食管裂孔和腔静脉裂孔。主动脉裂孔有主动脉、奇静脉、胸导管通过；食管裂孔有食管和迷走神经通过；腔静脉裂孔有腔静脉和右膈神经通过。

膈肌的血供：动脉血供主要来源于主动脉，由左、右膈肌动脉供血。膈肌的静脉有左、右膈下静脉，静脉回流至下腔静脉。

膈的神经分布：左、右膈神经发出至膈肌的运动和感觉纤维，产生自主或不自主的节律性运动。

第二节 膈 疝

一、创伤性膈疝的诊断治疗

由于膈所在的位置特殊，毗邻心脏、大血管、肺和肝脾。穿透性胸部损伤伴有膈损伤者易累及上述器官和结构，导致严重出血。膈为位于胸腹腔之间的向上方隆凸的一个扁肌，其隆凸部分称膈穹隆，使腹腔内部分脏器（肝、脾、胃）突入到肋弓以上，因而腹腔容积相应地向上方扩大，而胸腔的容积比胸廓的范围要小。当用力呼气时，膈穹隆的最高点，右侧者约平第4肋，左侧者约平第5肋，用力吸气时，膈穹隆的最高点比呼气时约低3cm。因而在第4肋间以下的穿透伤均有可能造成膈损伤。膈左侧损伤较右侧多见，与行凶者大多右手持刀有关，亦有少数为经左上腹刺入。这类穿透伤的膈破裂口部位不定，刀刺伤的膈裂口一般在2~3cm大小，如不仔细探查，容易漏诊。有报道陈旧性膈破裂，系多年前重度粘连脾的切除术，造成膈损伤，裂口小而遗漏，多年后因部分小肠、胃、横（降）结肠疝入胸腔嵌顿梗阻，急诊开胸手术见原左膈后外侧裂口已扩大至12cm。

膈肌破裂在胸部外伤中并不少见，特别是在胸腹联合损伤中更是如此。其严重程度取决于膈肌破裂范围的大小、有无膈疝存在，如不早期诊断，及时手术治疗，将严重威胁患者生命，同时给医生带来手术难度，增加患者手术治疗风险。Hedblom报道384例膈肌损伤病倒，合并膈疝者41例，Hood报道261例膈肌破裂病例中，合并脾破裂者35%，肝破裂者9%，病死率18%。此外，Ochsner报道14例胸腹联合伤疑有膈肌损伤的病例，进行诊断性胸腔镜检查，证实9例存在膈肌破裂。Smith对10例可疑膈肌破裂患者进行胸腔镜检查，发现5例有膈肌破裂，其中4例经电视胸腔镜完成膈肌破裂修补术。

（一）临床表现　取决于创伤的性质，合并伤的程度，疝形成的速度和疝内容物的情况。按病情可分急性型和陈旧型两种。急性期患者主要表现有①疼痛：下胸部、上腹部剧痛或隐痛，进食后加重，呕吐后减轻；②消化道症状：可出现恶心、呕吐、呕血、黑便、不排气及便秘等情况，有腹膜炎时可出现腹膜刺激征；③胸部症状：胸闷、憋气、咳嗽及呼吸困难，较多脏器疝入胸腔时患侧胸部膨隆，呼吸运动减弱，听诊呼吸音消失，可闻及肠鸣音。心音及气管向健侧移位；④重症：危重患者可出现呼吸窘迫、发绀、休克和猝死。但大多数与其他复合伤有关，如大出血、脏器坏死穿孔、感染等。这类损伤常累及胸腹腔多个器官，属严重多发伤，患者伤情重，休克发生率高，伤后常常出现呼吸、循环与消化系统综合征。闭合性伤其外力致深部器官损伤与体表伤的部位往往不相对应，如合并脑外伤等则症状体征相互掩盖，容易误、漏诊，文献报道膈损伤的漏诊率高达12%~66%。单纯膈肌破裂致死者极少见。陈旧型的患者伤后可在数日到数十年发病。多为当时膈损伤，伤裂口较小或被大网膜堵塞，腹内脏器未（或少量）进入胸腔，但膈裂口难以自愈，一旦腹腔压力骤然升高可使裂口扩大，腹腔脏器疝入胸腔后发生嵌顿。其突出表现是消化道症状（上腹部烧灼样痛伴进餐后呕吐）与呼吸、循环功能紊乱（胸闷、气促、心悸）并存。

（二）外伤性膈肌破裂的诊断　由于胸部外伤的致伤原因、部位、范围、程度及临床表现不同，创伤性膈肌破裂的诊断有一定困难，尤其是当患者同时合并头颅、躯干和四肢多系统复合伤，处于昏迷、休克状态时，医生通常迅速进行中枢神经系统及内出血的诊治而容易忽略膈肌损伤的诊断考虑。在客观上，又由于单纯膈肌破裂，或伴有膈疝而不伴实质性脏器出血者，临床症状一般不典型、不严重，左右两侧膈肌解剖学特点，复合伤早期限制一些必要的及复杂的相关检查等，均是造成外伤性膈肌破裂误诊或漏诊的重要原因。

外伤性膈疝诊断要点如下：

1. 向知情人详细了解患者病史，包括主要处理、检查项目和结果。

2. 认真全面体格检查。

3. 拍摄胸部正、侧位像。膈肌破裂的X线表现有多种，如胸腔内含气、液体的胃肠影或实体脏器影像。纵隔可向健侧移位。

4. 腹部X线平片或腹部B超检查。

5. 上消化道钡剂造影检查。

6. 胸腹部CT扫描检查。

7. 胸腔镜检查。

（三）胸腔镜治疗创伤性膈疝

1. 手术适应证

（1）下胸部、上腹部钝性挫伤者怀疑膈肌破裂，不能明确或无法明确诊断者。

（2）上腹部、下胸部创伤后，临床上有呼吸、循环功能障碍，腹部阳性体征者。

（3）有肠梗阻症状，或同时有血气胸表现，但胸穿及腹穿阴性。

（4）胸部叩诊鼓音，可闻及肠鸣音，胸片疑有膈肌破裂征象者。

（5）下胸部穿透性或刀刺伤致膈肌破口较小，无膈疝和临床症状，诊断比较困难者。

（6）经相关检查膈肌破裂诊断明确，病情平稳，应首选胸腔镜手术。如膈肌撕裂范围大、疝内容还纳困难、腹部有其他器官损伤须同时处理，应中转开胸或剖腹手术处理。

2. 手术禁忌证

（1）虽为膈肌破裂，但严重休克者。

（2）多脏器复合伤伴有较大量出血者。

（3）心肺功能差，不能耐受单侧肺通气者。

3. 手术前准备

（1）只要患者病情允许，术前应行胸腹CT，腹部B超、X线等必要的检查。

（2）置胃肠减压管，减少呕吐误吸的机会。

（3）抗休克、抗感染治疗的同时做术前常规准备，有开放伤者，应注射破伤风抗毒素。

（4）除胸腔镜手术器械外，应准备开胸及剖腹手术器械。

（5）其他术前准备与常规开胸手术前准备相同。

4. 手术方法

（1）麻醉：气管内双腔管插管，全身静脉复合麻醉。

（2）体位：通常采用侧卧位，术中可根据胸内具体损伤情况改变体位以满足操作需要。

（3）切口：观察孔切口应以便于观察膈肌全貌及胸腔镜下探查有无其他脏器损伤的原则而设定，以腋中线第5肋间较为适宜。操作孔切口可设2～3个，部位选择原则上以便于肺的牵拉、裂口修补操作方便而定，建议参考选择腋前线锁骨中线第4或第6肋间，腋后线或肩胛下线第7或第8肋间。

（4）手术步骤：在预选定的位置做1.0～1.5cm肋间切口，电刀切开皮下及胸壁肌肉，用手指或血管钳分开肋间肌及胸膜入胸膜腔，此前改为单侧肺通气，如有粘连，先稍做分离

（钝性或电刀）后插入胸腔镜。另外几个操作孔在电视胸腔镜引导下逐一切开。首先吸净积血和凝血块，全面探查胸内器官有无合并伤，有活动出血时应立即止血，而后再全面仔细查看膈肌，确定破口的部位、大小及有无疝并存，手术要点是：①膈肌裂口边缘进行充分止血，电烧或缝扎均可；②选粗丝线做间断“8”字全层缝合，张力大的部位加用“U”字缝合；③边距应掌握在1.0cm，间距0.5cm为适宜（注意宁密勿疏）；④有膈疝存在时，应先还纳疝内容物后再修补膈肌破口，并注意勿损伤膈下腹腔脏器；⑤疝内容物还纳困难、有嵌顿或疑有腹腔脏器损伤时，应辅以胸部小切口或开腹在胸腔镜配合下探查腹腔，还纳疝内容物、缝补裂口及其他切实可靠的处理；置引流管及缝合切口与常规开胸手术相同。

（四）胸腔镜辅助小切口治疗创伤性膈疝

1. 手术适应证

（1）急性创伤性膈疝，疝内容物还纳困难、有嵌顿、或疑有腹腔脏器损伤时；

（2）陈旧性创伤性膈疝，胸腔粘连严重，单纯胸腔镜无法完成手术者。

2. 术前准备　急性创伤性膈疝术前准备同前述；陈旧性创伤性膈疝患者多伴有肠粘连、肠梗阻或肠绞窄，需按肠梗阻、肠绞窄行术前准备

3. 手术方法

（1）麻醉行气管内插管、静脉复合麻醉。

（2）首先应用胸腔镜进行探查，如发现胸腔粘连严重、疝内容物无法还纳、合并腹腔脏器损伤者，改用辅助小切口手术时，则根据不同的手术切口来选择不同的体位。经胸途径者，采用侧卧位；经胸腹联合途径者，可通过改变手术床的角度来调整患者的体位，使其类似平卧患侧垫高的体位。

（3）切口经腹途径者，取上腹正中或左上腹正中切口。无论采用哪种切口，其切口长度均先切8～10cm，如遇操作困难，再做适当延长以满足手术需要。

（4）经腹显露和缝合膈肌裂口：进入腹腔后，先做腹腔内受损脏器的处理。再将疝入胸腔的器官还纳回腹腔。向右下方牵拉结肠、胃和脾脏，显露膈肌破裂口。用7号丝线间断褥式或“8”字缝合。最后一针结扎前需膨肺排气后，再打结关闭膈肌。

（5）经胸显露和缝合膈肌裂口：经胸显露者，常用于陈旧型膈疝。可切除第7或第8肋骨经肋床进入胸腔。也可经第7或第8肋间入胸，近来已很少做切除肋骨切口。注意勿伤及疝入胸腔的腹部脏器。因疝入胸腔的脏器，时间稍长往往或多或少与肺、胸壁和膈肌有粘连。所以，应仔细分离后再还纳，后行缝合。

（6）缝合切口：经腹途径者，完成腹腔脏器还纳及膈疝修补后，有腹腔污染者，需于膈下放置乳胶引流管引流，再逐层缝合切口。经胸途径者，同样在完成膈肌破裂口修补后，在第8或第9肋间放置胸腔引流管，再依次关闭胸腔。

4. 术中注意要点

（1）膈肌破裂一时不可能危及生命，如遇病情危重的患者，应分清主次，先纠正创伤性休克及处理致命的合并伤，再行膈肌破裂修补术。

（2）对急性期的患者，无论选择何种手术入路，尤其是经胸入路，术中应经膈肌裂口仔细探查腹腔，防止漏诊其他脏器的合并伤。

（五）早期诊断必须重视的问题

1. 首先必须弄清受伤机制　开放性伤应注意伤道方向、刺伤的刀器类型、刺入的深度，以便估计可能受损的器官；对闭合性伤应了解暴力作用部位，注意其他合并伤可能掩盖胸腹

部脏器损伤的症状。

2. 必须高度注意血胸、血腹 胸部伤未累及心脏、大血管或活动持续性胸内动脉出血，休克多不严重，如果胸腔引流的出血量难以解释失血性休克，就应该考虑腹腔脏器损伤。注意由于膈破裂，血胸的来源可能为腹腔脏器破裂；腹穿抽吸的血液也不能排除来自胸腔脏器损伤。若胸腔引流见到胆汁或胃肠液即可确诊为膈破裂、腹腔脏器破裂。

3. 必须重视特殊检查的结果分析 膈破裂、胸腹多发伤的患者常常由于伤势严重，休克发生率高，不允许做过多的复杂检查。胸、腹穿刺，伤道探查是简便可行的诊断检查方法。床边X线检查可确定血气胸、纵隔气肿、气腹。如果胸腹部挤压伤并有血气胸及血腹，胸部开放伤有气腹，上腹部开放伤有血气胸常示膈破裂。若胸片显示胃肠影即可确诊。如患者血流动力学稳定，病情允许，可行CT检查，胸腔镜检查在患者病情许可的情况下可从胸腔闭式引流口进入，有助于了解膈损伤情况，同时可对胸内损伤进行治疗。近几年来，此手段的使用逐渐增多。

二、食管裂孔疝的诊断治疗

胃或其他腹腔脏器经食管裂孔突入胸腔纵隔内即形成食管裂孔，常伴有胃食管反流症。食管裂孔疝多见于中老年者、肥胖女性、有慢性咳嗽及便秘习惯者和腹部手术后等情况，先天性者少见。在人体食管测压时可见胃食管连接处（贲门）上方3～4cm长腹段食管有高压区（也称食管下段括约肌，LES)，其压力高于胃内压，有防止胃食管反流的作用。维持下段食管高压的解剖结构有：膈脚的肌张力，腹内和胃内正压，食管胃形成的His角和食管胃连接处内环肌层的不对称增厚等。由胸内筋膜和腹内膜融合成的膈食管韧带（膜）在固定食管于腹腔内起重要作用。因此，正常的抗反流机制被破坏成为食管裂孔疝的主要病理过程。

（一）病理分型

H1：又称滑疝，食管胃连接处和近侧胃经裂孔疝入胸腔，疝囊不完全。

H2：又称裂孔旁疝，食管胃连接处保持正常位置，胃底经食管前面薄弱处疝入胸腔，疝囊完整。

H3（H1、H2的混合型)：食管胃连接处，大部分胃疝入胸腔。

H4：除胃外，尚有结肠、小肠、大网膜、脾或胰腺疝入胸腔。

（二）症状 可有胸骨后不适，打嗝后缓解，食后饱胀感、胸闷等；典型的反流症状如胃灼热、反酸、反食等；出现相应的并发症，如疝内容物嵌顿、肠梗阻、出血、呕血、黑便、穿孔等。

（三）诊断 依据食管X线钡餐检查。小型滑疝有时需加头低位及上腹部加压才能显示，而钡剂返入食管只能说明存在胃食管反流现象。

（四）手术治疗

1. 手术指征：

（1）H2、H3、H4型疝不管症状轻重，主张早手术。

（2）严重的反流型食管炎，经内科治疗6个月以上无效者。

（3）有并发症者，如出血、梗阻、狭窄、嵌顿和穿孔。

（4）重度Barrett食管或疑有癌变者。

2. 手术前准备

（1）术前应行腹部B超、X线、胸腹CT等必要的检查。

（2）置胃肠减压管，减少呕吐误吸的机会。

（3）必要时需做肠道准备。

（4）除胸腔镜手术器械外，应准备开胸及剖腹手术器械。

（5）其他术前准备与常规开胸手术前准备相同。

3. 胸腔镜辅助小切口治疗食管裂孔疝手术方法　手术要点为：①缩小食管裂孔口；②切除疝囊并恢复腹段食管正常位置；③按需加行抗反流术等。

（1）麻醉行气管内插管、静脉复合麻醉。

（2）体位：通常采用侧卧位，术中可根据胸内具体情况改变体位，以满足操作需要。

（3）切口：观察孔切口应以便于观察膈肌全貌的原则而设定，以腋中线第5肋间较为适宜。在预选定的位置做1.0～1.5cm肋间切口，逐层切开，钝性分开肌肉及胸膜入胸膜腔，此前改为单侧肺通气。探查疝囊的大小，周围粘连情况。在第7或8肋间取8～10cm切口进入胸腔。游离食管下段及疝囊，切除疝囊（留2cm宽残边），胃食管下段回纳入腹腔后，食管后方间断缝合膈脚3针，疝囊残边缝合于裂孔周缘，结扎膈脚缝缩线（留小指尖大小空隙），然后缝合纵隔胸膜。

4. 术中注意要点

（1）回纳疝入胸腔的腹腔脏器时，一定要轻柔，不可用强力。当回纳困难扩大疝孔仍有困难者，应行胸腹联合切口。

（2）对过大的疝孔，如发现缺损的后缘缺如，则应将缝线缝在缺损后缘相邻的肋骨上，以保证修补牢固可靠。

（3）对缺损的疝孔，手术中最理想是直接缝合缺损，以保证肺的膨胀。但当缺损不能直接缝合时，可用人工补片修补（如涤纶布）或带蒂腹壁肌肉修补。

（4）术中可用带蒂的大网膜组织于膈肌腹侧面缝贴，促使膈疝修补缝合口牢固。

第三节　膈肌膨出症

膈肌膨出症也被称为膈膨升，属膈肌无力类疾病，膈肌无力指膈肌活动强度的减弱，包括膈肌麻痹和膈肌膨出症。膈肌膨出症由Petit于1774年首次描述，Beclard于1829年定名。膈肌膨出症的定义通常有狭义和广义两个范畴：狭义的膈肌膨出症是指由于胚胎横中膈内肌肉组织发育异常，导致膈肌先天性缺陷引起的膈肌膨出，称为先天性（原发性）膈肌膨出症；广义的概念通常被用来指膈肌纤维因发育不良、萎缩而异常抬高，包括膈神经的不明病因、不明部位的损伤造成的膈肌抬高，称为获得性（继发性）膈肌膨出症。

一、膈肌膨出症的病理生理学

膈肌膨出症因膈肌的舒缩功能和稳定性的丧失，主要影响呼吸、循环和消化系统功能，严重者可致膈衰竭。

1. 呼吸运动的改变　膈肌膨出症时，膈肌完全或部分丧失舒缩功能，可导致膈肌、腹壁的反常呼吸运动及纵隔摆动。吸气时，通过肋间肌和辅助吸气肌的收缩，抬高胸壁、增加胸膜腔负压，膈肌则因胸膜腔负压而向胸腔运动；呼气时，胸膜腔压力增高，膈肌向腹侧运动。膈肌的这种与正常情况相反的运动称为膈肌反常呼吸运动。膈肌反常运动使吸气时患侧胸膜腔压力大于健侧，引起纵隔摆动，并膈下腹压降低，如无腹部肌肉活动，胸壁下部及腹壁下陷，也呈反常呼吸运动。

正常情况下，腹壁肌肉完成辅助呼气。成人膈肌膨出症患者，在立位时腹壁肌肉可起到辅助吸气作用。其机制是通过腹壁肌肉在呼气末的收缩，使麻痹的膈肌及上腹脏器抬高，这样在吸气开始时，腹壁肌肉松弛，上腹脏器下坠，使膈肌向腹侧运动，起到辅助吸气作用。如为卧位或肥胖患者，腹壁辅助吸气作用丧失，呼吸困难加重。

2．腹腔脏器受影响 膈肌膨出症由于膈肌抬高，腹腔容积增大、压力减低易引起腹腔活动度大的脏器扭转，如胃、小肠、结肠等脏器的扭转等均有报道，其中以胃的逆时针转位最为常见，胃底随膈肌抬高、胃泡巨大、腹段食管成角加大，患者有餐后饱胀感、嗳气、吞咽困难及上腹部不适、疼痛等症状。另外，有较长病史的成年患者，腹腔脂肪组织的减少，也是易导致脏器扭转的一个重要因素。

二、膈肌膨出症的病因

有先天性、遗传性、创伤、医源性等多种病因可引起膈肌膨出症，最常见的原因是膈神经损伤膈肌疾病。膈肌膨出症也可是全身疾病的一部分。

1．先天性因素 主要是胚胎期横膈的肌化异常，也有报道认为与胎儿感染有关。

2．遗传性因素 有报道先天性膈肌膨出症患儿染色体检查异常，提示遗传因素的存在。

3．创伤 产伤可引起高位颈神经的损伤或过伸，致膈神经麻痹。在20世纪60年代前，成人单侧膈肌麻痹的主要病因是手术或外伤，近年来创伤降到第二位。外伤可直接损伤膈神经，外伤后的瘢痕、粘连等也可影响膈神经的功能。颈部手术损伤颈神经丛、颈胸部手术及纵隔镜等损伤了膈神经是常见的医源性损伤因素。

4．感染和肿瘤 在20世纪60年代前，结核感染是仅次于创伤和手术的第二大病因。近年来，随着结核发病率的降低，肿瘤成为膈肌麻痹的第一大病因，且这类患者多合并其他肿瘤并发症。

5．神经肌系统病变 成人的运动神经核疾病、在广泛多发性神经炎、神经源性肌萎缩等均可引起膈神经麻痹的疾病。

6．其他全身疾病 如甲状腺功能低下常伴有双侧膈神经异常。

实际上，任何全身性骨骼肌疾病都可影响膈肌，导致膈肌营养障碍及无力。许多系统性疾病可影响膈肌，如胶原病、甲状腺疾病和系统性红斑狼疮等。某些药物可引起膈肌麻痹，如普鲁卡因胺等。

三、膈肌膨出症的分类

Thomas根据膈肌膨出症的发病机制，把其分为先天性和获得性（继发性）膈肌膨出症。

先天性膈肌膨出症指因在胚胎期横膈本身发育不良，出生后即表现为膈肌膨出。特点：可合并其他器官畸形，如肺发育不良、心脏畸形等；不能自愈；手术效果好。

获得性膈肌膨出症主要指膈神经的不明病因、不明部位的损伤，而造成的膈肌抬高。多为成人，但也可见于部分婴幼儿，这可能与出生时的产伤和感染损伤了膈神经有关。此型特点：因多为成人患者，故以消化道症状为主，对呼吸功能的影响较小，很少发生呼吸衰竭；有自愈可能；成人患者保守治疗可维持很长时间；可能是全身疾病的局部表现。

四、膈肌膨出症的临床表现

（一）临床表现

1. 完全型膈肌膨出症可引起包括呼吸、胃肠道及心血管系统的症状。

（1）呼吸系统症状：新生儿患者以出生后呼吸急促、浅快、发绀等为主要表现；成人的重症患者可出现端坐呼吸，这与腹腔脏器的下坠可增加胸膜腔负压有关。

（2）循环系统症状：以新生儿，特别是早产儿的一侧膈肌膨出多见。由于纵隔摆动或膈肌抬高改变了心脏的解剖位置，引起循环系统症状。患者可有心悸、心动过速、阵发性心律失常等症状，重者出现循环衰竭。如有合并心脏畸形者，可出现相应的临床表现。

（3）消化道症状：患儿生长障碍，常有餐后上腹饱胀、呕吐、腹痛、消化道功能失调等症状，如出现消化道梗阻症状，往往提示有消化道扭转。成人患者以上症状较为突出，多因消化道不全梗阻症状而就诊。

2. 局限型膈肌膨出症的表现与完全型不同，在婴幼儿期症状多不明显，成人患者可有胸痛、轻度憋气等非特异性症状。

（二）体格检查 胸部望诊可发现以下重要体征：腹壁、下部胸壁的反常呼吸运动。叩诊胸廓下部，左侧病变为鼓音，右侧为实音。患侧呼吸音减弱，如患侧下肺闻及湿啰音，提示合并下肺感染。

（三）辅助检查 胸部透视一般认为是检查膈肌功能的最准确、简单的方法，是首选检查。胸透下可见：患侧膈肌抬高，肺野明显缩小；膈肌反常呼吸运动幅度在慢而浅的吸气时很小，而在快而深的吸气或咳嗽动作时，幅度大而明显。故在检查患者时，应让患者做快而深大的吸气动作，以免较慢的吸气运动造成漏诊或误诊。Kienbock 征：深吸气后屏气，麻痹的膈肌抬高；一侧完全型膈肌膨出症可见纵隔摆动，这在婴幼儿患者较为明显，成人少见。

部分膈肌膨出通常用膈肌轮廓的杯样膨出表现来描述，多位于膈肌内侧的前 1/3。透视检查的不足在于该项检查有 6% 的假阳性、不能确定膈肌的无力程度、且不能诊断膈肌无力或膈肌衰竭。

胸片及 CT 等项检查，对评价膈肌的厚度和膈穹隆的高度有一定价值，但经常得不到特异性诊断，往往需要气腹下透视或拍片明确诊断。

超声检查对右侧膈肌膨出症的诊断和鉴别诊断非常重要，特别是局限型膈肌膨出症尤为重要。超声下可见膈肌壁薄弱、反常呼吸运动等；能确认膨出膈肌下的内容物，多为回声正常的肝脏，并可见肝脏随膈肌反常呼吸运动。灰阶超声检查能区分“膈升高”是腹腔、腹膜后还是胸腔的病变，同时可反映病变内部结构、物理特性、病变范围及与邻近组织的关系。定位准确性 100%，定性准确性 98%。主要适用于早孕、体质衰弱、被动体位等不能透视者，对鉴别膈下脓肿、外伤性膈破裂很适用。

五、诊断及鉴别诊断

膈肌膨出症与膈肌麻痹的区别是后者有明确病因或部位的膈神经损伤。两者的临床症状、治疗方法相同。伴膈肌抬高，在婴幼儿多为膈肌膨出症，而成年人多为膈肌麻痹。诊断要依靠病史、体征、胸透、跨膈肌压差及膈神经功能的测定。有难产或早产病史的患儿，出现呼吸系统或消化系统症状时，查体或胸透发现膈肌及腹壁反常呼吸运动，最大跨膈肌压差减小，要考虑膈肌膨出症的可能。有膈肌膨出症病史者，突发的机械性肠梗阻症状，要首先考虑消化道器官的扭转，如胃扭转、结肠扭转等。

最重要的鉴别诊断是与膈疝鉴别。在极少数病例中，两者是共存的。局限型膈肌膨出症需与膈肌内良性肿瘤鉴别，因后者在透视下表现为膈肌阴影在吸气时抬高，呼气时降低，类似反常呼吸运动，但超声、CT 检查可显示膈肌实性病变，肝扫描显示肝外形正常，而膈肌膨出症在肝扫描检查时显示肝组织充填膈肌阴影内。膈肌膨出症与膈下脓肿和肝脓肿鉴别，后者可见肋膈角反应性积液、膈上局限性肺炎及肝内边缘粗糙的低回声区。肝包囊虫为膈下肝内多腔囊肿，B 超可见腔内气体回声。

六、手术适应证

婴幼儿型手术适应证：先天性一侧或双侧膈肌膨出症的婴幼儿型，手术越早，术后恢复越快。获得性婴幼儿的膈肌膨出症，如何选择适当时机手术，目前看法不一。有人认为一些患儿可在几个月内自己恢复，故应首选保守治疗。Schwartz 等建议机械通气两周以上，如无好转可考虑手术；Haller 等的观点是最少要等 4 ~6 周，明确患儿膈神经功能不能恢复后再手术。但大多数文献报道麻痹的膈神经多在 10 天内开始恢复功能，故认为如果患儿在 7 ~10 天内不能脱离呼吸机，应考虑手术治疗。

成人型手术适应证：因成人患者术后疗效不佳，手术适应证应严格掌握如下：①呼吸功能衰竭，且药物治疗无效，机械通气辅助呼吸者；②有呼吸系统症状、伴胃肠道梗阻症状者；③膈肌膨出症不能与其他需手术治疗的疾病鉴别（如肿瘤或膈疝等）。前两点为急诊手术指征。

七、手术入路

手术路径的选择目前尚不统一。Jawad（1991 年）认为经胸和经腹行膈肌折叠术同样有效，但适应证略有不同。经腹路径对中心性膨出及不能除外伴有先天性膈疝的患者更安全；经胸路径对膈神经麻痹的病人最适合，因其可看清膈神经走行及损伤部位，并减少术后肠麻痹。双侧膈肌膨出症多选用经腹路径，可同时修复双侧膈肌。也可采用分两次经胸手术，一次修复一侧膈肌，两次手术间隔 3 ~4 周。我们这里介绍胸腔镜治疗方法。

八、手术方法

（一）麻醉　气管内双腔管插管，全身静脉复合麻醉。

（二）体位　采用侧卧位。

（三）切口　观察孔切口应以便于观察膈肌全貌及胸腔镜下探查有无其他脏器损伤的原则而设定，以腋中线第 5 肋间较为适宜。操作孔切口可设 2 ~3 个，建议参考选择腋前线锁骨中线第 4 或第 6 肋间，腋后线或肩胛下线第 7 或第 8 肋间。

（四）手术步骤　在预选定的位置做 1.0 ~1.5cm 肋间切口，电刀切开皮下及胸壁肌肉，用手指或血管钳分开肋间肌及胸膜入胸膜腔，此前改为单侧肺通气，如有粘连，先稍做分离（钝性或电刀）后插入胸腔镜。另外几个操作孔在电视胸腔镜引导下逐一切开。具体分为以下几种方法进行手术：

1. 膈肌叠瓦式缝合术　沿膈肌前后径经膈顶切开或切除部分纤维化变薄的膈肌，再叠瓦式折叠缝合。该术式优点是可防止腹腔脏器损伤，但对防止复发等无效。缺点为不易掌握切除的范围，且使薄弱的膈肌再次损伤。

2. 膈肌折叠缝合术　用不吸收缝线，带垫片，在膈神经分支间间断折叠缝合。优点：①因其不需切除膈肌，最小限度损伤膈肌本身；②最小程度损伤膈神经及其分支。优于经典的叠瓦式缝合（“vest-over-pants”）方法。缝合的方法有以下两种：①反复、间断、全层、折叠缝合松弛的膈肌，直到膈肌缩减至正常高度。这种方法的缺点是：其缝合时盲目穿过膈肌，有可能损伤腹腔脏器；②先缝几针牵引线，收紧牵引线，检查膈肌的张力，确认其足以消除反常呼吸，并可产生膨胀后，再间断缝合。该术式简便易行，且有效。

3. “三层”膈肌折叠术　Maxson 于 1993 年提出的一种改良的膈肌折叠术。其方法是经胸前外侧标准切口进胸，用卵圆钳提起前外侧 1/3 的膈肌，做一个水平于膈神经分支的膈肌瓣，要注意拉紧膈肌并保护膈神经及分支。肌瓣的基底部用不吸收线间断缝合。向后折叠肌瓣与后部膈肌缝固。该术式的特点是创伤小、患者恢复快。Maxson 的术后患者，随诊 9 个月无复发。

九、术后处理

其原则是保持呼吸道通畅、减小腹压、防治并发症。术后应积极吸痰，注意双侧呼吸音，积极防止及治疗肺不张和肺部感染。保持胃肠减压以减小腹压，注意肠鸣音的恢复。部分术前呼吸衰竭患者，术后仍需机械通气辅助呼吸一段时间。

十、手术预后

婴幼儿的膈肌膨出症通常可立即改善通气状况，除非并发肺发育不良，这种病例的预后由发育不良的肺的通气量决定。总结近期文献报道，先天性膈肌膨出症的术后长期随访结果：反常呼吸运动 100% 消失；75% 的患者有满意的膈肌运动；膈肌厚度与健侧比较，100% 维持在正常生长比例；83.3% 的患者肺功能恢复正常。几乎所有临床资料都支持先天性膈肌膨出症手术治疗预后较好。但婴幼儿、特别是早产儿膈肌膨出症死亡率较高，其原因有：①患儿在术前、术后易发生严重的呼吸衰竭和肺部感染；②并存其他重要器官的畸形，如肺发育不良和心脏畸形。这些往往是患者早期死亡的主要原因。

成人型围术期死亡率为 0%，但疗效不如婴幼儿型，术后短期疗效因膈肌恢复到正常水平，呼吸系统及其他系统症状明显缓解，但远期疗效随着膈肌逐渐松弛、抬高，呼吸系统及消化系统症状复发，重者可出现呼吸困难等。

第四节　膈 肌 肿 瘤

膈肌的原发性肿瘤罕见，但膈肌常受邻近脏器恶性肿瘤的侵袭，原发癌多为胃癌、肝癌、胆囊癌、结肠或盆腔和后腹膜的恶性肿瘤。原发的膈肌包块有膈肌囊肿，炎性包块，良、恶性肿瘤或特异性疾病（常见包虫病和结核病）。在膈肌原发性肿瘤中，良性肿瘤较恶性肿瘤多见，良性肿瘤以脂肪瘤多见，纤维瘤、脂肪瘤、脂肪黏液瘤、血管瘤、间皮瘤、神经源性肿瘤等少见。膈肌原发的恶性肿瘤以纤维肉瘤多见，有神经源性细胞肉瘤等，横纹肌肉瘤极少见，原发性膈脓肿少见，膈常被邻近器官的炎性病灶累及。肺结核、肝脓肿、肺或肝包虫病均可累及膈肌，形成炎性肿块。

一、膈肌肿瘤的临床表现

原发性膈肌肿瘤大多起源于膈肌腱部或前方肌层部分，两侧膈肌肿瘤发生概率左侧略多于右侧。男、女比例大致相等（1∶1.1）。良性肿瘤多无症状，只在X线检查发现。恶性肿瘤常有胸痛，肿瘤巨大者挤压肺引起呼吸困难，肿瘤侵入膈神经时疼痛可放射至肩背和上腹部及引起呃逆。肿瘤累及肺可引起咳嗽、咯血或气短。肿瘤向腹腔生长可产生胃肠道症状和肝区疼痛。有报道膈的神经原发性肿瘤可引起肺性骨关节痛和杵状指（趾），切除肿瘤后症状可缓解。膈结核或包虫病除其他特有的症状外，炎性症状也会和很明显。

二、辅助检查

X线检查发现膈肌上有边缘光滑的球形或块状阴影，恶性者呈分叶状，随膈肌上下活动。肺、肝和脾受挤压移位。如向腹腔左侧生长，可见胃泡影内有块状影。恶性肿瘤常侵犯膈神经，引起膈麻痹，横膈高位无运动，且伴有胸腔积液或腹腔积液。

为明确诊断，应作病灶体层或CT、MRI检查。必要时可用人工气胸或气腹进行检查，胸腔镜或腹腔镜可同时作活检，有利于作诊断。膈肌肿瘤应与膈疝、肺底肿瘤、膈下肿瘤、包裹性积液相鉴别。

三、鉴别诊断

膈肌肿瘤应与膈疝、肺各基底段的肿瘤、肺隔离症、膈下肿瘤、包裹性胸腔积液等膈上、膈下、心脏、纵隔的病变相鉴别。选择性人工气胸、气腹、钡餐消化道造影、血管造影以及胸腔镜、腹腔镜检查均可作为诊断膈肌肿瘤和鉴别诊断的手段。

膈肌肿瘤较为少见，有大约21%的患者无临床症状，而且其临床症状缺乏特异性，所以诊断主要依靠放射学检查结果。膈肌肿瘤可以以发生点为中心，向各个方向发展，累及周围的组织、器官，有时很难与膈上、膈下、肺基底段、心脏、纵隔等处的肿瘤相鉴别，各种放射学检查手段均可能对膈肌肿瘤的诊断有所提示。比较直观、确切的诊断方法是胸腔镜、腹腔镜检查，可以观察，明确肿瘤起源于膈肌，还可以对肿瘤进行活检，明确肿瘤的性质，必要时亦可以在胸腔镜或腹腔镜下将肿瘤完整切除。

四、膈肌肿瘤治疗及预后

膈肌肿瘤患者只要全身情况允许、无手术禁忌证，均需接受外科治疗。良性肿瘤和体积较小的膈肌恶性肿瘤可在胸腔镜或腹腔镜下行肿瘤切除及部分膈肌切除，肿瘤切除后残留的膈肌缺损可以直接缝合；当恶性肿瘤切除范围广、膈肌缺损较大时，可用自体材料或人工材料修复，如阔筋膜、涤纶粘片、Marlex网等。膈肌肿瘤手术后需根据病理检查结果确定进一步治疗，恶性肿瘤需在术后进行放疗和化疗。良性肿瘤和囊肿术后预后较好。对膈结核或包虫病，在处理原发病灶后，应手术刮除或切除肿块，重叠缝合修复膈切口的缺损。

（韩志军　任　华）

参 考 文 献

1. Mouroux J, Venissac N, Leo F, et al. Surgical treatment of diaphragmatic eventration using video-assisted thoracic surgery:

a prospective study. Ann Thorac Surg, 2005, 79 : 308 – 312.

2. Hines MH. Video-assisted diaphragm plication in children. Ann Thorac Surg, 2003, 76 : 234 – 236.
3. Haciibrahimoglu G, Karamustafaoglu A, Cevik AG, et al. Video-assisted repair of an eventrated left hemidiaphragm. Thorac Cardiovasc Surg, 2002, 50 : 101 – 102.
4. Knight SR, Clarke CP. VATS plication of diaphragmatic eventration. Ann Thorac Cardiovasc Surg, 1998, 4 : 240 – 243.
5. Gonzalez-Zamora JF, Perez-Guille B, Soriano-Rosales RE, et al. Video-assisted thoracoscopy for diaphragmatic plication: experimental study in a canine model. J Laparoendosc Adv Surg Tech A, 2005, 15 : 661 – 666.
6. Akel S, Nasr W. Multiple ipsilateral congenital diaphragmatic pathologies: rarities to consider. Eur J Pediatr Surg, 2001, 11 : 200 – 203.
7. Fell SC. Surgical anatomy of the diaphragm and the phrenic nerve. Chest Surg Clin N Am, 1998, 8 : 281 – 294.
8. Flageole H. Central hypoventilation and diaphragmatic eventration: Diagnosis and management. Semin Pediatr Surg, 2003, 12 : 38 – 45.
9. Herek O, Cinbis M. Hepatic dislocation associated with left-sided congenital diaphragmatic eventration without situs inversus. Clin Dysmorphol, 2002, 11 : 213 – 214.
10. Jindal A, Kansal S, Mahapatra AK. Split cord malformation with partial eventration of the diaphragm. Case report. J Neurosurg, 2000, 93 : 309 – 311.
11. Kearns KS, Jones MP, Bright RM, et al. Hiatal hernia and diaphragmatic eventration in a leopard (Panthera pardus). J Zoo Wildl Med, 2000, 31 : 379 – 382.
12. Langer JC. Congenital diaphragmatic hernia. Chest Surg Clin N Am, 1998, 8 : 295 – 314.
13. Lee JS, Park JW, Sohn JW, et al. Organo-axial volvulus of the stomach with diaphragmatic eventration. Korean J Intern Med, 2000, 15 : 127 – 130.
14. Leslie CL. Image of the month. Eventration of the diaphragm. Arch Surg, 2001, 136 : 1211 – 1212.
15. Moon SW, Wang YP, Kim YW, et al. Thoracoscopic plication of diaphragmatic eventration using endostaplers. Ann Thorac Surg, 2000, 70 : 299 – 300.
16. Moore CM, Mander BJ, Raja MA. A case of congenital eventration of the diaphragm mimicking traumatic diaphragmatic rupture. Injury, 2001, 32 : 508 – 509.
17. Ojha B, Bender LW, Scott JW. Eventration of the hemidiaphragm causing confusing hepatobiliary scintigraphic findings. Clin Nucl Med, 2002, 27 : 814 – 816.
18. Shehata SM, El-Banna IA, Gaber AA, et al. Spondylothoracic dysplasia with diaphragmatic defect: a case report with literature review. Eur J Pediatr Surg, 2000, 10 : 337 – 339.
19. Skinner DB. Esophageal Hiatal Hernia. In: Sabiston DC, Jr, Spencer FC. Surgery of the Chest, 6th eds. Philadephia: WB Saunders, 1999.
20. Stal P, Lindberg G, Ost A, et al. Gastroesophageal reflux in healthy subjects. Significance of endoscopic findings, histology, age, and sex. Scand J Gastroenterol, 1999, 34 : 121 – 128.
21. Steiner RD, St J Dignan P, Hopkin RJ, et al. Combination of diaphragmatic eventration and microphthalmia/anophthalmia is probably nonrandom. Am J Med Genet, 2002, 108 : 45 – 50.
22. Tsukahara Y, Ohno Y, Itakura A, et al. Prenatal diagnosis of congenital diaphragmatic eventration by magnetic resonance imaging. Am J Perinatol, 2001, 18 : 241 – 244.
23. 李泽坚，徐乐天. 膈肌疾病. 见：罗慰慈主编. 现代呼吸病学. 北京：人民军医出版社，1997.
24. Al-Salem AH, Nawaz A, Matta H, et al. Herniation through the foramen of Morgagni: early diagnosis and treatment. Pediatr Surg Int, 2002, 18 : 93 – 97.
25. Allen MS. Open repair of hiatus hernia: thoracic approach. Chest Surg Clin N Am, 1998, 8 : 431 – 440.
26. Cueto J, Vazquez-Frias JA, Nevarez R, et al. Laparoscopic repair of traumatic diaphragmatic hernia. Surg Laparosc Endosc Percutan Tech, 2001, 11 : 209 – 212.
27. Dalla Vecchia LK, Grosferd JL, West KW, et al. Reoperation after Nissen fundoplicatin in children with gastroesophageal reflux: experience with 130 patients. Ann Surg, 1997, 226 : 315 – 321.

28. Elhalaby EA, Abo Sikeena MH. Delayed presentation of congenital diaphragmatic hernia. Pediatr Surg Int, 2002, 18: 480-485.

29. Guven H, Malazgirt Z, Dervisoglu A, et al. Morgagni hernia: rare presentations in elderly patients. Acta Chir Belg, 2002, 102: 266-269.

30. Ipek T, Altinli E, Yuceyar S, et al. Laparoscopic repair of a morgagni-larrey hernia: report of three cases. Surg Today, 2002, 32: 902-905.

31. Karamanoukian HL, OToole SJ, Holm BA. Making the most out of the least: new insights into congenital diaphragmatic hernia. Thorax, 1997, 52: 209-212.

32. LaRosa DV Jr, Esham RH, Morgan SL. Diaphragmatic hernia of Morgagni. South Med J, 1999, 92: 409-411.

33. Mansour KA. Trauma to the diaphragm. Chest Surg Clin N Am, 1997, 7: 373-383.

34. Moores D, Hill LD. Open repair of hiatus hernia: abdominal approach. Chest Surg Clin N Am, 1998, 8: 411-429.

35. Oldham KT, Colombani PM, Foglia RP. Congenital diaphragmatic hernia. Surgery of Infants and Children: Scientific Principles and Practice, 1997, 883-895.

36. Patti MG, Arcerito M, Feo CV, et al. An analysis of operations for gastroesophageal reflux disease identifying the important technical elements. Arch Surg, 1998, 133: 600-606.

37. Shah P, Glanc P, Ng E. Asymptomatic morgagni hernia in a neonate. J Pediatr, 2002, 140: 466.

38. Waston DI, Jamieson GG, Game PA, et al. Laparoscopic reoperation following failed antireflux surgery. Br J Surg, 1999, 86: 98-101.

39. Weber TR, Kountzman B, Dillon PA. Improved survival in congenital diaphragmatic hernia with evolving therapeutic strategies. Arch Surg, 1998, 133: 498-502.

40. Naunheim KS. Adult presentation of unusual diaphragmatic hernias. Chest Surg Clin N Am, 1998, 8: 359-369.

41. Aribas OK, Gormus N, Kanat F, et al. Giant localized solitary fibrous tumors of the diaphragmatic pleura: report of two cases. Surg Today, 2002, 32: 406-409.

42. Brega Massone PP, Lequaglie C, Conti B, et al. A particular case with long-term follow-up of rare malignant hemangiopericytoma of the lung with metachronous diaphragmatic metastasis. Thorac Cardiovasc Surg, 2002, 50: 178-180.

43. Medeiros CW, Kondo W, Baptista I Jr, et al. Primary rhabdomyosarcoma of the diaphragm: case report and literature review. Rev Hosp Clin Fac Med Sao Paulo, 2002, 57: 67-72.

44. Oyar O, Yesildag A, Gulsoy UK. Bilateral and symmetric diaphragmatic crus lipomas: report of a case. Comput Med Imaging Graph, 2002, 26: 135-137.

45. Song HK, Leibold TM, Gal AA, et al. Extraskeletal osteosarcoma of the diaphragm presenting as a chest mass. Ann Thorac Surg, 2002, 74: 565-567.

46. Chang YC, Chen JS, Chang YL, et al. Video-assisted thoracoscopic excision of intradiaphragmatic bronchogenic cysts: two cases. J Laparoendosc Adv Surg Tech A, 2006, 16: 489-492.

第二十七章 电视胸腔镜治疗漏斗胸

◆内容提示◆

1. 漏斗胸的病因和传统治疗方法
2. 胸腔镜辅助微创手术治疗漏斗胸的发展
3. 胸腔镜辅助微创 Nuss 手术的适应证和禁忌证
4. 胸腔镜辅助微创 Nuss 手术技巧、术后注意事项、手术并发症
5. Nuss 手术支撑架的取出方法
6. 特殊类型病例的 Nuss 手术的注意事项
7. 远期评价

一、病因和传统治疗

漏斗胸（pectus excavatum，PE）是儿童时期最为常见的胸壁畸形之一，漏斗胸的发病率国外报道在 1‰~3‰，男孩约为女孩的 5 倍，国内尚无确切统计。漏斗胸的病因至今仍不十分清楚，多数学者认为是肋软骨区域不均衡生长导致，肋软骨发育过快，胸骨慢而被向下挤压形成漏斗，如向上挤压则成鸡胸。畸形有家族性倾向，国外报道 15%~40% 漏斗胸患者的家庭成员中的一个或更多的人有胸壁畸形，如兄弟、姐妹、父子、母子等。

1. 症状　漏斗胸通常发生于婴儿期，而在青春期更加严重，并且在整个成年期都仍持续发展。当畸形是中重度以上时，胸骨将心脏推挤进入左胸腔，在呼吸时肺的膨胀受限，而导致了一种限制性的缺陷，正如肺功能试验显示，畸形很清楚地引起了患者生理性受限，而并不仅是一种外观上的表现。儿童期漏斗胸的症状不明显，除了在游泳或参加其他活动时不愿意暴露胸壁外，由于凹陷的胸壁对心肺造成挤压，肺内易发生分泌物滞留，有时易发生上呼吸道感染。这使部分患者家长，甚至医生产生了一种错误观念，漏斗胸只是一个外观畸形，而没有相关的生理变化。多数漏斗胸患儿，年龄小，不能表达自觉症状，经常表现不出运动后呼吸短促、运动量与同龄人相比明显降低等症状，致使这些人直到成年也没有矫正畸形，直至开始出现了自觉症状、心肺功能的改变和心理问题。他们有的在轻微活动后感到疲惫、呼吸急促、心悸或和心动过速，部分患者还有前胸锐痛，压迫性不适。

2. 体征　大多数的漏斗胸的患者体型瘦长，最为常见的是胸骨下 3/4 出现对称性的凹陷，而且常常有一个膨出的腹部和外翻的肋弓。胸壁的前后径短，深吸气时其畸形的严重度会加大。约 30% 的患者是不对称的。

3. 评价　漏斗胸畸形严重程度的评价方法很多，可以直接测量凹陷的容积，如盛水量

等；也可以通过 CT 或胸片测量如和田指数。但前者不够准确而后着又过于繁琐。目前国内外应用最多的是 Haller 指数，也叫 CT 指数，为胸部的内径（冠状面）除以从漏斗最深点至脊柱前方的距离。如不对称的漏斗胸，凹陷最低点不在脊柱前方，则在脊柱前方和凹陷最低点画两条水平线，按两线间的距离计算修正的 CT 指数。正常人平均 CT 指数为 2.52，轻度为 <3.2，中度为 3.2～3.5，重度 >3.5。

4. 治疗　漏斗胸的手术治疗有近一百年的历史，经历了骨切除、胸肋截骨、截骨加外固定、截骨加内固定、翻转法及不截骨的外固定等。过去用得最多的是 Ravitch 手术及各种改良技术。长期以来被认为是矫正儿童的可靠方法。首都医科大学附属北京儿童医院从 1983 年～2002 年共行改良 Ravitch 手术达 1500 余例。行胸壁凹陷处的纵行或横行切口 8～15cm，游离肌肉，暴露畸形胸骨及肋软骨，切开并游离畸形肋软骨膜，切除双侧多余肋软骨。于胸骨凹陷水平 V 形截断胸骨，保留后骨皮质。PDS 线缝合两针固定，将凹陷矫平。自左向右于第 5 肋胸骨后水平放置克氏针或钢板，并固定于肋间。缝合肋软骨，关闭骨膜。于胸骨后置硅胶引流管，肌肉下放橡皮片引流 1～3 天，术后 8～12 天出院。术后 2 年以上去除支架。经过改良的 Ravitch 手术，其平均失血量在 100ml 以下而且极少输血，手术的平均时间小于 3 小时，并有 95% 以上的优良率。但手术切口长、较费时、相对出血多、创伤大。因肋软骨切除、肋骨生长中心或肋软骨膜的损伤，术后可出现肋软骨再生不良，再生的肋软骨不同程度成骨或钙化，再生肋软骨与胸骨不连接，最严重者甚至出现胸廓僵硬变窄导致限制性通气障碍。

二、胸腔镜辅助的微创手术的发展

一百年来无数的学者试图用不同方法取得良好的治疗效果，并减低漏斗胸手术的创伤和术后并发症。1997 年日本的 Kobayashi 医生研制特殊的手术器械，用胸腔镜行改良 Ravitch 手术，矫正漏斗胸，手术出血少、切口小、美容效果和畸形矫正均满意，但手术时间长。1988 年美国的 Nuss 医生开始进行一种漏斗胸手术的研究：因儿童骨质软，肋软骨长，可塑性大。在小年龄的患者中采用不游离胸大肌皮瓣、不切除肋软骨和不做胸骨截骨，经前胸壁切口直接放入弓形向后的胸骨后钢板，旋转 180°支撑于胸骨后，从而达到微创手术矫形。因胸前壁切口瘢痕较大，后又将手术切口移至两侧腋下。1998 年 Nuss 报道了 10 年 45 例在胸腔镜辅助下的微创漏斗胸矫正术，由于该术式不需游离胸壁肌肉皮瓣，不需肋软骨或胸骨切除；切口小而隐蔽、手术时间短、出血少、恢复快；最突出的是能长期保持胸部伸展性、扩张性、柔韧性和弹性。并且因为该手术操作简单、易于掌握，从而快速地被各国外科医生所接受。2002 年 Coln 等报道 14 例成人应用 Nuss 手术获得了满意疗效。2004 年 Park 等报道，改良的 Nuss 手术可以应用于非对称型漏斗胸的矫正。

三、胸腔镜辅助的微创 Nuss 手术适应证和禁忌证

漏斗胸对患儿生长发育的影响尚未达成共识，加之手术时许多患儿仍无临床症状，因而传统上认为手术的目的以矫正外观畸形者居多。最新研究发现，漏斗胸主要影响患儿心血管功能，而不只是原先认为的影响通气功能；儿童至 12 岁后原先的对称型可变为非对称型漏斗胸，成人后出现心、肺症状明显加重。因此，手术矫正的目的不仅是改善身体外观、满足心理需求，更重要的是减轻和消除漏斗胸对心、肺功能的影响。多数学者认为手术指征是：漏斗胸进行性加重，Haller 指数≥3.2 和/或漏斗胸导致呼吸道症状、心肺功能异常，如体格

检查发现的心脏瓣膜脱垂、房室传导阻滞、肺不张、限制性通气障碍等。

目前多数学者认为手术最佳年龄为5～12岁，此时患儿的胸廓柔韧性、弹性好，并具较好的依从性，利于术中操作和术后恢复及处理。因不需切除肋软骨和胸骨，Nuss术避免了Ravitch术特别是在低龄儿术后发生严重并发症的可能性，因此，如有漏斗胸造成的心肺功能障碍或症状，畸形进行性加重明显，可考虑提前手术。已报道的最小手术年龄为1岁8个月，但多数学者认为对3岁以内儿童由于体质弱、骨质较软、肋软骨易变形（佝偻病活动期），只要无明显心肺功能障碍应先行保守治疗，同时观察有无自行矫正的希望。Coln等报道14例成人应用Nuss术获得了满意疗效，我们也有75例大年龄组的患者取得了满意的效果。

Nuss手术适应证：①大于3岁的对称性漏斗胸，但大年龄的尤其成人严重的漏斗胸需要用改良的Nuss方法；②非对称型漏斗胸可以用改良的Nuss方法；③复发的漏斗胸也可以用改良的Nuss方法，但有时要加截骨或双支撑架；④患有其他疾病如马方综合征、脊柱侧弯畸形、神经纤维瘤病的可用改良的Nuss方法，但固定时间要延长。

Nuss手术禁忌证：①金属过敏者；②先天性心脏病术后心脏与胸壁有紧密粘连者。

四、胸腔镜辅助的微创Nuss手术

（一）术前准备

1．患者的准备　除血常规、尿常规、肝肾功能、血生化、心电图等手术前常规检查外，漏斗胸的患者可以做心、肺功能的检查来评价漏斗胸对心、肺功能的影响及术前、术后心、肺功能的改变。我们还常规用CT扫描来评价漏斗胸的凹陷程度及对称性，CT还可以更清楚地显示畸形的严重程度、心脏受压和移位程度、肺受压程度等其他问题，有助于外科手术时判断。CT扫描也有助于发现漏斗胸合并其他的畸形，如肺囊性腺瘤样畸形、肺气肿、肺大疱、肺囊肿和隔离肺等畸形，判断是否同期手术及术后可能的并发症。另外，漏斗胸还可同时合并其他先天性疾患，如先心病、食管闭锁、先天膈疝、膈膨升、隐睾、斜颈等，无疑这将给矫治手术增加了难度，特别是骨代谢障碍或内分泌疾病，如脊柱侧弯、髋脱位、钩状足、并指、神经纤维瘤病、马方综合征、Klippel-Feil综合征和黏多糖病等。全面正确的诊断，有助于判断是否应该手术和选择合适的手术年龄和方法。

2．心理准备　术前的心理准备也是十分必要的，因为Nuss手术由于肋软骨和胸骨未做处理，术后会产生疼痛和不适感，尤其在大年龄的患者。因此除了制订完善的术后镇痛计划外，术前的心理准备是十分必要的。手术医生应当与患者和家属进行充分交流，让他们了解大致的手术过程、手术后的要求及相关的原因与重要性。鼓励患者战胜疼痛，应对好围术期及取出支撑架前可能出现的各种问题。

3．器械设备

（1）胸腔镜：与成人胸腔镜不同，儿童胸腔镜常常要用气腹机。一般用5mm的30°镜，要准备1个气腹针、3个5mm的戳卡、抓钳和电灼设备备用。

（2）Nuss手术设备

1）扩展钳：是Nuss手术最关键的工具（图27-1），用它穿过胸骨后，引导支撑架达到预定位置。正确地利用扩展钳可以防止支撑架或扩展钳损伤胸骨后血管和胸腔内脏器。

2）折弯钳：有小型专用折弯钳（图27-2）或用骨科弯杠子用的折弯钳（图27-3），也有大型的专用折弯钳，可以将支撑架弯成需要的形状。

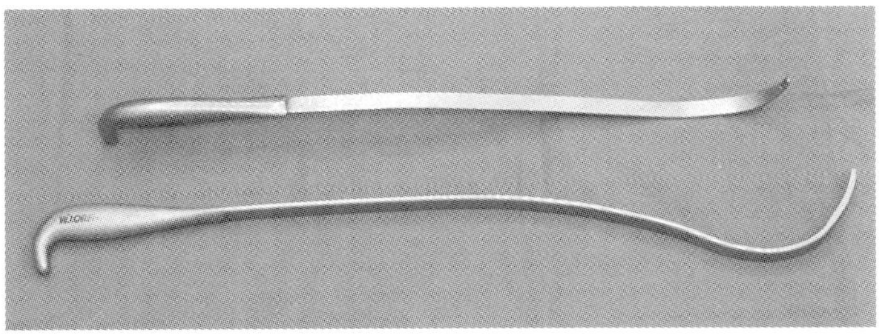

图 27-1　扩展钳

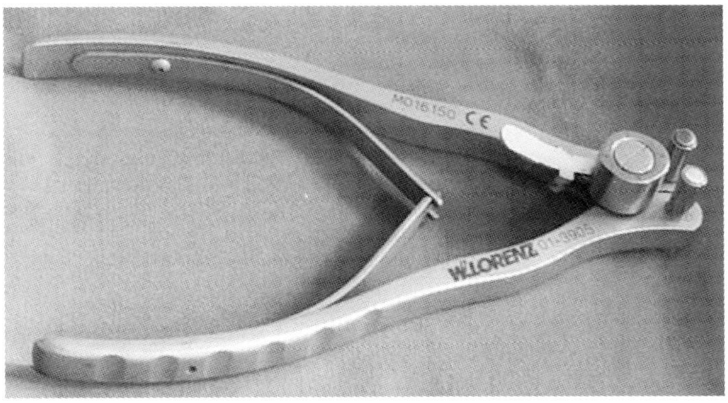

图 27-2　小型折弯钳

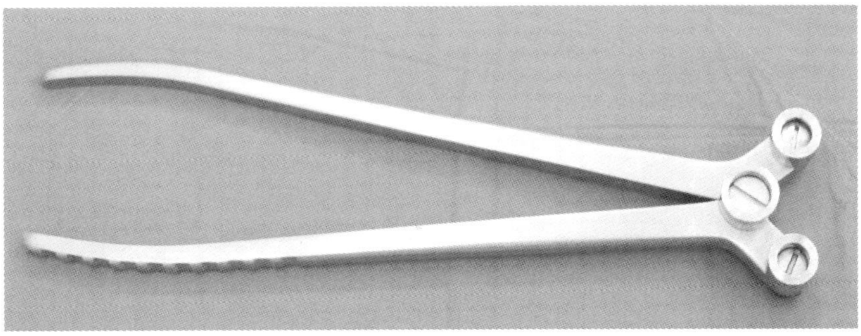

图 27-3　骨科弯杠器

3）Lorenz 扳手：低年龄、凹陷程度轻的漏斗胸可用手直接翻转支撑架；而大年龄、凹陷程度重的因力量大，必须借助于 Lorenz 扳手（图 27-4）。另外 Lorenz 扳手也是取支撑架时不能缺少的工具。

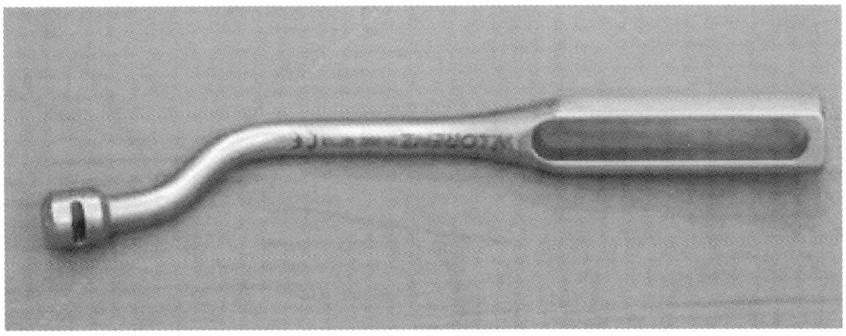

图 27-4　Lorenz 扳手

（3）漏斗胸的支撑架和固定器：支撑架和固定器（图 27-5）由 Walter Lorenz Surgical 公司生产，用 ASTMF-138 不锈钢合金制成。宽 1.25cm，厚 2.5cm，长度从 17.8cm（7 英寸）到 43.2cm（17 英寸），适合大多数漏斗胸矫形病例。支撑架两端及边缘圆钝，避免在插入过程中对组织的损伤。固定器上有齿槽，主要起稳定支撑架，防止支撑架上下旋转移位。

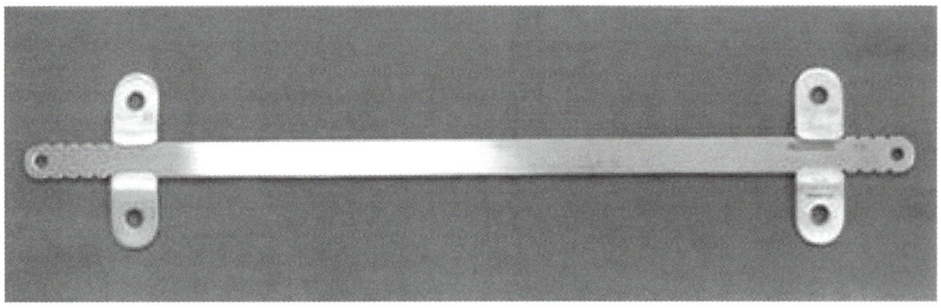

图 27-5　支撑架和固定器

（二）Nuss 手术过程

1. 患者仰卧，双上肢处于外展位，以暴露前胸及侧胸壁。

2. 气管内插管，全身麻醉，术中心电监测。

3. 标记凹陷最低点，在该平面或稍高于该平面标记双侧凹陷起点的位置，定为放支撑架平面。测量该平面双侧腋中线之间的弓形长度，并减皮下脂肪的厚度，为支撑架的长度。使用折弯钳弯成期望的胸壁形状如图 27-6。

4. 在放支撑架平面两侧胸壁腋前线和腋后线之间各切一 2cm 长横行切口。分离肌肉，行肌肉或皮下隧道至双支撑架平面的凹陷起点。

5. 在低于一侧切口（一般为右侧）的 1～2 肋间腋中后线之间行 7mm 切口置入气腹针，人工气胸后置入胸腔镜。看清胸腔内器官，如有粘连由横切口处置入抓钳或电灼设备进行分离。

6. 用扩展钳沿预先选定肋间的凹陷起点进胸，于胸骨后分离出一条通道直至对侧凹陷起点处穿出。移动扩展钳扩大通道。

7. 握住扩展钳两侧，进行胸壁的按压塑型。

8. 将扩展钳连接支到撑架上，引导支撑架凸面朝后拖过胸骨后方（图 27-7）。

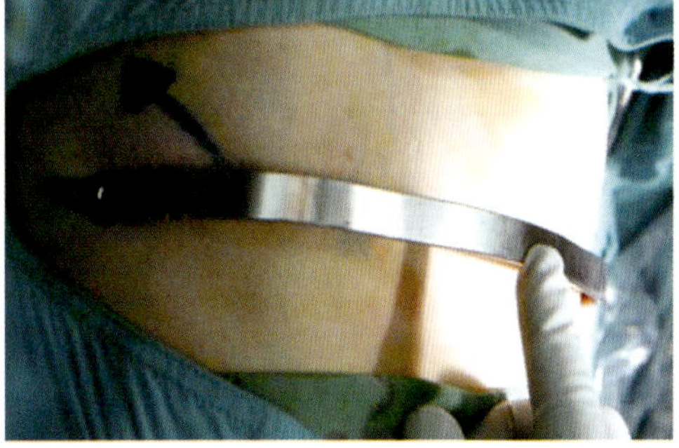

图 27-6　支撑架弯成期望形状

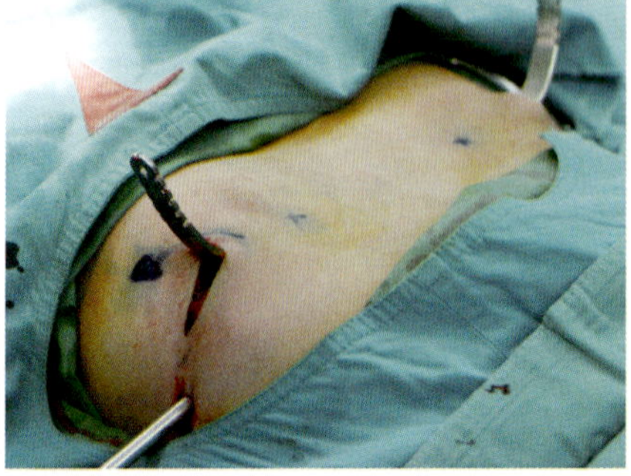

图 27-7　支撑架凸面朝后拖过胸骨后方

9. 支撑架拖到位后，用手或 Lorenz 扳手将其翻转过来，使胸骨和前胸壁突起成期望的形状。

10. 如凹陷范围广或力量非常大，可在其上或下方再放一根支撑架。

11. 一侧用固定器固定，并将固定器连同支撑架用 2-0 涤纶线通过三个小孔缝在侧胸壁的肌肉和骨膜上。对侧直接缝合在肌肉上。

12. 关闭切口，于胸腔镜切口放胸腔闭式引流。

13. 也可不放引流，关闭切口前，予呼气末正压防止空气进入。手术室内 X 线检查，证实无气胸后返回病房。

五、术后注意事项

（一）院内注意事项

1. 术后当天禁食，镇静，平卧，心电监测，雾化吸痰。清醒时每小时进行深呼吸锻炼。

2. 术后第一天可以进食，根据引流量拔除胸腔闭式引流并可在搀扶下起床活动，活动时保持上身平直。

3. 加强呼吸道理疗，防治呼吸道感染。静脉应用抗生素抗感染。可配合祛痰药物。

4. 术后几天内患者需保持镇静，以防撑架移位。保持背部伸直避免弯腰、扭髋。

5. 一周内不屈曲，不转动胸腰，不滚翻，保持平卧。起床时最好有人协助。

6. 体温正常，伤口愈合好，一般 5 ~7 天患者不需帮助就能行走时就可以出院了。出院前拍胸片复查。

7. 术后使用硬膜外阻滞或静脉镇痛泵镇痛。Nuss 手术由于肋软骨和胸骨未做处理，术后镇痛特别重要，应制订完善的术后镇痛计划。

8. 如有呕吐，可禁食减压静脉支持；如便秘可使用缓泻剂，可能与使用麻醉剂镇痛有关。

（二）出院注意事项

1. 注意姿势、体位；不滚翻，少屈曲；平时站立、行走要保持胸背挺直。伤口完全愈合后方可沐浴。

2. 晚上睡觉尽量平卧。避免碰撞伤口及周围造成钢板、线排斥，以致早拔钢板影响远期效果。不进行胸及上腹部磁共振检查。

3. 避免外伤、剧烈运动使支架移动影响手术效果或损伤血管及周围组织。一般 2 ~4 周可以正常上学及工作。

4. 一个月内患者保持背部伸直的良好姿势，免持重物包括较重的书包，经常进行正常行走，不滚翻。一个月复查后可以进行常规活动。

5. 术后两个月内不弯腰搬重物，不滚翻，不猛地扭动上身。

6. 术后三个月内尽量不要进行剧烈运动。避免身体接触性运动，之后可恢复正常运动。

7. 支架在体内保留两年以上。定期复诊评估胸壁的矫形效果，取支架前尽量不要进行对抗性运动。

8. 如生长发育过快，可能钢板移位或双侧凹陷，应立即复诊。

9. 如有外伤、呼吸困难、立即复诊，拍 X 线胸部正侧位片。

10. 如伤口周围局部突起等，立即复诊，拍 X 线胸部正侧位片。

11. 通常在 2 年后，患者的胸壁巩固到足以支撑胸骨时，可全麻下去除植入物。取出钢板后 2 天内运动稍加限制，以后完全正常，以后每年随访一次以评估胸壁的矫正效果。

六、手术并发症

1. 气胸　Nuss 术后可发生气胸，文献报道发生率 1.7%～59.6%，一般是缝合切口时膨肺不彻底，或因低龄患者胸壁薄气体由伤口进入造成。防止的方法是：关闭切口时彻底膨肺；低龄患者伤口加油纱加压覆盖；放胸腔闭式引流。

2. 胸腔积液　文献报道发生率 1.2%～56.7%，一般是肋间、胸骨后或粘连带渗出造成；也有大龄重的漏斗胸，因对支撑板压力过大，撕开肋间造成。绝大多数用止血药、胸腔闭式引流可以治愈。

3. 肺炎、肺不张　发生率低，一般仅延长住院时间，并不影响预后。

4. 支撑架移位　文献报道发生率 1.2%～29.9%。支撑架移位是导致再次手术的最常见原因，包括上下旋转、向后滑脱及左右移位三种。

（1）上、下旋转移位：支撑架上下移位一般是因为患儿畸形非常严重，胸腔镜下胸骨后最凸点几乎成尖角，支撑架和最凸点间的接触面过小，导致支撑架移位。①在该位置极小切口固定可有效防止移位；②将一侧支撑架套入固定器并将固定器用涤纶线缝在肋骨骨膜上，尼龙线和骨膜均有一定的弹性，可防止支撑架的移位；③支撑点尽量选择在胸骨凹陷最低点或其上的胸骨后平坦部位，可有完美的矫形效果，并可从根本上防止支撑架的移位。如果凹陷起始点水平的胸骨后不够平坦，可把支撑架进入点调整（向内或向外）到胸骨后平坦的位置以确保支撑架的稳定。

（2）向后滑脱移位：一般是大年龄组的重度畸形，特别是复发的漏斗胸容易发生，多为胸壁僵硬、对支撑架压力过大所致。使用固定器、两次多点固定、双弧形支架和双支撑架固定可以降低向后滑脱的发生率。

（3）左、右移位：左右移位一般是由于支撑架双侧压力不均造成，尤其是非对称型。非对称型尤其是胸骨旋转的要用特殊形状的支撑架，并把固定器与胸壁及支撑架缝在一起可起到防止支撑架的左、右移位。在双切口的部位也必须固定支撑架，以使其在手术后不会移位。

5. 获得性脊柱侧弯　一般是由于害怕疼痛保护性体位造成。重视术后的疼痛管理，尤其是大年龄患者中，早期应用静脉泵镇痛，后期进行心理甚至口服镇痛药的治疗，防止发生获得性脊柱侧弯。

6. 伤口感染　因支撑架位于切口下并与胸腔相通，尤其在胸壁薄的患者，一旦感染很可能要取出支撑架。这就要求术中尽量减少切口处组织的损伤，缝合切口前彻底止血，并应用抗生素预防感染。

7. 心包积液、非细菌性心包炎　一般与术中心包损伤有关，应高度警惕，如术中发现穿通心包应重新置入扩展钳。如发生非细菌性心包炎应尽早诊断，激素治疗效果满意。

8. 心脏穿通伤　凹陷极重的有可能造成心脏穿通伤。对小年龄的患者可将扩展钳紧贴胸骨，前进的同时尽量上提扩展钳防止心脏损伤，也可以用巾钳于剑突处提起胸骨再进扩展钳；大年龄的患者可在剑突处行小切口拉钩提起胸骨或手护下穿过扩展钳。也可以用双侧胸腔镜直视下操作避免心脏损伤。

9. 胸廓内动脉瘤　一般由扩展钳或支撑架损伤造成，所以术中操作要轻柔，支撑点要选择在无血管区。

10. 膈肌穿通肝脏损伤　一般因为膈位置高、支撑架位置低尤其是双支撑架，胸腔镜戳卡的位置偏低损伤膈及肝脏。进戳卡的位置尽量不要太低，放戳卡前用气腹针或用止血钳先进胸。

11. Lorenz 钢板过敏　金属过敏者禁行 Nuss 手术。

12. 鸡胸　一般是因为胸骨局部较软和支撑架弧形过高造成，如出现此现象可适当早一些拔除支撑架。

13. 术后一侧或 2、3 肋凸起　术后一侧凸起一般是因为术前不对称和术前凸起肋骨僵硬造成。术中采用不对称支撑架，注意对凸起处下压，可以避免术后明显凸起。术后 2、3 肋凸起往往伴有下部胸骨的局部凹陷，主要是由于支撑架上移引起。预防同支撑架上下移位。

七、Nuss 手术支撑架的取出方法

术后两年以上胸廓足以支撑胸骨时就可以拔出支撑架。一般在全麻下进行，也可以用静脉麻醉。麻醉后患者仰卧位双上肢外展，有三种取支撑架的方法。

1. 顺行取支撑架法　术中患者靠近床的一侧，单侧切口，分离包裹固定器和支撑架的筋膜，用 Lorenz 板手向下沿弧形顺行取出。一般用于单侧固定器的患者。

2. 翻转取支撑架法　单或双侧切口，分离包裹固定器和支撑架的筋膜，用 Lorenz 板手将支撑架翻转向上再沿弧形顺行取出。

3. 双侧取支撑架法　双侧切口，分离包裹固定器和支撑架的筋膜，用折弯钳或骨科弯杠器将一侧弯直后就可顺利取出支撑架。

取出支撑架后 2～3 天患者就可以恢复正常的活动。

八、特殊类型微创 Nuss 手术的注意事项

（一）大年龄漏斗胸的微创 Nuss 手术的注意事项　过去外科医生不愿给大年龄的患者矫正漏斗胸，是因为手术的创伤大，而且效果不稳定。患者也不愿意接受风险大且易出血的肋软骨切除和翻转术。Nuss 手术提供了一种新的选择，但将其扩展到大年龄的患者需要有与小年龄相同的良好手术效果、更好的固定胸部钢板，以及更好的疼痛控制。Nuss 手术早期仅限于儿童，随着经验的积累，现在已经扩展至成年患者，2002 年 Coln 等报道 14 例成人应用 Nuss 术获得了满意疗效。我们也有 75 例大年龄组的患者取得了满意的效果。

在大年龄组，轻、中度的漏斗胸可以用常规的手术方法。但在非常严重的漏斗胸，尤其是成人，因凹陷深且肋骨僵硬，翻转支架后下压的力量非常大，常常会撕开肋间肌，造成支点下滑（仰卧位），影响手术效果。两次多点固定、双弧形支架固定和双支撑架固定法可以解决下滑的问题。这三种方法都是尽量使凹陷作用在两侧支点的力向下压，而不是侧滑使支点下移影响手术效果。

1. 两次多点固定是在放入扩展钳或将支撑架翻转凸面朝上前，在支撑点（进、出胸点）外侧用钢丝加固肋间（图 27-8），防止翻转支撑架时或翻转后支撑架撕开肋间下滑（仰卧位）。翻转后可在支撑点处重新固定，也可在胸骨处极小切口固定凹陷最低点。

2. 双弧形支架固定法是将支撑架弯成双弧（图 27-9），小的弧形可以承担更大的压力，分解下滑力，而且弧形小因靠近胸骨的肋骨较平直可以阻挡下滑，从而解决支撑架下滑的问题。

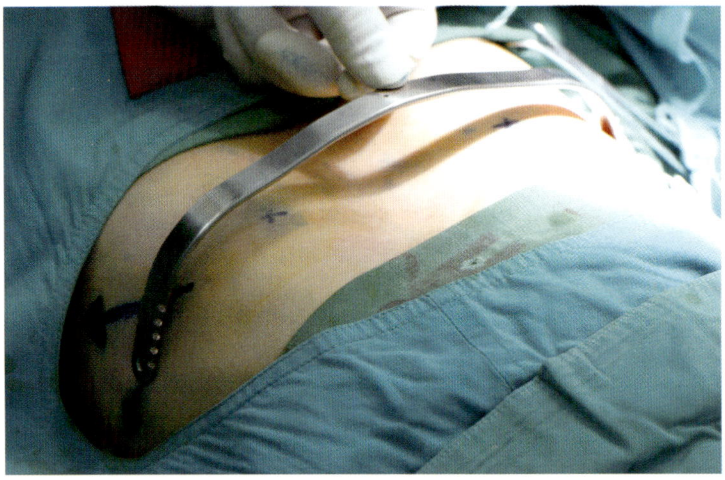

图 27-8 两次多点固定支架

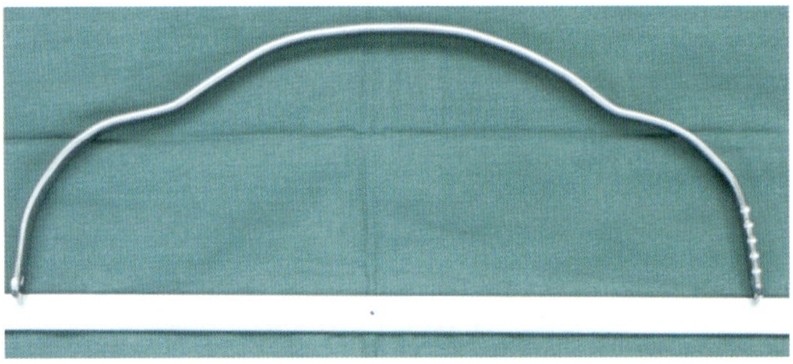

图 27-9 双弧形形支撑架

3. 双支撑架固定法经常用在凹陷范围广而且深的患者，是选择凹陷最低点上 2～4cm 先放一支撑架分解部分压力，然后再于凹陷最低点处放一支撑架，形成双支撑架以达到更满意的效果。

4. 手术中也经常三种方法混合使用。有时也可用双扩展钳法，即在第一支架处放入一个扩展钳来替代一个支撑架或两次固定以节省费用和时间，而不真正用两个支撑架。

对非常严重的漏斗胸，在心脏右旋或被严重压低的胸骨后，扩展钳如从右侧进入，扩展钳尖朝向移位的心脏，很容易损伤心脏或心包。小年龄的可以用扩展钳提高胸骨避免；僵硬的大年龄患者可以从左边插入扩展钳，减少可能的心脏损伤。从左侧进扩展钳时胸腔镜有时需要放在 3、4 肋间，也可以双侧均用胸腔镜，扩展钳在胸腔镜直视下安全通过心脏前及旁边，以减少潜在损伤的可能。

（二）复发漏斗胸的微创 Nuss 手术的注意事项 对复发性畸形大规模病例的报道极少，而且在过去几年里所使用的各种各样的手术技巧，有时复发率是相当高的。复发性漏斗胸畸形的手术相比于原发性的手术在技术上是更加困难的。复发患者手术的选择和难易程度主要取决于：①第一次手术的手术方式，手术者的手术技巧；②第一次手术与再次手术的间隔时间；③再次手术患者的年龄；④第一次手术后骨愈合的情况。

过去再手术一般选择改良的 Ravitch 手术方法。由于受第一次手术骨愈合的影响，再截骨往往非常困难，手术时间长，出血多。虽然复发型漏斗胸在改良的 Ravitch 手术之后其结果还是使人满意的，但相比原发性的手术，其稳定性明显不足。使用微创 Nuss 技术能克服这一点，所以现在均用 Nuss 或 Nuss 手术加截骨来治疗复发的漏斗胸。

漏斗胸术后复发率各地报道从 2%～37% 不等。患者畸形复发的原因有很多：来自患者的因素主要包括神经纤维瘤病、马方综合征等骨代谢障碍患者复发率较高，青春前期和青春期时，短期内身高的快速增长也是复发的重要原因；其他复发的原因还包括手术的时间，既不要太早也不要太晚，开放手术时既不要太广泛也不要切割太少。

Nuss 等统计 50 例复发的漏斗胸，第一次做微创 Nuss 手术的 23 例，术后立即复发的占 87%，原因是支撑架移位、局部感染和疼痛；而远期复发的原因是取钢板太早和效果不满意，如术后胸骨旁的凸起等。23 名再手术的 Nuss 患者中有 15 例，（65%）钢板需要缩小 2. 54～10. 16cm（1～4 英寸），说明选择钢板时不能太长，测量放支撑架位置的双侧腋中线距离后一定要减胸壁的厚度，有时宁可钢板稍短一点。支撑架移位是 Nuss 手术复发的最常见原因，支撑架移位有三种情况：①上下旋转移位；②向后滑脱移位；③左右移位。因为胸壁僵硬、对支撑架压力过大，复发的漏斗胸最容易发生的也是向后滑脱移位。与大年龄漏斗胸相同，使用固定器、两次多点固定、双弧形支架和双支撑架固定可以降低向后滑脱的发生率。再次 Nuss 手术患者一般都要用固定器，有时要用 2 个支撑架。

第一次手术是改良 Ravitch 等开放性手术，如果手术后时间很长或骨化严重，有时还要加截骨。翻转法复发的患者常常凹陷的部位上移，而胸骨下段有一个突起，这样还需要修饰这些胸、肋骨，但每次截骨都有可能造成进一步的骨化。如果钢板固定时用钢丝或是螺丝固定到肋骨上也可能产生相同的影响。因此一般的 Nuss 手术尽量不要把钢板用钢丝或是螺丝固定到肋骨或是胸骨上。

无论第一次做何种手术，再次手术时都会发现有胸骨后的粘连。一般在胸腔镜下用电钩松解粘连，也可以直接放置扩展钳通过胸骨旁隧道。Ravitch 及其改良手术，理论上没有进入胸腔，但再手术时仍会发现胸腔内的粘连。一般来说 Ravitch 以及其改良方法较翻转法胸骨后粘连轻，更容易做 Nuss 手术。年龄越小、第一次手术与再手术时间越近，Nuss 手术越容易成功，反之加截骨的可能性越大。

（三）不对称漏斗胸的微创 Nuss 手术的注意事项　Nuss 手术早期主要局限于儿童和对称性漏斗胸。2004 年 Park 等报道了 322 例改良的 Nuss 手术，并可用于非对称型漏斗胸的矫正。322 例中 185 例（57%）为对称性，137 例（43%）为非对称性。对漏斗胸用 CT 进行准确地形态学分型以便用适当形状的支撑架以确保手术效果。Park 等将胸壁的几个点称为：C 点：胸骨的中央点，P 点：凹陷的中心点，H 点：位于肋间隙上的金属支撑架进出骨性胸壁的点。Park 将漏斗胸分为Ⅰ对称型和Ⅱ非对称型。再将Ⅰ对称型和Ⅱ非对称型分为如图 27-10 的各种亚型。

对于Ⅰ型对称型，可以常规的桥状 Nuss 弧形支撑架；对Ⅱ型非对称型，可按照异常胸骨的形状相对应地做成非对称性的支撑架。在ⅡA 型偏心型，将支撑架的最大凸面与胸骨凹陷的最低点 P 点相对应（图 27-11）。ⅡB 型不均衡型或ⅡC 型混合型，在支撑架上与胸骨突出点相对应做一凹槽形成一海鸥形的支撑架（图 27-12）。要将支撑架放置在胸骨后凹陷的正下方，必要时可采用不同水平的进出点将支撑架倾斜放置从而达到更好的效果。对广泛的或长的凹陷，可在高低两处各插入一相互平行的支撑架。

Park 技术的中心是重视被抬高点。这点应是凹陷部位的最低点（P 点），而不是胸骨中央点（C 点）。进出点（H 点）的选择是另一个非常重要因素，必要时可选择倾斜位置放置支撑架。以往很多报道了在解决非对称型时遇到的困难，在这种情况下标准对称支撑架如不

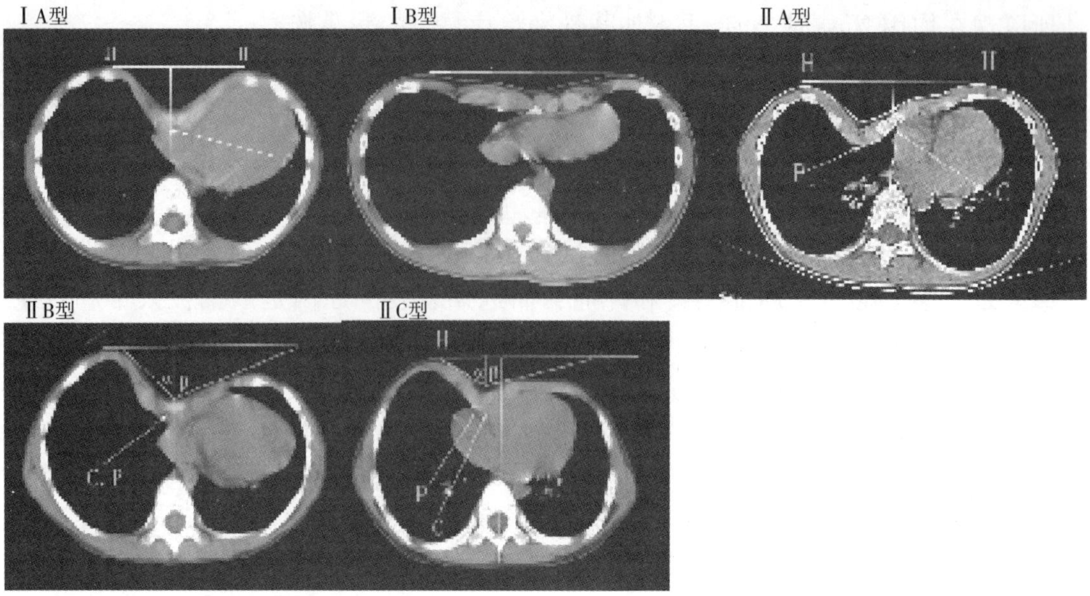

图 27-10 Park 分型各型漏斗胸

ⅠA 型：局限对称型，下部胸骨的对称性下陷，范围局限，凹陷最低点位于中线，胸骨的中央（C点）和凹陷的中心（P 点）位于同一点。ⅠB 型：广泛对称型：广泛平坦下陷，凹陷最低点位于中线，有扁平胸。ⅡA 型：偏心型，胸骨的中心在中线上但最大凹陷位于一侧软骨上，又分为三型。ⅡA1 型：范围局限；ⅡA2 型：范围广，一侧扁平；ⅡA3 型：大峡谷型，为一起自锁骨向下直至下胸壁的较深的纵向凹槽。在该型中多数的凹陷在胸骨旁软骨而不是胸骨上。ⅡB 型：不均衡型，凹陷中心位于中线上但凹陷胸壁的一侧较另一侧更为严重。从而造成每侧胸壁与垂线轴形成的角度不同（$\alpha < \beta$）。ⅡC型：混合型，是ⅡA 和ⅡB 的结合

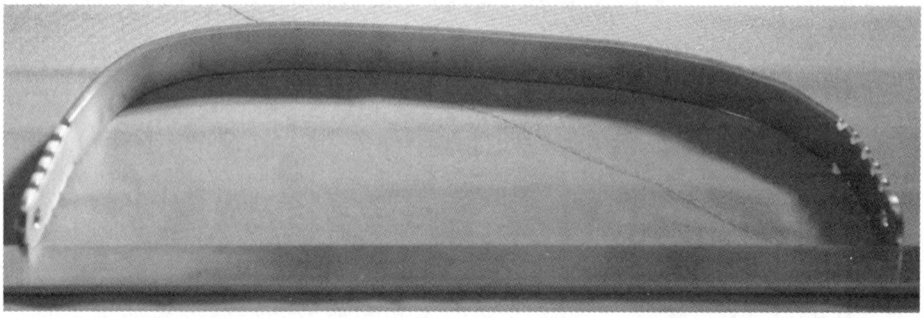

图 27-11 Park ⅡA 型支撑架

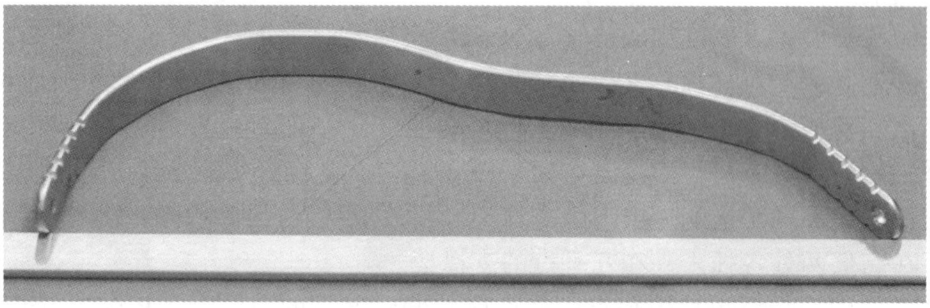

图 27-12 Park ⅡB 型海鸥形支撑架

使一侧额外突出不可能将凹陷抬高至预定水平，非对称形支撑架从根本上解决了这个问题。最困难的类型是不均衡型（ⅡB），这种情况下一侧胸部本身就比较高，插入支撑架后就更高。最重要的就是抑制这一区域的进一步抬高。海鸥形支撑架技术可以抬高凹陷侧的胸壁而同时下压突出侧的胸壁。

对不对称的漏斗胸，如何固定支撑架防止其移位是非常重要的。对于大多数支撑架采用常规的固定方法。对于不对称明显、稳定性差的根据支撑架移位的三种情况：上下旋转移位，向后滑脱移位，左右移位，预测可能发生的移位采用个体化的固定方法，以防止移位的发生。在严重偏心型，由于每侧压力不均使支撑架侧滑发生左右移位，因此非对称型为防止侧滑在凹陷侧用固定器做额外的支持是必要的，把固定器与胸壁及支撑架缝在一起可起到防止支撑架的左右移位。成人胸壁压力过大或严重非对称型压力不均可造成后滑、肋间肌撕裂，使进出点后移支撑架无法将凹陷的胸骨抬至预定水平。用金属丝加强进出点处与肋骨的固定以防止其断裂，可以采用钢丝的五点或多点固定。在支撑架的两端用钢丝与上下肋骨缠绕，每根钢丝要穿过支撑架两端口的孔。用钢丝在进出点外侧将支撑架和肋骨缠绕在一起。进出点（H 点）处或远离切口处肋骨周围的缝线，由于不可能通过切口缝合、固定。可以在肋骨上方进入和穿出皮层，一旦到达皮下，在进针处极小皮肤切口就能剥离皮下，很容易接近钢丝并将它打结固定在支撑架上。这种操作可以从一个小切口对任意侧的所有肋骨缝线甚至对胸骨进行固定。

九、远期评价

Nuss 技术通常被描述为微创小切口方法治疗漏斗胸。Nuss 手术切口小于传统的 Ravitch 手术，但他不同于一般意义上的小切口技术。大多数小切口手术，手术方法基本上和标准手术相同，仅仅是减少了损伤或通过使用内镜和特殊器械完成手术。然而 Nuss 手术与标准手术方法完全不同。不必在前胸壁作切口，掀起胸肌皮片，切除肋软骨，也不必施行胸骨截骨，降低了患者的损伤。金属钢板通过压力支撑代替切除多余肋软骨和截断胸骨来矫正胸壁畸形。这种方法的远期效果好于标准的 Ravitch 手术，这是因为 Nuss 手术保持了肋软骨的连续性，因此，胸壁可以维持正常的力量和弹性。而且 Nuss 手术还可以通过改进双侧肋骨的不同曲率半径治疗不对称性漏斗胸，而标准 Ravitch 手术不能从根本上解决不对称漏斗胸。另外，Nuss 手术时间短，传统 Ravitch 手术最少需 2 ~ 3 小时，而这种方法一般在 1 小时内就可以完成。Nuss 手术出血量少，传统手术一般失血 50 ~ 100ml，而 Nuss 手术一般只失血 5 ~ 10ml。Nuss 手术患者恢复常规活动时间也只有 1 个月，明显短于传统 Ravitch 手术。大规模病例报道表明，对称性漏斗胸 Nuss 术后满意率接近、甚至超过传统开放手术。非对称型漏斗胸、胸骨旋转、胸骨发育畸形或不良、脊柱侧弯、马方综合征等手术效果也在不断改善。另外，手术效果、并发症的发生率与手术者的经验密切相关。多数报道开展手术后 6 个月是并发症的高发阶段，后期并发症明显下降。自 Nuss 手术应用后，为增加手术安全性、降低并发症，数位术者进行了技术改进。代表性的改进包括：开发了手术专用器械，常规使用胸腔镜观察以降低纵隔和胸壁脏器结构损伤，使用固定器、不锈钢钢丝绑扎钢板和固定器、Hebra 的“3 点法”钢板固定等。随着手术经验的积累和技术的不断改进，Nuss 手术已经成为矫正漏斗胸的标准术式之一。

（曾　骐）

参 考 文 献

1. Nuss D, Kelly RE Jr, Croitoru DP, et al. A 10-year review of a minimally invasive technique for the correction of pectus excavatum. J Pediatr Surg, 1998, 33:545 – 552.
2. Scott E, Fred R, Karen W, et al. Is the grass greener? Early results of Nuss procedure. J Pediatr Surg, 2000, 35: 246 – 251.
3. Andre H, Micheal WLG, Edward PT, et al. A simple technique for preventing bar displacement with the Nuss repair of pectus excavatum. J Pediatr Surg, 2001, 36:1266 – 1268.
4. Fonkalsrud EW, Beanes S, Hebra A, et al. Comparison of minimally invasive and modified Ravitch pectus excavatum repair. J Pediatr Surg, 2002, 37:413 – 417.
5. Daniel PC, Robert EK, Micheal J, et al. Experience and modification update for the minimally invasive Nuss technique for pectus excavatum repair in 303 patients. J Pediatr Surg, 2002, 37:437 – 445.
6. Coln D, Gunning T, Ramsay M, et al. Early Experience with the Nuss minimally invasive correction of Pectus Excavatum in Adults. World J Surg, 2002, 26:1217 – 1221.
7. Miller KA, Ostlie DJ, Wade K, et al. Minimally invasive bar repair for redo correction of pectus excavatum. J Pediatr Surg, 2002, 37:1090 – 1092.
8. Klaus S, Andreas KS, Gregori D, et al. Submuscular bar, multiple pericostal bar fixation, bilateral thoracoscopy: a modified Nuss repair in adolescents. J Pediatr Surg, 2002, 37:1276 – 1280.
9. Nuss D, Croitoru DP, Kelly RE Jr, et al. Review and discussion of the complications of minimally invasive pectus excavatum repair. Eur J Pediatr Surg, 2002, 12:230 – 234.
10. Fonkalsrud EW. Current management of pectus excavatum. World J Surg, 2003, 27:502 – 508.
11. Malek MH, Fonkalsrud EW, Cooper CB. Ventilatory and cardiovascular responses to exercise in patients with pectus excavatum. Chest, 2003, 124:870 – 882.
12. Park HJ, Lee SY, Lee CS, et al. The Nuss procedure for pectus excavatum: evolution of techniques and early results on 322 patients. Ann Thorac Surg, 2004, 77:289 – 295.
13. Lawson ML, Mellins RB, Tabangin M, et al. Impact of Pectus Excavatum on pulmonary function before and after repair with the Nuss procedure. J Pediatr Surg, 2005, 40:174 – 180.
14. Croitoru DP, Kelly RE Jr, Goretsky MJ, et al. The minimally invasive Nuss technique for recurrent or failed pectus excavatum repair in 50 patients. J Pediatr Surg, 2005, 40:181 – 187.
15. Park HJ, Lee SY, Lee CS, et al. Complications associated with the Nuss proce dure: Analysis of risk factors and suggested measures for prevention of complications. J Pediatr Surg, 2004, 39:391 – 395.
16. 贺延儒，尹惠英，曾骐. 应用胸肋V型截骨内固定法矫治小儿漏斗胸. 中华外科杂志，1999，7:443 – 444.
17. 曾骐，彭芸，贺延儒，等. Nuss手术治疗小儿漏斗胸 – 附60例报道. 中华胸心血管外科杂志，2004，20: 223 – 225.
18. 曾骐，张娜，范茂槐，等. Nuss手术与改良Ravitch手术的对比研究. 中华小儿外科杂志，2005，26:397 – 400.

第二十八章　电视胸腔镜治疗心包疾患

◆内容提要◆

1. 胸腔镜切除心包囊肿的手术指征、手术操作方法和技术要领
2. 大量心包积液，胸腔镜心包开窗术

第一节　心 包 囊 肿

一、病因及临床特征

心包囊肿是发生于心包附近的囊肿，其最常见部位为右侧心膈角处，亦有发生于较高位置，甚至延伸至上纵隔。一般认为是在胚胎时期原始腔隙未能和其他腔隙融合成心包，单独形成一个空腔，以后就可发展成为心包囊肿。心包囊肿的壁薄，囊壁内为一层内皮细胞组织。囊内含有液体，有的则与心包相交通。也有学者将囊腔与心包腔分开的叫心包囊肿，而囊腔于心包腔相通的称为心包憩室。囊肿的大小为1.5～24cm，一般在3～6cm。

二、心包囊肿的诊断

心包囊肿患者多数都没有症状。少数患者可有胸闷、胸痛、气急、咳嗽、心悸和吞咽困难等，但这些症状都没有特异性，也有心包囊肿引起心脏压塞症状的病例报道。

心包囊肿患者的诊断，多数为X线检查时偶然发现，于心膈角靠前处或附近有一圆形或椭圆形阴影，密度淡而均匀，边缘锐利，阴影与心包不易分开。心包囊肿的发生部位多具有典型特征，以右心膈角居多，占50.0%～65.5%；其次为左心膈角区；余者为前纵隔心脏大血管交界处、膈上与肺野内，而且多为单侧发生。心包囊肿位于前纵隔者占80%以上。少数在中纵隔或叶间裂，乃致造成误诊。心包囊肿的形态以椭圆形、圆形和半圆形居多。

超声心动图及CT、MRI检查有助于明确病变的囊性性质及与周围结构的关系。因壁薄又内含液体，可随呼吸和变换体位发生变形。有时在前中上纵隔的心包囊肿，如果囊肿与心包腔相通，患者在站立位X线胸片显示纵隔阴影，但仰卧位的胸部CT片则正常，对这类患者，应在透视下仔细反复地观察。

三、心包囊肿不同治疗方法

在胸腔镜被广泛用于临床之前，心包囊肿的治疗主要是采用常规的开胸手术。随着影像学技术的发展，也有学者开始采用经皮穿刺治疗的方法。1996 年 Satur 报道了经皮穿刺抽液治疗巨大的心包囊肿；同年，Kinoshita 等报道了采用穿刺抽液并于囊内注入无水乙醇硬化剂的方法治疗心包囊肿；也有采用心包囊肿内注入造影剂等药物进行诊断及治疗的方法。心包囊肿几乎没有症状，而且发展缓慢，因此很多患者难以接受传统的经侧胸壁或胸骨正中切口开胸的手术方法。这些手术创伤大，手术并发症相对较多，因此以往主要用于诊断不明确或者症状严重的情况。而穿刺注入硬化剂治疗的方法，往往不能彻底，复发率很高，3 年内约 1/3 复发。因此，随着胸腔镜在临床的广泛应用，胸腔镜也被迅速用于心包囊肿的诊断和治疗。1994 年 Weder 等就开始了尝试胸腔镜心包囊肿切除术。胸腔镜手术较常规开胸手术的优点有切口美观、视野广、术后恢复快、并发症少、疼痛轻，因此患者更容易接受该手术方法。也有通过纵隔镜切除前纵隔心包囊肿的报道，这种手术的优点有切口更美观，疼痛更小，且不需要单侧通气。但仅限于前纵隔心包囊肿，且手术视野很窄，操作相对较难。Matthew 于 2003 年报道了采用机器人微创手术切除心包囊肿，这种手术方法较普通的胸腔镜手术更精确，手术时间、术后恢复时间及住院时间更短。

四、胸腔镜心包囊肿切除术手术指征

对于诊断不明的纵隔囊性病变，可以行胸腔镜手术切除，明确诊断。对于较大的心包囊肿，或引起相关的压迫症状，也是手术的指征。但是对没有症状的心包囊肿，是否需要手术，还有争论。如采取保守的方法，患者需要反复的 CT 检查，而且长期观察是否安全、观察期限是多久等问题目前也没有定论。部分患者可能因为对病变的担心而存在心理负担，需要手术切除。在胸腔镜开始用于临床之前，有学者主张非手术治疗。然而，由于胸腔镜微创手术开展逐渐广泛，技术也越来越成熟，手术风险非常低，因此，目前越来越多的学者对没有症状的心包囊肿也主张行微创手术切除，因为囊肿毕竟可逐渐增大，最后也可以出现压迫症状，部分囊肿还会发生破裂、有并发感染等危险。

五、手术方法

1. 麻醉　与一般的胸腔镜手术的麻醉相同。患者采用静脉吸入全身复合麻醉，双腔气管插管，单侧肺通气。治疗侧气管插管开放，让肺萎陷，以利胸腔镜操作。个别患者双腔气管插管有困难，也可以单腔插管，在维持血氧饱和度的情况下，潮气量可以降至 300ml，手术中因为胸膜腔负压消失，单侧肺可以部分萎陷，此时完成胸腔镜手术并不困难。

2. 体位及切口位置　患者麻醉后采取健侧卧位，患侧在上。采用斜卧位操作较困难，应尽量避免，尤其是对靠后纵隔的囊肿。

一般用 3 个孔即可完成胸腔镜手术操作。三个孔的位置几乎呈现一个等边三角形。切口的位置，根据病变位置和操作者的习惯不同而不同。对于大部分心膈角的囊肿，胸腔镜经腋后线第 6 肋间进入胸腔，而其他两个切口用于操作（图 28-1）。对于上纵隔的心包囊肿，则各个用于操作孔的位置不同。一般第 7 肋间切口的位置相对固定，因为手术后可利用此切口放置胸腔闭式引流管，而其他两个孔可根据操作者的习惯调整。

显示器的位置很重要。没有经验的医生往往习惯于将显示器放置于患者头侧，这对操作

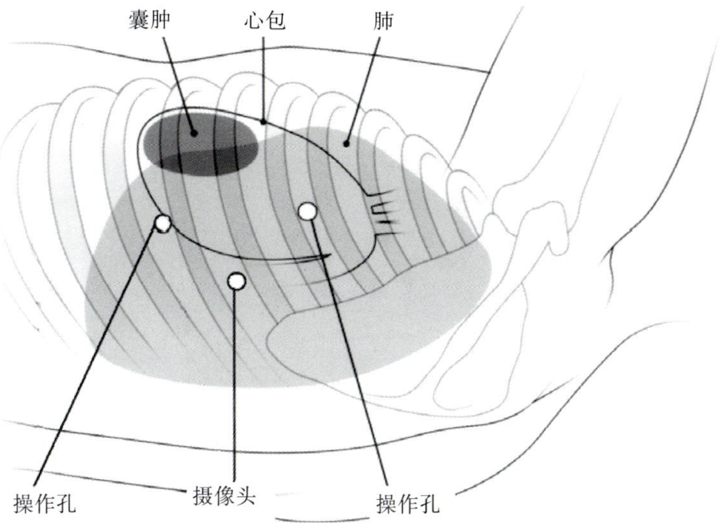

图 28-1　胸膜镜手术切口示意图

上纵隔的病变有利。但对靠近心膈角的病变，最好用两个显示器，分别放置于手术者的对面或靠近脚端。

胸腔镜心包囊肿切除手术操作较其他胸腔镜手术复杂，难度大。为了保持显示屏内器械移动方向与手术者操作方向一致，使术者操作更方便，手术医生在选择切孔部位和安放显示器位置时要注意以下两点原则：一是术者、病变部位和显示屏按顺序尽可能在一条线、一个方向；二是要满足医生在手术过程中胸腔镜和操作器械在手术过程中始终指向显示屏端。满足了上述原则，就不会在术中出现反向操作，使手术更便利，减少手术的损伤，保证手术的安全（图 28-2、图 28-3、图 28-4）。

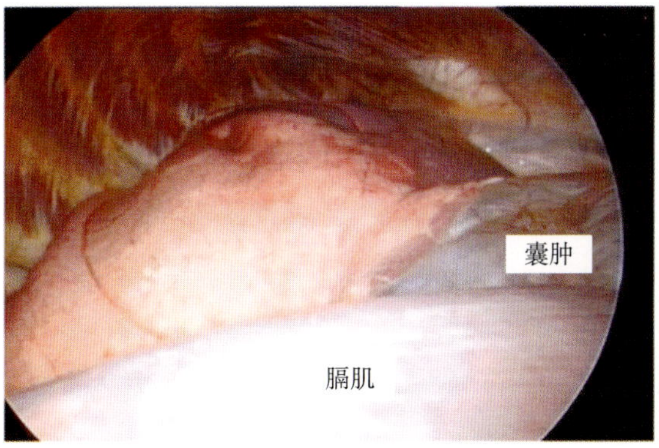

图 28-2　右侧心包囊肿
在胸腔镜下可见，囊肿位于心膈角处，呈青紫色

用胸腔镜专用剪刀和电刀分离心包囊肿。电量尽可能调小，以免引起心律失常。可用电刀一边切除粘连部位，一边游离囊肿。如采用超声手术刀更方便，既可减少渗血，又可保持手术视野的清晰。

对囊肿与心包相通的病例，可以在切除囊肿后心包开窗，以避免引起术后心脏压塞。

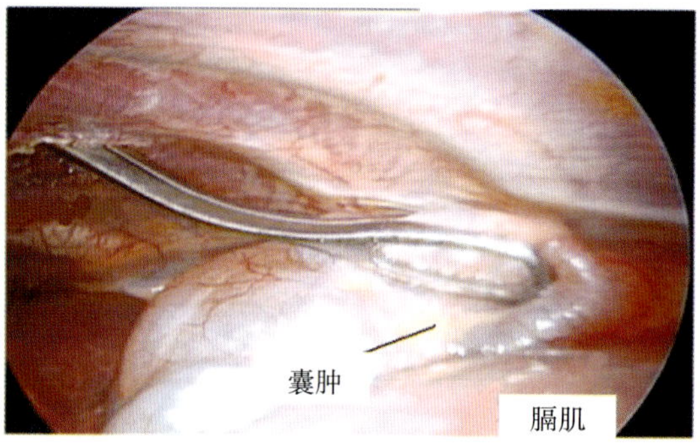

图 28-3 胸腔镜心包囊肿切除术

可见通过操作孔，一把环钳提住心包囊肿，见心包与囊肿的分界处

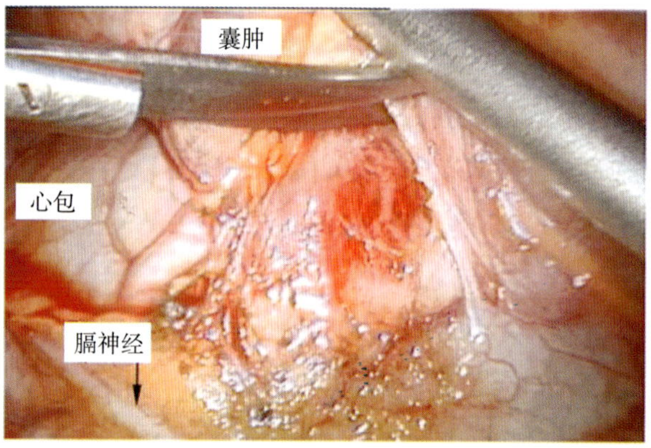

图 28-4 腔镜专用剪刀和电刀通过第二和第三孔分离心包囊肿

可见囊肿与心包的连接部位，剪刀正在分离。囊肿的后方已经完全游离。膈神经清晰可见

五、技术要领

根据心包囊肿部位的不同，要灵活调整显示器的位置和胸壁各切口的位置，不能一成不变。要遵循前述原则，避免反向操作，才能使手术操作更容易，手术更简便安全。

手术探查仔细，看清楚边界。操作轻柔，尽量不要破坏囊壁，达到完整切除。对靠近胸壁的部位，有时可以通过两个操作孔，直接用普通的卵圆钳和电刀或剪刀进行手术分离，使操作更精确和迅速。用卵圆钳提起囊肿壁，从囊肿基底部游离，用电切刀挑开表层的纤维膜后，多数情况下钝性分离即可。如囊肿与心包腔相通，可见囊壁反折处，此时可大胆剪开，沿心包内缘切除。

对靠近膈神经的囊肿，手术要仔细，避免损伤膈神经。可采取钝性分离，尽量不用电刀。

第二节 大量心包积液

一、病因和临床特征

心包积液可以是原发性，也可以是继发性，临床大量心包积液多见于继发性。继发性心包积液的常见病因分为感染性和非感染性两大类：感染性包括结核、病毒、细菌等；非感染者包括肿瘤，其中最常见的为肺癌，其余有乳腺癌、淋巴瘤、纵隔肿瘤等，风湿病、类风湿关节炎、系统性红斑狼疮、硬皮病等也可引起心包积液。心脏损伤或大血管破裂、心脏外科手术也是心包积液常见原因。根据病史、体征、X线胸片及超声心动图检查，对心包积液作出诊断并不困难。而且超声心动图能确定积液的量、分布范围、心包有无增厚、其中有无分隔等。但要明确病因，则必须依靠心包穿刺及手术活检。然而仍有许多心包积液，虽经多种诊断手段，仍难以明确病因。心包积液可以造成心脏压塞，慢性积液可引起心包增厚、缩窄。因此内科药物治疗效果很难满意，常需要心包穿刺和外科手术等治疗缓解症状或根治疾病，提高患者生存质量，并尽量避免造成缩窄性心包炎。

二、大量心包积液常用处理方法

1. 心包穿刺术　心包穿刺术既可以作为一种心包积液的诊断方法，也可以作为一种治疗手段。通过心包穿刺，可以引流心包腔内积液，降低心包腔内压，也可以抽取心包积液，作生化检测，涂片寻找细菌和病理细胞、做结核杆菌或其他细菌培养，以鉴别诊断各种性质的心包疾病。同时通过穿刺，可以心包内注射抗生素等药物进行治疗。对于有心脏压塞症状或病因不明的心包积液，均可行心包穿刺术。心包穿刺术的操作除非是紧急情况，最好是在超声心动图引导下进行，可用16号针，以便放入导管，针的斜面尽量短，可以减少并发症。也可以将穿刺针连上心电监测导线，当穿刺针接触到心房或心室的心肌时，监视屏上可见电刺激活动，这样能尽量避免损伤心肌。心包穿刺的常见并发症有心室、冠状动脉破裂、气胸、心律失常。心包穿刺虽可暂时减轻患者症状，但其本身的治疗效果并不确切，90%在90天内复发，且心包穿刺治疗很难避免心包增厚或心包缩窄等并发症的迅速发生。

2. 心包腔内注入硬化剂　通过心包腔内注入硬化剂，可以使心包粘连，减少心包积液的产生。该技术主要是用于大量恶性心包积液的治疗。常用的硬化剂有四环素、多西环素（强力霉素）、顺铂、5-氟尿嘧啶。心包导管可以保留在心包腔内反复注药，直到积液停止。并发症包括严重的疼痛、室上性心动过速、发热、感染等。复发率较高，据统计30天内9%复发。

3. 球囊扩张心包开窗术　球囊扩张心包开窗术是将一球囊导管在X线下插入心包腔内，扩张球囊，产生一通道，使心包与胸膜腔相通，心包积液可流入胸膜腔内被吸收。该方法对复发的心包积液有一定效果。但因为开口较小，且心包可随病程延长而增厚粘连，因此远期效果并不十分满意。

4. 心包镜检　这种方法很少使用，主要用于原因不明的心包积液的心包活检诊断。

5. 剑突下心包开窗引流　剑突下心包开窗术使用很广泛，并发症、死亡率和复发率均较低。该方法对局限性心包积液效果不好，而对病情稳定的大量心包积液及心脏压塞患者可以替代心包穿刺术。可在全麻或局麻下进行，在剑突下2cm偏左处，作长5cm横切口，左腹直肌前鞘横行切开，将左腹直肌牵向外侧牵拉，切除剑突后，沿胸横筋膜向上分离，显露心包。穿刺抽吸到积液后，局部切开心包，置入软橡皮管或硅胶管一根行闭式引流。引流管放置时间为5～7天。近来很多报道认为剑突下心包开窗术较心包穿刺术更有效和安全，尤其对心包穿刺术后血流动力学不稳定的患者效果更明显。但该方法切除心包面积局限。

6. 经胸心包开窗　对于上述保守治疗方法无效的患者，可以采用经胸心包开窗方法。该方法通过胸腔，使心包暴露更充分，能通过心包开窗使心包腔直接与胸腔相通。手术需要全麻，因此较剑突下心包开窗术并发症和死亡率高。方法是在全麻下，胸骨旁切口长约5cm，切除第5或第6肋软骨一段，长3～4cm，必要时切断并缝扎胸廓内动、静脉，经肋软骨床切开心包，并放置口径为1cm的橡皮管或硅胶管行闭式引流。该手术创伤较大，晚期恶性肿瘤患者很难接受。也可经肋间切口入路心包开窗，经胸腔引流。

Girardi等报道了60例患者在8年时间里进行的72次治疗。37例（51%）心包穿刺治疗，35例（49%）手术治疗（包括剑突下心包开窗、开胸手术、胸腔镜心包开窗）。心包穿刺组与手术组比较，并发症分别为13%和14%，差异无统计学意义；两组的复发率差异也没有统计学意义；手术死亡率为0（表28-1）。

三、胸腔镜心包开窗术的发展概况

采用胸腔镜手术的目的，就是减少手术创伤和并发症，因此自胸腔镜开始用于临床后，就有学者将胸腔镜技术用于心包积液的诊治。最先由美国学者Mack于1993年报道了采用胸腔镜治疗22例良、恶性心包积液患者，通过胸腔镜切除部分心包，使心包腔能得到彻底引流，患者的症状得到彻底控制。同时，对其中11例患者的同侧胸腔积液进行了处理。Mack认为胸腔镜心包开窗术完全可以代替剑突下心包开窗和开胸心包开窗手术。胸腔镜心包手术可以切除与开胸手术同样大范围的心包，可用于治疗良性心包积液、预后较好的恶性心包积液、放射性心包炎、化脓性心包炎、心脏手术后的心脏压塞。1994年Hurley报道用胸腔镜治疗冠状动脉旁路移植术（CABG）后的心脏压塞，由于其创伤小，且视野开阔，因此较传统治疗方法死亡率及并发症明显减少。从1993年至今，共有文献报道接近40余篇，对胸腔镜心包积液的治疗效果都给予了肯定的评价，治疗的疾病包括了各种原因引起的心包积液。但也有学者认为，在手术适应证的掌握上还值得进一步探讨。

表28-1 几种胸腔镜开窗术方法的结果比较

方法	病例数	手术并发症（%）	手术死亡率（%）	复发率（%）
心包引流	37	13	0	8.1
剑突下心包开窗	25	16	0	12
开胸手术	6	0	0	33
VATS心包开窗	4	25	0	0
合计	72	12	0	11

四、胸腔镜心包开窗术手术适应证和禁忌证

首先，对心包积液需确定病因者，胸腔镜心包开窗手术是目前最安全且效果最确切的方法。其次，对大量积液有心脏压塞症状者，胸腔镜可以心包开窗，切除部分心包组织，且防止心脏压塞复发。手术适应证主要是根据手术的目的，对于心包积液患者，胸腔镜手术目的一是要明确诊断，二是要缓解心包积液的症状，并减少复发的可能性。对恶性心包积液患者，尽可能提高患者生活质量，延长生命。但是如果估计患者因原发性肿瘤晚期，生存时间已经不长，而心脏压塞症状并不是最主要威胁患者生存因素时，则没有价值行心包腔手术治疗。

胸腔镜心包手术的禁忌证，首先对缩窄性心包炎患者手术风险较大，一般不主张使用胸

腔镜手术，虽然也有少数胸腔镜心包剥离术的文献报道。对不能耐受全麻双腔气管插管的患者，不能使用胸腔镜手术。

五、手术操作

1．术前准备　除一般的术前检查外，对拟行胸腔镜心包开窗手术的患者，在可能的情况下，应行呼吸功能检测，判断患者对全麻双腔气管插管的耐受能力，并估计手术后恢复情况。X 线胸片，了解有无胸腔及肺部疾病，有无肺淤血、肺水肿。对有胸壁增厚、肋膈角变钝或肺部有炎症和结核病病史的患者，考虑可能有胸膜腔粘连，应选择另一侧胸手术。手术前一天应再次超声心动图检查，确定无心包粘连。

术前应注意患者的水、血电解质平衡和 pH 值。心包积液患者到外科来就诊时往往已在内科治疗较长时间，可能已用了大量利尿剂等各种药物，因此应积极改善患者的营养状况，纠正水电解质紊乱，调节 pH 值，尤其注意补充钾离子，防止手术过程中及手术后发生心律失常。

2．麻醉　采用静脉复合麻醉，双腔气管插管。麻醉中应注意监测患者的心电图、动脉血氧饱和度、呼吸末二氧化碳分压、心电图、有创动脉压和中心静脉压。心包积液患者全身情况差，维持上述各项指标的正常，对手术的安全性和手术后的恢复都很重要。如患者心脏顺应性低，可以将中心静脉压维持在较高的水平，以满足心排出量。但中心静脉压过高，可能引起肺水肿。很多患者可能有心律失常发生，因此有创动脉压监测非常必要，能随时观察心律失常对血流动力学的影响，指导用药。

3．手术方法　采用侧卧位，也可采用 45°斜卧位。可从左侧或右侧进胸，但多数医生习惯胸腔镜经右侧胸腔进胸。对有胸部手术病史的患者，经健侧胸腔进胸。各胸壁开口的位置根据操作者的习惯不同而不同。胸腔镜一般经 5 或 7 肋间进胸，而另两个操作口分别位于 3、4 肋间及 6、7 肋间。

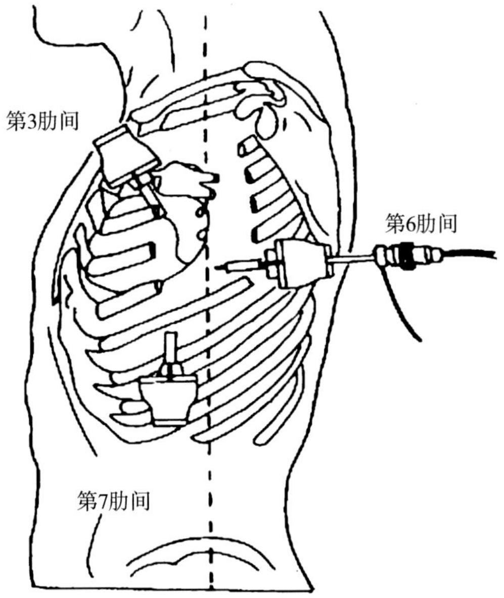

图 28-5　胸腔镜心包开窗术的开口位置

分别于腋前线第 3 肋间、第 7 肋间和腋中线第 6 肋间胸壁开三个 1.5cm 的小切口进行胸腔镜操作当患者采取仰卧或斜卧体位时，则各操作孔的位置应靠前，以利手术操作（图 28-6）。

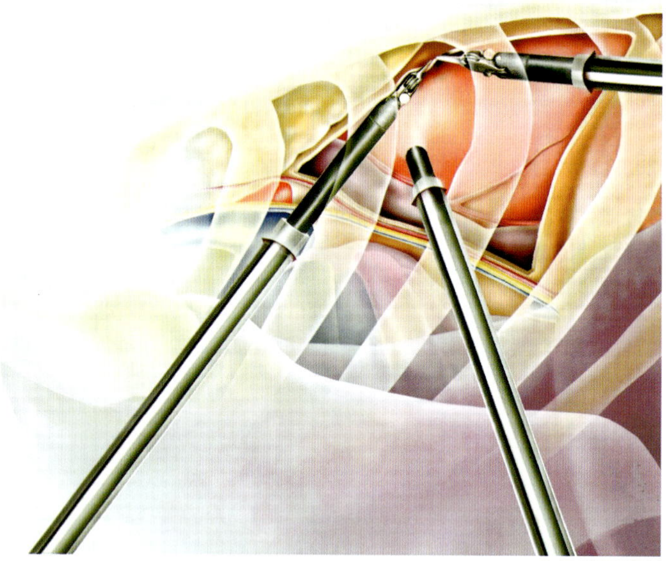

图 28-6 取仰卧体位时操作模拟图

胸腔镜进胸腔后可以清楚看见心包及心包膈神经。首先于心包膈神经前 1cm 处提起心包，剪一小孔，见有心包积液流出，再提起心包切缘，逐步剪开切除心包。还可以于心包膈神经后缘 1cm 处，同样的方法切除部分心包（图 28-7）。

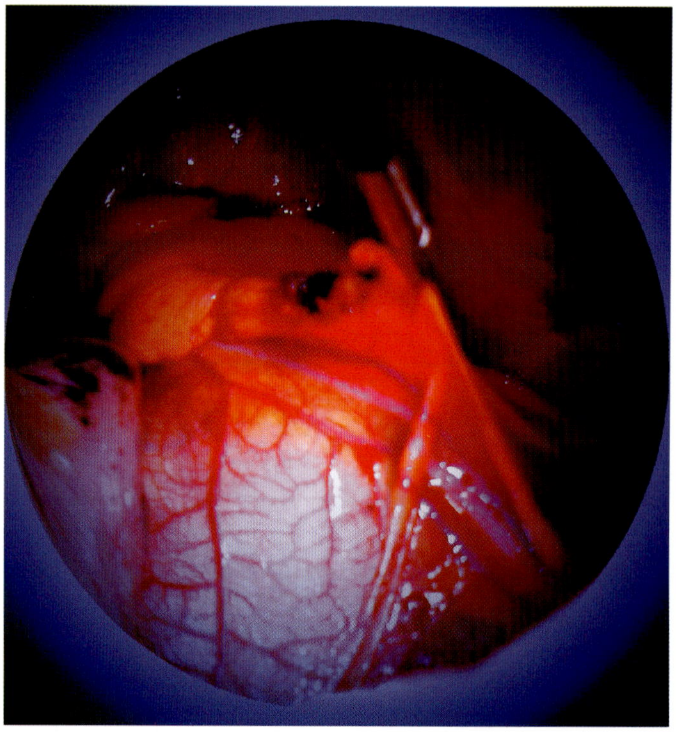

图 28-7 胸腔镜下心包膈神经清晰可见

因有心包积液，不能使用电切，而且电切可能引起心律失常。对心包壁较薄的患者，手术操作并不困难。但如果心包增厚明显的患者，操作时较困难。由于术者担心切到心肌，手术时常常缺乏信心，因此在术前一天再次复查超声心动图很有必要，明确心包积液量及心包增厚程度。尤其是对怀疑结核性心包炎的病例，心包粘连及增厚往往在很短几天时间就发生，如是在术前几天做的超声心动图，手术时可能已经发生心包粘连增厚，使胸腔镜下操作非常困难。

心包切除范围，于心包膈神经前缘尽可能广泛切除心包；上缘至心包反折处，下缘至心包膈面；心包膈神经后缘也可以切除相当的范围。手术要仔细，在切开心包后排尽心包积液，使视野更清晰。避免损伤冠状血管及心肌。心包切缘用电凝止血要耐心彻底。注意不要伤及心包膈神经，一般认为，手术可切除大部分心包，心脏压塞症状可迅速缓解。心包积液可经胸膜腔吸收，胸腔引流需3～5天。

恶性心包积液，也有学者主张手术后心包腔和胸膜腔内注入粘连剂和抗肿瘤药物，降低复发率。对于胸膜腔本身也有大量积液的病例，胸腔内注入粘连剂很有必要，可以同时治疗心包和胸膜腔积液。

手术后，尤其应注意预防肺部感染和肺水肿的发生，术后应积极呼吸支持治疗，严格控制入量，避免循环负荷过重。

4．胸腔镜心包开窗术的价值　胸腔镜心包开窗术使心包内积液可流向胸腔内，减少了心脏压塞的发生，可以迅速缓解患者症状，提高患者生活质量。对恶性心包积液，病例选择合适，可以显著延长患者生存期。有数据显示胸腔镜心包开窗术较心包穿刺等其他方法显著延长患者的生存时间。由于胸腔镜心包开窗术需患者全麻，单侧肺通气，而心包穿刺等方法对患者要求较低，因此各种方法比较得出的数据可靠性较差。但从患者的死因分析可以发现，胸腔镜心包开窗术后很少有患者死于心脏压塞，这一点与心包穿刺术比较有显著差异。一组65例的报道，住院死亡率，剑突下心包开窗较胸腔镜手术高；复发率，胸腔镜手术组8%，剑突下开窗组10%，两组差异无统计学意义（$p = 1.000$），但后者复发时间较前组显著提前。两组资料的多因素分析显示，胸腔镜是一个独立的降低复发率的因素。因此该作者认为，胸腔镜手术的远期效果较剑突下心包开窗术好。

胸腔镜心包开窗术能明确病理诊断，有利于进一步的治疗，且手术创伤较开胸手术小，患者更能接受。也有学者认为，胸腔镜心包切除术切除肿瘤组织及处理胸膜，减少了肿瘤负荷，可能延缓肿瘤的发展。另外，胸腔镜心包开窗术便于胸腔内和心包内同时局部治疗，而较开胸术手术创伤小，术后并发症少，缩短了患者住院时间，改善了患者生存质量。

（江跃全）

参考文献

1. Tsunezuka Y, Sato H, Hiranuma C, et al. Mediastinal cyst located at the superior recess of the pericardium. Respiration, 2000, 67:679.

2. 赵锋，张卓，王孝丽，等. 心包囊肿的影像学诊断（附38例报告）. 中国医学影像技术，2001，17:341－342.

3. Mouroux J, Venissac N, Leo F, et al. Usual and unusual locations of intrathoracic mesothelial cysts. Is endoscopic resection always possible? Eur J Cardiothorac Surg, 2003, 24:684－688.

4. Szinicz G, Taxer F, Reidlinger J, et al. Thoracoscopic resection of a pericardial cyst. Thorac Cardiovasc Surg, 1992, 40:190－191.

5. Tung KT, Chan O. Case report: misdiagnosis of an atypical pericardial cyst presenting in a patient with chest trauma. Clin Radiol, 1991, 43:272-273.
6. Hazelrigg SR, Landreneau SJ, Mack KJ, et al. Thoracoscopic resection of mediastinal cysts. Ann Thorac Surg, 1993, 56:659-660.
7. Weder W, Klotz HP, von Segesser L, et al. Thoracoscopic resection of a pericardial cyst: a case report. J Thorac Cardiovasc Surg, 1994, 107:313-314.
8. Matthew D, Robert J, Nasser K, et al. Resection of a symptomatic pericardial cyst using the computer-enhanced Da Vinci™ surgical system. Ann Thorac Surg, 2003, 75:1953-1955.
9. Kutlay H, Yavuzer S, Han S, et al. Atypically located pericardial cysts Ann Thorac Surg, 2001, 72:2137-2139.
10. Louis E Samuels, Anthony Cassano. videoscopic resection of a giant symptomatic pericardial cyst: Case report. The Heart Surgery Forum, 2005, 2:83-84.
11. O'Brien PK, Kucharczuk JC, Marshall MB, et al. Comparative study of subxiphoid versus video-thoracoscopic pericardial " window". Ann Thorac Surg, 2005, 80:2013-2019.
12. Porte HL, Delebecq J, Finzi L, et al. Pericardoscopy for primary management of pericardial effusion in cancer patients. Eur J Cardiothorac Surg, 1999, 16:287-291.
13. 江跃全，陈诗奉. 胸腔镜心包开窗术对恶性心包积液的治疗价值. 临床外科杂志，2004，12:620-621.
14. Sarigül A, Farsak B, Ate M, et al. Subxiphoid approach for treatment of pericardial effusion. Asian Ann Cardiovasc Thorac, 1999, 7:297-300.
15. Liberman M, Labos C, Sampalis JS, et al. Ten-year surgical experience with nontraumatic pericardial effusions: a comparison between the subxyphoid and transthoracic approaches to pericardial window. Arch Surg, 2005, 140:191-195.
16. Melfi FM, Menconi GF, Chella A, et al. The management of malignant pericardial effusions using permanently implanted devices. Eur J Cardiothorac Surg, 2002, 21:345-347.
17. Rocco G, La Rocca A, La Manna C, et al. Uniportal video-assisted thoracoscopic surgery pericardial window. J Thorac Cardiovasc Surg, 2006, 131:921-922.
18. Georghiou GP, Stamler A, Sharoni E, et al. Video-assisted thoracoscopic pericardial window for diagnosis and management of pericardial effusions. Ann Thorac Surg, 2005, 80:607-610.
19. Mack MJ, Landreneau RJ, Hazelrigg SR, et al. Video thoracoscopic management of benign and malignant pericardial effusions. Chest, 1993, 103:390S-393S.
20. Kameyama K, Huang CL, Okamoto T. Video-assisted thoracoscopic pericardial fenestration for tuberculous pericardial effusion. Jpn J Thorac Cardiovasc Surg, 2004, 52:68-70.
21. Girardi LN, Robert J, Burt ME. Pericardiocentesis and intrapericardial sclerosis: Effective therapy for malignant pericardial effusions. Ann Thorac Surg, 1997, 64:1422-1427.
22. Cerfolio RJ, Bryant AS, Sheils TM, et al. Video-assisted thoracoscopic surgery using single-lumen endotracheal tube anesthesia. Chest, 2004, 126:281-285.

第二十九章　电视胸腔镜在心血管疾患治疗中的应用

◆内容提要◆

1. 电视胸腔镜动脉导管钳闭术：手术适应证和禁忌证、手术前准备、手术后处理、术后常见并发症及其处理、结果
2. 手术技术：胸腔镜下动脉导管钳闭
   胸腔镜辅助小切口动脉导管钳闭
3. 电视胸腔镜下胸廓内动脉的获取：手术适应证和禁忌证、手术并发症、结果、问题和展望
4. 手术技术：完全胸腔镜胸廓内动脉获取
   胸腔镜辅助直视胸廓内动脉获取
   机器人辅助胸腔镜胸廓内动脉获取
   完全机器人胸廓内动脉获取

第一节　动脉导管钳闭术

电视胸腔镜心脏外科手术始于20世纪90年代初，目前在电视胸腔镜辅助下已经能够进行心外科领域里的大部分手术。电视胸腔镜心外科手术被认为是自体外循环问世以来，心脏外科领域里又一次重大的技术革命。本节主要介绍电视胸腔镜动脉导管钳闭术的适应证、禁忌证、手术技术以及疗效等。

一、历史和概况

动脉导管是胚胎发育的第5～7周，在主动脉弓系统发育过程中，由第6对腮弓的左背侧部演变而成。动脉导管通常位于主动脉峡部和主肺动脉分叉偏左肺动脉侧。双侧动脉导管者极为罕见。正常足月顺产新生儿动脉导管未闭前，内径约3.5mm，外径5～6mm，长1～2cm。大多数足月婴儿约在出生后48小时导管完成功能性闭合，纤维化形成的解剖学闭合常在出生后2～3周完成。导管最终闭合可发生在任何年龄，但6个月后闭合的少见。

病理性动脉导管直径差异很大，可自数毫米至2cm不等，多数病例动脉导管的主动脉侧口径大于肺动脉侧。根据未闭动脉导管的解剖形态，可将其分成管形、漏斗形、窗形和动脉

瘤形 4 种。最多见的是漏斗形，主动脉侧粗，向肺动脉侧逐渐变细，最细的动脉导管颈部靠近肺动脉；窗形较少见，多为巨大导管，管壁薄；动脉瘤形也不常见，导管中部呈瘤样扩张，壁薄。

先天性动脉导管未闭（patent ductus arteriosus，PDA）是最常见的先天性心脏病之一，约占先天性心脏病的 12%，一般女性多见。先天性动脉导管未闭既可作为单独病变存在也可合并其他各种先天性缺陷，对于有些伴有复杂先天性心脏病的婴儿，肺循环或体循环血流常取决于导管的开放，此时若导管闭合，可能会发生突然的代偿不全。单纯 PDA 在 2500 ~ 5000 例出生存活的新生儿中发生 1 例。早产儿和出生时低体重婴儿发生率较高，体重低于 1000g 婴儿动脉导管未闭的发生率可超过 80%，这可能与动脉氧分压低、导管平滑肌细胞数量少及血液循环中前列腺素浓度高有关。动脉导管未闭不是一种良性病，但可能长期存活。在未治疗的 PDA 婴儿中死亡率可高达 30%。在自然病程中有一系列严重并发症，导致死亡的主要原因有亚急性心内膜炎（40%），部分患者发展为艾森门格综合征而导致呼吸、循环功能衰竭。因此对于动脉导管未闭的患者应该进行积极的治疗。

早在 1907 年 Munro 就提出用外科结扎或堵塞方法来治疗动脉导管未闭的建议。1938 年 Gross 成功地为一例 7 岁女孩做了动脉导管未闭结扎术，开创了外科治疗的新纪元。1940 年 Touroff 和 Vesell 为一例合并细菌性心内膜炎的患者成功地做了动脉导管切断缝合术，治愈了感染。1963 年 Powell 和 De Cancq 报道了早产儿动脉导管结扎手术成功。在我国 1944 年吴英恺首先完成了动脉导管未闭结扎手术。1954 年石美鑫等介绍了动脉导管切断缝合术。随着手术与麻醉技术的不断发展，经左后外侧标准切口开胸，游离动脉导管，结扎或切断缝合动脉导管就成为经典的治疗动脉导管未闭的方法，并在世界范围内得到了广泛的应用。但是，开胸手术创伤较大，住院时间较长，而且对于婴幼儿来讲，开胸手术所致的术后远期并发症，如胸廓畸形、脊柱侧弯等的发生率也较高。有文献报道，早产儿开胸后远期并发症——脊柱侧凸的发生率高达 20% ~ 30%。因此 20 世纪 70 年代以来，许多医学中心都在不断探索各种改良的动脉导管未闭的手术方法，以期减轻手术创伤。1971 年 Portsmann 等首先成功地应用导管介入的方法进行了动脉导管封堵术，为动脉导管未闭的治疗提供了接近无创的治疗新方法。随着导管及封堵器的不断完善及导管技术的发展，该方法在动脉导管未闭治疗中的应用越来越广泛。介入治疗的优点是创伤小、不需全麻等。但是介入治疗也存在着缺陷，如残余分流的发生率较高，易发生栓堵器脱落、溶血、肺动脉栓塞、感染性心内膜炎等术后并发症。另外对于低体重新生儿和年龄小于 1 岁的婴幼儿，由于股静脉太细，因此无法进行导管操作。

随着外科手术技术的提高和医疗设备的不断改进，心脏外科医师们不仅仅只关注于手术治疗效果，同时也开始关注手术本身对于患者造成的创伤问题，希望通过最小的创伤获得最好的疗效。另外，介入治疗的出现和逐步完善，使其在心外科疾病的治疗应用方面迅速扩展，这也促使了心外科手术向微创方向发展。而电视胸腔镜技术的出现，使得微创心外科的发展成为可能。

在 20 世纪初期，最早的胸腔镜是由膀胱镜改造，主要用于分离胸膜粘连、造成人工气胸治疗空洞型肺结核。但随着抗结核药物的出现，胸腔镜在此后漫长的 80 多年里，只做胸膜活检等诊断性应用，而在治疗方面并没有太大的发展。进入 20 世纪 90 年代，随着电视监视系统、微小摄像头和经皮内镜技术的发展，实现了通过监视器观看胸腔镜传送的手术图像，这就是我们现在所说的电视胸腔镜外科技术（VATS）。电视胸腔镜技术使操作者的头和手从胸腔镜的目镜前解放出来，可以进行自由操作，同时能够得到助手的充分配合，这使得胸腔镜重新成为治疗工具。1992 年 Mack 和 Lewis 等分别报道了电视胸腔镜在胸外科的应用，他们通过胸壁的小孔完成通常需要几十厘米胸部切口才能完成的胸外科手术，这使得电视胸腔镜技术在胸外科领域的应用得到迅速推广。在心外科领域，电视胸腔镜技术首先在动脉导管未闭的治疗中得到了应用，1993 年 Laborde 等最先报道了电视胸腔镜下动脉导管未闭钳闭术。此后多家中心也相继报道了这一术式，并证明了电视胸腔镜下动脉导管钳闭术是一种安全有效的术式。在我国，张荣良等于 1996 年报道了胸腔镜下动脉导管闭合术，随后又有多家医院对这一术式作了报道，均取得了满意的疗效。

二、手术适应证和禁忌证

电视胸腔镜动脉导管钳闭术具有手术时间短、创伤小等优点，适用于任何年龄和体重的动脉导管未闭患者。但是并不是所有的动脉导管未闭患者都适合采用这一术式。在选择这一术式时主要应考虑动脉导管的直径、类型以及是否存在钙化等。

（一）手术适应证

1. 单纯动脉导管未闭　动脉导管未闭不是一种良性病，在自然病程中有一系列严重并发症，因此，儿童和成人的动脉导管未闭持续存在是手术闭合的充分适应证。对于动脉导管未闭合并其他需要同期处理的心脏畸形患者，由于胸腔镜操作不能同时处理其他的心脏畸形，所以对于这部分患者，还是应该进行常规开胸手术。但是对于一些特殊情况，如大的动脉导管未闭合并直径较小的房或室间隔缺损，房间隔缺损或室间隔缺损由于直径较小，对患儿的生理状态暂无无明显影响，进行开胸手术进行同期处理畸形创伤较大，患儿难以承受，可以首先进行胸腔镜下动脉导管钳闭术，房间隔缺损或室间隔缺损可以日后处理。对于接受过心脏直视手术而在术后发现存在动脉导管未闭的患者，也可以采用电视胸腔镜动脉导管钳闭术。

2. 动脉导管直径≤8mm　这是术前选择病例的主要条件。目前，在胸腔镜下应用的钛夹最长为 12mm，也就是说它能夹闭的最大导管直径为：$12 \times 2 \div 3.14 \approx 8$mm。超过此直径，则无法完全夹闭，甚至可能因钛夹尖端损伤导管管壁，导致出血。所以只有动脉导管直径≤8mm 的患者才适合于胸腔镜下动脉导管钳闭术，如果导管直径超过 8mm，应考虑其他术式。这就要求术前应该通过超声心动图认真、准确地测量动脉导管直径。

3. 年龄、体重　任何年龄和体重的动脉导管未闭患者均可在电视胸腔镜下手术，但是不同年龄和体重的患者又有各自不同的特点，术前选择病例的原则也不尽相同。对于早产儿，因导管可在患儿发育成熟后闭合，故这些患儿可先采用控制液体和利尿等姑息性处理，若左向右分流持续存在、充血性心力衰竭、需用机械呼吸支持或控制液体后仍难喂养，是手术治疗的适应证。对于新生儿，一般首先采用吲哚美辛（前列腺素抑制剂）进行药物闭合动脉导管的治疗，如果药物治疗失败或存在药物禁忌证，则应手术治疗。对于年龄小于 1 岁和/或体重低于 6kg 的动脉导管未闭患儿，由于股静脉太细，无法进行导管操作，开胸手术创伤大，因此应该首选电视胸腔镜动脉导管钳闭术。对于年龄大于 1 岁的患儿来说，应根据具体情况选择治疗方式，如导管的类型、粗细、是否合并其他畸形以及经济状况等，首先考虑采用胸腔镜手术或介入治疗的方法，如果存在禁忌证，如窗型动脉导管、动脉导管瘤等，再考虑选择开胸手术的方法。对于成人患者，由于血管脆性增加，甚至形成了动脉粥样斑块，在分离钳夹过程中容易造成灾难性的出血，同时成人的胸腔大，操作距离长，也增加了手术难度，造成术后并发症的发生率较高，因此对于这部分患者，必须在明确了导管不存在钙化或粥样硬化以及导管直径≤8mm 时，才考虑选择胸腔镜动脉导管钳闭术。否则选择开胸直视手术更为安全有效。

4. 无明显肺动脉高压　最适合电视胸腔镜下动脉导管钳闭术的另一条件是患者无明显肺动脉高压。但这并不是绝对要求，对于婴幼儿和学龄前儿童来讲，即使有轻度的肺动脉压增高，甚至重度增高，多为功能性增高，而且其动脉导管韧性好，所以肺动脉高压导致钳闭过程导管损伤、出血的风险仍然很小。然而对于成人就大不相同，成人肺动脉高压以器质性病变为主，且动脉导管脆性增加，所以在钳闭过程中很容易造成导管损伤。因此，婴幼儿动脉导管未闭患者，选择电视胸腔镜动脉导管钳闭术时，对肺动脉压力的选择可以适当放宽，而对于成人患者，则应严格把握，最好选择开胸直视下动脉导管闭合术。

（二）手术禁忌证

1. 动脉导管直径＞8mm　目前胸腔镜钛夹最长为 12mm，当动脉导管直径超过 8mm 时，就无法完全闭合动脉导管，造成术后残余分流。因此动脉导管直径＞8mm 的患者不适合胸腔镜动脉导管钳闭术。

2. 动脉导管钙化、瘤样扩张　当动脉导管钙化后，钳夹极易造成动脉导管损伤出血，因此动脉导管钙化是胸腔镜动脉导管钳闭术的绝对禁忌证。动脉导管瘤样扩张同样存在上述问题，为胸腔镜手术的禁忌证。

3. 胸膜腔严重粘连、不能耐受单肺通气　对于胸腔镜手术来说，最大的障碍就是致密的胸膜腔粘连。对于非手术造成的胸膜腔轻度、疏松粘连，可以试着在胸腔镜下分离胸膜粘连，如分离较为容易，且胸膜腔暴露较好，可以考虑在胸腔镜下完成手术，但是应该注意，对于炎性的胸膜粘连，即使分离成功，还要考虑到胸腔炎症对动脉导管壁的影响，因为炎症可能累及动脉导管管壁，使其脆性增加，尤其是刚刚发生过炎症的病例，这种影响会更加明显。对于那些曾经进行过开胸手术的病例，大多术后会并发严重的胸膜粘连，不适合胸腔镜手术。对于不能耐受单肺通气的患者，由于无法充分暴露手术视野，所以也就无法在胸腔镜下完成手术操作。

4. 重度肺动脉高压　动脉导管未闭合并重度肺动脉高压患者，其导管脆性会明显增加，甚至钙化，所以不能进行胸腔镜动脉导管钳闭术。

5. 动脉导管栓堵失败　此种病例，由于动脉导管腔内已存在有金属栓堵器，如果用钛夹钳夹，导管腔内的金属栓堵器与腔外的金属钛夹相作用，很有可能损伤导管壁，导致严重的出血。

三、术前准备

尽管胸腔镜动脉导管钳闭术的创伤小、手术时间短，但是患者还是要经历全麻、单肺通气及侵袭性操作过程，而且接受手术的患者多为婴幼儿，甚至早产儿和低体重婴儿，所以充分、细致的术前准备是保证手术获得成功、减少术后并发症的关键。

1. 明确术前诊断　术前应明确诊断，注意是否合并其他心脏畸形，如动脉导管未闭合并房间隔缺损、室间隔缺损、主动脉狭窄、肺动脉瓣狭窄等，为此术前除了常规的问诊、体格检查、外科术前实验室检查以及 X 线胸片检查外，还应常规测量患儿四肢血压，仔细行超声心动图及彩色多普勒检查，尽量准确地测量导管的直径，明确导管的类型，判断是否存在肺动脉高压及是否存在导管钙化等，是否合并其他心脏畸形，必要时可重复此项检查。心导管检查不作为常规检查项目。对于以未闭动脉导管作为向肺动脉供血功能通道的疾病，如重度肺动脉瓣狭窄等，术前更应明确诊断，以免动脉导管闭合后发生血氧饱和度急剧下降等严重的并发症。

2．营养及体液容量补充　准备施行电视胸腔镜下动脉导管钳闭术的患者很多为早产儿和低体重婴儿，其术前的营养状态，特别是是否存在脱水非常重要，对这些患儿应当进行适当的营养支持和纠正水、电解质失衡，使他们能够更好地耐受手术。

3．控制感染　动脉导管未闭的患者，因为肺部充血，易患呼吸道及肺部感染。术前很好的控制呼吸道和肺部感染，可以大大减少术后肺部分泌物，避免术后发生呼吸道阻塞，造成术后呼吸功能不全。对于低体重婴儿和早产儿来讲，这一点更为重要。对于其他部位的感染灶，也应在控制感染后再进行手术。

4．患者的心理准备　如果准备手术的患者是大年龄儿童，要让他们充分了解手术过程，特别是麻醉前的准备及术后过程，让他们做好充分的心理准备，避免患儿在麻醉时过度紧张，很好地与医护人员配合，顺利完成整个手术及术后治疗过程。

四、手术技术

（一）麻醉方法　麻醉方式采用常规静脉复合麻醉，单肺通气。常规放置中心静脉导管、心电监护及血氧饱和度监护，不需要有创动脉监测。

电视胸腔镜动脉导管钳闭术对单肺通气有非常严格的要求。保证单肺通气的气管插管方法主要有三种：支气管球囊阻断单肺通气、单侧支气管内插管和双腔气管插管。电视胸腔镜动脉导管钳闭术的患者主要为婴幼儿，不适合双腔气管插管，所以最常采用单侧支气管内插管，即将大小合适的气管插管直接插入右主支气管，进行单肺通气。手术完成后将气管插管退至主气管进行双肺通气。由于手术的时间较短，所以采用这种插管方法一般都能维持良好的通气状态，保证血氧饱和度。但对于个别发生通气障碍而导致血氧饱和度不能维持的病例，可以先将气管插管退至主气管恢复双肺通气，待血氧饱和度恢复正常状态后，再将气管插管送入右支气管进行单肺通气，完成手术操作。如果无法恢复单肺通气状态，可以采用手控低潮气量通气，使肺的运动不影响或尽量少影响手术操作。如果这些方法均不能维持血氧饱和度或不能完成手术操作，则需要考虑改变术式。

（二）手术方法　电视胸腔镜动脉导管钳闭术是由 Laborde 等最先报道的，以后不同的学者所报道的手术方式只是切口位置不同，但基本方法是一致的。在我国，由于存在患者的年龄偏大、手术器械及条件不足等原因，所以一般采用电视胸腔镜微小切口动脉导管钳闭术。下边分别介绍这两种术式。

1．电视胸腔镜动脉导管钳闭术

（1）患者体位及手术室的设置：患者为标准左后外侧开胸手术的体位。患者为右侧 90°卧位，左上肢外展 90°并固定于头架上，充分暴露腋中线 2～4 肋间。术者和器械护士站在手术台的左侧（患者的背侧），助手和主监视器在术者的对侧，可以安放第二台监视器在助手的对侧，供助手观看。手术室应常规备开胸手术器械，以防动脉导管损伤而需紧急开胸。

（2）切口选择：一般选三个切口（图 29-1），切口大小与要插入的器械相适应。第一个切口位于左腋后线后方第三肋间，对于婴幼儿及小儿患者，由于手臂上抬、前拉，切口位置可能位于肩胛骨后方，这个切口主要用于置入胸腔镜。第二个切口选择腋中线第三肋间，用于置入肺拉钳。第三个切口在腋后线第四肋间，婴幼儿和小儿患者位于左肩胛骨下方，为操作孔，用于“L”形电刀、分离钳或钛夹钳的置入。在操作中，这三个切口的作用并非一成不变，术中可根据需要进行调整，如将第一个孔作为操作孔而将第三个孔作为胸腔镜置入孔，以便取得最佳的手术视野及操作条件，但是应遵循如下原则：①始终保持胸腔镜与术者同侧；②手术器械应与胸腔镜同一方向进入。这样可以始终保持手术器械在胸腔镜的视野内，还可防止在电视监视器上出现“镜面图像”的现象。

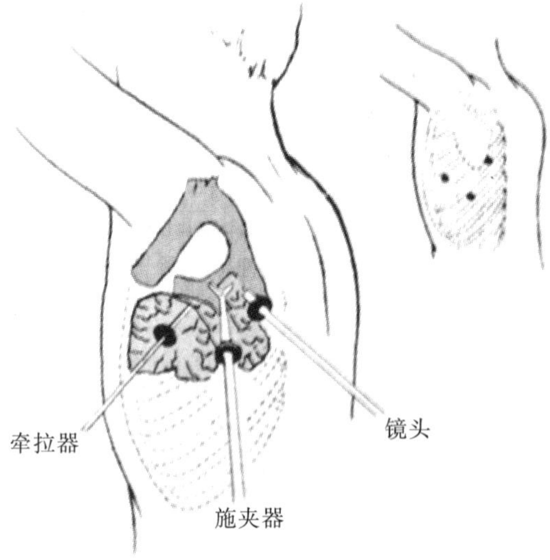

图 29-1 切口的选择及手术器械的放置

（3）手术操作：全麻满意后，首先做第一个切口，经过 5mm 的套管插入胸腔镜，此时应注意避免损伤肺组织；然后做第二个切口，在胸腔镜直视下直接插入肺拉钳或 2～3 把 60°角的拉钩，牵开肺组织；最后做第三个切口，经过 5mm 的套管插入电刀。助手持镜，确保手术操作点位于视野中心。轻轻将左肺上叶和下叶上段向下内牵拉，暴露主动脉弓。术者用电刀沿迷走神经后方约 1cm 纵行切开纵隔胸膜，向上一般切开至左锁骨下动脉根部，将切开的胸膜向前内侧牵拉，充分暴露动脉导管、左喉返神经及左迷走神经。然后撤出电刀，插入分离钳仔细钝性分离动脉导管上、下端，一般不对动脉导管后壁进行游离。在游离动脉导管时始终应注意喉返神经的位置并加以保护。当充分完成对动脉导管的游离后，撤出分离钳及套管，插入钛夹钳，在钳夹前需要控制性降压，一般应将动脉压降至平均压 50mmHg 左右。而对于新生儿及婴幼儿来说，由于其动脉管壁弹性好，且基础血压偏低，可不进行控制性降压。降压后上第一个钛夹，第一个钛夹的位置应尽量远离主动脉，因为此处动脉导管较细，且显露好、不易损伤喉返神经，当确认钛夹完全横过动脉导管且未损伤喉返神经后钳夹。夹好第一个钛夹后争取在动脉导管主动脉侧再上一个钛夹，以确保将动脉导管完全夹闭。钳夹后检查钛夹尖端是否超过导管后壁，有无出血，然后经食管超声心动图或经胸超声心动图检查是否有残余分流。经仔细检查无损伤出血及残余分流后，可经第三个切口置入一根胸腔引流管，闭合另外两个切口。切开的纵隔胸膜不用缝闭。

操作过程中应注意以下几个问题：①纵隔胸膜切开处应尽量靠近迷走神经，这样可以避免分离胸膜后在动脉导管前留下太多的组织，影响视野，因为在胸腔镜下并不进行胸膜悬吊这一步；②注意避免损伤迷走神经、膈神经及喉返神经，为此应避免过度牵拉，电刀功率不应太大，以免神经牵拉伤或灼伤；③对动脉导管应充分游离，因为动脉导管周围组织太多，容易导致钳夹不全或导管损伤。

2. 电视胸腔镜微小切口动脉导管钳闭术　麻醉和体位同前。先于左腋后线第三肋间做一长1.5～3cm的切口作为操作口，切开肋间肌时尽量靠下一肋骨上缘，避免肋间肌出血。切开肋间肌后，用最小号的肋间撑开器将肋间稍加撑开，便于采用常规手术器械进行操作。在同一肋间腋前线或下一肋间腋中线做一长约5mm切口，供插入相应大小的胸腔镜。可以经操作孔置入1～2块湿纱布，将左肺上叶往下推，暴露主动脉窗，也可以在腋中线第六肋间做一5mm的切口，插入肺拉钳，将肺叶向内下牵拉，暴露主动脉窗。用常规手术剪、加长电刀和长钳通过操作口沿迷走神经后方1cm处纵行切开纵隔胸膜，上至左锁骨下动脉，下至左肺门水平。将切开的肺动脉侧的纵隔胸膜间断悬吊3～4针，将线从胸腔镜切口拉出、固定。采用锐性和钝性方法小心仔细地分离动脉导管的前壁、上缘和下缘。当充分游离动脉导管后，麻醉控制性降压，根据动脉导管的粗细采用普通钛夹钳闭动脉导管，第一个钛夹尽量远离动脉导管主动脉侧，第二个钛夹靠近主动脉侧。也有学者采用结扎的方法闭合动脉导管，这样就使得这一术式也适用于动脉导管直径>8mm的病例。闭合动脉导管后用胸腔镜仔细检查钛夹前端是否超过导管后壁，用示指探查肺动脉震颤是否完全消失，同时可以用超声心动图检查是否存在残余分流。如果检查动脉导管闭合满意，无残余分流存在及出血，间断缝合纵隔胸膜。检查切口无出血，通过胸腔镜切口置入胸腔引流管，膨肺后缝闭切口。

（三）术后处理　所有患者手术操作完成后应常规做超声心动图，如发现有残余分流的存在，立即在胸腔镜下再次用钛夹钳闭，如果再次钳闭失败，需要扩大切口，在直视下闭合动脉导管。对于超声心动检查满意的婴儿患者，应直接返回小儿ICU，在监护病房根据患儿的条件决定拔除气管插管的时间，在监护室24～48小时后，如病情稳定，可以转入普通病房。对于其他的患者，全麻清醒后，可以在手术室或麻醉恢复室拔除气管，直接回普通病房。回到病房后的患者应常规作胸片检查，如果胸片检查无异常，引流管内无血液及淋巴液引出，即可拔除胸引管。

部分病例在闭合动脉导管后会出现血压升高，可静脉持续滴注硝普钠等药物降压治疗，以维持正常血压。对于术后疼痛的患者，可给予口服镇痛药物。由于胸腔镜下动脉导管闭合术创伤小、手术时间短，而且为无污染的“洁净”手术，所以一般不需要预防性抗感染治疗。患者完全清醒后即可下床活动，术后2～3天即可出院。出院前应常规复查超声心动图、X线胸片及心电图。出院后应定期复查超声心动图，以观察是否存在导管再通。

（四）术后常见并发症及处理

1. 动脉导管残余分流与再通　这是动脉导管闭合术较常见的并发症。文献报道电视胸腔镜动脉导管钳闭术残余分流的发生率为1.4%～5.9%，发生的原因主要与术中导管游离不充分有关系。如果术后发现残余分流或导管再通，可以尝试二次行胸腔镜下动脉导管钳闭术，但是再次残余分流的发生率较高，因此最好采用开胸直视下闭合动脉导管。如果残余分流血流量很微小，可以不予以处理，只需要定期随访观察，绝大部分这样的病例可以自行闭合。

2. 左喉返神经损伤　电视胸腔镜动脉导管钳闭术左喉返神经损伤的发生率为2.5%～3.0%。造成喉返神经损伤的主要原因被认为是术中过度牵拉、电刀灼伤和肽夹的钳夹损伤。而对低体重儿喉返神经损伤是围术期死亡的一个危险因素。所以术中轻柔的操作，避免过度牵拉，以及在使用电凝时尽量远离喉返神经，进行钳夹时一定注意位置，可以最大限度地避免左侧喉返神经的损伤。如果发生喉返神经损伤，多数病例经过一段时间可以自行恢复，不需要特殊处理。永久性损伤的病例较少见。而在电视胸腔镜动脉导管钳闭术中，由于喉返神经损伤出现症状的还未见报道。

3. 术中需要转为开胸直视手术　电视胸腔镜术中需要转为开胸直视手术完成动脉导管闭合的发生率一般为1%~7%。主要原因为显露困难、凝血障碍和不能耐受单肺通气等。术前对患者的临床情况进行认真评估可以最大程度地减少此种情况的发生。

4. 导管破裂出血　尽管此种严重的术中并发症还未见报道，但是这也是许多医师所担心的问题。术前严格把握手术适应证，对于有动脉导管钙化、动脉导管瘤样扩张的患者，不应施行胸腔镜手术。术中分离导管要轻柔仔细，对于导管后壁可不予分离，防止导管破裂。手术应常规准备开胸器械，以防不测。

5. 乳糜胸　由于在切开纵隔胸膜时损伤较大的淋巴管所致。因此术中切开纵隔胸膜时，注意向上不要超过左锁骨下动脉根部，对于切断的淋巴管应仔细电凝或夹闭，手术完成后应仔细检查是否有淋巴液漏出。如果术后出现乳糜胸，一般选择保守治疗，其次考虑胸腔镜闭合淋巴管。

6. 术后出血、气胸　这两种术后并发症的发生率较低。如果发生则按各自的常规处理原则进行处理。

（五）手术结果　Villa 等报道了 703 例电视胸腔镜下动脉导管钳闭术的手术结果，为目前世界上最大一组病例。全组病例平均年龄 3.0 ±3.8 （5 天 ~33 岁） 岁，平均体重 10.7 ±8.0 （1.2 ~65） kg。全组无手术及术后 30 天死亡的病例。平均手术时间为 20 分钟，平均术后住院时间为 2 （1 ~20） 天。术中由于操作困难，转为开胸手术的 7 例，其中 2 例是由于术中导管钳闭困难，3 例是由于钳闭后残余分流，另外 2 例是由于术中出血。术后总的并发症发生率为 6.8% （48/703）。术后残余分流的发生率为 1.4% （10/703），导管再通的发生率为 0.4% （3/703）。喉返神经损伤的发生率为 3.0% （21/703）；其中一过性损伤的发生率为 2.6% （18/703），永久性损伤的发生率为 0.4% （3/703）。术后乳糜胸的发生率为 0.6% （4/703），这部分患者平均住院时间为 10.0 ±6.7 （6 ~20） 天。术后二次开胸的发生率为 1.0% （7/703）；其中二次开胸止血的 2 例，二次开胸闭合残余分流的 5 例。文章还比较了不同体重患者术后并发症发生率。结果显示，低体重婴儿（体重≤2.5kg）术后总的并发症发生率为 22.7% （5/22），明显高于非低体重患者（体重 >2.5kg，$P<0.05$）；其中，低体重患儿术后喉返神经损伤、气胸等的发生率明显高于其他患者，但无发生残余分流的病例。而体重 >25kg 患者术后残余分流与再通的发生率明显高于其他患者（$P<0.05$）。上述并发症经过相应的治疗后均痊愈。术后 6 个月随访，3 例患者发现导管再通，2 例通过开胸手术闭合了再通的动脉导管，1 例未予处理。

Vanamo 等对比分析了 50 例电视胸腔镜动脉导管钳闭术与 60 例常规开胸动脉导管闭合术的手术结果。病例均为儿童患者，电视胸腔镜组为前瞻性病例资料，常规开胸组为回顾性病例资料，两组资料除了在术前心功能不全、肺动脉高压的比率与动脉导管直径方面存在有统计学意义的差异外（电视胸腔镜组术前心功能不全与肺动脉高压比率明显高于常规开胸组，而动脉导管直径明显小于常规开胸组），其他方面差异均无统计学意义。结果显示，两组手术均获成功，无手术死亡病例；电视胸腔镜组的手术时间、术后恢复时间和住院时间均显著低于常规开胸组；电视胸腔镜组术后并发症的发生率高于常规开胸组，但差异无统计学意义。

翁国星等报道了112例电视胸腔镜微小切口动脉导管钳闭术的手术结果，为目前我国最大一组病例。全组病例平均年龄为9.42±6.22（3个月~28岁）岁，平均动脉导管内径0.57cm±0.19cm，其中3例患者术中发现动脉导管直径太粗，无法钳夹而改为开胸结扎手术，其余患者均成功地在胸腔镜下钳闭。全组无手术死亡病例，平均手术时间（胸内操作时间）（20.3±7.6）分钟，平均住院时间6.12天±1.53天。术后无残余分流、喉返神经损伤和出血等并发症的发生。术后随访最长时间为3年，经超声心动图检查，未发现导管再通病例。

从上述几组病例的手术结果来看，电视胸腔镜动脉导管钳闭术是一种安全、有效的手术方式，并且具有创伤小、美观的优点。与传统开胸手术相比，这种术式既能达到完全闭合动脉导管的目的，又能明显缩短手术时间、术后恢复时间以及住院时间，同时也没有显著增加术后并发症的发生率。但是应注意对于体重≤25kg和体重>25kg的患者，术后并发症的发生率较高。

在过去六十多年医疗实践中，常规开胸治疗动脉导管未闭已经达到了很高的安全性和有效性，使其成为了治疗动脉导管未闭的金标准。它适合于各种年龄和各种类型的动脉导管未闭的治疗。但是这一治疗方式也存在着创伤大、肺功能损伤、住院时间长的缺点，尤其是胸廓畸形、脊柱侧弯等远期并发症。

为了克服上述开胸手术的缺点，20世纪90年代初出现了胸腔镜下动脉导管钳闭术这一新的术式。从目前的文献报道看，这一术式适合于任何年龄和体重的动脉导管未闭患者，具有良好的安全性和有效性，而且与常规开胸动脉导管闭合术相比，明显缩短了手术时间、术后恢复时间以及住院时间。由于胸腔镜手术只需要在胸壁上开几个小孔，不会破坏胸壁的完整性，所以手术创伤小，也不会造成胸廓畸形、脊柱侧弯等远期并发症的发生。

但是电视胸腔镜动脉导管钳闭术在应用时还是存在着一些限制和不足。对于合并其他心脏畸形的动脉导管未闭、导管直径>8mm的动脉导管未闭、动脉导管钙化以及动脉导管瘤样扩张等患者不能进行胸腔镜手术，对于这部分病例，还是需要进行常规开胸动脉导管闭合术更为安全有效。在进行胸腔镜手术时，还不能完全处理术中出现的意外情况。另外，与介入治疗相比，对患者还是存在着全麻和手术创伤的影响。

因此，目前在临床上，电视胸腔镜动脉导管钳闭术、介入封堵术与常规开胸动脉导管闭合术三种治疗方式不能相互替代，而是应该互为补充，对于每一位动脉导管未闭的患者，应该认真进行临床资料的评估，根据患者的不同情况，如年龄、体重、导管的特性以及是否合并其他畸形等来选择最佳的治疗方式，以最小的创伤和花费获得最佳的治疗效果。

第二节 胸廓内动脉获取

在20世纪90年代，由于电视胸腔镜技术在心外科领域的应用，以及Benetti、Buffolo关于非体外循环冠状动脉旁路移植术的良好结果的报道，促使了冠状动脉旁路移植术术式的改进，并促进了微创冠脉动脉外科的飞速发展。面对越来越小的胸壁切口，心脏外科医师面临的问题之一就是如何在有限的显露中安全获取全长的胸廓内动脉。本节主要介绍电视胸腔镜辅助胸廓内动脉获取手术的适应证、手术技术以及手术效果等。

一、历史和概况

胸廓内动脉（internal thoracic artery，ITA）又称乳内动脉（internal mammary artery，IMA），起自双侧锁骨下动脉，与相应的胸廓内静脉伴行，向下走行于胸骨两侧的胸廓内面，走行途中向内侧发出小分支形成胸骨的滋养动脉，向外侧发出分支与肋间动脉相吻合，在第六肋间水平分成腹壁上动脉和膈肌动脉两支终末支。

乳内动脉作为冠状动脉移植物应用于冠心病的外科治疗比大隐静脉要早，但是对其价值的认识却比较缓慢。1958 年 Longmire 在对一例冠心病患者行冠状动脉内膜剥脱术时，由于右冠状动脉撕裂而进行了右乳内动脉与右冠状动脉吻合的补救手术，以恢复冠状动脉血流。尽管这次乳内动脉在临床上作为冠脉移植材料较为偶然，但在后来的在回顾中，外科医师认为这是一很好的术式。1967 年 Kolessov 报道了 6 例应用乳内动脉进行冠状动脉旁路移植手术。1968 年 Green 等报道了一组左乳内动脉与冠状动脉前降支进行吻合的病例，并在术后随访中证明了乳内动脉良好的通畅性。然而在 20 世纪 70 年代，随着大隐静脉移植物的应用上升，由于其良好的短期通畅性，并且与大隐静脉相比，乳内动脉的操作更为复杂、技术要求更高，所以乳内动脉始终不能作为常规的冠脉移植材料来应用。到了 20 世纪 80 年代，随着对静脉移植血管长期通畅性不佳的了解日益增多，与此同时越来越多的研究又显示出乳内动脉良好的远期通畅性，情况发生了根本的变化。首先由 Campeau 等报道了 82 例患者术后 10 年的冠脉造影结果，发现静脉桥 40% 已经闭塞，另外 30% 有了明显粥样硬化，只有 30% 保持通畅。与之相对照，Campeau 发现 10 年后乳内动脉桥在 90% 以上的患者中保持通畅而无退行性改变，其中一些患者动脉还有明显增粗，显然是对远端冠状动脉需血的反应性扩张。这一重要报道很快引导世界范围更多地使用乳内动脉。Loop 等在随后又发表了一篇标志性的文章，术后 10 年使用乳内动脉的患者与只用大隐静脉的患者比较，不仅乳内动脉远期通畅率明显优于大隐静脉，而且前者寿命更长。因此到了 1983 年，就确定了乳内动脉在冠状动脉旁路移植术中必须常规使用这一原则，并且在世界范围内被广泛接受。

到了 20 世纪 90 年代，由于经皮冠状动脉成形术（PTCA）日益普及以及电视胸腔镜在心外科领域应用，促使了微创冠脉外科的飞速发展，相继出现了小切口冠状动脉旁路移植术（minimally invasive direct CABG，MIDCAB）、Hybrid 技术（PTCA + MIDCAB）、胸腔镜辅助下的冠状动脉旁路移植术（video-assisted CABG，VACAB）以及机器人辅助下的冠状动脉旁路移植术（robotic assisted CABG，RACAB）等，而伴随着微创 CABG 的发展，促使了微创获取乳内动脉方法的出现和不断改进。乳内动脉的微创获取可分为 4 种手术方式：直视下获取、完全胸腔镜辅助下获取、直视与胸腔镜辅助相结合的方法获取与机器人辅助下获取。在最初的几年，多以直视下获取为主，即在前外侧胸壁第 3 或 4 肋间（左侧也可选第 5 肋间）作一 6～10cm 切口，进行乳内动脉的游离及冠脉旁路移植手术。但在此过程中，外科医师们遇到了难以解决的两个问题，一个问题是创伤较大，有时为了显露近端的乳内动脉需要过度牵拉，必要时还需要去除部分肋软骨，造成术后患者疼痛明显。另一个问题是游离的长度不够，很容易造成吻合口扭曲和窃血现象的发生。随着电视胸腔镜技术的出现及在冠脉外科领域的应用，上述问题得到了解决。1995 年 Benet 首先报道了胸腔镜辅助下经胸壁小切口获取乳内动脉并完成冠状动脉旁路移植术，此后又相继出现了完全胸腔镜下及机器人辅助下获取乳内动脉的报道。在国内，1999 年阜外医院首先开展了胸腔镜辅助下乳内动脉的获取及冠状动脉旁路移植手术，目前已有多家医院相继报道。

电视胸腔镜辅助获取乳内动脉具有如下优势：①具有良好的视野，可以清楚地观察乳内动脉及其周围的组织结构；②不需要过度的牵拉及切断肋骨，减少了术后疼痛等并发症的发生；③可以完全游离乳内动脉，分离切断所有乳内动脉的分支，从而避免了冠脉窃血现象的发生；④不需要延长胸壁切口，达到真正意义上的微创。

二、手术适应证和禁忌证

电视胸腔镜乳内动脉获取主要适应于行 MIDCAB 及 VACAB 等的患者：①左前降支单支病变，尤其是近端的复杂病变。在 2002 年新英格兰杂志发表了随机分组比较 MIDCAB 和支架治疗左前降支近端病变的临床试验，结果显示，两组术后 6 个月的存活率和心肌梗死率相似，但在需要再血管化和心绞痛症状缓解方面，MIDCAB 明显优于支架组。另一项临床试验结果显示，在治疗左前降支近端复杂的病变时，MIDCAB 优势更为明显；②左前降支或中间支和右冠状动脉病变的双支病变，PCI 术后再狭窄、完全堵塞或严重狭窄无法实施 PCI。对于左前降支合并右冠状动脉病变的患者，有学者尝试使用 VACAB 取双侧乳内动脉进行血运重建。对于介入治疗失败或无法进行介入治疗的患者，MIDCAB 或 VACAB 是可以选择的；③具有体外循环高危因素的左前降支病变和/或右冠状动脉主干病变的患者。如肾功能衰竭、严重的慢性阻塞性肺疾病、高龄、主动脉钙化、主动脉粥样硬化、曾行纵隔放疗、有卒中史的严重脑疾病、原发性血流动力学异常、肿瘤和移植后免疫抑制治疗的患者以及胰岛素依赖性糖尿病等；④一般状况不佳或有并发症的多支病变患者。对于一般状况不佳或有并发症的多支病变患者，Izzat 等提出可以考虑仅行左前降支的旁路移植手术，以缓解其症状，因此对于这些患者，可以考虑采用 VACAB 进行单支搭桥，既可以达到缓解症状的目的，又可以减轻手术创伤。

胸腔镜辅助乳内动脉获取的主要禁忌证是胸膜广泛粘连和不能耐受单肺通气的患者。

三、手术技术

（一）完全胸腔镜辅助下乳内动脉的获取（以左侧为例）

1. 术者的站位　通常游离左乳内动脉时，术者和持胸腔镜的助手站在患者的左侧，监视器在术者的对侧（图 29-2）。

2. 麻醉选择　全麻，常规静脉复合麻醉，双腔气管插管，当单侧通气、左肺完全塌陷后置入胸腔镜探查与手术操作。在手术过程中用 Forane 和氧气维持麻醉状态。单肺通气潮气量维持在 6～8ml/kg。在进行乳内动脉操作前经静脉常规给予地尔硫䓬或硝酸甘油，以防止动脉痉挛，应持续到术后患者可以口服替代才能停止静脉给药，剂量根据动脉压进行调整，使收缩压维持在 100mmHg 以上。

3. 患者体位　仰卧位，左侧垫高 20°～30°，左上肢外展 90°，前臂屈曲并悬吊固定在肩部上方的头架上，手腕手指自然垂下成矫形外科姿势，这样可以充分显露左前外侧胸壁，便于下一步操作，同时又能减缓臂丛的张力。心电图、血压、血氧饱和度需连续监测。经食管置入食管心脏超声探头，以备术中监测室壁运动，可以及时观察心肌是否缺血。常规备好体外除颤设备。

4. 切口选择与手术器械的放置（图 29-3）　完全胸腔镜辅助下乳内动脉的获取通常通过三个皮肤小切口进行操作。第一个切口一般选在腋前线第五、六肋间，做一 5～10mm 的横切口，用于置入硬的 0°或 30°胸腔镜，通常选用 0°胸腔镜，30°胸腔镜只在特殊情况下使用，

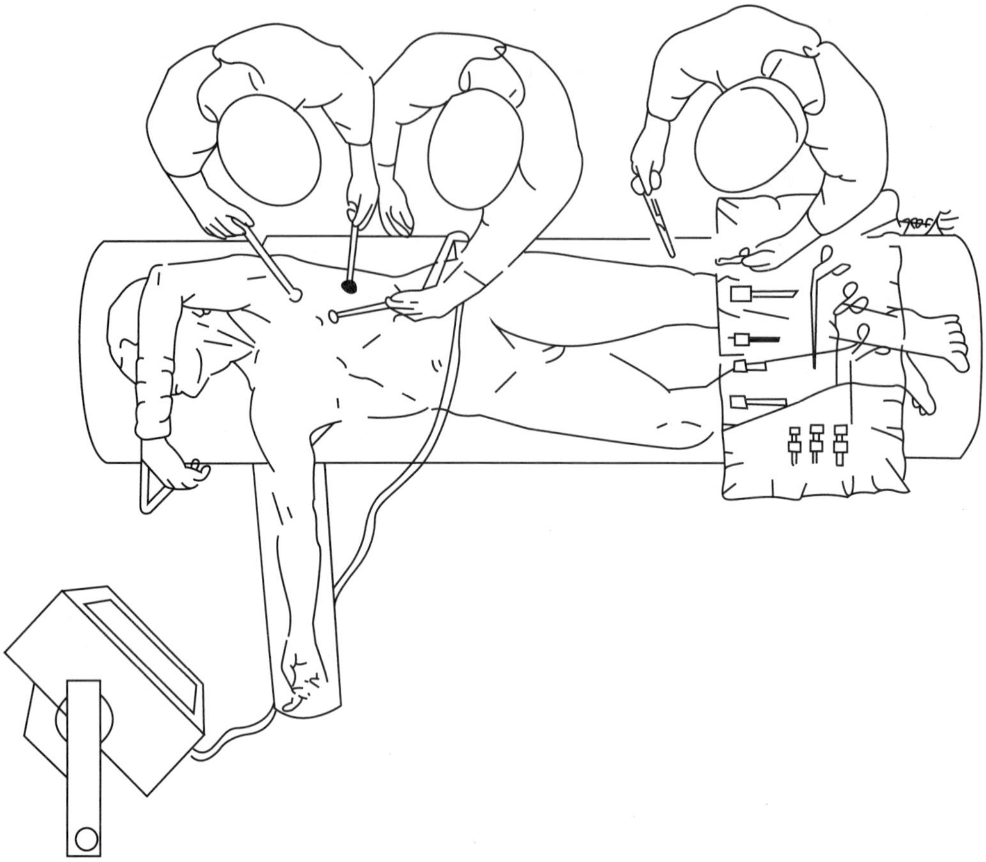

图 29-2 术者站位于患者体位

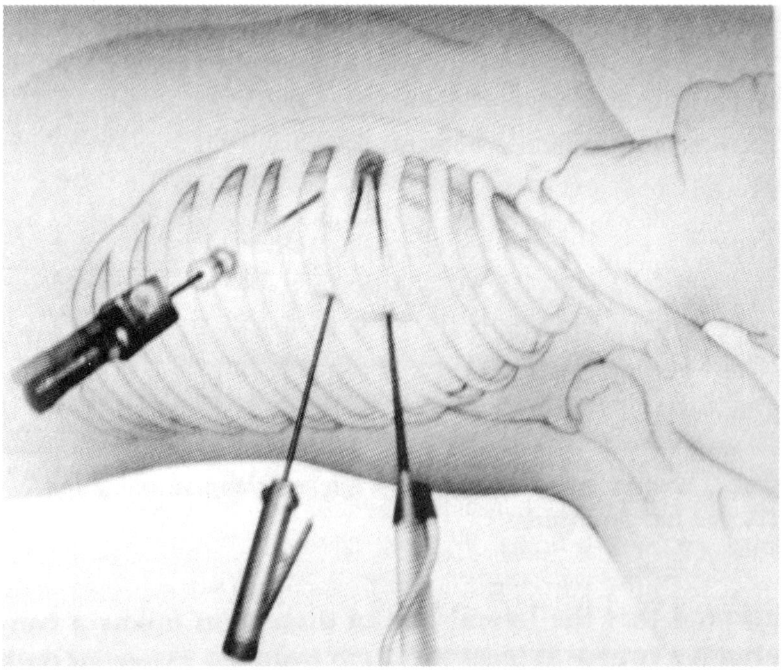

图 29-3 胸腔镜操作示意图

如游离乳内动脉远端时。第二个切口一般选在腋中线第三、四肋间，做一3～5mm的横切口，用于置入胸腔镜电刀。第三个切口一般选在腋中线第四、五肋间，平乳头水平做一3～5mm的横切口，用于置入胸腔镜组织钳。而在操作中，手术器械的位置不是一成不变的，可以根据需要进行调整，如将胸腔镜从第三个切口插入，而将手术器械从第一、二个切口插入。在下列情况下可能需要调整切口的位置：上身的肥胖程度、女性患者乳房较大、心脏扩大以及行小切口不停跳旁路移植是前外侧切口的位置。有时由于肋骨和软组织的限制，使得内镜器械不能灵活的操作，这时可通过如下方法来增加器械和胸腔镜的操作灵活性：不用操作孔套管而直接将手术器械经过切口插入胸腔、改用直径较细的内镜器械、扩大皮肤切口或调整进入胸腔肋间等方法。

5．手术技术　选择第一个切口切开皮下，在置入操作孔套管前单侧右肺通气，左肺完全塌陷后置入胸腔镜套管，插入胸腔镜。观察胸腔内情况：有无粘连、乳内动脉的位置、心脏的情况，判断是否可以进行微创冠脉旁路移植术。可选择将温暖的CO_2气体以8～10mmHg的压力吹入胸膜腔，把心脏、纵隔及心包外脂肪从前胸壁推开，扩大、提高术野的显露，这样可能会影响静脉回流，造成血压下降，但是可以通过降低CO_2气体的流量、调整静脉液体等方法恢复血压。由于乳内动脉近端仅覆盖一层壁层胸膜，容易识别，所以一般从第二肋间开始游离，首先应确定乳内动脉的走行，平行于乳内动脉，距乳内动静脉内侧缘1cm左右纵向切开纵隔胸膜，当乳内动脉内侧边界从第一肋间到第六肋间切开确定后，按同样方法切开乳内动脉的外侧边界胸膜。当乳内动脉的内、外侧缘确定后，开始将其轻柔地从胸壁上分离下来，用胸腔镜组织钳夹住切开的纵隔胸膜，轻轻向下牵拉，用未通电的胸腔镜电刀头钝性从胸壁上分离乳内动脉，一些较致密的组织可以用低能量电刀切断，具体操作细节与常规开胸乳内动脉获取类似。在此过程中，应注意不要过度牵拉血管蒂。对于乳内动脉的分支，较大的分支（直径大于1mm）应该用小的血管夹钳夹切断，而较小的分支（直径小于1mm）可以直接电凝切断，电凝时应距血管蒂有几毫米的距离，以防损伤乳内动脉。完全游离乳内动脉、全身肝素化后，离断乳内动脉远端，仔细检查是否有未夹闭的血管分支以及血管床是否有出血。在完成微创冠脉搭桥后，可通过第一个切口置入一根胸腔引流管，而另外两个切口可以不用缝合，直接包扎即可。

在操作过程中应注意以下几个问题：①电凝侧支时应果断准确，以免电凝不够而导致出血，影响手术视野；②较轻的胸膜粘连有可能得到完全松解，显露出乳内动脉，而较广泛的粘连会阻止胸腔镜进入胸腔，且不能有足够的显露，肋间也会变得狭小，此时应考虑可能要改变术式；③乳内动脉的远端往往覆盖较多的脂肪并走行于肌肉中，此时应将这些脂肪剔除，但会遇到较弥漫的渗血。如果还是显露不清，可在相应的位置做一额外的小切口，放置肺牵开器将心包推开，如果影响血流动力学或还是不能有效地显露，30°胸腔镜可能会很有帮助。还可以选择充入CO_2气体，但要注意对血流动力学的影响。

对于乳内动脉的游离，还可以用超声刀来完成。超声刀的工作原理是机械振动，当振动频率达到55000Hz时就能够完成凝固和切断血管的操作，而产生的局部热量却较低（<100℃），并且无烟，只产生少量水蒸气。用于胸腔镜操作的超声刀头有一面较锐利的钩面，用来钩断血管分支，另一面较钝，用来凝固血管分支（图29-4）。用超声刀来游离乳内动脉的过程与上述过程类似，只是用超声刀来代替电刀。将超声刀通过第二个切口插入胸腔，通过第三个切口插入一把剥离器（kittner dissector），插入超声刀和剥离器时不使用套管而直接通过胸壁切口插入胸腔，这样可以提高操作灵活性。在操作过程中将温暖的CO_2气体以5～

10mmHg 的压力吹入胸膜腔，用来更好的显露视野，同时吹散超声刀在胸腔内产生的蒸汽，保证视野清楚，所有的乳内动脉分支可以用超声刀的钝面轻轻地压住、电凝，然后将刀旋转 180°，用锋利的钩面将分支离断。

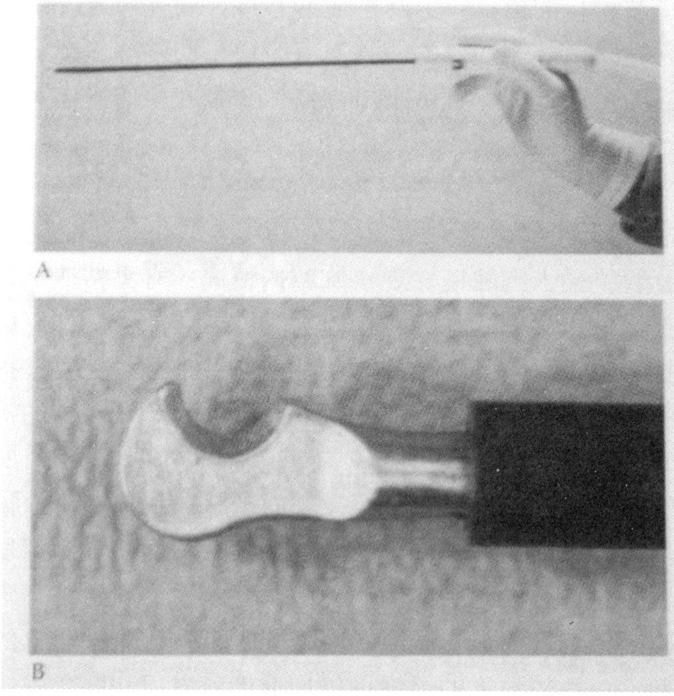

图 29-4 胸腔镜超声刀

胸腔镜辅助右侧乳内动脉的获取手术技术同左侧（图 29-5），因为右侧无心脏纵隔等结构的阻挡，所以右侧乳内动脉的获取较左侧容易。胸腔镜辅助双侧乳内动脉的获取，患者取仰卧位，背部垫高，使两侧胸腔均有利于胸腔镜操作。全身麻醉，双腔气管插管。一般首先右侧单肺通气，先完成左乳内动脉的游离和左乳内动脉至前降支的旁路移植术，置胸腔引流管，然后进行右侧胸腔的操作，此时进行左侧单肺通气，游离右乳内动脉和右侧冠脉旁路移植的方法同左侧。

（二）胸腔镜辅助合并直视下乳内动脉的获取技术　胸腔镜辅助合并直视下乳内动脉的获取技术与完全胸腔镜获取技术类似，只不过获取远端乳内动脉时在直视下进行。术者站位、患者体位与完全胸腔镜获取乳内动脉手术相同。全麻，双腔气管插管。选择前胸锁骨中线第四或第五肋间约 2cm 的皮下切口，单肺通气后插入胸腔镜。观察胸内情况，以判断是否可以在小切口下完成手术。然后延长皮下切口为 4 ~ 8cm 的前外侧小切口，通过这一切口在电视胸腔镜下进行乳内动脉的获取及旁路手术。必要时可以在腋中线第三和/或五肋间打孔，放入内镜手术器械，完成乳内动脉近端的获取。

远端乳内动脉部分往往深入肌肉，并经常覆盖心包外脂肪，心脏容积增加会使胸腔镜获取这部分动脉时更加困难。有些特殊牵开器（thora-lift rib retractor）系统专用于此段乳内动脉的分离。它可以提高第 3、4 肋，压低第 1、2 肋，这样使远端的乳内动脉显露良好而不带来更多的胸壁创伤。此时胸腔镜可以用作胸内光源。这种方法充分利用了胸腔镜取近端乳内动脉的技术优势，而远端乳内动脉在直视下获取更为快捷、准确。这样缩短了手术时间，降

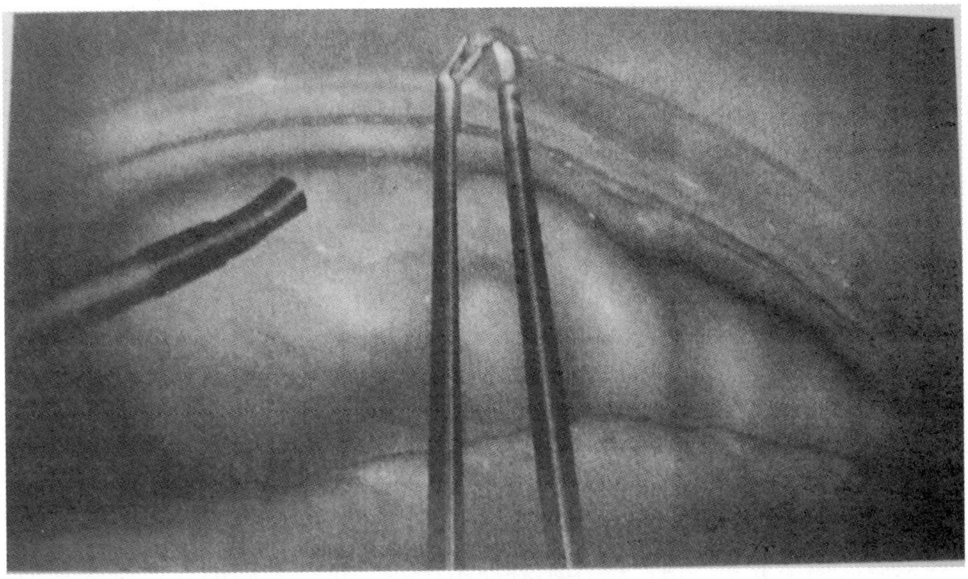

图 29-5　超声刀获取乳内动脉

低了完全胸腔镜下乳内动脉获取的手术难度，并能得到足够长度的乳内动脉，侧支处理安全。

（三）机器人辅助胸腔镜乳内动脉的获取技术　机器人辅助胸腔镜乳内动脉的获取主要是借助机械臂来完成乳内动脉的游离。所采用的机械臂一般为美国 Compute Motion 公司生产的 AESOP 声控机械臂系统。术者可通过麦克风发出“向上、向下”等指令来完成手术视野的调节，这样可以减少一名助手扶持胸腔镜。借助机械臂来控制胸腔镜，可以使镜头的调节更加随意，所获得的术野图像更加稳定，使得乳内动脉的获取更加方便快捷。

操作与常规胸腔镜乳内动脉获取的方法类似。按照常规胸腔镜操作的体位与程序，AESOP 声控机械臂系统安放在胸腔镜插入切口的对侧，首先在腋前线第四或五肋间做一 5mm 左右的皮肤切口，将机械臂系统与胸腔镜相连，将胸腔镜置入胸腔做胸内探查，术者通过麦克风发出指令调节胸腔镜的位置来获取最佳的视野。然后在腋中线第三、五肋间打孔，插入胸腔镜器械（持物钳、电刀）完成乳内动脉的获取。这个过程也可以用超声刀来完成，将超声刀通过腋中线第三肋间插入，通过腋前线第六肋间插入一把剥离器（kittner dissector），在操作过程中将温暖的 CO_2 气体以 5～10mmHg 的压力吹入胸膜腔，用来吹散超声刀在胸腔内产生的蒸气，保证视野清楚。在解剖下段第 5～6 肋间的乳内动脉时，有时需要将超声刀在同一皮口插入下一个肋间以改善其操作灵活性或同剥离器换位来完成乳内动脉的游离。

（四）完全机器人辅助下乳内动脉的获取　目前国际上用于心外科领域的机器人辅助手术装置的主流产品有两种——Zeus 系统和 da Vinci 系统。它们的基本构成相似，由一个可以远离手术现场的外科医师操作平台、一个可提供三维视野的监视器、一个计算机控制中心、若干个机械臂及其所夹持的特殊胸腔镜装置组成。Zeus 系统是美国 Compute Motion 公司在 Aesop 系统的基础上加上上述基本设备构成的，它的安装较简单，对手术室的改建要求较低。da Vinci 系统是美国 Intuitive Surgical 公司产品，机械腕可提供完全与人腕关节相同的 7 个活动自由度，使内镜下操作更加灵活，但它的安装较繁琐，价格昂贵，尤其是机械腕体积较大，这对于操作空间本来就较狭窄的内镜手术来讲十分不利。

完全机器人辅助乳内动脉的获取是由外科医师坐在远离患者的操作间里通过计算机系统操控机械臂完成手术的。第一条机械臂为声控机械臂，与胸腔镜相连，另外两条机械臂分别与内镜器械相连，由外科医师通过计算机系统进行操控。麻醉方式的选择、患者的体位、手术切口的选择均与胸腔镜乳内动脉的获取类似。术者通过麦克风发出指令控制声控机械臂，调节胸腔镜的位置，在操作台通过三维显示器来观察手术视野，通过操纵杆操控与两条机械臂相连接的内镜手术器械来完成乳内动脉的获取。

四、手术并发症

1. 乳内动脉损伤　文献报道的电视胸腔镜乳内动脉损伤的发生率为0～1.8%。术中发生乳内动脉损伤的主要原因是过度牵拉与电刀灼伤。因此术中应轻柔操作，避免过度牵拉血管蒂，使用的电刀功率应较低，电凝分支时应距血管蒂有几毫米的距离，防止损伤乳内动脉主干。由于超声刀在电凝时产热量很小，所以在进行乳内动脉游离时既能有效地电凝分支，又能有效地避免损伤乳内动脉。

2. 乳内动脉游离不成功　由于操作困难而术中转为正中开胸的发生率为0～8%。主要原因有乳内动脉出血、肋间隙狭窄、心脏扩大、胸壁脂肪过多或女性患者乳房较大等。这要求外科医师术前认真对患者进行评估，尽量选择适合胸腔镜操作的患者，以减少此类情况的发生。

3. 血管桥狭窄　文献报道，VACAB术后6个月吻合口狭窄的发生率为2.8%～8.3%，但是发生狭窄的主要原因与内镜下吻合技术、目标血管的质量等有关。由于游离乳内动脉损伤导致的中、远期血管桥狭窄还未见报道。

4. 乳内动脉出血致二次开胸　由于电视胸腔镜有放大视野的作用，所以乳内动脉出血致二次开胸止血的发生率较低，为0.9%～4.8%。主要与乳内动脉分支止血不彻底有关，所以术中认真、仔细地止血很重要，否则就失去了微创手术的意义。

5. 游离乳内动脉的长度不足　这一并发症主要见于小切口直视下乳内动脉的获取手术，由于通过胸壁前外侧小切口很难游离上段乳内动脉，所以往往造成游离乳内动脉长度不足。而在电视胸腔镜获取乳内动脉时，借助电视胸腔镜和内镜器械可以很方便的将乳内动脉从第1～6肋间全长游离下来，避免了吻合口扭曲和窃血现象的发生。

6. 其他并发症　包括胸腔积液、皮下气肿、肋间神经痛、膈神经损伤以及切口感染等。

五、手术结果

胸腔镜下操作不同于直视下手术操作，因此需要一个学习过程。文献报道游离乳内动脉所需的时间也长短不一，这主要也受患者具体条件的影响，如纵隔脂肪的多少、乳内动脉的位置等。

Duhaylongsod等报道了3个中心218例使用胸腔镜游离乳内动脉的结果，手术成功211例（96%），平均游离时间42～45分钟；乳内动脉损伤4例（1.8%），其中2例是由于牵拉损伤，1例是由于电刀灼伤，另外1例为不明原因的损伤；转为正中切口游离乳内动脉17例（8%），其中1例由于乳内动脉出血，其他转为开胸手术的原因主要是肋间隙狭窄、心脏扩大、胸壁脂肪过多或乳房较大等导致游离乳内动脉时间过长。其他相关并发症还包括肋间神经痛4例（1.8%），乳内动脉出血需要二次手术2例（0.9%），膈神经损伤1例（0.5%），切口感染1例（0.5%）。Mohammad等报道了32例胸腔镜辅助合并直视下乳内动脉获取的结果，平均获取时间28 分钟，术后造影显示乳内动脉桥通畅，没有多余侧支，位置理想。Kiaii 等报道了150 例常规开胸、机器人辅助电视胸腔镜及完全机器人辅助下乳内动脉获取的前瞻性对比研究结果，3 组患者无手术死亡及围术期心肌梗死的发生。平均乳内动脉获取时间分别为：23min ±2. 5min、63min ±20. 3min、66. 1min ±17. 9min；术中平均乳内动脉血流量分别为：（28. 1 ±11. 9） ml/min、（33. 7 ±19. 3） ml/min、（36. 9 ±24. 6） ml/min；术后血管造影显示三组的血管通常率分别为：98%、98%、95. 3%，差异无统计学意义；术后住 ICU 时间和住院时间，常规正中开胸组明显长于其他两组（$P<0.05$）；在术后并发症方面，常规开胸组术后心房颤动发生率与伤口感染率明显高于其他两组（$P<0.05$）。

关于胸腔镜获取乳内动脉，然后进行冠状动脉旁路移植的中、远期通畅率方面，目前也有文献报道。Vassiliades 等报道了66 例电视胸腔镜辅助乳内动脉获取，然后进行小切口冠脉旁路移植术的中期随访结果，66 例患者均存活，其中61 例患者接受术后冠脉造影或核素扫描检查，平均随访时间为6（2～15）个月，总的血管通畅率为98. 3%（60/61）。Vassiliades 随后又报道了607 例接受电视胸腔镜乳内动脉获取小切口冠脉旁路移植手术患者的远期随访结果，随访时间2. 0～87. 5（18 ±16）个月，术后30 天死亡率为1%（6/607），术后5 年无症状存活率为92. 0% ±2. 4%，379 例患者于术后（18. 4 ±17）个月接受了冠脉造影检查，其中左乳内动脉－左前降支血管桥通畅率为98. 5%（335/340）。

从上述报道的手术结果看，电视胸腔镜可以安全和有效地获取乳内动脉。应用此术式能够获取质量高、通畅率好及长度足够的乳内动脉，并且乳内动脉出血、损伤或狭窄的发生率很低或没有，胸腔镜获得的乳内动脉进行冠状动脉旁路移植也能获得满意的中、远期通畅率。与常规开胸乳内动脉的获取相比较，血管的通畅率无明显差异，尽管平均手术时间有所延长，但是患者术后的恢复时间及住院时间明显缩短。因此，电视胸腔镜辅助乳内动脉的获取是一种安全有效的乳内动脉获取方法，是开展 MIDCAB 和 VACAB 的基础。

六、问题及展望

微创外科技术是20 世纪现代医学的重要发展方向之一。微创心脏外科（minimally invasive cardiac surgery，MICS）也在近10 年的时间里获得了突飞猛进的发展，在世界范围内被广泛使用。微创冠状动脉旁路移植术式是微创心脏外科领域里发展最快、临床应用最多的微创技术。在临床上，经胸壁小切口冠状动脉旁路移植术、胸腔镜辅助下冠状动脉旁路移植术以及机器人辅助全内镜下冠状动脉旁路移植术等被越来越多地应用。而要想完成这些手术，微创获取乳内动脉是一个基本条件。

近十多年出现和发展起来电视胸腔镜辅助乳内动脉获取技术展现了其良好的应用前景。利用这一技术可以方便地获取全长乳内动脉，同时又避免了过大的创伤，为微创冠状动脉搭桥提供了质量高、通畅率好的动脉移植材料，并取得了满意的中、远期疗效。在胸腔镜辅助下获取乳内动脉具有术中视野清楚、术后疼痛等并发症少及可以完全游离乳内动脉等优点，但是这一术式也存在着一些缺点，如通过电视为平面视野、操作欠灵活、手眼配合欠佳、手术时间长、缺乏触觉反馈以及难以处理术中意外情况等，也限制了其应用和推广。今后的发展方向将是努力解决上述的不足，达到在完全内镜下安全、方便和快捷的获取乳内动脉并完成冠脉旁路移植术，这也是微创冠脉外科的终极目标。

（刘晓峥　任　华）

参 考 文 献

1. Gross RE, Hubbard JP. Surgical ligation of a patent ductus arteriosus. Report of first successful case. JAMA, 1939, 112:729-731.
2. Laborde F, Focliquet TA. Minimal access surgery for patent ductus arteriosus. In: Minimal Access Cardio-thoracic Surgery. Philadelphia: W. B. Saunders Company, 2000, 592-597.
3. Portsmann W, Wierny L, Warnke H, et al. Catheter closure of patent ductus arteriosus, 62 cases treated without thoracotomy. Radiol Clin North Am, 1971, 9:203-218.
4. Tynan M. Transcatheter occlusion of persistent arterial duct. Report of the European Registry. Lancet, 1992, 340: 1062-1066.
5. Hijazi ZM, Geggel RL. Result of anterograde transcatheter closure of patent ductus arteriosus using single or multiple Gianturco coils. Am J Cardiol, 1994, 74:925-929.
6. Mack MJ, Aronoff RJ, Acuff TE, et al. Present role of thoracoscopy in the diagnosis and treatment of disease of chest. Ann Thorac Surg, 1992, 54:403-409.
7. Lewis RJ, Caccavale RJ, Sisler GE, et al. One hundred consecutive patients undergoing video-assisted thoracic operations. Ann Thorac Surg, 1992, 54:421-426.
8. Laborde F, Noirhomme P, Karan J, et al. A new video-assisted thoracoscopic surgical technique for interruption of patent ductus arteriosus in infants and children. J Thorac Cardiovasc Surg, 1993, 105:278-280.
9. 张荣良，肖海，林金祥，等. 胸腔镜下动脉导管闭合术. 中华胸心血管外科杂志，1996，12:7-8.
10. Burke RP, Wernovsky G, Van der Velde M, et al. Video-assisted thoracoscopic surgery for congenital heart disease. J Thorac Cardiovasc Surg, 1995, 109:499-508.
11. Forster R. Thoracoscopic clipping of patent ductus arteriosus in premature infants. Ann Thorac Surg, 1993, 56: 1418-1420.
12. Hines MH, Bensky AS, Hammon JW, et al. Video-assisted thoracoscopic ligation of patent ductus arteriosus: safe and outpatient. Ann Thorac Surg, 1998, 66:853-859.
13. Chu JJ, Chang CH, Lin PJ, et al. Video-assisted thoracoscopic operation for interruption of patent ductus arteriosus in adults. Ann Thorac Surg, 1997, 63:175-179.
14. Burke RP, Jacobs JP, Cheng W, et al. Video-assisted thoracoscopic surgery for patent ductus arteriosus in low birth weight neonates and infants. Pediatrics, 1999, 104:227-230.
15. 张怀军，许建屏，孙立忠，等. 成人动脉导管未闭的手术方法与疗效. 中国胸心血管外科临床杂志，2003，10: 143-144.
16. Villa E, Eynden FV, Bret EL, et al. Paediatric video-assisted thoracoscopic clipping of patent ductus arteriosus: experience in more than 700 cases. Euro J Cardio-Thorac Surg, 2004, 25:387-393.
17. Beusky AS, Raines KH, Hines MH. Late follow-up after thoracoscopic ductal ligation. Am J Cardiol, 2000, 86: 360-361.
18. Odegard KC, Kirse DJ, del Nido PJ, et al. Introperative recurrent laryngeal nerve monitoring during video-assisted thoracoscopic surgery for patent ductus arteriosus. J Cardiothorac Vasc Anesth, 2000, 14:562-564.
19. Fan LL, Campbell DN, Clarke DR, et al. Paralyzed left vocal cord associated with ligation of patent ductus arteriosus. J Thorac Cardiovasc Surg, 1989, 98:611-613.
20. Nezafati MH, Hashemian SH, Mahmoodi E, et al. Videoassisted thoracoscopic surgical closure of patent ductus arteriosus: 300 cases. Asian Cardiovasc Thorac Ann, 2001, 9:275-278.
21. Vaname K, Berg E, Kokki H, et al. Video-assisted thoracoscopic versus open surgery for persistent ductus arteriosus. J Ped Surg, 2006, 41:1226-1229.
22. 胡盛寿主编. 临床微创心脏外科技术. 合肥：安徽科学技术出版社，2005.
23. Mavroudis C, Backer CL, Gevitz M. Forty-six years of patent ductus arteriosus division at Children' s Memorial Hospital

of Chicago. Standards of comparison. Ann Surg, 1994, 220：402 –409.

24. Benetti FJ, Naselli G, et al. Direct myocardial revascularization without extracoroporeal circulation: Experience in 700 patients. Chest, 1991, 100：312 –316.
25. Buffolo E, de Andrade CS, Branco JN, et al. Coronary artery bypass grafting without cardiopulmonary bypass. Ann Thorac Surg, 1996, 61：63 –66.
26. Shumacker HB. The evolution of cardiac surgery. Bloomington: Indiana University Press, 1992.
27. Kolessov Ⅵ. Mammary artery-coronary artery anastomosis as method of treatment for angina pectoris. J Thorac Cardiovasc Surg, 1967, 54：535 –544.
28. Green GE, Stertzer SH, Reppert EH. Coronary arterial bypass grafts. Ann Thorac Surg, 1968, 5：443 –450.
29. Campeau L, Enjalbert M, Lesperance J, et al. Atherosclerosis and late closure of aortocoronary saphenous vein grafts: sequential angiographic studies at 2 weeks, 1 year, 5 to 7 years, and 10 to 12 years after surgery. Circulation, 1983, 68：Ⅱ1 – Ⅱ7.
30. Grondin CM, Campeau L, Lesperance J, et al. Comparison of late changes in internal mammary artery and saphenous vein grafts in two consecutive series of patients 10 years after operation. Circulation, 1984, 70：Ⅰ208 – Ⅰ212.
31. Loop FD, Lytle BW, Cosgrove DM, et al. Influence of the internal-mammary-artery graft on 10-year survival and other cardiac events. N Engl J Med, 1986, 314：1 –6.
32. Benetti FJ, Balleater C. Use of thoracoscopy and a minimal thoracotomy inn mammary-coronary bypass to left anterior descending artery, without extracorporeal circulation. Experience in 2 cases. J Cardiovasc Surg, 1995, 36：159 –161.
33. Nataf P, Lima L Regan M, et al. Thoracoscopic internal mammary artery harvesting: technical consideration. Ann Thorac Surg, 1997, 12：811 –812.
34. Mohr FW, Falk V, Diegeler A, et al. Computer-enhanced coronary bypass surgery. J Thorac Cardiovasc Surg, 1999, 117：1212 –1213.
35. 胡盛寿，郑哲，孟强. 胸腔镜辅助下的冠状动脉旁路移植术 – 附 7 例临床报道. 中国循环杂志，2000，15：51 –58.
36. Diegeler A, Thiele H, Falk V, et al. Compare of stenting with minimally invasive bypass for stenosis of the left anterior descending coronary artery. N Engl J Med, 2002, 347：561 –566.
37. Drenth DJ, Veeger NJ, Winter JB, et al. A prospective randomized trial comparing stenting with off-pump coronary surgery for high-grade stenosis in the proximal left anterior descending coronary artery: three-yearfollow-up. J Am Coll Cardiol, 2002, 40：1955 –1960.
38. Izzat MB, Yim APC. Minimally invasive LAD revascularization in high-risk patients with threevessel coronary artery disease. Int J Cardio, 1997, 62：S101 –S104.
39. Ohtsuka T, Wolf Rk, Hiratzka LF, et al. Thoracoscopic internal mammary harvest for minimally invasive coronary bypass grafting using the Harmonic Scalpel. Ann Thorac Surg, 1997, 63：S107 –S109.
40. Amaral JF. Ultrasonic dissection. Endosc Surg, 1994, 2：181 –185.
41. Damiano RJ, Ehrman WJ, Ducko CT, et al. Initial United States clinical trial of robotically assisted endoscopic coronary artery grafting. J Thorac Cardiovasc Surg, 2000, 119：77 –82.
42. Falk V, Diegeler A, Walther T, et al. Developments in robotic cardiac surgery. Curr Opin Cardiol, 2000, 15：378 –387.
43. Jatene FB, Pego-Fernandes PM, Arbulu HE, et al. VATS for complete dissection of LIMA in minimally invasive coronary artery bypass grafting. Ann Thorac Surg, 1997, 63：S110 –S113.
44. Duhaylongsod FG, Mayfield WR, Wolf RK. Thoracoscopic harvest of the internal thoracic artery: A multicenter experience in 218 cases. Ann Thorac Surg, 1998, 66：1012 –1017.
45. Nataf P, Lima L, Benarim S, et al. Video-assisted coronary bypass surgery: clinical results. Eur J Cardiothorac Surg, 1997, 11：865 –869.
46. Vassiliades TA Jr. Technical aids to performing thoracoscopic robotically-assisted internal mammary artery harvesting. Heart Surg Forum, 2002, 5：119 –124.

47. Wolf RK, Ohtsuka T, Flege JB. Early results of thoracoscopic internal mammary artery harvest using an ultrasonic scalpel. Eur J Cardiothorac Surg, 1998, 14：S54－S57.

48. Antona C, Pompilio G, Lotto AA, et al. Video-assisted minimally invasive coronary bypass surgery without cardiopulmonary bypass. Euro J Cardio-thorac Surg, 1998, 14：S62－S67.

49. Miyaji K, Wolf RK, Flege JB, et al. Surgical results of video-assisted minimally invasive direct coronary bypass. Ann Thorac Surg, 1999, 67：1018－1021.

50. Izzat MB, Yim APC. Video-assisted internal mammary artery mobilization for minimally invasive direct coronary bypass. Euro J Cardio-thorac Surg, 1997, 12：811－812.

51. Kiaii B, McClure RS, Stitt L, et al. Prospective angiographic comparison of direct, endoscopic, and telesurgical approaches to harvesting the internal thoracia artery. Ann Thorac Surg, 2006, 82：624－629.

52. Vassiliades TA Jr, Rogers EW, Nielsen JL, et al. Minimally invasive direct coronary artery bypass grafting: intermediate-term results. Ann Thorac Surg, 2000, 70：1063－1065.

53. Vassiliades TA Jr, Reddy VS, Puskas JD, et al. Long-term results of the endoscopic atraumatic coronary artery bypass. Ann Thorac Surg, 2007, 83：979－984.

第三十章　胸椎疾患电视胸腔镜的诊断与治疗

◆内容提要◆

1. 电视胸腔镜脊柱手术技术的优势和缺点
2. 电视胸腔镜脊柱手术的适应证和禁忌证
3. 手术技术：器械和设备
   工作套管的置入和选择
   电视胸腔镜椎间盘切除术
   电视胸腔镜脊柱畸形前路松解术及骨骺阻滞术
   电视胸腔镜特发性脊柱侧凸前路矫形融合术
   电视胸腔镜脊柱病变活检术
   电视胸腔镜椎体切除和重建术
4. 治疗效果
5. 手术并发症

胸腔镜外科是一门有着较长历史的学科，1910 年瑞典医生 Jacobaeus 首次通过内镜器械分离肺结核患者的胸膜粘连并获得成功。此后，随着电视技术和内镜技术的不断改进，电视胸腔镜手术（video-assisted thoracoscopic surgery，VATS）技术的应用范围得到了极大的拓展。1993 年，Mack 等报道了电视胸腔镜在脊柱外科中的应用，在最初的研究中，他们将在猪体内进行胸腔镜操作的经验应用于胸腔镜下诊断性组织活检和随后的胸椎椎旁脓肿引流。随后，电视胸腔镜脊柱手术应用于更广泛的领域。

一、电视胸腔镜脊柱手术技术的优势与缺点

电视胸腔镜脊柱手术技术较传统开胸脊柱手术技术有很多优势：①因无需开胸切口和术中牵开肋骨，因而减轻了术后疼痛；②因手术创伤较开胸手术小，术后呼吸功能恢复快；③肩关节功能优于开胸者，特别是需在 T_4 近侧进行操作的患者，可使用带角度的胸腔镜进行手术，不需要分离背阔肌和前锯肌，这与行高位开胸、破坏肌肉和较长时间的牵开肩胛骨相比，有明显优势；④切口小，瘢痕小，具有美观效果；⑤不影响胸壁肌肉功能；⑥胸腔镜技术降低了并发症、减少了出血量、恢复更快、感染率低、可早期活动，减少了 ICU 停留和住院时间，总费用下降；⑦脊柱和椎间盘的视野清晰，由于电视图像的高清晰度及放大作用使得对操作区观察更为仔细，这在开胸手术中是无法做到的。

但此项技术也存在一些缺点：①技术要求高，较难掌握，需要大量的时间和精力才能熟

悉操作，在对此项技术熟练以前，手术时间可能比开胸术更长，从而在一定程度上抵消了微创入路的优势；②需要特殊的器械和独特的手术间设置；③有些病例难以操作：脊柱畸形患者椎间盘间隙与中心通道不平行，这需要增加工作通道并使用30°～45°的内镜和带角度的器械才能切除椎间盘；脊柱旋转畸形使脊柱对线不良、脊柱和胸壁之间工作距离极小，影响视觉和器械操作，并使手术难度增加；患者体格太小者需特殊的设备来进行单肺通气，有时会限制手术；年龄低于5岁的患者因胸腔小，肋间隙限制器械的直径不能超过5mm，而不是标准的10mm；这些年龄小的患者椎体血运丰富，术中出血多，常需要较多地止血。

二、电视胸腔镜脊柱外科手术的适应证与禁忌证

电视胸腔镜脊柱外科手术技术适用于胸椎疾患需要行前路手术的患者，其主要适应证包括前路胸椎间盘切除、脊柱结核感染等病变组织活检和病灶清除、脊柱脊髓损伤前路减压内固定、脊柱侧凸或后凸畸形前路骨骺阻滞软组织松解矫形、椎体间融合和内固定、肿瘤切除缺损椎体重建前路内固定等。

电视胸腔镜脊柱外科手术的禁忌证包括：①不能耐受单肺通气；②严重或急性呼吸功能不全；③呼吸道压过高需正压通气；④胸膜粘连；⑤有脓胸病史；⑥手术对侧肺缺如或弹性差者，肺实质病变；⑦有胸腔引流史或开胸手术史是手术的相对禁忌证。

三、电视胸腔镜脊柱外科手术器械和设备

由于病种以及术者思路的不同，目前应用电视胸腔镜治疗胸椎疾病的手术器械和设备也有所不同，总的说来基本分成四类：①单肺通气及手术中X线透视设备以及血流动力学和动脉血氧饱和度监测装置；②标准的电视胸腔镜设备及胸腔镜手术专用器械，包括胸腔镜（带有电视辅助设备）、开放式套管、吸引器、电刀、内镜缝合装置、内镜剪、标本袋等电视胸腔镜标准器械，也有作者使用了较为先进的氩气刀或超声刀；③骨科手术器械，目前为电视胸腔镜手术而设计的专用骨科手术器械并不多，但通用的如骨凿、咬骨钳、垂体咬钳、骨活检钳、刮匙等器械完全可以在进行适当改进后应用于电视胸腔镜手术，这些器械不仅要足够细，还要有足够长度；④常规开胸手术器械，电视胸腔镜手术中可能会遇到一些难以解决的问题如大出血等，而必须及时转为开胸手术，因此术前准备好开胸器械显得很有必要。

胸壁到脊柱距离14～30cm，所以，内镜脊柱外科使用的工具与开放手术相比，手柄较长，柄部都应有刻度，以利于估测器械进入胸腔内的深度，并且头部常稍弯或呈弧形，便于操作时术者能看到工具的头部。

套管和工具头部有一段距离，由于杠杆作用，术者动作经常被放大，所以，为了准确操作，术者必须用双手操作，必要时要将工具靠到套管上来达到稳定。通常，轻的工具（如吸引器、双极电凝等）可用一只手很好地控制，但需要精确操作的工具（如Kerrison咬骨钳、刮勺等），则必须使用双手。

四、工作套管的置入和选择

胸腔镜套管位置的选择和摆放是胸腔镜手术成败的关键，术前需要准确计划。套管摆放正确，可使镜下操作容易进行，如摆放错误，手术将会很困难。

各套管必须均匀摆放在胸廓的表面，防止术者的双手相互靠得太近或离内镜太近。在进行精确显露过程中，如各套管过于集中，会影响术者操作。各种操作器械（如牵开器、吸引

器）用的套管最好位于患者的前外侧方向，内镜用套管最好放在腋后线与腋中线之间。胸腔镜套管插入部位与术者双手活动范围分开，可使术者操作自如，有利于术者无阻碍、无限制地进行分离和暴露操作。前外侧摆放操作套管可使术者在分离、暴露时双手及上臂能自然垂放。

胸腔镜进入胸腔后，首先使用0°胸腔镜，该套管必须直视脊柱病变节段。如使用30°内镜，套管必须上下偏离病变椎体节段，这样内镜才可有一定倾斜角度而直视脊柱。使用30°内镜可使其镜头远离操作套管，使术者在胸廓表面有更多的操作区域（图30-1）。

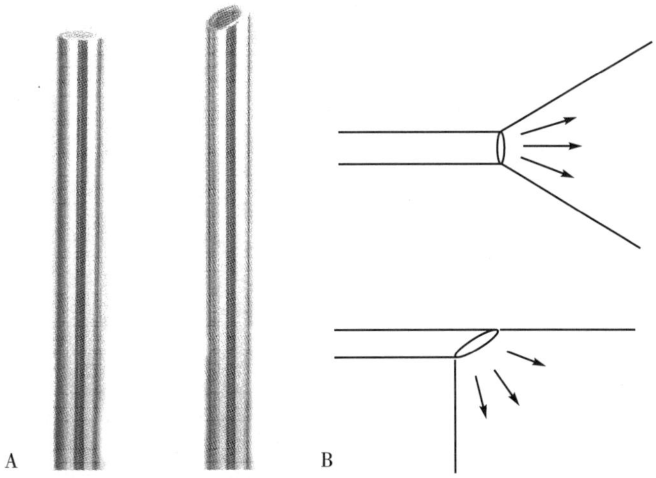

图30-1　0°和30°胸腔镜

A：内镜头可以是0°（左），也可以是30°（右）；B：两种内镜的视野是不同的。成角内镜使医师可以斜着将内镜放入胸腔，术野更大。

如需用扇形肺拉钩暴露脊柱，牵开器可放于腋前、中线之间，位于操作套管前后。牵开器斜向置入胸腔，这样，它既可遮挡住肺且不影响术者的操作。

置入第一个套管时，应平行于肋骨上缘，作10～15mm长切口，注意勿损伤血管神经束。用止血钳于肋骨上缘穿过肋间肌，穿过壁层胸膜到达胸腔，然后张开止血钳分开肋间肌肉，让套管通过。术者可用手指穿过切口探查有无肺粘连。确认无胸膜粘连后，将套管置入胸腔。拔出内芯，将内镜置入胸腔，检查肺萎陷情况及胸腔内各脏器情况。其他所有套管可按第一个套管置入方法在胸腔镜直视下完成。第一个工作通道必须位于第六或第七肋间，以防止损伤膈肌，胸腔镜直视下操作可防止膈肌穿孔或损伤脏器。尽量避免方向靠前置入套管，防止损伤大血管或纵隔组织。避免于第一或第二肋间隙置入套管，以防止锁骨下动静脉损伤。

如有胸膜粘连，必须以剪刀分离，或用手指或剥离子做钝性分离。严重、广泛的胸膜粘连通常不能作胸腔镜下分离。如肺萎陷不理想，麻醉医师需调整双腔麻醉插管。可用扇形肺拉钩将肺组织从脊柱表面移开，或将手术床向前旋转30°～40°，靠重力完成肺牵引。如需用扇形拉钩，必须先将其靠近内镜，直视下张开，以免损伤肺组织。

大多数简单脊柱手术（如交感神经切除、椎间盘切除、活检）可用3个套管。复杂的手术（椎体切除、肿瘤切除、侧弯前路松解、螺钉钢板内固定）或需要应用肺或膈肌牵开器时，需用4个套管。

1. 上胸椎 $T_1 \sim T_5$ 的入路可选择在腋窝下缘。上臂外展固定，肩胛骨旋向后，不可进入腋窝，以免损伤腋动静脉及臂丛神经。不可经第一或第二肋间隙进入，以免损伤锁骨下动静脉。操作套管选择在第三和第五肋间隙。内镜套管选择在第四或第五肋间隙稍后，位于背阔肌前缘。

2. 中胸椎 由于 $T_5 \sim T_{10}$ 位于胸腔中部，不需牵开膈肌暴露脊柱。套管的摆放需要根据病情而定。使用0°内镜，套管的摆放通常呈“T”形；使用30°内镜，套管摆放呈“L”形；脊柱侧凸或后凸的前方松解术需要线型或“L”形摆放套管；梯形套管摆放常用于内固定术。

3. 下胸椎 $T_9 \sim L_1$ 接近膈肌，在脊柱暴露过程中需要将其牵开。手术床的头部抬起可利用重力将肝脏、脾脏和其他腹腔内脏器向尾侧移位，以减少对膈肌的牵拉。在暴露 T_{12} 及 L_1 椎体时，需要剥离肺韧带，切开膈肌脚，进入腹膜后间隙时需要将脏层腹膜推开，并将膈肌向尾侧牵引。这些方法可经胸腔内暴露 T_{12} 及 L_1 而无需在腹膜后间隙内用附加套管。如需进行脊柱重建手术，常需要一些附加的腹膜后套管。

操作完毕后，仔细冲洗胸腔，清除组织碎屑，检查肺有无损害，并观察肺的膨胀情况，随后移除套管。胸管可经工作套管放入，套管插入处分层间断缝合。

五、电视胸腔镜胸椎间盘切除术

目前临床开展的最普及最成熟的电视胸腔镜脊柱外科手术技术是胸腔镜前路胸椎间盘切除术，它是一种安全、可靠、并发症少的术式。电视胸腔镜胸椎间盘切除术适用于胸椎间盘突出压迫脊髓和脊神经，特别适用于压迫引起的脊髓损伤。胸椎间盘突出，引起顽固性内脏样疼痛、严重局限性背痛，也可作为适应证。

1. 术前影像学准备 胸椎正侧位片和胸片对于术中定位和了解肺部情况非常重要，以免因患者肋骨数目异常而弄错椎体节段。MRI 和 CT 检查对了解病变情况和制定手术计划非常重要。MRI 可显示脊髓受压的范围和椎旁软组织的解剖结构，特别是病变位于主动脉和奇静脉水平时的解剖。这还有利于入路的选择。如果病变位于中央，且主动脉有增宽和侧方移位，应选用右侧胸腔镜入路；如果病变在左侧，则应选用左侧入路。CT 在了解钙化或骨化的椎间盘范围方面很有意义。

2. 手术技术 患者体位、麻醉、胸腔镜套管的选择及脊柱的显露详见图 30-2。消毒前，C 形臂定位，标记病变水平和胸腔镜套管位置。消毒后，置入套管和胸腔镜，将肺从脊柱前牵开，从胸腔内数肋骨数目，以帮助椎间隙定位。定位后，将肋骨头处的胸膜烧灼一下做标记，再使用 C 形臂从第 12 肋开始向上计数，以免定位错误。

在椎间隙处，切开并游离近端肋骨和椎间盘表面的胸膜，推开胸膜。先用血管夹将节段血管结扎，再用内镜剪剪断，以免出血，也可直接使用电凝烧灼止血。用刮匙和骨膜剥离子做肋骨骨膜下剥离，将血管神经束从肋骨上分离出来，切除近侧 2cm 肋骨，暴露椎管显露硬膜，保留肋骨以备植骨用。

先咬除椎间隙背侧和相邻的部分椎体，允许术者将器械伸入压迫处的硬膜外腔，用小的显微外科器械将椎间盘组织取出（图 30-3）。此空间需足够深，应能显露整个椎管的硬膜腹侧面和对侧椎弓根内侧面。若胸椎间盘突出较小、中等大小或为软性突出物，操作空腔可做成锥形。如需显露较大的突出椎间盘、骨化椎间盘或硬膜内椎间盘，则需作更大的操作空腔，常需作部分椎体切除术。

脊髓减压后，充分止血，用无菌生理盐水（0.9% 氯化钠）冲洗胸腔，吸净椎间盘和骨

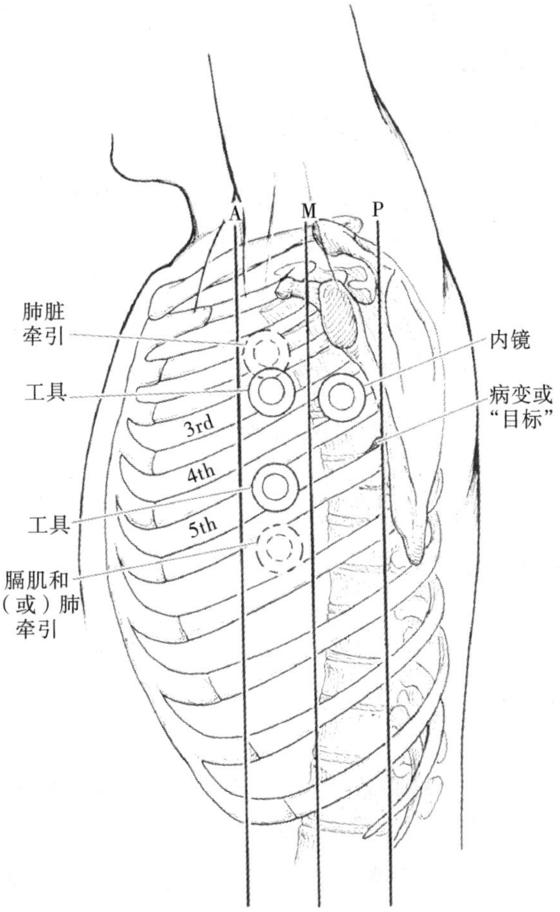

图 30-2　电视胸腔镜胸椎间盘切除术工作套管的位置选择

电视胸腔镜椎间盘切除术常用3个套管，套管呈三角形，位于病变部位的上下，在操作区内的操作套管上、下另需一牵开肺或膈肌的操作套管

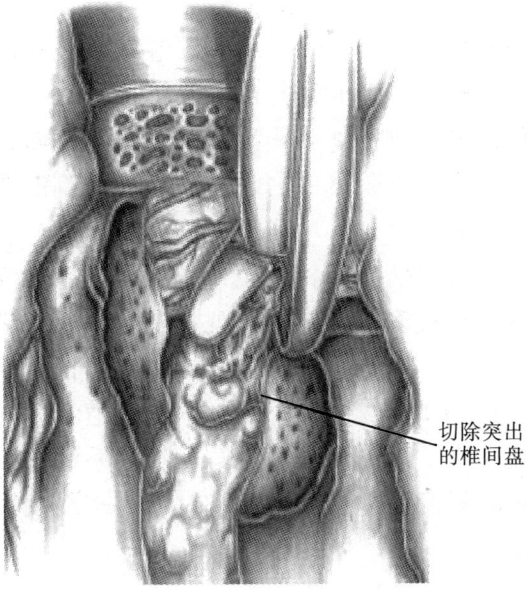

图 30-3　切除突出的胸椎间盘

碎屑，安置胸腔闭式引流管，将肺复张和常规关闭切口。一般不需做椎间融合，如做了椎体部分切除，可用切除的肋骨做植骨融合。

六、电视胸腔镜脊柱畸形前路松解及骨骺阻滞术

脊柱畸形前路松解及骨骺阻滞术主要有以下目的：①前路松解纤维环和前纵韧带以增加脊柱的柔顺性，改善侧凸脊柱凸侧的闭合或增加凹侧的开放潜能，从而可对严重的和僵硬的脊柱侧凸进行更好地矫形；②前路松解、植骨融合以阻滞脊柱的前方生长中心，预防侧凸进展，对进行后路器械固定的少年患者，可防止因前方结构继续生长造成曲轴现象；③通过前路植骨融合以增加融合率和融合力量，防止假关节形成。

1. 手术适应证与禁忌证　电视胸腔镜前路松解术的适应证主要包括：①Cobb 角超过 80°的胸弯、胸弯在侧方弯曲像（Bending 像）上改善小于 50%、在侧方弯曲相或支点弯曲像（Fulcrum-Bending 像）上 Cobb 角仍大于 50°；②骨骼发育未成熟儿童（年龄小于 10 岁，Risser 征为 0 或 1，三角软骨未闭合），预防后路固定以后的曲轴现象；③超过 70°的胸后凸畸形或胸后凸 $< -10°$的胸前凸畸形。

电视胸腔镜前路松解术的禁忌证：①不能够耐受单肺通气；②严重或急性的呼吸功能不全；③正压通气呼吸道压增高；④胸膜粘连；⑤脓胸。既往开胸手术史者为胸腔镜手术的相对禁忌证。

2. 手术技术　此方法通常可以切除 $T_1 \sim T_2$ 至 $L_1 \sim L_2$ 间的椎间盘。对侧凸患者，应对凹侧后外侧角、肋骨横突韧带、肋骨头等在直视下进行松解，以获得理想的矫形。凸侧纤维环可不松解，留作后路矫形时防止过度撑开的约束带和旋转轴心。对于后凸患者，整个纤维环都应松解。胸腔镜下进行前路脊柱松解、融合所获得的脊柱活动度与标准的开放式手术相似。

套管在操作区内呈线性分布（图 30-4）。麻醉需双腔插管全麻，单肺通气，必要时使用纤维支气管镜进行气管内插管，使单侧肺萎陷。可通过镜下数肋骨来进行定位，但最终需用 C 形臂来证实定位的准确性。

烧灼并进一步钝性分离胸膜（图 30-5），结扎或电凝节段血管，暴露椎体和凸侧的椎间盘。也可保留节段血管，仅在妨碍操作时结扎部分节段血管。在成人，应去除髓核和软骨板直到终板；而骨骼未成熟的患儿，则需切到松质骨。椎间盘切除后，放入明胶海绵止血。完成每个节段松解操作后，应该用中等强度的力量压迫脊柱，判断是否达到一定的活动度。取自体髂骨或肋骨进行椎体间植骨融合。

手术结束后，冲洗胸腔并取出所有的椎间盘组织及其他残留物。胸膜可以缝合或开放，但必须仔细止血。仔细检查有否乳糜状液体，以观察胸导管有无损伤。通过最下方的套管切口放置胸管。

目前大部分术者对侧卧位操作比较熟悉，但有学者报道采用俯卧位胸腔镜脊柱手术，认为俯卧位胸腔镜手术更安全，由于不需要单肺通气，呼吸系统并发症很少，还可借助重力牵开肺和大血管及借助重力矫正后凸，并且后路手术时不需重新变换体位和消毒铺单，从而可以节省时间并使其适应证更广。

七、电视胸腔镜特发性脊柱侧凸的前路矫形融合术

电视胸腔镜特发性脊柱侧凸的前路矫形融合术主要适用于单个胸弯或腰弯小、柔韧性好

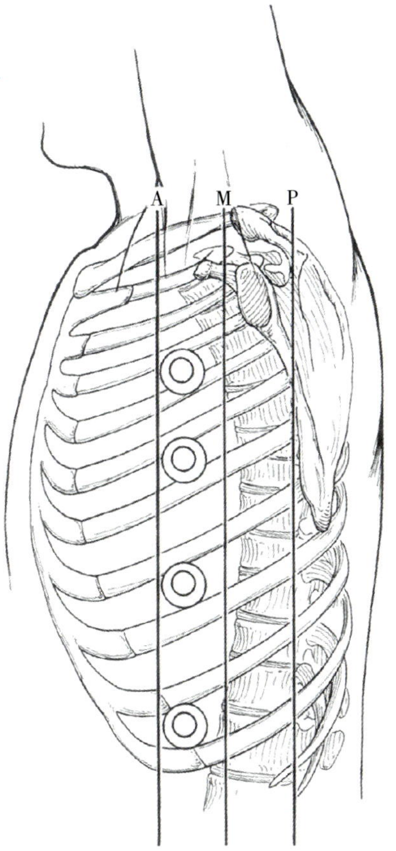

图 30-4　电视胸腔镜前路松解术工作套管的选择

如需进行侧凸畸形的前路松解，可用线状的套管设计。多数套管需靠近腋前或腋中线，这样可显露前纵韧带和多个椎间盘

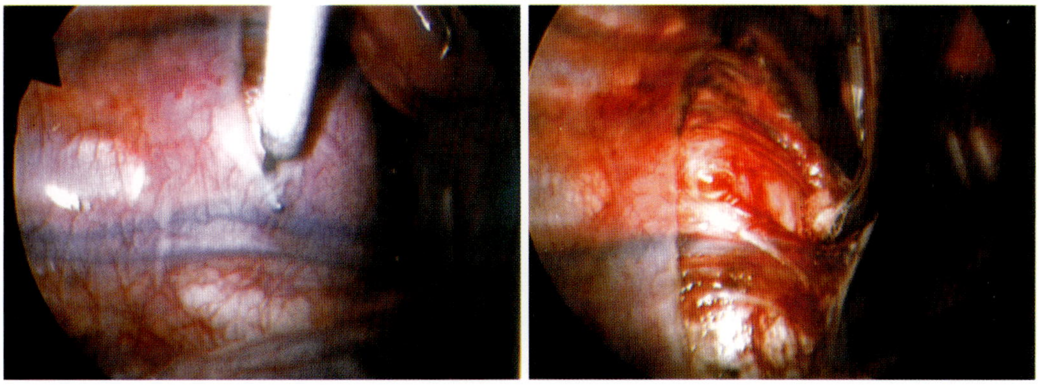

图 30-5　烧灼开并进一步钝性分离胸膜

可行选择性胸弯融合的胸腰双弯，并且无胸后凸过大畸形者。与开放手术不同的是，胸腔镜侧凸矫形融合术要求侧凸不能过大或太僵，体重也不能太小。因为严重的侧凸，脊柱与胸壁距离过近，肋间隙小，无法放置直径 10mm 的通道，也无法进行器械操作。而体重过小的患

者，双腔插管存在一定困难，并且肋间隙及胸腔容积过小，使得器械操作非常困难。要求患者肺功能正常或仅有轻度限制性通气功能障碍。此手术要求术者必须有大量脊柱侧凸前路开放手术和镜下手术操作经验，并且对麻醉医师要求很高。因此，如不具备以上条件，不能轻易开展，否则会出现严重并发症。

（一）术前准备　胸腔镜下侧凸矫形融合术需要多科协作，脊柱外科医师、胸科医师、麻醉师、护士都对成功进行手术有着重要作用。

由于侧凸患者常有发育异常，术前应请麻醉师会诊，根据胸片上气管或支气管位置及患者发育情况决定双腔插管的直径或是否用单腔插管。

术前常规行肺功能检查和血气分析，了解肺通气和弥散功能，以确定患者术中能否长时间耐受单肺通气。术前摄站立位全脊柱的正侧位和侧屈位 X 线片，确定固定融合范围。

（二）手术技术　患者取侧卧位，凸侧向上。通过 C 形臂确定皮肤切口和工作通道位置。套管在腋后线上呈线性分布。胸背部常规消毒、铺巾，预留转开放手术术野。医师站在患者背侧。第一个切口是用来置入内镜，长为 1.5cm，位于腋后线，通常在第六或第七肋间。膈肌应位于所有切口的尾端。其余套管位于腋后线，与将要置入的螺钉成一条共轴的弧线。

手术医师必须要确保肺已经萎陷，而且胸膜没有粘连，才能将套管插入切口。之前，最好用手指插入胸膜腔检查有无肺粘连。置入第一个套管后，在内镜下直视下置入其他套管。

1. 切除椎间盘和软骨板　内镜的位置放置恰当，可以看到从胸腔顶部到膈肌的全部胸椎。可通过由上而下依次数肋骨来定位，镜下能看到的最上方肋骨是第二肋，但最终需用 C 形臂透视来确认。

定位后，先用电刀纵行切开胸膜。用棉花头剥离子分离胸膜，后用骨膜剥离器、髓核钳、刮勺切除髓核和软骨板（图 30-6）。此时可保留节段血管。前纵韧带并不需要整个切除，肋骨头完整保留。将明胶海绵放入椎间隙以控制终板出血。同法处理其他椎间盘，为矫形手术作准备。

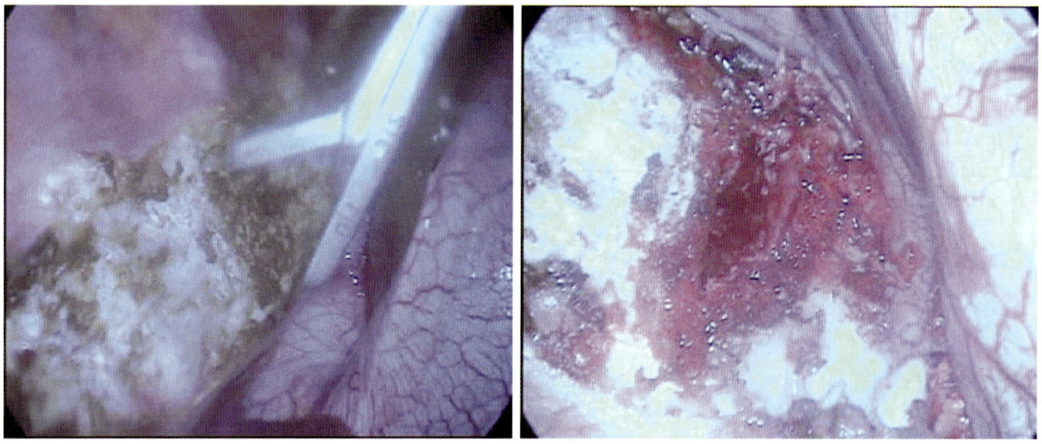

图 30-6　切除髓核和软骨板

2. 螺钉植入和矫形　结扎或电凝节段血管，在节段血管处、肋骨小头的稍前方打入螺钉。为了防止螺钉向后穿入椎管，螺钉应向前倾斜 20°。内镜下观察螺钉的方向是否正确非常困难，为了方便确定螺钉的方向，手术台的前后方向放置 C 形臂，也可以用侧位 X 线透视。先通过导引器放置导针，在显示器上观察克氏针的放置，要求导针位于椎体中部刚好穿透对侧皮质，且与椎体终板平行（图 30-7）；侧位透视导针应处于椎体中心，这能确保其位置的正确。读出所需螺钉的长度，沿导针用丝攻攻丝至椎体的一半，后沿导针拧入螺钉（图 30-8）。理想情况下，螺钉的尖端应该刚刚穿过对侧皮质。调整螺钉的倾斜度，以使螺钉排列整齐，方便矫形棒的放置。在攻丝和拧入螺钉过程中，应始终用血管钳固定导针，以免导针穿透至对侧胸腔，引起肺及胸主动脉的损伤。

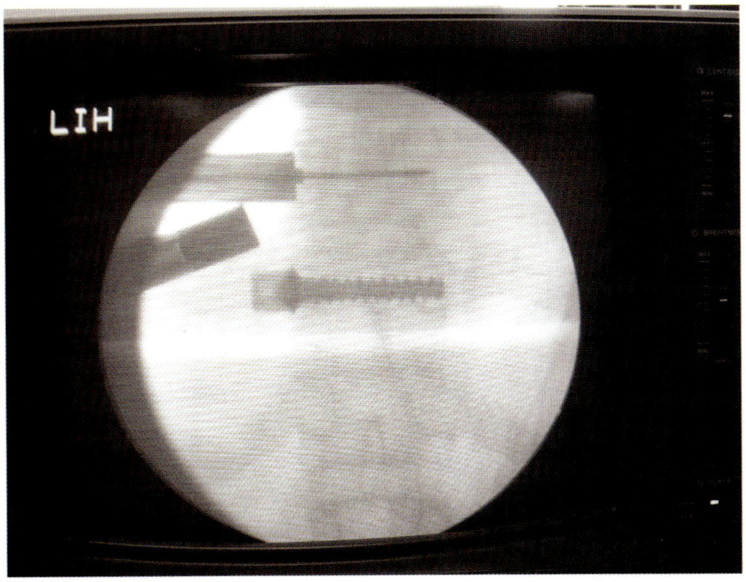

图 30-7　导针位于椎体中部刚好穿透对侧皮质，且与椎体终板平行

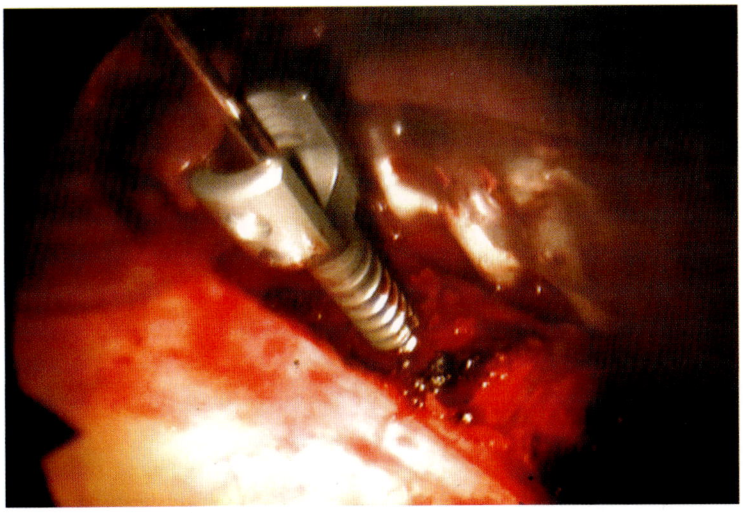

图 30-8　沿导针拧入螺钉

放置螺钉后，在椎间隙内植入肋骨碎屑。在手术过程中可用两种方法来取肋骨，可通过工作通道切口取肋骨，也可在内镜下用特殊器械取肋骨。

接下来，要确定矫形棒的长度。通过套管，将测量线缆放置到胸腔内，通过器械杆上的刻度可以直接确定所用矫形棒的长度（图 30-9）。

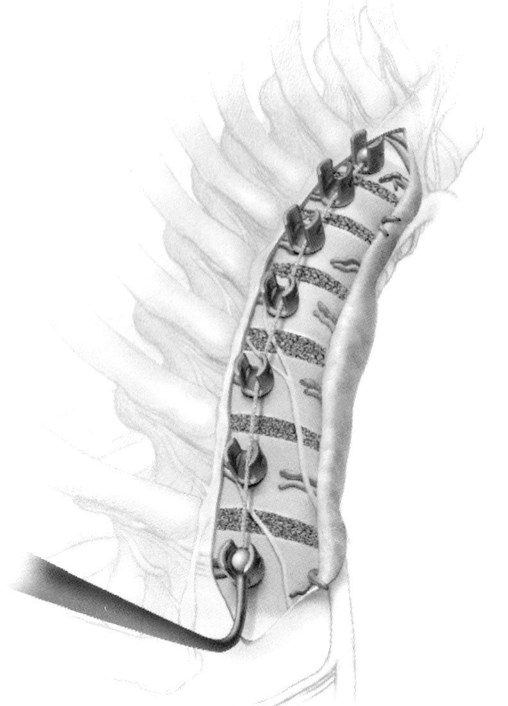

图 30-9 测量所需矫形棒的长度
通过套管，将特制软钢缆由头侧向尾侧置于各个固定螺钉内，通过器械杆上的刻度可以直接确定所用矫形棒的长度

矫形棒直径为4.5mm，如果断端粗糙，用高速磨钻磨平。将矫形棒放置到最远端螺钉，并用锁定螺母加以固定（图30-10）。在远端，矫形棒钉外所留长度要尽量短，这样才不会损伤和刺激膈肌。通过压棒，将矫形棒依次固定到螺钉上，并用锁定螺母固定。用加压器由远端到近端做相邻螺钉间加压固定（图30-11），最后用扭力扳手锁定，完成矫形操作（图30-12）。

冲洗胸腔并吸净胸膜和肺之间的血液和液体，确保没有活动性出血。通过远端切口放入胸腔引流管，逐层缝合伤口。

（三）术后管理 内镜下脊柱侧凸矫形融合术的术后管理和开胸手术的术后管理相同。通常，术后36～48小时拔除胸腔引流管，拔管时引流量应小于100ml/d。患者术后就能开始活动，引流管拔除后即可下床。术后患者要该佩带支具保护3～6个月。

八、脊椎病变活检术

内镜下活检术可用于明确肿瘤病理诊断，并为下一步外科治疗计划作准备。T2-T12的病变可通过电视胸腔镜下操作来处理；也可用于椎体骨髓炎或椎间盘炎症的微生物学诊断；对于椎体或椎间盘的结核或其他不明微生物慢性感染，也可用内镜进行活检诊断。

术前应进行X线胸片和CT检查以排除胸壁和肺的病变。活检部位CT和MRI检查可以辨认脊柱病变与大血管和其他胸部结构、纵隔血管和脏器的毗邻关系。如果活检部位和正常肺结构相邻，则可以顺利到达。术前病变部位的MRI和CT检查将决定选择左侧入路还是右侧入路。对于上、中部胸椎的中线病变，适宜选择右侧入路，因为在奇静脉后方比在主动脉后方有更多的操作空间。对于低位胸椎中线病变可以从左侧入路，因为胃上的膈肌顶部比肝

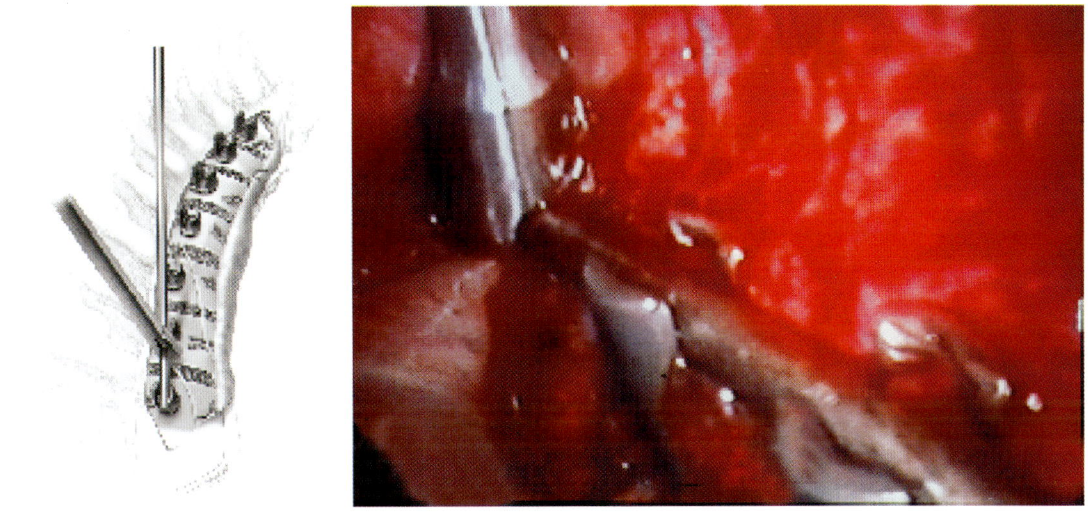

图 30-10 矫形棒放置到最远端螺钉

按照图 30-9 中测量出的长度截取合适长度的内固定棒，预弯胸后凸，通过某一工作通道将内固定棒置于胸腔内，先将内固定棒置于最远端的螺钉内

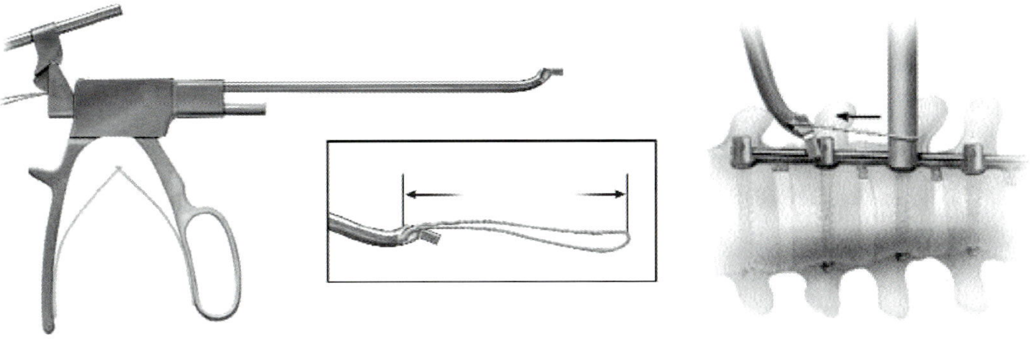

A B C

图 30-11 用加压器由远端到近端做相邻螺钉间加压固定

通过压棒，由远及近将内固定棒置于各个内固定螺钉内。A：加压器外形；B：加压器前端加压钢缆的局部放大像；C：加压操作示意图，用加压器由远端到近端做相邻螺钉间加压固定，最后用扭力扳手锁定

脏上的膈肌顶部更容易牵开。如果病变主要位于一侧，则应从该侧进入。手术操作同电视胸腔镜胸椎间盘切除术相似。

九、电视胸腔镜椎体切除和重建术

脊柱肿瘤等疾病可表现为脊髓及神经根受压、机械性腰背痛等症状。同时，常伴有明显的脊柱不稳，可导致脊髓功能受损。手术目的是解除脊髓及神经根压迫、重建脊柱前柱、提供身体轴向支撑力、恢复脊柱纵向联系、稳定脊柱、清除破坏病灶。

1．手术适应证 电视胸腔镜下椎体切除可作为椎体切除手术的一种特殊方式，该手术用于脊髓及神经根减压，或椎体重建和内固定。还可用来治疗脊柱骨折、切除脊柱肿瘤、清除感染灶、引流硬膜外脓肿、切除半椎体和摘除突出的胸椎间盘。

2．胸腔镜下椎体切除术 取标准侧卧位，背部与手术台垂直，并将患者固定于手术台

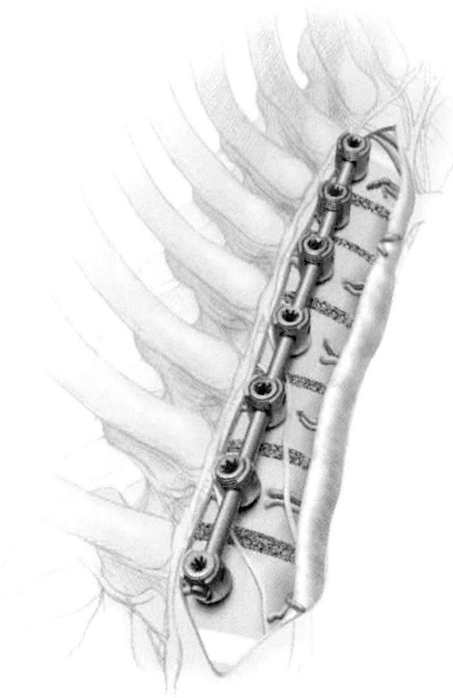

图 30-12 矫形完成后示意图
内固定棒完全位于螺钉内，螺钉间的加压操作完成，侧凸得到矫正

上。因为需要进行螺钉钢板内固定，所以体位的稳定非常重要。

透视下定位病变部位及确定各套管的位置，皮肤表面标记套管和病变的位置，套管的摆放与胸椎间盘切除术相同。如需钢板内固定，要注意遵循套管与内固定同平面摆放的原则(图 30-13)。

暴露完成后，从脊柱表面推开肺，显露病变椎体；在受累节段肋骨头近端切开胸膜。血管夹结扎并切断节段血管。椎体切除和脊髓减压的步骤与胸椎间盘切除手术的步骤相同，但往往需要更广泛地暴露脊柱。

剥离肋骨周围血管神经束、肋间肌肉及韧带至肋骨近端 2cm。切除肋骨的近端和椎弓根，肋骨可保留作植骨融合用。

切除椎弓根后，可看到硬膜，保护脊髓，避免分离时损伤。用骨刀、刮匙、Cobb 剥离器彻底切除病变椎间盘，显露病变的头侧和尾侧。

用高速磨钻、骨刀、咬骨钳和刮勺纵向切除椎体中 2/3 部和上下终板，保留前后皮质骨。做成一长方形的骨槽，这是脊髓减压、植骨以及脊柱重建的必要操作区域。用刮匙将椎体后方皮质、后纵韧带及其他压迫脊髓的硬膜外成分逐步刮除，直视下对脊髓进行减压。

减压完成后，在椎体切除区域准备植骨床。清除所有的椎间盘、软组织及软骨板，显露出正常、出血的、有活性的骨组织，以利于骨融合。骨床表面必须与植骨块结合紧密。可用尺测量植骨床的大小，测量中，用长缝线将尺固定，以便于进出胸腔。另外，也可用缝线固定其他易脱落物质（如植骨块、螺钉、螺帽、钢板等），以免术者花费较多时间在胸腔内寻找这些东西。随后，术者可用自体的三面皮质髂骨块，钛网椎间融合器或骨水泥填充进行脊柱重建或内固定术。植骨块或重建材料必须能承受传导到胸段脊柱的强大负荷。植骨块必须

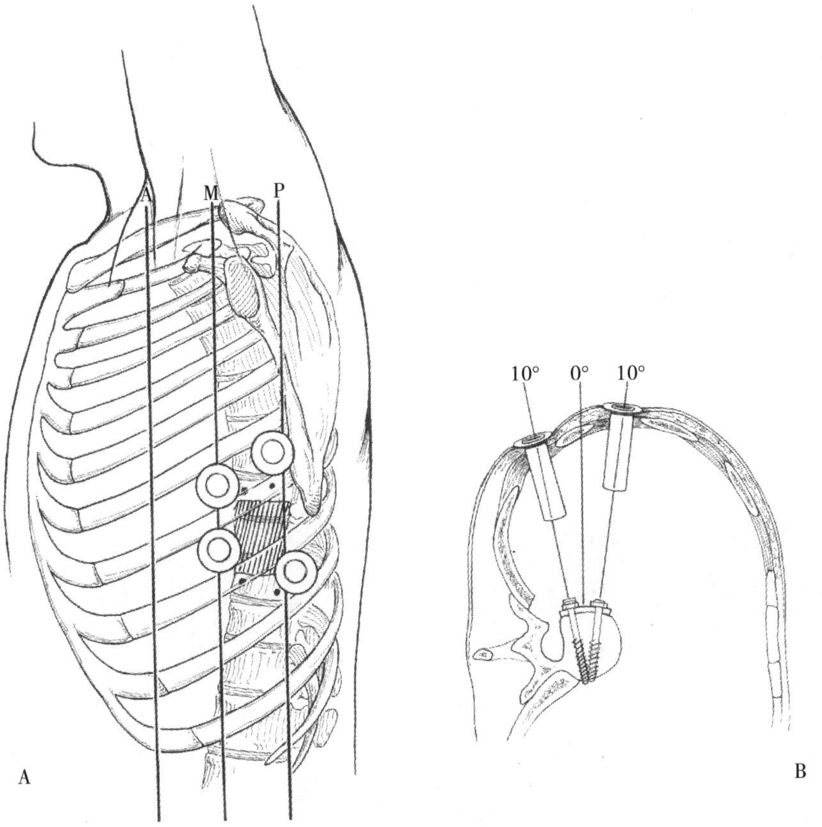

图 30-13　拟行脊柱内固定时套管的位置选择

如需进行脊柱内固定，套管方向与螺栓和螺钉置入时的方向相同。A：套管放置在胸壁上，呈四边形，其位置经透视决定；B：胸腔的横截面，显示套管的方向

适合椎体缺损大小，给脊髓留出足够空间。

十、治疗效果

Regan 等复习了 1991 年 3 月至 1993 年 2 月应用电视胸腔镜技术治疗胸椎间盘突出患者 28 例，平均手术时间为 2. 6 小时，住院天数平均为 7 天，86% 患者术前症状改善或消失。术后无一例神经功能损伤，虽然 50% 的患者突出椎间盘钙化，3 例需行后方骨赘切除，但无一例硬脊膜撕裂。Anand 和 Regan 对 100 例经电视胸腔镜手术摘除突出的胸椎间盘患者进行了至少 2 年以上随访，手术切除了 117 个椎间盘，40 例进行了融合，13 例椎间放置了 Cage 融合器，平均手术时间 173 分钟，平均出血量 259ml，平均住院时间 4 天，无神经系统症状恶化，患者主观满意率可达 84%，临床客观评价成功率为 70%。

Huntington 等比较了绵羊的开放手术和胸腔镜下椎间盘切除术，发现两种方法对终板的切除量在差异无统计学上意义，在终板切除 50% 以上的椎间盘数目上亦差异无统计学意义，而这被认为是获得充分脊柱前路融合的最小值。Newton 等比较了应用开放技术和胸腔镜技术对儿童脊柱畸形进行前路松解、融合的效果，发现两种方法在切除椎间盘数目、矫形效果和融合率方面差异无统计学意义。Newton 等还比较了 38 例胸腔镜前路松解和矫形融合病例与 68 例开胸手术前路松解和矫形融合病例，两者的冠状面矫形率分别为 60% 和 59%，差异无统计学意义。Lenke 等比较了 21 例胸腔镜下前路松解和融合、然后施行后路脊柱融合病例与 16 例开胸手术前路松解和融合、然后施行后路脊柱融合病例的治疗结果，两组在冠状面上的矫正率分别为61%和52%，两组结果差异无统计学意义。

Picetti等报道应用电视胸腔镜前路脊柱器械矫形内固定治疗50例脊柱侧凸患者，平均随访31个月，术前胸弯Cobb角平均为58.1°（44°~98°），平均矫正率50.2%（37.5%~91%），技术熟练、器械改进后的最后10例患者矫正率达68.6%。胸后凸过小者后凸平均改善20.7°。手术出血量267（100~700）ml，手术时间最初的30例患者平均为6小时6分钟（2小时50分钟~8小时30分钟），最后10例患者手术时间均不到4小时。随着镜下操作技术的熟练和对器械的熟悉，椎间盘切除量和脊柱松解程度的增加，矫形率和融合率也随之提高，手术时间也得到缩短。

北京协和医院骨科自2003年开始对部分脊柱侧凸患者采用电视胸腔镜前路器械矫形内固定术治疗，现治疗了11例，术前主胸弯冠状面Cobb角45.5°，术后改善至15.4°，手术矫形率达65.4%（图30-14）。

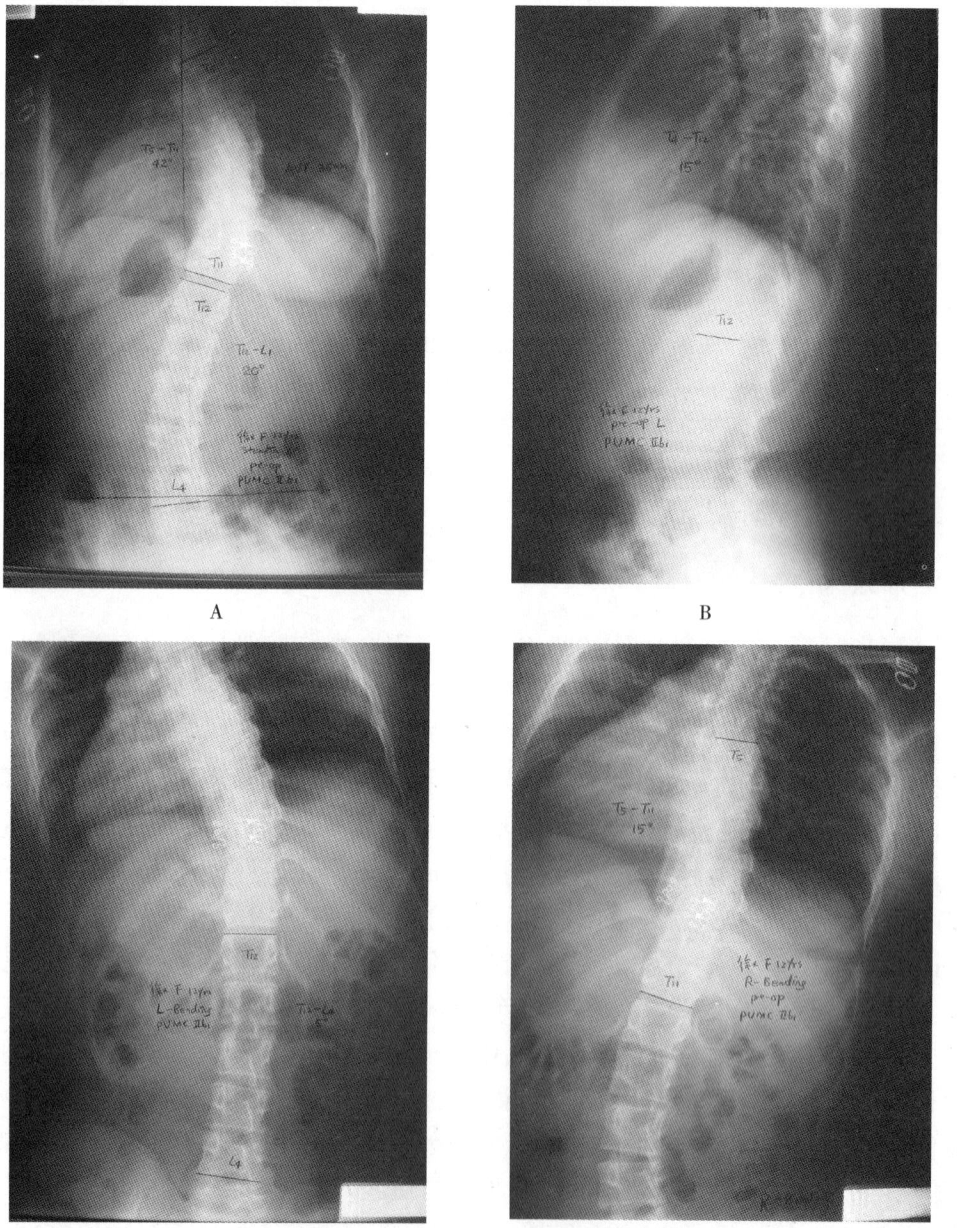

A B

C D

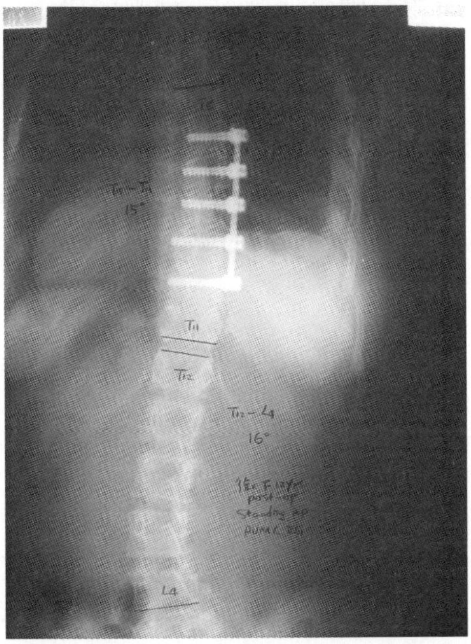

E

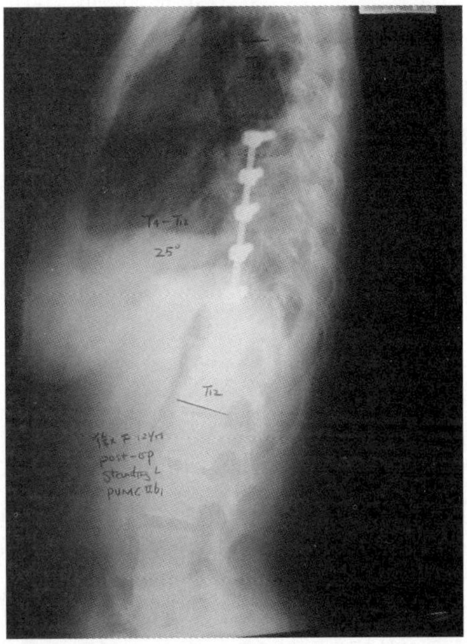

F

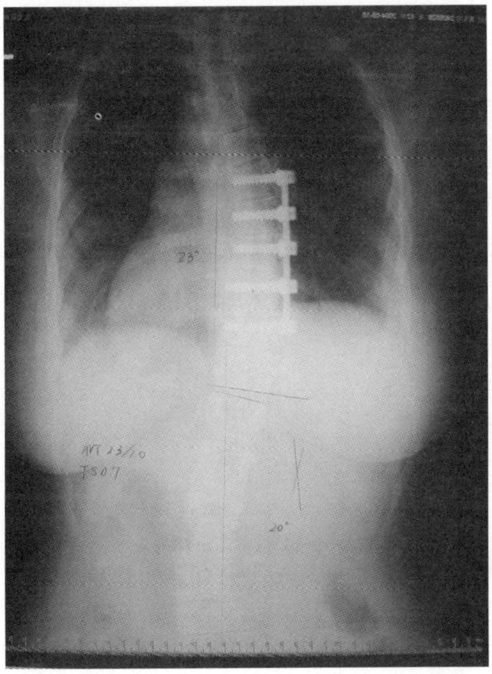

G

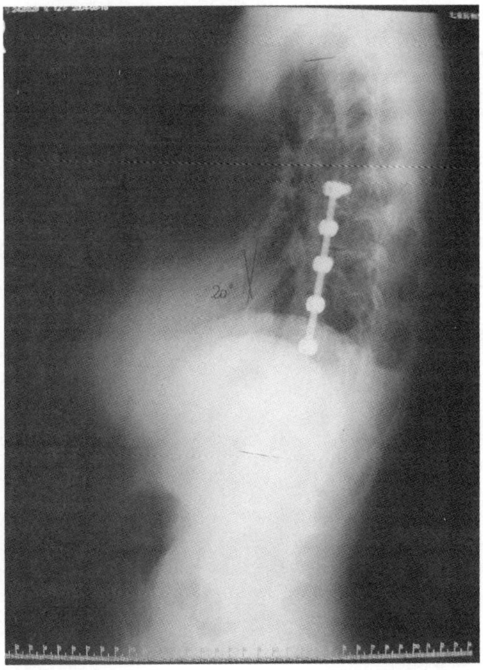

H

图 30-14　电视辅助胸腔镜脊柱侧凸矫形固定融合术

12 岁女孩，青少年特发性脊柱侧凸（PUMC Ⅱb1 型），术前站立位 X 线像胸弯冠状面 Cobb 角为 42°，腰弯冠状面 Cobb 角为 20°，矢状面胸后凸在正常范围（A，B）。左右弯曲像（Bending 像）上胸腰弯矫柔韧（C，D），术后胸弯矫正到 15°，腰弯自行矫正到 16°，矢状面胸后凸在正常范围（E，F）。术后 12 个月随访，胸弯为 23°，腰弯为 20°，矢状面胸后凸在正常范围（G，H），矫形有一定丢失。

McAfee 等对 15 例病例（8 例椎体肿瘤造成病理性骨折，5 例外伤性骨折，2 例感染）进行了 3 年的前瞻性研究，所有患者均行电视胸腔镜椎体切除，切除范围 T3-L1，平均手术时间 211 分钟，出血量 890ml，平均住院时间为 6.5 天。因为在椎体切除区可以放置 30°内镜头，有较好的手术视野，可清楚地看到后面的硬脊膜、硬膜外血管、硬膜的搏动，镜下能充分地减压、植骨，但放置内固定尚有困难。

Han 等报道采用电视胸腔镜进行脊柱外科手术 241 例次，其中有 8 例次为椎体切除，原因包括椎体骨髓炎 3 例次，脊柱转移性肿瘤 1 例次，脊柱骨折 2 例次，巨大骨化的椎间盘突出 2 例次。7 例患者进行了前路支撑植骨，4 例患者放置了前路钢板螺钉内固定装置，3 例患者附加了后路内固定。无神经并发症发生，手术时间平均 541（180～740）min，平均出血量 857（200～1500）ml。

十一、手术并发症

随着电视胸腔镜脊柱外科手术技术的广泛应用，相应的并发症也逐渐出现，具体包括：①体位相关并发症：手术时侧卧位可因牵拉手术侧手臂而导致臂丛神经牵拉损伤，下肢腓骨头处长期压迫有可能发生腓总神经损伤；②胸腔镜下胸腔手术操作相关并发症：暂时性肋间神经痛最常见，在放置套管时损伤肋间神经导致；套管损伤肺，胸膜粘连，肺未完全萎陷导致，可进一步导致气胸、皮下气肿、肺不张等；套管损伤造成膈肌穿孔，腔镜手术第 1 个内镜入路选择不当导致；胸腔内操作时肺实质以及胸内肺、血管等组织损伤造成血胸、气胸、胸腔积液等；乳糜胸，胸导管损伤导致；术中、术后大出血，节段血管等胸腔内大血管处理不当导致；对侧张力性气胸，单肺通气导致；脊髓损伤，电灼引起脊髓供血障碍、椎管减压时直接损伤脊髓导致；脑脊液漏，硬脊膜撕裂导致；交感神经损伤，处理椎前交感神经干导致，一般可逐渐恢复代偿；③内固定相关并发症：内固定物松动、断裂、移位、假关节形成、内固定螺钉侵入椎管及刺激主动脉、侧凸矫形后矫形丢失等。

由于学习和掌握电视胸腔镜脊柱外科技术需要专门的培养和基础训练，同时需要操作者有良好的常规开胸手术的外科技术和经验，而且胸腔镜手术器械和操作系统本身较昂贵，手术操作存在一定的并发症，因此，应谨慎开展此项技术。

（王以朋　余　斌）

参考文献

1. Mack MJ, Regan JJ, Bobechko WP, et al. Application of thoracoscopy for diseases of the spine. Ann Thorac Surg, 1993, 56:736-738.
2. Regan JJ, Mack MJ, Picetti GD. A technical report of video-assisted thoracoscopy (VATS) in thoracic spinal surgery. Spine, 1995, 20:831-837.
3. McAfee PC, Regan JJ, Fedder IL, et al. Anterior thoracic corpectomy for spinal cord decompression performed endoscopically. Surg Laparosc Endosc, 1995, 5:339-348.
4. Regan JJ, Ben YA, Mack MJ, et al. Video-assisted thoracoscopic excision of herniated thoracic disc: Descrip tion of technique and p reliminary experience in the first twenty-nine cases. J Spinal Disord, 1998, 11:183-191.
5. Anand N, Regan JJ. Video-assisted thoracoscopic surgery for thoracic disc disease: Classification and outcome study of consecutive cases with a 2-year minimum follow-up period. Spine, 2000, 25:871-879.
6. Newton PO, Shea KG, Granlund KF. Defining the pediatric spinal thoracoscopy learning curve: sixty-five consecutive cases. Spine, 2000, 25:1028-1035.
7. Arlet V. Anterior thoracoscopic spine release in deformity surgery: a meta-analysis and review. Eur Spine J, 2000, 9:S17-S23.

8. Picetti GD Ⅲ, Pang D, Bueff HU. Thoracoscopic techniques for the treatment of scoliosis: early results in procedure development. Neurosurgery, 2002, 51:978-984.
9. Han PP, Kenny K, Dickman CA. Thoracoscopic approaches to the thoracic spine: experience with 241 surgical procedures. Neurosurgery, 2002, 51:88-95.